AF532944

Stirb und werde

Ursula Wirtz

Stirb und werde

Die Wandlungskraft traumatischer Erfahrungen

Patmos Verlag

VERLAGSGRUPPE PATMOS

PATMOS
ESCHBACH
GRÜNEWALD
THORBECKE
SCHWABEN

Die Verlagsgruppe
mit Sinn für das Leben

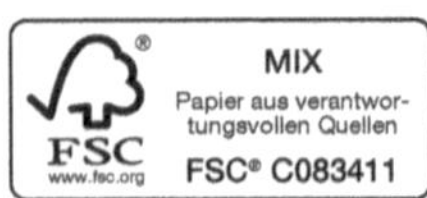

Für die Verlagsgruppe Patmos ist Nachhaltigkeit ein wichtiger Maßstab ihres Handelns. Wir achten daher auf den Einsatz umweltschonender Ressourcen und Materialien.

Originaltitel: TRAUMA AND BEYOND
Originalverlag: Spring Journal, Inc.
New Orleans, Louisiana, USA
www.springjournalandbooks.com

Bibliografische Information der Deutschen Nationalbibliothek
Die Deutsche Nationalbibliothek verzeichnet diese Publikation in der Deutschen Nationalbibliografie; detaillierte bibliografische Daten sind im Internet über http://dnb.d-nb.de abrufbar.

Überarbeitete, leicht gekürzte und von der Autorin selbst ins Deutsche übertragene Fassung der amerikanischen Originalausgabe TRAUMA AND BEYOND.

www.patmos.de

Umschlaggestaltung: Finken & Bumiller, Stuttgart
Umschlagabbildung: Alexej Jawlensky, »Abstrakter Kopf: Mysterium«, 1925 © akg-images
Druck: CPI books GmbH, Leck
Hergestellt in Deutschland
ISBN 978-3-8436-1011-7

Ich widme dieses Buch in Dankbarkeit
dem Andenken an meine Zen-Meisterin
Silvia Ostertag, Rin'un Roshi,
Sanbô-Kyôdan-Schule.

Ohne ihre Ermutigung und ihr Vertrauen in mich
hätte ich dieses Buch nicht geschrieben.

Inhalt

Einleitung

Wer hätte das vermeint! Aus Finsternis kommt Licht,
Das Leben aus dem Tod, das Etwas aus dem Nicht.
Angelus Silesius[1]

Als Nancy Carter und Murray Stein mich einluden, als vierte Autorin in der *Zurich Lecture Series* (ZLS) mitzumachen, einer jährlich von ISAPZURICH (Internationale Schule für Analytische Psychologie) organisierten Veranstaltungsreihe, die das aktuelle Schaffen von ausgewählten Jung'schen PsychoanalytikerInnen präsentiert, die sich mit innovativen Beiträgen im Feld der Analytischen Psychologie einen Namen gemacht haben, lehnte ich zuerst ab. Ich sollte zwar mein Herzensthema »Trauma« aus der Sicht der Analytischen Psychologie behandeln, doch ich konnte mir nicht vorstellen, noch ein weiteres Buch der ausufernden Traumaliteratur hinzuzufügen (die Vorträge sollten später als Buch herausgegeben werden). Jung sprach mir aus der Seele in seiner Vorrede zur Synchronizität:

> »Zu groß schienen mir die Schwierigkeiten des Problems sowohl wie die seiner Darstellung; zu groß die intellektuelle Verantwortung, ohne welche ein derartiger Gegenstand nicht behandelt werden kann; zu ungenügend endlich meine wissenschaftliche Vorbereitung.«[2]

Die Anfrage ließ mich aber nicht los. Ich befragte das I Ging, aber die Antwort, die ich erhielt, war so paradox und herausfordernd, dass ich die Stille eines Zen-Sesshins suchte, um zu einer Entscheidung zu kommen. Ich brauchte auch die alchemistische Weise der *meditatio,* das innere Zwiegespräch mit meinem Unbewussten in Traum und Aktiver Imagination, um mich den Kräften anzuvertrauen, die nicht primär vom Ich herrühren. Schließlich hörte ich auf meine innere Stimme, stellte mich dieser herausfordernden Aufgabe, nicht ohne Angst vor der *nigredo*, die ich zweifellos erleben würde beim Eintauchen in Narrative der Gewalt, Hoffnungslosigkeit, Stagnation und Entfremdung. Es war mir klar, dass der kreative Prozess, ein Buch über Trauma zu schreiben, überschattet sein würde und die Thematik, mit der ich mich beschäftigte, auch Eingang in meine eigene Seele fände.

Das Schreiben dieses Buches war kein linearer, apollinischer Prozess. Dunkle archetypische Kräfte dionysischer Zerstückelung haben den Entstehungsprozess des Buches begleitet. Ich wusste aus dem Wissenschaftsdiskurs der Quantenphysik, dass es keinen völlig getrennten Beobachter gibt, sondern dass ich als Beobachterin eine Einheit bilde mit dem, was ich beobachte. Meine Erforschung des Traumas, mein Verständnis von Traumatisierungen und meine Weise, traumatherapeutisch zu arbeiten, ist entscheidend durch den subjektiven Faktor meines persönlichen Gewordenseins geprägt. Es gehört für mich zur hermeneutischen Redlichkeit, meinen persönlichen, zeitgeschichtlichen kulturellen Boden und meine interdisziplinären Vernetzungen zu skizzieren, die meine Traumaperspektive beeinflussen.

Das *Stirb-und-werde-Motiv* war seit meiner Geburt konstelliert und mein persönlicher Mythos hat auch Bedeutung für meinen Blick auf Traumata. Ich bin in das Haus des Hades hineingeboren: Mein alter Vater erkrankte plötzlich und starb wenige Wochen vor meiner Geburt; meine Mutter trauerte nicht nur um ihren verstorbenen Mann, sie hatte auch den Tod des gemeinsamen Sohnes noch nicht verwunden, der als Baby an einer Lungenentzündung verstarb, kurz bevor sie mit mir schwanger wurde. Tod und Trauer hatten sich schon im Mutterleib in meine Seele eingeprägt, sodass diese unbewusst konstellierte Matrix mich früh in das Geheimnis von Werden und Vergehen initiierte.

Ich bin 1946 geboren und im Ruhrgebiet des Nachkriegsdeutschlands aufgewachsen, im Land der Täter und der Opfer. Meine frühesten politischen Erinnerungen sind die Kriegsnarrative von Mutter, Großmutter und Tante, die grauenhaften Berichte von Bombenterror, die evozierten Bilder brennender Häuser und Menschen, die in Panik vor dem Bunker fast totgetrampelt wurden. Ich bin groß geworden mit Erzählungen von Gewalt, Angst, Hunger, Entbehrungen und dem kollektiven Wüten der sogenannten »Kristallnacht« im November 1938.

Ich höre noch den Klang ihrer Stimme, wenn meine Mutter die

Bombenwarnung im Radio »Achtung Primadonna, Primadonna meldet …« nachahmte, und ich spürte noch ihre Aufregung von damals, als sie mit meinem Vater den Sender abhörte, um für den drohenden Bombenangriff auf die Stadt gerüstet zu sein und rechtzeitig den immer bereitstehenden Koffer ergreifen und zum Bunker rennen zu können. Ich glaubte in ihren Erzählungen sogar die Jagdflieger zu hören, die über die Stadt dröhnten, und die aufheulenden Sirenen, die Gefahr signalisierten. Mein Spielplatz waren die Trümmerlandschaften; der Weg zur Schule führte an zerbombten Häusern vorbei und am Bunker, einem grauen unheimlichen Betonklotz, der zu beklemmenden Phantasien anregte.

Krieg und Frieden waren Themen, die meinem Leben Richtung gaben und mich motivierten, mich für Solidarität mit Menschen, die Unrechtserfahrungen machen mussten, sexuell Ausgebeuteten, Verfolgten und Kriegsopfern, einzusetzen. Ich habe mich sozial, politisch und therapeutisch für Gerechtigkeit und *empowerment* engagiert, für Versöhnung und Vergebung. Ich war in einem Panzer im kriegsverwüsteten Jugoslawien unterwegs, supervidierte dort psychotherapeutische Arbeit mit massenvergewaltigten Frauen und arbeitete beim Roten Kreuz in Bern als Supervisorin im Ambulatorium für Kriegs- und Folteropfer. In meiner therapeutischen Praxis in Zürich habe ich oft mit jüdischen Menschen gearbeitet und war zehn Jahre lang Supervisorin einer psychosozialen jüdischen Institution.

Meine Weiterbildungen in Integrativer Gestalttherapie (nach Hilarion Petzold), Initiatischer Leibtherapie, wie sie von Graf Dürckheim in Todtmoos-Rütte entwickelt wurde, das Erlernen von EMDR und das Kennenlernen von Energytherapy bilden zusammen mit meinen klinischen Erfahrungen und meiner jungianischen Ausbildung am C. G. Jung-Institut Zürich den Hintergrund einer mehrperspektivischen Betrachtung von Traumata: soziopolitisch, interpersonell, intrapsychisch, archetypisch, symbolisch und spirituell.

Ich hatte die Möglichkeit, in verschiedenen Ländern traumatherapeutisch zu arbeiten, und meine Erfahrungen in Russland, den baltischen Staaten, in China und Taiwan haben mich für kultur- und geschlechtsspezifische Aspekte traumatischer Erfahrungen sensibilisiert, für die Bedeutung von Beziehung und Resonanz, von spirituellen Ressourcen und Fragen der Ethik, für Macht und Machtmissbrauch. Als Stiftungsratmitglied der schweizerischen *Stiftung Kriegstrauma-Therapie*, die international auf verschiedenen

Kontinenten Projekte für Menschen fördert, die unter Kriegstraumata leiden, hatte ich Gelegenheit, mich vertieft mit Friedens- und Versöhnungsarbeit auseinanderzusetzen.

Obwohl ich selbst nie Opfer eines Gewalttraumas war, habe ich hautnah Todesnähe und die Relativität von Raum und Zeit durch eine Grenzerfahrung in der Wüste Rajasthans erlebt. Als leidenschaftliche Wüstenreisende und erfahrene Reiterin war ich mit dem Kamel unterwegs. Infolge einer Panikreaktion meines jungen Kamels kam es zu einem schweren Sturz, und es war unklar, ob ich in den nächsten drei Tagen aufgrund der durch die Quetschung des Oberbauchs drohenden Gefahr eines Leberrisses innerlich verbluten würde. Man hat mich noch fünf Tage und Nächte auf einer Holzkarre liegend mit dem Kamel durch die Wüste gezogen, da ich mich aufgrund der Wirbelsäulenverletzungen und der Sternumfraktur nicht mehr aufrichten konnte. Ich erlebte Momente der Zeitlosigkeit in diesem seelischen Schwellenzustand der Liminalität, ausgespannt zwischen Leben und Tod.

Das lateinische Wort *limen* bezeichnet eine Grenze, Schwelle, eine Scheidelinie zwischen einem Raum diesseits und jenseits. Der Schwellenzustand zwischen zwei verschiedenen Zuständen kann ein sehr kreativer Raum der Möglichkeit sein, gleichzeitig ist dieser Übergangsraum angstbesetzt und verunsichernd, da alte Wahrheiten an dieser Grenze zerfallen und der Mensch in einem Zwischenzustand schwebt, in dem das Alte nicht mehr Gültigkeit hat und das Neue noch nicht gefunden wurde. In diesen Schwellensituationen wird die bisherige Identität völlig in Frage gestellt, was oft wie ein symbolischer Tod empfunden wird. An diesen Kipp- oder Wendepunkten kann Unerwartetes geschehen, es sind Zustände der Marginalität, die verstören und mit heftigen Emotionen besetzt sind, gleichzeitig aber auch große Wandlungsenergie enthalten.

Es war ein wahrhaftig numinoses Erleben: ein völlig veränderter Bewusstseinszustand, Raum und Zeit transzendierend; mit quälenden Schmerzen den Klang der Stille hörend, nachts auf die Musik der Sterne lauschend, tagsüber geblendet von der gleißenden Glut der Sonne. Mir war, als spräche das Schweigen der Wüste zu mir, was meine Phantasie zum Blühen brachte. Wie in einem Film sah ich vor meinem inneren Auge die verschiedenen Stationen meines Lebens und war völlig versöhnt mit allem, was war und wie es war. Diese Grenzerfahrung hat sich in mein Erleben unauslöschlich eingeschrieben und mein Verhältnis zu Leben und Tod, Werden und Vergehen geprägt.

Richtungsweisend für mein Verstehen traumatischer Erfahrungen und meine therapeutische Haltung war auch mein Studium der Philosophie, mit ihrem Sinn für das Ganze und ihrem Wissen um die Seele, meine langjährige Praxis der Zen-Meditation und meine Auseinandersetzung mit westlichen und östlichen Weisheitstraditionen.

Dieses Buch ist die Frucht meines Kontemplierens, der »Selbstbebrütung in der ›meditatio‹«[3], die Ernte meiner 37-jährigen Tätigkeit als Analytikerin. Oft war es eine Reise in die »Unterwelt«, ein Eintauchen in die dunklen Gewässer des Styx, ein Wandern durch Todeslandschaften der Seele, eine »Höllenfahrt«[4], um nach Seelenverfinsterung und Seelenverlust verlorene und abgespaltene Seelenanteile zurückzuholen, ein an die Schamanen erinnerndes Unterfangen. Ich habe nach dem verborgenen Licht in der Dunkelheit des Abgrunds gesucht, nach der von den Alchemisten vermuteten »schwer erreichbaren Kostbarkeit« in der dunklen »materia prima«[5].

Jung hat im Hinblick auf das Rote Buch gesagt, es »berichte vom Kampf zwischen der Welt der Realität und der des Geistes«[6]. Er verglich es mit einem metaphorischen Haus, einem Haus, wie es uns im Traum begegnet. Von sich und seinen Patientinnen und Patienten wusste er, dass dieses Traumhaus über Zimmer verfügte, die in Wirklichkeit nicht da waren, und dass beim Erwachen der Wunsch auftauchte, das Rätsel des Hauses irgendwie zu lösen.[7] Ich habe mich für mein Buch dem metaphorischen Haus des Roten Buches zugewandt, es sozusagen weitergeträumt, um darin nach Lösungen für individuelles und kollektives Leiden traumatisierter Menschen zu suchen.

Das metaphorische Haus des Roten Buches ist unvollendet, es bricht mitten im Text ab und lässt die Lesenden völlig in der Luft hängen. Ich fühle mich angesichts dieses unvollendeten Hauses eingeladen, die benachbarten unbekannten Räume zu erkunden, Möglichkeiten auszuloten, den Geist der Tiefe mit den klinischen Anforderungen des Zeitgeistes zu verbinden. Es war mir ein Anliegen herauszufinden, was das Rote Buch für ein traumatherapeutisches Verständnis beitragen kann und wie Jungs Einsichten durch Erkenntnisse moderner Traumaforschung vertieft und erweitert werden können.

In dem von Jung angefertigten kalligraphischen Band des Roten Buches steht einsam auf der letzten Seite nur ein Wort: *Möglichkeit*, ohne Punkt, ohne Komma, nur dies: *Möglichkeit.* Diese Seite hat den gleichen, von Jung vorgezeichneten Rahmen für den Text, wie alle vorherigen Seiten auch, aber dieses letzte Blatt bleibt bis auf das eine Wort leer: *Möglichkeit.* Im Epilog beschreibt Jung, dass mit dem Text des alchemistischen Traktates »Das Geheimnis der Goldenen Blüte«, den er von Richard Wilhelm erhielt, der Inhalt des Roten Buches »den Weg in die Wirklichkeit«[8] fand und er nicht mehr daran weiterarbeiten konnte.

Mich hat dieses Verhältnis von *Möglichkeit* (das offene Ende des Roten Buches) und *Wirklichkeit* beschäftigt und zu den Nachbardisziplinen der Chaostheorie, Quantenphysik und der Theorie komplexer Systeme geführt, die sich mit Emergenz, Veränderungsprozessen und Selbstorganisation beschäftigen. Dabei war mir wichtig auszuphantasieren, was »Möglichkeit« für die Arbeit mit Traumata und die komplexen Folgen für Körper, Geist und Seele bedeutet, wie Leben neu erschaffen werden kann als eine Kombination von Möglichkeiten.

Wesentliche Elemente in der Auseinandersetzung mit Traumata sind der Ansatz der organismischen Selbstregulation, die Vorstellung, dass es so etwas wie eine schöpferische Anpassung an schwierige, leidvolle Situationen gibt und dass die Seele in einem transformativen Prozess Überwindungsleistungen vollbringen kann, die möglicherweise zu posttraumatischem Wachstum, Individuation, größerer Bewusstheit, sozialem Engagement und der Rückbindung *(religio)* an den Seinsgrund führen können.

Einsichten aus den oben genannten Disziplinen erhellen die Möglichkeit seelischer Wandlungskräfte, die durch traumatische Erfahrungen blockiert worden sind. Um dieses Wandlungspotential der Seele nach traumatischen Geschehnissen geht es in diesem Buch, um die verwandelnde Kraft des Leidens, den Weg aus Störung und Verstörung zu Verlebendigung und Wiedereintauchen in den Lebensfluss. Mit John P. Wilson, einem erfahrenen Erforscher von Psychotraumata, glaube ich, dass Traumata auch die Möglichkeit für transpersonale, transzendente Erfahrungen in sich bergen und persönliche Reifung ermöglichen können.[9] Es geht mir um einen Paradigmenwechsel, darum, den initiatorischen Charakter von Traumata als Katalysatoren für Bewusstwerdungsprozesse ins

Blickfeld zu rücken. Auch Jung beschrieb, dass das Neue aus dem dunklen Feld der Möglichkeiten entsteht, dass die großen Probleme des Lebens nie gelöst, sondern nur »überwachsen« werden können.[10] Mit »überwachsen« meint Jung eine »Niveauerhöhung des Bewusstseins«[11], das, was in der Traumatherapie »posttraumatisches Wachstum« genannt wird.

Ich betrachte Traumata aus drei Perspektiven: der spirituellen, der mythologischen und der klinischen. Die spirituelle Dimension des Traumas sehe ich in einer neuen Sinndeutung von Ich, Welt und Transzendenz, einem vertieften Dialog zwischen Ich und Selbst, in dem wir uns mit Hilfe der selbstregulierenden Kräfte unserer Seele ständig um- und neu gestalten. Ich beschwöre die visionäre Poesie der Menschen, die die Shoah erlitten haben, um die quälenden Wunden spürbar werden zu lassen und das Geheimnis von Werden und Vergehen zu umkreisen.

Mein Blick auf die Mythologie kreist um Kali und die heilsame Kraft weiblicher Wut. Im archetypischen Bild der Medusa verdichtet sich die traumatische Erfahrung von Versteinerung und totaler Erstarrung, aber auch die paradoxe Funktion des Traumas zu vernichten und zu heilen. Ariadnes Todessehnsucht wird mir zur Metapher für den Wunsch von Trauma-Opfern nach dem Abstieg ins Reich des Vergessens und der emotionalen Betäubung.

Mit einem klinischen Blick untersuche ich die gegenwärtige traumatherapeutische Praxis auf Konzeptualisierungen, die Jung bereits in seinem Roten Buch vorweggenommen hat. Jung hatte intuitiv bei seiner Arbeit am Roten Buch viele der Prinzipien angewandt, die inzwischen als Grundorientierungen im Umgang mit Traumata gelten. Die mangelhafte Rezeption fundamentaler Erkenntnisse der Analytischen Psychologie für die Traumatherapie hat mich dazu bewogen, mir wesentlich erscheinende Elemente im Roten Buch herauszuarbeiten und Jungs symbolischen, philosophischen und spirituellen Ansatz in die klinische Praxis für die Arbeit mit traumatisierten Menschen zu übersetzen.

Mit klinischen Vignetten beschreibe ich das Wirken der Transzendenten Funktion, die Dialektik zwischen Tätern und Opfern und die Symbolik des Opferns in seiner Bedeutung für die Überwindung des Traumas.

Die beiden Flügel der buddhistischen Psychologie, liebende Präsenz und nicht wertende Reflexion, sowie die Korrespondenzen zwischen kontemplativen Weisheitswegen und neurowissenschaftlichen Erkenntnissen über die Beziehung von Gehirn und Geist haben mein Verständnis für die emotionalen und kognitiven Zustände traumatisierter Menschen befruchtet.[12]

Am 13. November 1960, ein Jahr vor seinem Tod, schreibt Jung: »Ich bin in meiner entscheidenden Aufgabe gescheitert: der Menschheit die Augen dafür zu öffnen, dass der Mensch eine Seele hat, dass ein Schatz im Acker vergraben ist, und dass unsere Religion und Philosophie sich in einem bedauernswerten Zustand befinden.«[13] Heute steht es noch viel schlechter um die Seele; sie hat sich im modernen naturwissenschaftlichen Diskurs verflüchtigt, und die materialistische Missachtung des Spirituellen hat zu einer seelenlosen Psychologie geführt. Die Arbeit mit traumatisierten Menschen aber braucht eine seelenvolle, ganzheitliche Haltung, eine Weltsicht, in der Emotionen und Geist, Psyche und Materie, Körper und Seele ein Ganzes bilden. Mit diesem Buch mache ich mich auf die Suche nach diesem »Schatz im Acker«, auf die Suche nach der Seele, die Seelenverfinsterung und Seelenmord überwunden hat.

Ich habe in diesem Buch spirituelle, archetypische und klinische Fäden miteinander verwoben und das Thema Trauma aus verschiedenen Blickwinkeln betrachtet, um ein kaleidoskopartiges multidimensionales Bild zu zeichnen, das die Komplexität und hintergründigen Tiefendimensionen von Traumata sichtbar werden lässt.

Teil I

Die spirituelle Perspektive: Stirb und werde

Als ich die preisgekrönten emaillierten Kupferhelme *»All my faces«* der in Nazi-Deutschland aufgewachsenen Künstlerin Hede von Nagel erstmals sah, schien mir, als sei ich Zeugin bei der Enthüllung der unterschiedlichen Gesichter von Traumata. Der glänzende vergoldete Kopf mit dem Namen *»Nice Guy«* (Abb. 1.1) ist mit oberflächlichen, klischeehaften »Small-Talk-Sätzen« beschrieben und das künstliche Lächeln steht in krassem Gegensatz zu den eindringlich starrenden Augenlöchern. Dieser Kopf erinnert mich an meine Patientinnen, die ihren wahren Kern hinter einer vorgespielten Persona verbergen oder ihr wahres Selbst sogar opfern, um besser zu überleben. Nachdem ich die eindringlichen Inschriften auf dem Kopf *»How they see me«* gelesen hatte (Abb. 1.3), erschloss sich mir allmählich die traumatische Botschaft des zweiten Kopfes *»Depressed Face«* (Abb. 1.2). Auf den Augenlidern stehen die Worte: »Liebe« und »Tod«, die Mundwinkel sind leidend nach unten gezogen. Die ergreifenden, sorgfältig eingravierten Sätze, die das ganze Gesicht bedecken, klingen wie die Klagen meiner Trauma-Überlebenden, die ich in den Stunden so oft gehört habe.

> »Ich habe das Leben so satt – ich habe überlebt. Sie haben Bomben auf mich geworfen – ich habe überlebt. Sie haben versucht, mich verhungern zu lassen – ich habe überlebt. Sie machten mich gehorsam und unterwürfig – ich habe überlebt. Sie brachten mich dazu, mich selbst zu vergessen – ich habe überlebt. Sie flößten mir ständig Schuldgefühle ein – ich habe überlebt ... Sie haben mir nicht beigebracht zu leben und zu lieben – ich habe nur überlebt. Ich hasse sie, weil sie mir zum Überleben geholfen haben. Ich hasse mich selbst – warum habe ich überlebt? Werde ich wirklich überleben? Ich möchte mich umbringen – möchte sie umbringen.«[14]

Der vierte Kopf *»The Real Me«* (Abb. 1.4) hat eine aufklappbare Frontklappe, die, wenn geöffnet, das wahre Gesicht der Künstlerin zeigt. Ist die Klappe geschlossen, kann man lesen, wonach sie sich am meisten sehnt: »Gelassenheit, Mut, Ehrlichkeit ... aber vor allem: *Ich möchte die Frau sein, die ich in Wahrheit bin.*«

Alle Helme sind so gestaltet, dass sie wirklich getragen werden können; jedes Gesicht hat in Augenhöhe Schlitze, durch die man hinausgucken kann. Wenn man den Helm aufsetzt und ein Gesicht

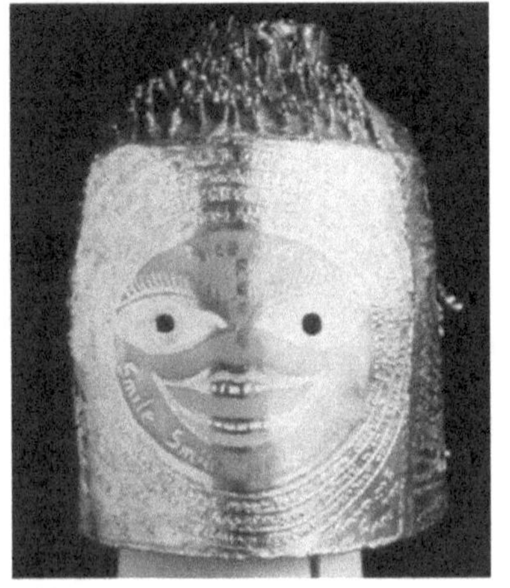
Abb. 1.1

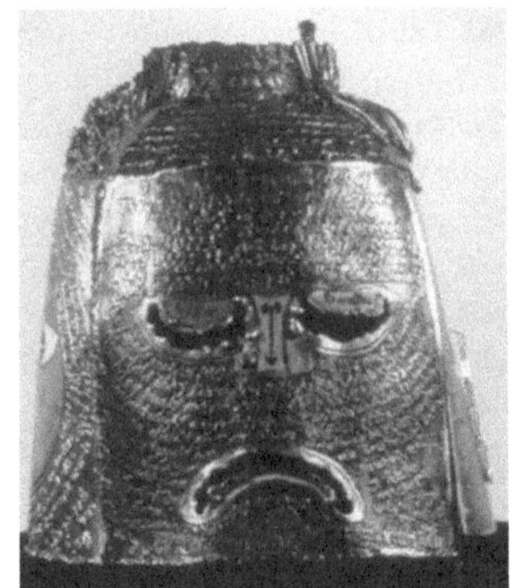
Abb. 1.2

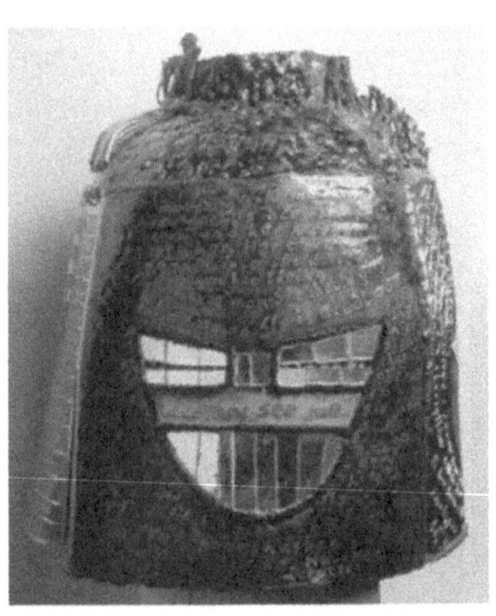
Abb. 1.3

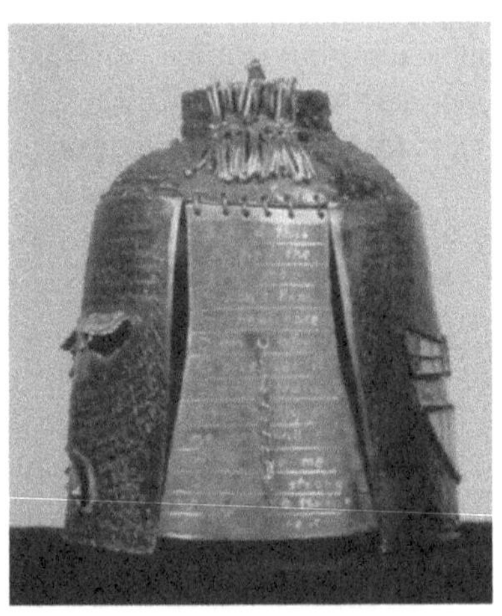
Abb. 1.4

nach vorne dreht, präsentiert man den Zustand, in dem man sich jetzt befindet. Die Künstlerin schrieb mir: »Der Helm zeigt das gespaltene Sein nach einem Trauma und wohl auch das Wissen, dass trotz jahrelanger Therapie ein Rückfall immer möglich ist – dass es vielleicht nie vollständige Heilung gibt.«

Hede von Nagel ist in New York für diese Emaillearbeiten ausgezeichnet worden. Ich habe diese Werke herangezogen, um die verschiedenen Gesichter des Traumas zu verdeutlichen.[15]

I. Die vielen Gesichter des Traumas

Das Bemühen, die unterschiedlichen Gesichter des Traumas und die verschiedenen Auffassungen davon zu untersuchen, erinnert an die Sufi-Parabel von den fünf blinden Männern, die im Auftrag des Königs versuchten, sich durch Ertasten ein Bild von einem Elefanten zu machen. Einer hatte am Kopf des Tieres gestanden und den Rüssel des Elefanten betastet. Er sprach: »Ein Elefant ist wie ein langer Arm.« Der zweite hatte das Ohr des Elefanten ertastet und glaubte, ein Elefant sei vielmehr wie ein großer Fächer. Der dritte hatte das Bein des Elefanten berührt und hielt ihn daher für eine dicke Säule. Jeder glaubte, aufgrund seiner subjektiven Erfahrung eines einzelnen Körperteils zu wissen, was ein Elefant ist, aber niemand hat ihn als Ganzes erfassen können.

Auch das Verstehen von Traumata hängt davon ab, welche Perspektive gewählt wird. Es gibt zahlreiche sehr unterschiedliche Erklärungsmodelle für das Entstehen von Traumata und die Aufrechterhaltung der traumatischen Folgen. Mardi Horowitz[16] geht davon aus, dass traumatische Lebensereignisse nicht in die persönlichen kognitiven Schemata integriert werden können. Sein Ansatz beruht auf einer Informationsverarbeitungstheorie, die auf die Verarbeitung konflikthafter Gedanken und Gefühle und die Veränderung persönlicher Schemata fokussiert. Nach Ronnie Janoff-Bulman[17] werden durch ein Trauma die Grundannahmen unserer persönlichen Invulnerabilität erschüttert, der Glaube an die Sinnhaftigkeit und Verstehbarkeit der Welt und an den Wert der eigenen Person. Für Thomas Ogden ist die fehlende Symbolisierung und die gestörte Affektivität charakteristisch für das Trauma, die gestaltlose frei flottierende Angst *(»formless dread«*[18]*)*. Henry Krystal[19] zufolge entsteht eine traumabedingte Regression des Affektes durch Ent-Differenzierung, Ent-Sprachlichung und Re-Somatisierung, was letztlich roboterähnliche Zustände hervorruft. Ein infantiles psychisches Trauma prägt die Affektwelt in so gravierender Weise, dass es nach Krystal zum Scheitern der Entwicklung führt.

In der Psychoanalyse, wie Otto F. Kernberg[20] sie vertritt, geht es beim Trauma um eine überwältigende, die Psyche desorganisierende Erfahrung der Intensitätsüberflutung, die nicht integriert werden kann. D. W. Winnicott[21] betont die Notwendigkeit der haltenden Umgebung *(»holding environment«)* und der Containerfunktion der Analytikerin, um der überflutenden Vernichtungsangst zu begegnen und zu ermöglichen, dass die schwer auszuhaltenden Wut- und Angstaffekte symbolisiert werden. Heinz Kohuts[22] Selbstpsychologie spricht vom Verlust eines kohärenten Selbst aufgrund des Einflusses traumatischer Geschehnisse. Robert Jay Lifton[23] argumentiert, dass Trauma-Überlebende an Verletzungen im Bereich menschlicher Beziehungen leiden, an einer Entfremdung, die ihnen das Gefühl vermittelt, Außenseiter zu sein, zutiefst unverbunden mit anderen Menschen.

Traumata und ihre sozialen Zerstörungsprozesse können nicht nur das Urvertrauen in sich selbst und in die Verlässlichkeit menschlicher Bindungen zerrütten, auch die Fähigkeit zur Symbolisierung des Erfahrenen entzieht sich oft der Versprachlichung und verbannt die Beschädigten und Verstummten in eine Welt- und Menschenferne. Herausgefallen aus der Geborgenheit des Daseins, können die Gefühle von Desintegration und Depersonalisation und das zusammengebrochene Selbst- und Weltvertrauen eine tiefgreifende Bewusstseinsstörung bewirken.

Traumatische Erfahrungen lassen uns die diabolische Seite des Selbst erfahren, die nicht zulässt, dass sich nach dem Trauma Leben entwickelt. Donald Kalsched spricht von einem internalisierten traumatogenen innerpsychischen Faktor, der Leben verhindert und zu einer Art Anti-Lebenskraft führt, die zwar das Überleben ermöglicht, aber keinen kreativen Lebensentwurf mehr zulässt.[24]

Ein Trauma geht wie ein Riss durch die Seele, der zwischen Individuum und Umwelt einen Graben aufreißt. Das Ich zieht sich zusammen, ist paralysiert, regrediert, löst sich auf. Das psychologische Konzept der Selbstwirksamkeit und Kontrolle, das Bewusstsein, als Mensch autonom und Schöpfer seiner eigenen Handlungen zu sein, greifen in traumatischen Erfahrungen nicht mehr. Ohnmacht, Ausgeliefertsein, Fremdbestimmtheit sind die Koordinaten traumatischen Erlebens. Im traumatischen Geschehen werden die Ich-Grenzen überrollt und die totale Substanzlosigkeit unseres Alltags-Ich erlebbar. Traumatische Grenzerfahrungen öffnen Erlebnis- und Bewusstseinsbereiche, die das alltägliche Tageswachbewusstsein sprengen und die Seele in eine »Todeslandschaft« verwandeln können. Die Ich-Strukturen können radikal zerbrechen, da die zentrale Rolle des Ich als steuernde, planende Funktion nicht mehr zur Verfügung steht, was zu einer Desintegration der bisherigen psychischen Struktur führt.

Ein Trauma erschüttert und zerbricht unsere psychische Organisation, zertrümmert Wertsystem und Sinnkosmos. Alles, was unzerrüttbar schien, erweist sich plötzlich als flüchtig und substanzlos. Die Grundfesten unseres Selbst- und Weltverständnisses brechen in sich zusammen. Das Ich wird aus den Angeln gehoben, und alles, woran vorher geglaubt wurde, alle Überzeugungen über sich selbst, die Welt und Gott werden in der traumatischen Erfahrung zerschmettert. Die Erfahrung eines kohärenten Selbst zerfällt und wir scheinen von etwas Übermächtigem ergriffen, archaisch ausgeliefert an eine Macht, die uns umklammert und zu vernichten droht. Eine ungeheure Relativierung des Ich entsteht, degradiert zu Bedeutungslosigkeit und bedroht von Fragmentierung und Untergang. Das die Identität garantierende Ich scheint nicht mehr verfügbar, was zu einer erhöhten Vulnerabilität führt, denn das Entwerden des Ich ist eine Form des Sterbens. Traumatisierte Menschen sind schockartig mit der Tatsache konfrontiert worden, dass das Leben ein »Sein zum Tode« ist.

Extremtraumatisierungen können Menschen in Seinszustände hineinkatapultieren, in ein »Stirb, bevor du stirbst«, das die mystischen Traditionen schrittweise auf einem langen spirituellen Übungsweg anstreben. Dieses »Entwerden« ist uns aus den mystischen Schriften bekannt und bezeichnet auch das Wesen transpersonaler Bewusstseinsräume. Das Trauma kann Anlass für eine Entgrenzung im positiven Sinne der transzendentalen Öffnung werden, für eine Leere im Sinne der Befreiung von Anhaftung, bei der die Verstrickung an das Materielle an Bedeutung verliert, während das Immaterielle als das übermächtige Numinose ein Zeichen setzt und Entwicklungen anstößt, die vorher nicht denkbar gewesen wären. Es kann ein völlig neues transpersonales Vertrauen möglich werden, das sich auf diesem schmerzlichen Weg traumatischen Leidens entfaltet. Grenzerfahrungen im Umkreis des Todes bewirken eine ähnliche Durchlässigkeit. C. G. Jung bezeugt dies nach seiner Krankheit, die ihn dem Tod sehr nahe brachte, in einem Brief an Dr. Kristine Mann vom 1. Februar 1945:

»Nur das ist schwierig: sich vom Körper zu lösen, nackt zu werden und leer von Welt und Ich-Willen. Wenn man den rasenden Lebenswillen aufgeben kann und wenn es einem vorkommt, als fiele man in einen bodenlosen Nebel, dann beginnt das *wahre* Leben mit allem, wozu man gemeint war und was man nie erreichte. Das ist etwas unaussprechlich Großes.«[25]

Im Leiden an der Begrenztheit des Lebens, dem Verlust des vertrauten leiblichen In-der-Welt-Seins scheint hier das Bewusstsein von einer anderen Wirklichkeit aufzuleuchten, die sprachlich nicht zu fassen ist, aber als etwas Bedeutsames, das Ich Übersteigendes erlebt wird.

Traumatische Erfahrungen aktivieren archaische Schichten unserer Seele und konstellieren oft eine archetypische, emotional aufgeladene Seelenlandschaft.

Archetypische Leidenserfahrungen wie das Trauma stimulieren religiöse und mythologische Symbolbildungen, um das Unaussprechliche kommunizieren zu können. Wir sprechen von solchen Erfahrungen in Sätzen wie: »Es war die Hölle.« Ein Trauma kann als eine umwälzende Erfahrung mit dem dunklen, erschreckenden Gottesbild begriffen werden. Der Gott des Traumas ist ein finsterer Gott, schrecklich, ein Chaos und Zerstörung bringender Gott. Für Traumatisierte scheint Gott im Exil zu sein, unerreichbar, wie tot. Sie erfahren den Rückzug des göttlichen Selbst, den *Deus absconditus*, die archetypische Situation von Verlassenheit, die den »Himmel als Abgrund« (Celan) erleben lässt. Sie fühlen sich verstoßen und verlassen wie der biblische Hiob. Oft wird die Metapher des gähnenden Abgrunds für die Folgen der traumatische Erfahrung benutzt, das schwarze Loch, die Leere, das Erleben der »Anti-Schöpfung« (Primo Levi), das Zerreißen des Schicksalsfadens, der nicht zu heilende Riss zwischen Selbst und Wirklichkeit, eine tiefe Kluft in der Psyche.

Das Trauma kann als »Sinnzerstörer« verstanden werden, der die Verbindung vom Ich zum Selbst spaltet, aber Traumata können auch zu einem Katalysator für eine neue Lebensperspektive werden. Traumatische Erfahrungen sind Grenzerfahrungen, die die Macht haben, uns zu zerstören, die aber auch vermögen, eine radikale Bewusstseinstransformation hervorzurufen, eine Begegnung mit dem, was jenseits der Grenze liegt. C. G. Jung hat das Kapitel »Die

Auseinandersetzung mit dem Unbewussten« in seinem Lebensrückblick *Erinnerungen, Träume, Gedanken* damit eingeleitet, dass er bei der Frage, was denn sein eigener Mythos sei, sein ganz persönliches inneres Lebensmuster, aufhörte zu denken, denn er war »an eine Grenze gekommen«[26]. Dieser Grenzerfahrung innerer Unsicherheit und Desorientiertheit verdanken wir, dass Jung das Rote Buch schrieb. Karl Jaspers erklärt das Wesen der Grenzsituationen so: »Der Ursprung in den ›Grenzsituationen‹ bringt den Grundantrieb, im Scheitern den Weg zum Sein zu gewinnen. [...] In den Grenzsituationen zeigt sich entweder das Nichts, oder es wird fühlbar, was trotz und über allem verschwindenden Weltsein eigentlich ist.«[27] Für Jung hat die Grenzsituation seiner persönlichen Krise zum Wiederfinden seiner Seele geführt.

Traumatische Erfahrungen stellen ganz allgemein einen dramatischen Wendepunkt im Leben dar, bei dem die Person in ihrer Ganzheit auf dem Spiel steht und im Kern ihres Selbst getroffen wird. Es sind existentielle Lebenssituationen, bei denen es oft nicht nur physisch, sondern auch psychisch um Leben und Tod geht. Dabei kann es aber auch möglich sein, dass der erodierende Identitätsverlust und das Erleben der inneren Leere zu einer Reifeentwicklung führen, wenn der Abgrund, in den das Trauma den Menschen in einem langen, schmerzhaften Leidensprozess hineinstößt, sich letztlich als ein numinoser Seelengrund erweist. Es gehört zur archetypischen Potenz von Traumata, sowohl zu zerstören als auch zu erneuern. Die Radikalität traumatischer Erfahrung spiegelt sich auch in der Radikalität möglicher Bewusstseinsveränderungen: Es werden nicht nur die Grenzen bisheriger Sichtweisen gesprengt, sondern auch neue Seinsweisen gewonnen, jenseits des bisherigen Funktionsniveaus. Judith Herman hat bereits in ihrem Grundlagenwerk zum Trauma betont, dass durch Traumata sowohl außerordentlich destruktive als auch kreative Entwicklungsmöglichkeiten angestoßen werden.[28] Wir wissen, dass im Griechischen das Wort, von dem unser Begriff »Katastrophe« stammt, einen Wendepunkt bezeichnet, und genau an diesen Wendepunkten kann etwas in sein Gegenteil umschlagen und eine *enantiodromia* stattfinden.[29] In der Theorie komplexer dynamischer Systeme sind solche Wendepunkte als »Phasenübergänge« bekannt, Umschlagspunkte, die auftreten, wenn ein bestimmter kritischer Schwellenwert erreicht ist.[30]

Meine langjährige therapeutische Arbeit mit Menschen in traumatischen Grenzsituationen und meine eigenen Seinsberührungen mit Leben und Sterben haben mich das Paradox jedes Wandlungsgeschehens, das schöpferische »Stirb und werde«, gelehrt, das alles Lebendige beseelt und in den Kreislauf von Werden und Entwerden einbindet.[31] Tod und Leben gehören als eine paradoxe Einheit in ihrer Polarität zusammen: »Werden und Vergehen ist dieselbe Kurve«[32], so Jung. Das Prinzip des ewigen Wandels der polaren Gegensätze gehört zum Jung'schen Verständnis der Selbstregulation der Psyche, und ich habe diesen dynamischen Aspekt, dass nichts bleibt, wie es ist, »das grausame Gesetz der Enantiodromie«[33], in der Traumatherapie als eine Tröstung erlebt. Wenn ich mit Heraklit im ewigen Werden das ursprüngliche Wesen der Wirklichkeit sehe, dann weiß ich, dass auch die größte Verzweiflung und das tiefste Leiden dieser dynamischen Bewegung unterworfen sind und sich umkehren können. Mein therapeutisches Arbeiten wurzelt in der paradoxen Weisheit der Enantiodromie, dass Bestehendes zerstört wird und abgelöst durch Neues. Werden und Sterben sind zwei Seiten desselben Prozesses.

Im seelischen Grenzland traumatischer Sinnentleerung, im schwarzen Loch der Verzweiflung und Hoffnungslosigkeit fühlen sich Menschen nicht mehr geschwisterlich mit dem ganzen Sein verbunden, sondern einsam, herausgefallen aus allen vertrauten sinnstiftenden, menschlichen Bezügen. Die schreckliche, unvertraute, als numinos erfahrene Dimension, in die sie hineingeworfen wurden, sprengt das bisherige Bewusstseinsgefüge, führt zu einer tiefgreifenden Entfremdung von Ich und Welt. Ich denke immer an die Zeilen in Mahlers *Lied von der Erde:* »Ich bin der Welt abhandengekommen«, wenn ich sehe, wie traumatisierte Menschen sich selbst und ihrer Mitwelt abhandengekommen sind und sich einem schweigenden, sinnentleerten Kosmos ausgeliefert fühlen.

Traumatherapie ist für mich ein Weg, mit multimodalen Zugängen das Heimholen der entfremdeten Seelenteile zu fördern, zu helfen, aus der Fragmentierung in die Integration zu finden, und zwar sowohl auf der intrapsychischen Ebene, wo abgespaltene Aspekte der eigenen Person wieder zu einem Ganzen zusammengefügt werden, als auch auf der interpersonalen Ebene, in der wieder Kontakt aufgenommen wird zum Du des Anderen, und auch auf der transpersonalen Ebene, um sich wieder an den im Verborgenen waltenden Lebensstrom anschließen zu können.

Ich habe schwer traumatisierte, ausgegrenzte Menschen erlebt, die gezeigt haben, welche Fähigkeit die menschliche Natur hat, über sich selbst hinauszuwachsen und Grenzen zu überschreiten. Manche sind gläubige Menschen, denen auch in Situationen größter Not und Gefahr das Bewusstsein von einer letztlichen Seinsgeborgenheit nicht verloren gegangen ist. Dietrich Bonhoeffer hat, bevor er am 9. April 1945 im KZ erhängt wurde, seine Hinrichtung vor Augen, zu Payne Best sagen können: »Dies ist das Ende. Für mich der Beginn des Lebens.«[34] Aus dem Gefängnis schrieb er tiefgründige Gedichte zu Widerstand und Ergebung, darunter den wunderbaren tröstenden Text an seine Familie, der später vertont wurde: »Von guten Mächten wunderbar geborgen, erwarten wir getrost, was kommen mag ...«

Der Archetyp des verwundeten Heilers, der durch seine eigenen Wunden heilt, wird assoziativ für mich auch immer dann lebendig, wenn ich in Therapiezentren für Folteropfer mit dem therapeutischen Team arbeite, das oft selbst im Herkunftsland Opfer von Folter und Verfolgung war. Dazu fällt mir der Philosoph Karl Jaspers ein, der gesagt hat, was ein Mensch ist, ist er durch die Sache, die er sich zu eigen macht. In diesem Sinne haben sich diese Heilerinnen und Heiler, selber schwer traumatisiert, eine Art spirituelle Fürsorge zur Lebensaufgabe gemacht. Sie leben im Bewusstsein einer Berufung, einer Mission im besten Sinne, beim Wieder-Mensch-Werden mitzuhelfen und dabei selbst ein Stück menschlicher zu werden.

Spirituelle Menschen haben das Gefühl, eine Aufgabe in diesem Leben zu haben. Sie gehen davon aus, dass etwas durch sie in die Welt gebracht werden soll. Judith Herman[35] hat in ihrem grundlegenden Buch zum Verständnis traumatischer Störungen deutlich gemacht, dass Opfer von Gewalt ihr Trauma häufig dadurch zu transzendieren versuchen, dass sie sich sozial engagieren und es sich zur Aufgabe machen, die Gewalt struktureller Verhältnisse zu enttabuisieren und aktiv an einer humaneren Gesellschaft mitzuarbeiten.

Trauma und Seele

Trauma-Opfer erleben ihr Trauma oft als einen Seelenverlust, beschreiben es sogar als ein Verbrechen, als Seelenmord, als eine Todeserfahrung, die sie spirituell austrocknen lässt. Die Suche nach der Seele, das Wiederfinden von Verlorenem und die Reintegration abgespaltener Seelenteile bilden darum den Kern einer Traumatherapie.

Die Tiefgründigkeit des vieldeutigen Begriffs »Seele« lässt sich nicht in Definitionen ausloten. Oft wird unter »Seele« die Gesamtheit der geistigen Vorgänge verstanden, die unsere einzigartige Identität ausmachen, unser Leben mit Sinn erfüllen und uns als lebendig fühlen lassen. In seinen frühen Schriften differenziert Jung zwischen Seele und Psyche; unter Psyche versteht er die Gesamtheit aller bewussten und unbewussten Vorgänge. »Seele« hingegen war für ihn ein Funktionskomplex, den er als Persönlichkeit beschreibt.[36] In seinen späteren Jahren fokussiert er vor allem auf die von Natur aus religiöse Funktion der Seele. In der Seele sind die höchsten Werte verankert, und sie ist »befähigt, jenes Auge zu sein, dem es bestimmt ist, das Licht zu schauen«[37]. Sie hilft uns, nach innen zu schauen und uns den inneren Prozessen zuzuwenden.

Die evokative Kraft und das metaphorische Feld des Ausdrucks »Seele« ist mir besonders bei der Lektüre des Artikel »Lady Soul« von Diane Cousineau Brutsche deutlich geworden.[38] Sie versteht »Seele« als den weiblichen Aspekt des Selbst, ein weibliches archetypisches Bild, das unserem Verständnis von Seele zugrunde liegt. Anhand des Wandteppichs *The Lady and the Unicorn* im Cluny-Museum in Paris identifiziert sie die weibliche Figur als Lady Sophia oder Lady Soul. Wenn ich mich auf dieses Verständnis von Seele beziehe, dann hat Seelenmord mit der Zerstörung dieser archetypischen Verankerung im Weiblichen zu tun, das heißt der Verankerung in der Materie, im Stofflichen-Körperlichen, und gleichzeitig bedeutet Seelenmord auch das Abgeschnittensein, das Durchtrennen unserer Verbindung zur transzendenten, transpersonalen Dimension.

Traumatische Erlebnisse können eine zutiefst zerstörerische Wirkung auf die Körper-Seele-Geist-Einheit haben; darum gibt es keine Heilung der Seele, ohne den Körper mit einzubeziehen. Verletzungen, die dem Körper zugefügt werden, wirken sich auf unser

In- der-Welt-Sein aus und können verhindern, dass sich das Selbst, wie Jung es versteht, »inkarnieren« kann. Im Roten Buch beschreibt Jung, dass er heftige körperliche Erregungsstürme erlebte und sich manchmal am Tisch festhalten musste, um sich zusammenzuhalten. Er berichtet von Yoga-Übungen als Coping-Strategie, um sich zu beruhigen und mit den überflutenden Emotionen fertigzuwerden, ohne die inneren Bilder und Affekte abzuspalten. Nur auf diese Weise gelang es ihm, seine seelischen und körperlichen Reaktionen genau zu beobachten und zu beschreiben. Auch in der heutigen Traumatherapie spielen traumasensitive Yoga-Übungen, auf die ich mich noch näher beziehen werde, eine bedeutsame Rolle im Heilungsprozess. Auf sanfte Weise wird der Riss zwischen Seele und Körper zu heilen versucht, damit ein verlässliches Körpergewahrsein wieder zu einer Ressource der Selbstberuhigung und Affektregulierung genutzt werden kann.

Jungs *Liber Novus*, publiziert als *Das Rote Buch,* ist eine Reflexion über das Wesen der Seele, die Dokumentation einer Bewusstseinsentwicklung, einer Sehnsucht der Seele nach Entfaltung und gleichzeitig eine verzweifelte Suche nach Grund in einer höchst instabilen Lebenssituation.

Im Roten Buch ruft Jung eindringlich: »Meine Seele, wo bist du? Hörst du mich? Ich spreche, ich rufe dich – bist du da?«[39] Viele Jahre wanderte Jung, um seine Seele, die er verloren hatte, wiederzufinden. Der Geist der Tiefe zwang ihn, zu seiner Seele zu reden als einem lebendigen Wesen, da sie für ihn vorher nur »ein von mir erklügeltes totes Lehrgebäude, aus sogenannten Erfahrungen und Urteilen zusammengesetzt«[40] war. Mit schonungsloser Ehrlichkeit hat Jung sich im Roten Buch auf den einsamen Weg in die Tiefe gemacht, um seine Seele wiederzuentdecken, sie zu nähren und sich seiner eigenen Fragmentierung und seiner egoistischen Strebungen bewusst zu werden. Er hat sich ganz bewusst dem Unbewussten ausgeliefert, sich fallen gelassen und seine Identifikation mit dem Ego aufgegeben, um sich in die beängstigenden Bereiche des kollektiven Unbewussten zu begeben – eine Fähigkeit, die nur wenige meiner Patientinnen und Patienten besitzen.

Diese Hingabe an das, was jenseits des Ego liegt, setzte ein großes Vertrauen in die Weisheit des Unbewussten voraus. So wurde das Rote Buch zu einem beeindruckenden Dokument der Erfahrung der objektiven Psyche in einem veränderten Bewusstseinszustand. Es ist wichtig, darauf hinzuweisen, dass die Depotenzierung des Ego und das Aufgeben der Persona-Besessenheit spirituelles Wachstum und Bewusstseinserweiterung fördern, aber nicht die totale Auslöschung des Ego. Tatsächlich können traumatische Erlebnisse solche Entwicklungen hervorrufen, vorausgesetzt, der Ich-Komplex ist stabil genug, die psychischen Energien aufzufangen, die aus dem Unbewussten heraufdrängen. Meist jedoch ist aufgrund der psychischen strukturellen Defizite und der zerbrochenen Ich-Selbst-Achse äußerste Vorsicht geboten, und es kann nur mit behutsamen stabilisierenden ichstärkenden Methoden gearbeitet werden, um die traumatischen Verletzungen zu bewältigen.

Auch im therapeutischen Prozess geht es darum, im Rahmen einer verlässlichen, Schutz gebenden analytischen Beziehung die Seele zurückzurufen, was einem schamanistischen Vorgehen gleicht. Die Praxis der Schamanen reicht ja tief in das kollektive Unbewusste hinein, wenn sie sich auf die Seelenreise in die Unterwelt begeben, um den dunklen Geistern in einem erschöpfenden Kampf die geraubte Seele wieder zu entreißen.

Auch die therapeutische Seelensuche ist ein Abstieg nach innen, in die Welt archetypischer Bilder und Symbole, um das Blockierte, Fragmentierte, Verletzte zu »erlösen« und Würde und Menschlichkeit wiederzugewinnen. Ähnlich wie ein Garten gepflegt werden muss, so bedarf auch die Seele der Nahrung und Sorge, damit heilsame Sinnerfahrungen möglich werden. Für traumatisierte Menschen ist dies eine große Herausforderung, da sie ihre innere Seelenlandschaft nicht als einen Garten, sondern als seelisches Ödland, als Seelenwüste erleben, in der keine Früchte reifen.

Die Numinosität des Traumas

Die Erfahrungen, die Jung in der Begegnung mit seiner Seele machte, haben einen initiatorischen und numinosen Charakter. Es ging um mehr als um ein Durchbrechen der üblichen Reizschutzschranke, denn es handelte sich hier um einen Abstieg, ein Eintauchen in »die dunkle Nacht der Seele«. Nach meinem Verständnis haben traumatische Erfahrungen einen ähnlichen numinosen Kern. Für das Erfassen traumatischer Einbrüche in unser Leben ist ein vertieftes Verständnis des Numinosen hilfreich. Ein Ereignis, das als übermächtig erlebt wird, ist *numinos*; es kann erschaudern lassen, verängstigen und verstören, aber auch in einen besonderen Zustand des Staunens und der Faszination versetzen, ein Fluch oder ein Segen sein. Es enthüllt das Antlitz des Numinosen. Jung hat diesen Begriff von Rudolf Otto[41] entlehnt und von der Numinosität all dessen gesprochen, was uns überwältigt: Alles, was uns überwältigt, ist Gott – er erfüllt uns mit Gutem und Bösem. Er schrieb, Gott sei »der Name, mit dem ich alles benenne, was meinen gesetzten Weg gewaltsam und unerbittlich kreuzt, alle Dinge, die meine subjektiven Sichtweisen, Pläne, Absichten unterwandern und den Lauf meines Lebens ändern, sei es zum Guten oder zum Schlechten.«[42]

So wenig, wie wir das Göttliche in Begriffen erfassen können, so überwältigend, wie eine Erfahrung des *numinosum et tremendum* für den Menschen ist, so unfassbar und unbenennbar kann auch das traumatische Geschehen erlebt werden, als »ein Schrecken voll innerem Grauen« (Hiob 9,34; 13,21), als das unbegreiflich Fürchterliche, als ein Ausgeliefertsein an den Gott des Alten Testamentes und seinen »Zorn« und »Grimm«. In diesem Sinne haben auch traumatische Erfahrungen den Charakter des Numinosen: »Schrecklich ist es, in die Hände des lebendigen Gottes zu fallen« (Hebr. 12,29).

Die archetypische Erfahrung eines übermächtig Anderen, das Numinose als »das Heilige«, ob im Traum, in einer Imagination, in der Erfahrung der Bewusstseinsstille oder in der heilsamen therapeutischen Begegnung, kann sinnenhaft wie eine Berührung erlebt werden, wie ein Gerufen- oder Angeschautwerden, das ergreift und wandelt. Auch der *temenos* der therapeutischen Begegnung kann als ein numinoser, heiliger Raum erlebt werden, in dem sich die durch traumatische Erfahrungen bewirkte Seelenverdunkelung erhellt. Therapie und Analyse verkörpern heilsame schöpferische Beziehungsprozesse, die aus quälender Selbstentfremdung erlösen, traumatische Fixierung überwinden helfen und Wandlungsprozesse ermöglichen. Das gemeinsame Sichöffnen für das Leiden, die authentische, tiefe Begegnung von Mensch zu Mensch im interpersonalen Feld, hat den Charakter einer spirituellen Erfahrung und verweist auf eine transzendente Dimension. In Grenzsituationen der Not sind solche hochemotionalen numinosen Erfahrungen, die aus dem archetypischen Bereich der Seele stammen und ein Heilungspotential besitzen, nicht selten.[43] Oft werden aber solche

Erfahrungen verschwiegen aus Angst, für unglaubwürdig gehalten zu werden.

Ähnlich wie für Jung auch Krankheiten einen numinosen Charakter haben können, hat auch der Trauma-Archetyp eine numinose Qualität. Es ist die Urerfahrung des *tremendum*. Diese Thematik ist auch von dem Jung'schen Kollegen Greg Mogenson aufgegriffen worden. Sein Buch trägt den provokanten Titel: *God is a trauma*[44]. Seine These ist, dass ein Trauma von Natur aus eine religiöse Dimension hat. Er will damit ausdrücken, dass unsere irrationale Psyche alles, was sie nicht begreifen kann, alles, was ihr Fassungsvermögen übersteigt, als transzendent, als göttlich erlebt. Die Analytische Psychologie geht davon aus, dass die Psyche eine Bereitschaft zu metaphysischen und transpersonalen Erfahrungen in sich trägt.

Mord, Massenvergewaltigungen, Krieg, Folter, Terrorismus und Naturkatastrophen überwältigen die Seele und überrollen die Reizschutzschranken, die uns in der Regel abschirmen. In diesen Grenzzuständen wird das Trauma als etwas alles menschlich Vorstellbare Übersteigendes empfunden und kann darum in der Seele als unendlich, übermächtig, als ein Einbruch des ganz Anderen erlebt werden. Wird etwas als derart fremd und mächtig empfunden, neigt die Psyche dazu, die Erfahrung zu verdinglichen und zu vergöttlichen, womit nichts über die Existenz oder Nichtexistenz eines Gottes ausgesagt ist, sondern etwas über die Vorstellungen, Bilder und Projektionen, die sich ein Mensch über das Göttliche macht.

Die Analytische Psychologie hat immer den Doppelaspekt destruktiver Energien in den Blick genommen, wenn sie die Mythen von Dionysos, Chiron, Osiris und Hephaistos analysiert hat; auch in der Beschreibung alchemistischer Prozesse wird die Numinosität und die Wandlungsenergie destruktiver Prozesse betont. Ohne die grausame Realität des Todes zu verleugnen, betrachtet die Analytische Psychologie Tod und Sterben auch in ihrer symbolischen Bedeutung. Auf diese Weise rückt der Verweisungscharakter des Todes in Richtung Transzendenz stärker in den Fokus.

Trauma als Seelenmord

Archetypische Leidenserfahrungen und die Zerstörung des Lebenshauches sind auch als »Seelenmord« bezeichnet worden. Dieses

Wort lässt sofort an ein schweres Verbrechen denken, und wie der Psychoanalytiker Leonhard Shengold[45] in seinen Arbeiten zum Thema aufzeigt, enthält dieser Begriff auch einen moralischen Protest. Seelenmord hat mit Unmenschlicheit zu tun, mit der Vernichtung dessen, was einen Menschen ausmacht, mit einem Angriff auf die menschliche Würde und Identität. Seelenmord geht mit Macht einher, mit dem Wunsch nach Vernichtung und Zerstörung der Persönlichkeit. Ich habe diesen Begriff als Titel meines ersten Buches zum Trauma gewählt: *Seelenmord. Inzest und Therapie*. Dort habe ich beschrieben, wie Inzestüberlebende ihre traumatische Erfahrung vermittelten: »In der Nacht, als mein Vater mich das erste Mal vergewaltigte, hatte ich das Gefühl, dass er meine Seele ermordet hat.«[46] Ich stellte Inzest in den Kontext von Mythen und Märchen, untersuchte die individuellen und kollektiven Abwehrmechanismen, forschte nach Bewältigungsstrategien und Heilungswegen. Mir ging es darum, die Verschwörung im Schweigen aufzudecken, die das gesellschaftliche Klima damals beherrschte, und die Rolle zu untersuchen, die Freud und Jung bei der Verleugnung dieses Themas spielten.

Mir war auch die ähnliche Terminologie aufgefallen, mit der über Inzestopfer und Opfer des Nazi-Terrors gesprochen wurde – »Seelenmord« und »Überlebende« sind Begriffe, die mir aus einem ganz anderen Kontext vertraut waren. Ich denke dabei an die Untersuchungen zu den seelischen Folgeschäden bei den vom nationalsozialistischen Terror verfolgten Menschen. William G. Niederland hat im Zusammenhang mit den Wiedergutmachungsgesetzen den Begriff des Überlebenden-Syndroms in die psychiatrische Literatur eingeführt. Sein Buch nennt im Titel beide Begriffe, die wir auch auf Menschen anwenden, die Opfer sexueller Gewalt geworden sind: *Folgen der Verfolgung: Das Überlebenden-Syndrom. Seelenmord*[47]. Er beschreibt, wie an denjenigen, die dem physischen Tod entgangen sind, das Verbrechen des Seelenmordes begangen wurde. Viele der Geretteten sind nach seiner Erfahrung lebende Tote. Ich bin in meiner Arbeit oft mit Menschen konfrontiert, die massive sexuelle Gewalt erlebt haben, in der Folter, in Lagern, in Massenvergewaltigungen im Krieg, die ihr Lebensgefühl ähnlich formulieren: »Ich fühle mich wie tot mitten im Leben. Ich lebe wie im Sarg.« Die Erfahrung von Seelenmord ist ein Zustand des seelischen Überwältigt- und Verringertseins, vergleichbar einer totalen Lähmung, ein schwer zu artikulierendes Gefühl des »Anders-als-die-andern-Seins«, ein schattenhaftes, furchtsames Existieren, gepaart mit Scham und Schuld, die Erniedrigung überhaupt überlebt und ertragen zu haben. Der Seelenverlust manifestiert sich wie ein »Todesengramm« im Körper der Überlebenden, die aus jeglicher Seinsgeborgenheit herausgefallen sind.

Die spirituelle Dimension des Seelenmordes, die mit dem Trauma verbunden sein kann, wird auch in der Publikation von Morton Schatzmann evident: *Soulmurder: Persecution in the Family*[48]. Ich war im Zusammenhang mit meiner Forschung über die Bedeutung des Vaters für die psychische Entwicklung auf den Fall Schreber gestoßen. Paul Daniel Schreber ist in der Psychiatrie ein vielzitierter klassischer Fall für Paranoia. Sein Vater war jener Pädagoge, der ein ausgeklügeltes Erziehungssystem perfekter Unterdrückung an seinem Sohn ausprobierte. Der psychische Effekt dieser autoritären und repressiven Erziehungsmechanismen wurde von seinem Sohn selbst als »Seelenmord« bezeichnet. Schatzmann vertritt die These, dass die Krankheit des Sohnes von den sadistischen Methoden des Vaters herrühre, der sich der Seele des Sohnes bemächtigt habe. Der Sohn konnte aber nicht den Vater als Täter identifizieren, sondern projizierte den Mord seiner Seele auf Gott, von dem er sich verfolgt fühlte.

Auch Shengold hat den Begriff »Seelenmord« als Buchtitel verwendet, um deutlich zu machen, wie das Trauma des sexuellen Missbrauchs die Fähigkeit, Freude, Liebe und Selbstfürsorge zu entwickeln, zu zerstören vermag.[49] Aber er zeigt auch anhand von historischen Figuren und literarischen Beispielen die kreativen Anpassungsleistungen nach traumatischen Erfahrungen auf, um die seelischen und geistigen Schäden und Verletzungen zu transzendieren.

Trauma kann als eine umwälzende Erfahrung mit dem dunklen, erschreckenden Gottesbild, dem stummen Gott begriffen werden. Der Gott des Traumas ist ein finsterer Gott, ungerecht, schrecklich, ein Chaos und Zerstörung bringender Gott. Jung hat immer wieder betont, dass dieser dunkle Gott im dunklen Menschen Gestalt annehmen will: »Aber Gott […] will auch Mensch werden, und dazu hat er sich […] den kreatürlichen Menschen mit dessen Dunkelheit ausersehen […].«[50]

Für viele traumatisierte Menschen scheint Gott im Exil zu sein. Sie erfahren den Rückzug des göttlichen Selbst, die archetypische

Situation von Verlassenheit. Gott ist tot, unerreichbar geworden. Alle Illusionen über das Ich und die Welt haben sich in nichts aufgelöst. Es zerbricht dabei aber auch das Gefängnis der gewohnten Denk- und Wahrnehmungsmuster, und potentiell kann dieses Aufbrechen erstarrter Strukturen und Erwartungshaltungen auch eine Öffnung für einen anderen, uns übersteigenden Bewusstseinsraum werden.

Im traumatischen Geschehen können alle unsere Gottesbilder zerbrechen und wir haben nichts mehr, an das wir uns halten können. Ich erinnere mich gut daran, wie mich die Worte von Elie Wiesel an der Wand des Washington Holocaust Museums getroffen haben:

> »Nie werde ich die Flammen vergessen, die meinen Glauben für immer verzehrten. Nie werde ich das nächtliche Schweigen vergessen, das mich in alle Ewigkeit um die Lust am Leben gebracht hat. Nie werde ich die Augenblicke vergessen, die meinen Gott und meine Seele mordeten und meine Träume in Staub verwandelten. Nie werde ich das vergessen, und wenn ich dazu verurteilt wäre, so lange wie Gott zu leben. Nie.«[51]

Dieser Verlust des Glaubens und das Hineingeworfensein in einen schweigenden Kosmos ohne jede sinnhafte göttliche Gegenwart ist mir oft begegnet und hat mich an Primo Levi erinnert, der noch 1962 atembeklemmend von der einzigen Wirklichkeit des Lagers geschrieben hat, die jedes andere Leben im Keim erstickt, eine Erfahrung der »Antischöpfung«.[52]

Jung hat in seiner Schrift »Antwort auf Hiob« von der Notwendigkeit gesprochen, sich zu beugen und sich der archetypischen Gewalt und Ungerechtigkeit Gottes zu unterwerfen. Im Gottesbild sind Grausamkeit und Güte, Schöpferkraft und Zerstörungswillen (»Antischöpfung«) miteinander vereint. Das Bild, das wir uns von Gott machen, ist »numinos«, das heißt, es verweist auf Erfahrungen der göttlichen Gewalt und des Ausgeliefertseins, Erfahrungen des Schreckens und der Ohnmacht, aber auch auf tiefe Erfahrungen der Ergriffenheit, des Angezogenseins und der Ehrfurcht. Dieses widerspruchsvolle, numinose Gottesbild wirkt als ein Archetyp in unserem Unbewussten, und seine energetische Kraft hat bewusstseinsverändernde Wirkung.

Traumatische Erfahrungen können ähnlich numinos erlebt werden, da sie überwältigenden Charakter haben, die eigene Nichtigkeit und Ohnmacht erfahren lassen und uns erzittern und erschauern machen. Im Jung'schen Verständnis wirkt auch das Selbst traumatisierend, eine psychische Instanz, die eine transpersonale Dimension hat und das Gottesbild in uns bezeichnet. Erfährt ein Mensch Traumatisierungen, geht es immer auch um spirituelle Fragestellungen, denn das Selbst im Jung'schen Sinn ist die »Imago Dei«, unsere Gottesebenbildlichkeit. Traumatische Erfahrungen lassen uns nach Kalsched die diabolische Seite des Selbst erfahren, die Leben und Lebendigsein verhindert.[53] Ähnlich hat Jean Améry darauf verwiesen, dass, wer gefoltert wurde, gefoltert bleibt und nie mehr in der Welt heimisch wird, weil das zusammengebrochene Welt- und Selbstvertrauen nicht wieder aufgebaut werden kann.[54]

Trauma und das Böse

In den von Menschen verursachten Traumata manifestiert sich ein Destruktionsprinzip, etwas, das Werte vernichtet, Leben mit seinen Zukunftsmöglichkeiten zerstört und Selbst- und Weltvertrauen untergräbt. Als böse gilt alles, was spaltet und Sinn zerstört. Die Frage taucht auf, ob auch in dieser Dunkelheit des Bösen Kräfte walten, die letztlich umschlagen können in Heilung und Sinn. Das Böse will mitleben, sagt Jung, und wenn wir unser Leben erfüllen wollen, müssen wir uns der Dunkelseite stellen, denn »das Leben selber fließt zugleich aus klaren und trüben Quellen«[55].

Meine Patientinnen und Patienten stellen oft die quälende Frage: Gibt es eine Erlösung von dem Bösen oder ist das Böse ein *a priori*, ein Grundzug der Wirklichkeit, eine schicksalhafte Gegebenheit? Im Roten Buch schreibt Jung dazu:

> »Ich sah, dass meine Seele in die Macht des abgrundtief Bösen gefallen war. Die Macht des Bösen ist unzweifelhaft, mit Recht also fürchten wir es. Hier hilft kein Gebet, kein frommes Wort, kein Zauberspruch. Einmal fasst Dich das Böse ohne Erbarmen, nicht Vater, nicht Mutter, nicht Recht, nicht Mauern und Türme, nicht Panzer und schützende Macht kommen Dir zu Hilfe. Sondern ohnmächtig und ganz allein fällst Du in die Hand der Übermacht des Bösen.«[56]

Als Psychotraumatologin habe ich das Böse als eine verhängnisvolle Seinswirklichkeit kennengelernt. Zwar ist »der Böse« als Wesenheit, verkörpert als Teufel, aus unserem westlichen Bewusstsein mehr oder weniger verschwunden, und das Böse ist kein metaphysisches Konzept mehr, aber das Böse ist in uns und um uns, in dem, was wir tun und in dem, was wir lassen: *Homo homini lupus est* – der Mensch ist dem Menschen ein Wolf.

Teufel und Hölle sind Metaphern, die in den Narrationen von Traumatisierten immer wieder aufscheinen. Auch Jung hat bildhaft und emotional im Roten Buch über die Hölle geschrieben, und während ich diesen Text las, hörte ich – sozusagen als düstere Hintergrundmelodie – die extrem traumatisierten Überlebenden über ihre Heimkehr von den verwüsteten Kriegsschauplätzen, von der Heimkehr aus der Hölle, sprechen. Ich sehe vor mir die gebrochenen Kriegsheimkehrer vom Russland-Feldzug, die Arm- und Beinlosen, die von Kopfschüssen Gezeichneten, und ich höre den düsteren Klang ihrer stummen Verzweiflung.

Keine Kriegshelden sind die an Posttraumatischer Belastungsstörung (PTBS) erkrankten Soldaten, keine Helden die konditionierten Kindersoldaten, die vor allem das Töten lernen, ohne nachzudenken, jenseits von Gut und Böse. Ich erinnere mich an die Aussagen der jungen Soldaten im Krieg in Ex-Jugoslawien: »Mein Leben war die Hölle.« Ich denke an das aufwühlende Buch von Eugen Drewermann: *Heimkehrer aus der Hölle. Märchen von Kriegsverletzungen und ihrer Heilung*[57], in dem anhand von Grimms Märchen beschrieben wird, wie Soldaten durch den Krieg zugerichtet und abgerichtet werden, wie sie – in der Sprache der Märchen – zum Tier werden, mit dem Teufel paktieren und wie alles Menschliche zu existieren aufhört. Im Märchen *Des Teufels rußiger Bruder oder: Abrechnung in der Hölle* trägt der Teufel dem entlassenen Soldaten auf, auf die Frage, woher er denn käme, zu antworten: »Aus der Hölle.«[58]

Traumata können zur Verkrüppelung des Inneren eines Menschen führen, denn in der Unmenschlichkeit der Gewalt, die Menschen einander zufügen, wird die Seele bis zur Unerkennbarkeit deformiert, gehen Humanität und Würde verloren.

Ich habe in meiner Arbeit viel über die Hölle der Kriegsverwüstungen gelernt, über Völkermord, Unmenschlichkeit, über Abschlachten und Gequältwerden, über Rache und Grausamkeit, aber auch über das Wunder der Versöhnung, über Weisheit und Überlebenskunst jenseits von Wut, Hass und Unbarmherzigkeit. Dante war für mich in diesen Stunden allgegenwärtig, Kupferstiche von Gustave Doré, die mich schon als Kind beeindruckt haben, Bilder von Hieronymus Bosch und Goya. In der Begegnung mit durch Krieg und Folter extrem traumatisierten Menschen ist mir, als würden sich die Tore zur Unterwelt öffnen. Mir haben die archetypischen Ausgestaltungen der Totenbücher und Jenseitsreisen aus den verschiedensten Kulturen den Weg geebnet, mich der kalten, toten Tiefe der Unterwelt anzunähern. Ich habe in ihnen einen Kompass gefunden, mich in diesen Todeslandschaften zu orientieren und in den Verwüstungen dieser Höllenregionen mit ihren höllischen Affekten nicht verloren zu gehen.

Die therapeutische Nomenklatur spricht von Affektstörung und der »gefrorenen Abwehrleistung des Ich«[59] (Bastiaans). Wie anders und um wie viel berührender beschreibt Ovid die im ewigen Eis eingefrorenen Seelen, die schweigend, mit abgewandtem Blick in undurchdringlicher Frostigkeit in der Ecke hocken und niemals Antwort geben.

Aus der Traumatherapie ist bekannt, dass es für die Begegnung mit dem Malum, dem Übel, dem Bösen, in der Regel vier Möglichkeiten gibt, die vier F, wie es im Englischen heißt: *fight, flight, freeze, fragment* – das Böse aktiv zu bekämpfen; vor ihm zu fliehen, ihm auszuweichen, es zu vermeiden, es abzuspalten; vor ihm zu erstarren; zu fragmentieren. Es ist der Kontext und das Ausmaß des Bösen, das die menschliche Reaktion darauf bestimmt. Es gibt Böses, vor dem man sich durch Flucht schützen sollte. Von Franz hat in ihren Arbeiten zum Bösen im Märchen darauf verwiesen, dass nicht in allem Bösen kreatives, transformatives Potential enthalten ist; sie warnt vor einer Kontamination mit dem Bösen, vom komplexhaften Besessenwerden durch das archetypisch Böse, das unsere Ich-Kräfte übersteigt, und rät, dass man sich manche dunklen Mächte vom Leibe halten müsse, und manchmal bliebe als einziger Ausweg die Flucht.

Für die Philosophin Hannah Arendt[60] zerstört das radikal Böse die Wurzeln der Menschlichkeit, negiert die menschliche Person als solche. Sie spricht von dem radikal Bösen als dem, was nicht hätte passieren dürfen, als etwas, womit man sich nicht versöhnen kann. Vielleicht repräsentiert das radikal Böse das Strukturprinzip des

Bösen, die widersinnige Lust am Bösen um seiner selbst willen – eine Wahrheit, die nach Hannah Arendt überhaupt nicht darstellbar ist und zu sprachlosem Entsetzen und Unbegreifbarkeit führt. Es ist auch meine Erfahrung, dass das Verrücktmachende dieses Geschehens darin besteht, keinen sinnstiftenden Grund für das Böse finden zu können und für die Ungeheuerlichkeit des Erfahrenen keine Ausdrucksmöglichkeit zu haben. Dieses radikale, archetypisch Böse kann weder geheilt noch integriert noch vermenschlicht werden. Je archetypischer das Böse, je unpersönlicher und unbegreifbarer, desto gefährlicher ist es. Es kann nur abgewehrt und vermieden werden. In das Antlitz des absolut Bösen zu sehen, ist vernichtend.

Die Auseinandersetzung mit der Wirklichkeit des Bösen, dem *malum morale,* wie Leibnitz das menschengemachte Böse nannte, ist für Überlebende von Folter und massiver Gewalt eine quälende Notwendigkeit. Ich habe mit meinen Patientinnen und Patienten lernen müssen zu unterscheiden, welche traumatischen Erfahrungen integrierbar und welche nicht integrierbar sind, sondern versiegelt werden müssen. Mein jungianischer Kollege Andreas Schweizer weist darauf hin, dass sich hinter diesem archetypisch Bösen der *Deus nudus*, der nackte Gott, verbirgt, dessen Blick wir nicht aushalten können und von dem wir uns abwenden müssen, hin zum *Deus humanus*, zu »jenem Gott, der sich im tiefsten Menschlichen offenbart«[61]. Auch Jung schreibt im Roten Buch, dass dieser *Deus absconditus*, der fremde Gott der Dunkelheit und Desorientierung, des Menschen bedarf, um sich in ihm zu manifestieren. Jungs finale, teleologische Denkweise, dass auch das Böse ebenso wie das Gute in Bezug auf das Ganze notwendig ist und Sinn macht, stellt im Kontext von Traumata eine große Herausforderung dar. [62]

Konfrontation mit dem Bösen, die Auseinandersetzung mit Schattenhaftem, ist dann angesagt, wenn das eigene Böse abgespalten und als Projektion auf den anderen für andere Menschen destruktiv wird, wie der Zusammenhang von Selbsthass und Fremdenhass und seine traumatisierenden Konsequenzen sowohl für den Einzelnen als auch für das Kollektiv schmerzlich zeigt.

Die Ausmerzung des Bösen als kategorischer Imperativ wird heute oft politisch instrumentalisiert: Ich denke hier an die Reden des ehemaligen US-Präsidenten George W. Bush und seine Deklaration des »Kriegs gegen den Terror« und der »Achse des Bösen«. Ich erinnere mich an Gespräche mit dem Psychoanalytiker Arno

Gruen, der die Entfremdung vom Eigenen und den Verlust der eigenen Menschlichkeit dafür verantwortlich macht, dass wir andere zum Opfer machen und leiden lassen, damit wir unser eigenes Leid nicht mehr spüren, gemäß dem Spruch: »Sage mir, wer dein Feind ist, und ich sage dir, wer du bist.«

Übersetzt in die psychoanalytische Terminologie ließe sich vielleicht sagen, dass es eine reife Form der Identifikation mit dem Aggressor braucht, das Anerkennen eigener aggressiver und sadistischer Impulse in uns, um zur Schattenintegration mehr bereit zu werden, denn nur die Aussöhnung mit dem Bösen verhindert die Neuinszenierung des Bösen. Hannah Arendt, diese leidenschaftliche Denkerin, hat scharfsinnig beschrieben, wie wesentlich es ist, sich mit sich selbst auszusöhnen, eine Erfahrung, die ich in der Begegnung mit traumatisierten Menschen immer wieder mache. Man müsse mit sich selbst in Übereinstimmung kommen, weil man ja nie von sich selbst weggehen könne, weil das Leben einen dazu verdamme, mit dem eigenen inneren Feind intim zusammenzuleben und man ihn nie loswerden könne.[63]

Für die Traumatherapie ist das Konzept der projektiven Identifikation sehr wichtig; damit ist ein Abwehrmechanismus gemeint, bei dem unerwünschte Teile der eigenen Person abgespalten und auf einen anderen Menschen projiziert werden, der sich dann aufgrund der Identifizierung mit dem projizierten Inhalt entsprechend verhält. Auch das *containment*, das stellvertretende »Entgiften« der nicht integrierbaren Aggressionen meiner traumatisierten Patienten, ist besonders zentral. Ich stelle mir oft die Frage nach der paradoxen Funktion der Bewältigung des Bösen in mir und des Bösen in der Welt: Gibt es Wandlung vom Bösen zum Guten? Ist das Böse, wie Rüdiger Safranski glaubt, der Preis der menschlichen Freiheit, wählen zu können – ein unbegreifbares Mysterium?

Bei Kant gibt es bereits das Böse als ein gleichrangiges Prinzip neben dem Guten; für ihn ist der Mensch »sowohl als auch«, nicht von Natur aus gut, aber auch nicht von Natur aus böse, sondern ganz einfach »aus krummem Holz«. Dieser abgründige Spielraum der Freiheit, Gutes oder Bösen wählen zu können, gehöre zu unserer Menschlichkeit.[64]

In prekären Situationen, sagte Kant einmal, gibt es eine Art Pflicht zur Zuversicht. Sie ist der kleine Lichtkegel inmitten der Dunkelheit, aus der man kommt und in die man geht.[65]

Seelenverlust und »gebrochener Lebensmut« *(baksbat)*

Die dämonischen Kräfte des Bösen haben viele Gesichter. Ich möchte als Beispiel für die Vielschichtigkeit traumatischen Leidens ein für die Überlebenden des brutalen Genozids der Roten Khmer in Kambodscha charakteristisches Traumasyndrom beschreiben, das sich mit der herkömmlichen PTBS-Diagnostik nur unzureichend erfassen lässt. Es handelt sich hier um einen kulturellen Traumakomplex, dessen metaphorische Sprache entschlüsselt werden muss, wenn Kliniker mit diesen Menschen arbeiten. Als ich in Kambodscha über die *Killing Fields* schritt und der zwei Millionen gefolterten, ermordeten oder verhungerten Menschen gedachte, da fragte ich mich, wie der Einzelne und die Kollektivseele einen solchen »Zivilisationsbruch« bewältigen könne und ob und wie die Menschen in Kambodscha ihre zerstörte kulturelle Identität wieder aufbauen können. Diese Fragen haben mich auch im Rahmen der Trauma-Stiftung, deren Projekt in Kambodscha ich betreute, aufgewühlt und beschäftigt. In diesem Zusammenhang habe ich gelernt, wie die Menschen mit dem Horror der Vergangenheit, den emotionsgeladenen inneren Bildern und den seelischen Energien umgegangen sind, die den für Kambodscha traumaspezifischen kulturellen Komplex ausmachen.

Dr. Chhim Sotheara, ein kambodschanischer Psychiater und Direktor der Transkulturellen-Psychosozialen Organisation TPO in Phnom Penh, hat mir freundlicherweise seine Dissertation und Publikationen zu *baksbat* (»zerbrochener Mut«) zur Verfügung gestellt.[66] Seine Arbeiten zeigten mir eine andere Facette des Seelenmords oder Seelenverlustes, wie er sich nach dem Genozid in Kambodscha manifestierte. *Baksbat* ist ein kulturspezifischer Symptomkomplex nach traumatischen Erfahrungen, der auch für die Forensik Bedeutung hat. Dieses Syndrom unterscheidet sich von einer PTBS und ist tief verwurzelt im spirituellen Glaubenssystem der kambodschanischen Kultur. Das Unsagbare und Unaussprechbare traumatischer Not wird in bildhaft metaphorischer Weise zum Ausdruck gebracht. Aus Angst, ihre Identität zu enthüllen, sagen die Traumatisierten z. B.: »einen Kapok-Baum pflanzen« *(dam-doeum-kor)* und benutzen den stummen Baum für ihr eigenes Verstummen als eine Metapher für: nichts sagen, nichts hören und nichts sehen.

Viele Trauma-Überlebende in Kambodscha werden extrem passiv, haben keine Impulse und Motivation und wünschen sich nur, dass alles Traumatische irgendwie vorbei wäre *(bor-veas-cheas-chg-nay).* Sie verhalten sich unterwürfig *(chos-nhorm),* verlieren ihren Lebensmut, sind entscheidungsunfähig und ohne Hoffnungshorizonte. Sie verlieren auch das Gefühl, mit anderen verbunden zu sein, werden äußerst misstrauisch gegenüber anderen und sind nicht bereit zu helfen. Sie verlieren jedes Selbst- und Weltvertrauen und vertrauen auch nicht mehr der Geisterwelt. Chhims Forschungen beschreiben mit vielen Fallbeispielen, wie *baksbat* die Lebenswirklichkeit der kambodschanischen Traumatisierten prägt, und er fordert, dass Kliniker sich mit diesem kulturellen Komplex auseinandersetzen müssen, um das Syndrom in den kulturellen Kontext einordnen zu können, ohne den Einzelnen zu pathologisieren.

Chhim gehört dieser Kultur an, er hat den Genozid des Pol-Pot-Regimes hautnah erfahren und viele Jahre Überlebende der Roten Khmer behandelt. Er charakterisiert dieses Syndrom als einen dauerhaften Bruch von Körper und Geist. Im ersten Khmer-Wörterbuch wird das Syndrom als »der psychische Zusammenbruch des Mutes«[67] bezeichnet. Chhim nennt es »gebrochenen Mut«; ich denke, die Übersetzung »gebrochener Lebensmut« entspricht diesem Syndrom am ehesten. Ich war besonders interessiert zu hören, dass die traditionellen Heilerinnen und Heiler im Land, wenn sie die überwältigende Angst beschreiben wollen, die zu *baksbat* gehört, von »Seelenverlust« sprechen. Dieser Seelenverlust kann sich auf verschiedene Weise manifestieren. Chhim beschreibt, dass es gemäß kambodschanischem Glauben im Körper neunzehn kleine Seelen gibt sowie eine große Seele, die »Kristallseele«. Extremtraumatisierungen können den Verlust aller 19 Seelen bewirken. Sie springen aus dem Körper oder flüchten in die Haarspitzen auf dem gesamten Körper. (Auch in unserer Kultur sprechen wir davon, dass etwas »haarsträubend« ist.) Im klinischen Verständnis bedeutet der Verlust der »Kristallseele« massive Dissoziation, einen todesähnlichen Zustand. Traditionelle Heiler, ähnlich wie die Schamanen aller Kulturen, kennen Methoden, die Seele wieder in den Körper zurückzurufen, vorausgesetzt, es ist noch nicht zu spät und sie war noch nicht zu lange vom Körper entfernt. In den verschiedenen Regionen Kambodschas werden Heilungszeremonien durchgeführt, um die Seele, zum Beispiel mit Singen, zurückzuholen. Die Heiler reden mit der Seele, ermahnen sie, sich nicht von den bösen Geistern verführen zu lassen, und sie versuchen, die Seele davon zu überzeugen, sich »zu erinnern, einsichtig zu sein und zurückzukommen«[68].

Ich denke oft an die schamanistischen Aspekte unserer therapeutischen Arbeit, die ja auch darauf zielt, die Seele wieder mit dem Körper zu verbinden, sie ins Leben zurückzurufen. Schamanen glauben, dass sie mit der heilungsbedürftigen Person eins werden und stellvertretend die Krankheit auf sich nehmen müssen. In ähnlicher Weise beschreibt Jung die Rolle des Analytikers: »Er ›übernimmt‹ ja recht eigentlich das Leiden des Patienten und teilt es mit ihm. Darum ist er prinzipiell gefährdet und muss es sein.«[69] Jung hat in seinem Verständnis des infektiösen Charakters von psychischem Leiden in der therapeutischen Beziehung bereits vorweggenommen, was in der Traumaforschung als *vicarious traumatization*, als stellvertretende Traumatisierung, bezeichnet wird.

Die kambodschanische Konzeptualisierung des Seelenverlustes lässt mich auch an Jungs Anrufung der Seele im Roten Buch denken: »Meine Seele, wo bist du? Hörst du mich? Ich spreche, ich rufe dich – bist du da?«[70] In der Psyche eines protestantischen Schweizers des 20. Jahrhunderts war die Seele weiblich gedacht. Jung personifizierte sie in der biblischen Salome, mit der er Kontakt aufnehmen, sie konfrontieren müsse, um sich selbst wiederzufinden und das Trauma zu bewältigen. Das steht in krassem Gegensatz zur kambodschanischen Reaktion auf ein Trauma, nämlich, den Kapok-Baum zu pflanzen, das heißt zu verstummen. Aber um die grauenvollen Wunden einer komplex traumatisierten Gesellschaft zu heilen, braucht es vielleicht das Zusammenspiel von einer archetypischen Perspektive auf kulturelle Komplexe und einer kulturspezifischen Sichtweise auf die indigene Symptomatik.

2. Trauma aus mythologischer Perspektive

Trauma als Hadesfahrt

Wenn Traumata aus mythologischer Perspektive betrachtet werden, sind die überlieferten Bilder von Hölle und Hadesfahrt Metaphern für die Seelenlandschaft traumatisierter Menschen, für ihr Gefühl, der Welt abhandengekommen zu sein, ihr Erleben von Identitäts- und Realitätsverlust. Es drängen sich Bilder vom Hinabstürzen der Seele in die Tiefen der Unterwelt auf. Manchmal wird dieser Seelenverlust als ein gewaltsamer Angriff erlebt, als ein Hinuntergezogen- oder Hinabgestoßenwerden in den Abgrund, in den dunkelsten, primitivsten Schlund des Unbewussten, der mit Tod, Nichtsein und Leere zu tun hat. Die Schwelle zur Unterwelt wird aufgehoben, die Pforten öffnen sich, und Bilder von Höllenvisionen drängen sich auf, wie sie Hieronymus Bosch so eindringlich gemalt hat: eine Welt, die aus den Fugen geraten ist und von Satan regiert wird.

Florian Langegger, ein Psychiater, der an der Zürichberg-Klinik arbeitete, einem jungianischen Forschungszentrum in Zürich, hat in seiner ausgezeichneten Arbeit *Doktor, Tod und Teufel*[71] die chronisch psychisch Kranken in der Psychiatrie mit den Toten der Unterwelt amplifiziert und die Psychiatrie mit der Hölle. Als wir uns in der Klinik anlässlich meines Vortrags über Psychotherapie mit Folterüberlebenden begegneten, waren wir uns einig, dass in den Unterweltmythologien erschütternde bildliche Gestaltungen der Seelenzustände unserer Patientinnen und Patienten zu finden sind.

Bei den alten Ägyptern soll es im Westen ein Totenland gegeben haben, aus dem es kein Zurück mehr gab, Vernichtungsstätten, ohne ein Entkommen.[72] Ob Tartaros oder Hades – aus diesen Unterweltregionen konnte niemand errettet werden. Bei Hiob 7,9–10 ist zu lesen: »Es steigt nicht auf, wer fuhr in die Scheol. Nie kehrt er in sein Haus zurück. Nie sieht ihn seine Heimat wieder.«[73]

Der psychische Ort dieser Grenzzustände traumatischer Verfinsterung ist das Haus des Hades, des dunklen, verborgenen Todesdämons. In diesem Totenland der Schemen und Schatten herrschen Dunkelheit und Orientierungslosigkeit. Die mythologischen Bilder zeigen eine verkehrte Welt, wie auf den Kopf gestellt: Manche Tote gehen auf dem Kopf, das Oberste ist zuunterst und das Unterste zuoberst. Dort laufen die Menschen mit ihren Füßen an der Decke entlang. Auch die Worte bedeuten etwas anderes als unter den Lebenden, ihre Sprache ist oft nur ein Flüstern. Die Toten gehen rückwärts statt vorwärts.[74] Ovid beschreibt die Toten als körperlose, blut- und knochenlose Schatten, die unablässig in der Unterwelt umherwandern. Viele sind kopflos und seelenlos, liegen besinnungslos da, wie »Schafe, die der Tod weidet«[75].

Ich möchte die Seelenwüsten extrem traumatisierter Menschen aus einem mythologischen Blickwinkel beschreiben, denn die bildhafte Sprache der Unterweltmythologien macht das Quälende der seelischen Not nachvollziehbarer als eine psychiatrische Nomenklatur. So verwundert es nicht, dass Primo Levi in seinem Buch *Ist das ein Mensch?* ein Kapitel überschreibt: »In der Tiefe«, und damit das Motiv der Hadesfahrt aufgreift, das auch in Homers *Odyssee*, Vergils *Aeneis*, Ovids *Metamorphosen* und Dantes *Inferno* figuriert. Levi war es ein Anliegen, die Erfahrungen der Untergegangenen und der Geretteten in der Unterwelt bewahrt zu wissen.

Gefühlsstarre, das Erlöschen der Lebensflamme, Versteinerung und Affekttrübung finden in den Mythen bildhaften Ausdruck in der Stumpfheit und im Verstummen der Toten, die von Schlangen und anderen Untieren gebissen und aufgefressen werden, »bis sie zuletzt ganz leer sind«[76]. In der Unterwelt sind auch die in brennender Wut wirr umherirrenden Toten zu finden, die im Feuer glühen, die zu unaufhörlicher Angst Verdammten, die in Schlünde hineinzufallen drohen oder gefährdet sind, von auf sie einstürzenden Felsen erschlagen zu werden. Im Totenreich leben Unselige, die von schweren Gewichten belastet sind, die unaufhörlich schwere Lasten tragen, ähnlich wie Sisyphos, der unablässig den großen Felsbrocken den Berg hinaufschieben muss. Dissoziation und Fragmentierung sind wie bei Dante als Gestalten symbolisiert, »deren Kopf und Herz durch eine klaffende Wunde voneinander getrennt ist«[77]. Immer wenn die Selbstheilungskräfte der Teile wieder ein Ganzes bilden wollen, lauert der Teufel darauf, den Körper erneut zu zerhacken. Ähnlich lesen wir in den ägyptischen Unterweltsbüchern, es werde verhindert, »dass die Leiber der Hingemetzelten sich nicht wieder zu neuer Ganzheit vereinigen«[78]. Das Totenreich kennt auch einen Ort für die Selbstmörder, wie Vergil und Dante beschreiben,[79] die Region derer, die sich unendlich quälen müssen und sich selbst verneinen – Verhaltensweisen, die traumatisierten Menschen schmerzlich vertraut sind. Auch dem schrecklichen Schicksal von Tantalus ist in der Unterwelt zu begegnen, dessen unendlich quälender Durst nie gestillt werden kann.

Dieser gefährliche Bereich von Zerstörung und Vernichtung, der von Breughel, Kokoschka und Goya eindringlich in Bildersprache übersetzt worden ist, zwingt unentrinnbar in die Auseinandersetzung mit Werden und Vergehen. Der traumatherapeutische Abstieg in die Unterwelt mit den schwer verwundeten Menschen ist, wie Vergil sagt, *insanus labor*: eine »Wahnsinnsarbeit«, die »Geist« und ein »starkes Gemüt« voraussetzt.[80] Ich bin als Therapeutin davon überzeugt, dass diese Arbeit ohne Liebe nicht möglich ist. Paracelsus, der große Alchemist, lebte und wirkte aus der Überzeugung: »Der höchste Grund der Arznei ist die Liebe.«[81] Diese »Arznei« hat aber oft einen bittersüßen Geschmack, und es regen sich Widerstände, diese Arznei einzunehmen, wie die vielfältigen Spielarten traumatischer Übertragung deutlich machen.

Manchmal bewege ich mich therapeutisch über lange Strecken im seelischen Ödland, das mich an die Hadesschilderungen Homers erinnert. Dort gibt es Bäume, die Früchte tragen, die sie aber vorzeitig abwerfen; nichts reift aus, sondern verdirbt auf halbem Wege. Ähnlich fruchtlos können auch die therapeutischen Bemühungen bleiben, wenn das Festhalten der Patientin an den alten Mustern und der Sog zurück in die Dunkelwelten zu überwältigend ist, wenn nicht Eros, sondern Thanatos das Feld beherrscht.

Ich denke auch an Homers *Odyssee*, besonders an den Canto 11, in dem beschrieben wird, wie Odysseus die tiefen Gestade des Weltstroms Okeanos erreicht, den Ort des Entsetzens, und dort die Seelen der abgeschiedenen, kummerbeladenen Toten trifft, bei deren grauenvollem Geschrei ihn blanke Furcht packt. Er sucht nach Teiresias, dem weisen blinden Priester und Propheten, um ihn über seine Zukunft zu befragen. Es scheint, als ob an diesem dunklen Ort des Grauens die Weisheit lebt, als berge diese elende Grenzregion das Geschenk der Bewusstseinserweiterung. In der mythologischen Bildersprache wird dieses neu aufdämmernde Bewusstsein ins Bild eines Sieges über den Tod gefasst, einer Reise, die zu Wandlung und Erneuerung führt. Auch der Jung'sche Analytiker James Hollis verweist darauf, dass in seelischem »Sumpfland«, in den Regionen der Verzweiflung und des Terrors ein gesteigertes Bewusstsein für die Fragen nach Sinn und Ziel des Lebens auftauchen kann. Er zitiert den Aphorismus: »Religion ist für diejenigen, die Angst haben, in die Hölle zu kommen, Spiritualität für jene, die dort gewesen sind.«[82]

Wenn ich mich von kollektiven archetypischen Erfahrungen ergreifen lasse, verwandelt mich diese Begegnung mit dem Mythos. ebenso wie ich nicht mehr die Gleiche bin, wenn ich mit gefolterten und traumatisierten Menschen deren innere Welt geteilt habe.

Wenn die eigene »dunkle Nacht der Seele« erfahren wurde, wenn das Ich-Bewusstsein nicht länger strukturierend zu wirken vermag und in der tiefsten Schwärze und Dunkelheit keine Koordinaten mehr die Richtung weisen, dann kann es geschehen, dass in diese Finsternis, von den Alchemisten *nigredo* genannt, das Licht des Numinosen einfällt und die Finsternis erhellt. In den Unterweltsmythen spielt die erlösende Kraft des Lichtes eine große Rolle. Mit dem Aufleuchten des Lichtes in der Finsternis wird oft der Heilungsprozess beschrieben. Im Ägyptischen Totenbuch ist es der Sonnengott Re, der allnächtlich den Toten das Licht bringt und sie aus ihrer Finsternis erlöst. Das Tibetanische Totenbuch beschreibt die Visionen göttlicher und dämonischer Lichtwesen als Stationen auf dem Weg zwischen Tod und Wiedergeburt. Auch in der modernen Bewusstseinsforschung und der Analyse von Nahtoderfahrungen stehen Lichtphänomene im Kontext von Wandlung und Wiedergeburt, ähnlich wie die christliche Ikonographie die Überwindung des Todes in Bildern des strahlenden überirdischen Lichtes ausdrückt.

Während alle, die ein traumatisches Schicksal erleiden, unfreiwillig in eine solche Unterwelt, das mythische Totenland, gestoßen werden, hat Jung diesen Abstieg in die Tiefe, ins Leere, bewusst unternommen und in seinem Roten Buch und seiner Autobiographie detailliert beschrieben. Es war 1913, er saß an seinem Schreibtisch, überdachte seine Ängste und Befürchtungen und »dann ließ ich mich fallen. Da war es mir, als ob der Boden im wörtlichen Sinne unter mir nachgäbe, und als ob ich in eine dunkle Tiefe sauste.«[83]

Jungs *nekyia,* ein Terminus der klassischen Antike für die Reise in die Unterwelt, entpuppte sich als *via regia,* als Königsweg in die weiten Gefilde des Unbewussten, um dort zu suchen, was verloren gegangen war, es sich wieder anzueignen und ganz zu werden. Goethes »Stirb und werde« hat mich mein Leben lang berührt, und beruflich bin ich in den Rehabilitationszentren für Kriegsflüchtlinge und Folteropfer immer wieder Therapeutinnen und Therapeuten begegnet, die selbst aus der »Hölle« kamen und ihre am eigenen Leibe gewonnenen Erkenntnisse über Leben und Tod in den Dienst dieser Institutionen gestellt haben.

Manchmal vollzieht sich nach der Rückkehr aus der Unterwelt ein radikaler Perspektivenwechsel. Die Jung'sche Analytikerin Betty De Shong Meador hat sehr berührend die Wunden beschrieben, die Frauen in einer patriarchalen Kultur zugefügt werden, aber auch welche Schätze nach einer solchen Initiation in die Dunkelwelt geborgen werden können.[84] Frauen, die sexuell traumatisiert und ihrer instinktiven Verwurzelung beraubt worden sind, müssen den Abstieg in die Tiefe wagen, um sich wieder mit dem zu verbinden, was ihnen geraubt worden ist. Sylvia Brinton Perera beschreibt diesen Weg zur »Göttin der Tiefe« anhand des Mythos der Inanna[85]. Die zentrale Symbolik dieses Mythos hat mit Zerstückelung zu tun, mit Fragmentierung, um es in die klinische Sprache zu übersetzen. Frauen, die in diesen Initiationsprozess eingetaucht sind, betrachten die Welt mit anderen Augen, mit den Augen des Todes und einem erweiterten Verständnis der Mysterien von Tod und Leben. Auch der Demeter-Persephone-Mythos, die Entführung (und Vergewaltigung) Persephones, der Tochter der Erdgöttin Demeter, durch Hades, den Herrscher der Unterwelt, handelt von traumatischer Verwundung. Dieser Mythos lässt sich leicht in die Gegenwart übersetzen. Ich denke an den Fall von Natascha Kampusch, die als Zehnjährige auf dem Weg zur Schule von Wolfgang Priklopil in ein Auto gezerrt, entführt und acht Jahre lang in einem schalldichten Keller ohne Tageslicht gefangen gehalten, geschlagen und sexuell missbraucht wurde – eine heutige Hades-Erfahrung.[86]

In meiner Arbeit als Stiftungsratmitglied einer Kriegstraumastiftung begegne ich den verschiedensten Formen sexueller Gewalt auf internationaler Ebene. Der Traumakomplex hat die betroffenen Frauen ihrer psychischen Energien beraubt, sie ihren Instinkten entfremdet und ihr Begehren oft völlig getötet, was sich als eine große Leidensquelle in intimen Beziehungen erweist. Manchmal wandelt sich der Schmerz über die erfahrene Gewalt in eine überbordende archaische Wut, die in Träumen und Aktiven Imaginationen mythologische Gestalt annimmt.

Todessehnsucht: das Trauma des Verrats

Ariadne: Gibt es kein Hinüber?
Hugo von Hofmannsthal, Ariadne auf Naxos

Während ich über Trauer, Verzweiflung und die Untröstlichkeit meiner traumatisierten Patientinnen nachdachte, sah ich zwei verschiedene Operninszenierungen von Richard Strauss' *Ariadne auf Naxos.* Es ist eine Oper, von der Hofmannsthal sagte, sie behandle die »Antinomie von Sein und Werden«, bei der »das seelische Gewebe«[87] das Eigentliche ist. Mich hat die Oper, Musik und Libretto, tief berührt und in eine Resonanz und Reverie versetzt, die Stimmungs- und Erinnerungsbilder meiner traumatisierten Patientinnen in mir evozierten. Ariadne erschien mir als gezeichnet vom Trauma des Verrates *(Betrayal Trauma),* ungeborgen, »ausgesetzt auf den Bergen des Herzens«, um mit Rilke zu sprechen, jenseits jeden Trostes. Verlassen und verraten von Theseus, in tiefster Verzweiflung gefangen, ersehnt sie sich Erlösung durch den Tod. Die Thematik der Oper korreliert mit den zentralen Fragen der Traumatherapie: Gibt es nach tragischem Verlust und tödlicher seelischer Erstarrung je wieder lebendige Verwandlung? Gibt es ein Weiterleben, ein Darüberhinwegkommen, ein Vorwärtsgehen, gibt es das »Wunder« der Verwandlung?

Ariadne erscheint als zerbrochene Frau, vergraben in ihren Schmerz, »mein Kopf behält nichts mehr; nur Schatten streichen durch einen Schatten hin«. Ihre Seelenlandschaft gleicht der »öden Insel« auf der sie zurückgelassen wurde, ihr Lamento ist ein Festhalten am Verlorenen, ein ewiges Verharren, eine Zukunftslosigkeit, wie ich sie oft in meiner Praxis mit schwer traumatisierten Frauen erlebe.

Die Oper spielt in einem mythischen, zeitlosen Raum, aber die dramatische Struktur ist ein verspiegeltes Ineinander von Vergangenheit und Gegenwart, ein kunstvolles Verschmelzen der großen

Themen von Verlust und Neubeginn, »Stirb und werde«. Wie beim Trauma geht es um Grenzen und Grenzauflösung, um kaum aushaltbare, rasende seelische Spannungen komplementärer Daseinsformen, verkörpert in dem Gegensatz der lebenslustigen Zerbinetta und der lebensmüden Ariadne. Hofmannsthal hat die mythischen Elemente in der Oper als »Verkürzungen für Seelenvorgänge«[88] verstanden. Es sind archetypische Beziehungsmuster und Erlebensweisen, die in dieser Oper gestaltet werden.

Ariadne lebt wie viele Menschen, die Traumatisches erfahren haben, eine entseelte Daseinsform; der Faden zum »Du« ist gerissen; Menschen, die sie umgeben, sind wie wesenlose Schatten, die nicht zu erreichen sind. Mir kommt dabei eine Patientin in den Sinn, die das Gefühl hatte, alle Verbindungen zur Welt, zu den Menschen und auch zu mir als Therapeutin verloren zu haben. Sie beschrieb, wie jeder Faden zur Außenwelt abgerissen sei und sie sich selbst verloren habe. In ihrer Not gestaltete sie zwei Bilder: ein Selbstbildnis und ein Bild von mir als ihrer Therapeutin. Sie knüpfte Fäden durch die Bilder, die sie selbst und mich an den Händen, im Herz-Brustraum und am Stirnchakra miteinander verband – dann schnitt sie die Verbindung durch und brachte die Bilder dieser zerbrochenen Verbindung mit in die nächste Sitzung. Ich knüpfte die Fäden sorgfältig wieder zusammen, weiß ich doch, wie wichtig im Rahmen der Bindungstheorie das Wiederannähern nach Beziehungsabbrüchen ist.

Ariadne möchte nur noch vergessen: »Ein Schönes war, hieß Theseus-Ariadne und ging im Licht und freute sich des Lebens.« Selbst der Gedanke an das Schöne der gemeinsamen Vergangenheit, an Licht und Lebensfreude ist unerträglich. »Warum weiß ich davon? Ich will vergessen!« Der Wunsch, vom Wasser der Lethe zu trinken, um endlich zu vergessen, sich nicht mehr erinnern zu müssen, dieser Wunsch ist tief verwurzelt: »Es ist Schmach, zerrüttet sein wie ich!« Das erinnert mich an Gespräche mit kriegstraumatisierten Kindern in Sarajevo, wenige Tage nach dem Ende der Bombardierungen. Wir saßen frierend in einem eiskalten Raum, und ein achtjähriger Junge teilte mit uns seinen tiefsten Wunsch: »Ich möchte, dass ein Doktor kommt, der mir eine riesengroße Spritze gibt, und dann habe ich alles vergessen und weiß nichts mehr von dem, was ich gesehen und gehört habe.«

In der Oper erinnert Ariadnes Sehnsucht, Verlorenes wiederzufinden (»Ja, dies muss ich noch finden: das Mädchen, das ich war«), an die leidvolle Quest sexuell traumatisierter Frauen, wieder an eine Zeit vor dem Trauma anzuknüpfen, die Gefühle zurückzugewinnen, die sie hatten, als sie noch »heil« und »ganz« waren. Ich denke an eine junge magersüchtige Patientin, von ihrem Vater jahrelang sexuell missbraucht, an seine Kollegen verschachert, die ihm Geld gaben dafür, dass sie mit ihr Sex hatten, zweimal vom Vater geschwängert und zur Abtreibung gezwungen. Ihr erwachsenes Leben bestand aus einer Kette sequentieller Traumatisierungen. Ihre Sehnsucht galt dem Tod, der für sie endlich die Erlösung von einer unendlichen Leidensgeschichte war. In der Oper träumt Ariadne vor sich hin, wartet auf den Tag, an dem sie sich in ihren Mantel wickeln, ihr Gesicht mit einem Tuch bedecken kann »und darf da drinnen liegen und eine Tote sein«. Meine Patientin zieht es süchtig auf die Internetseiten junger Mädchen, die verlockend vom süßen Tod des Suizids schreiben, von der großen Freiheit zum Tode, der finalen Selbstbestimmung und Errettung aus den Spiralen der Gewalt. Fast so ekstatisch wie Ariadne dem Todesgott zuruft: »Du wirst mich befreien, mir selber mich geben, dies lastende Leben, du nimm es von mir. An dich werd' ich mich ganz verlieren …«, hat sich meine Patientin der süßen Todesmelodie verschrieben, hingegeben dem archetypischen Sog in das Land, aus dem es keine Rückkehr gibt. Sie schreibt in ihr Tagebuch:

Schmerzhafte Gefühle und Erinnerungen nicht mehr aushalten können. Seelenschmerz. Es tut so weh. Ich kann nicht mehr. Bin im Loch. Funktionieren müssen in dieser Welt ist anstrengend. Bin unfähig. Kann nicht leben, darf nicht leben. Es steht mir nicht zu. Ich habe es nicht verdient. Leben um mich, aber kein Leben in mir. Kaputt. Ich bin eine Zumutung, abartig. Spüre mich nur durch Schmerz. Kann nicht weinen. Versteinert und erstarrt.

Ich schaffe es nicht, normal zu sein. Selbsthass. Alle sehen mir an, dass ich schmutzig bin. Ein dreckiger, nutzloser Zellhaufen. Möchte ein Neutrum sein. Und nichts in mir. Hohl und leer. Tot sein bedeutet unendliche Weiten. Sehnsucht nach Ruhe. Ende der großen Sinnlosigkeit. Todessehnsucht. Möchte weg sein. Weg von hier. Endgültig. Lebensmüde. Im Internet auf den Suizidseiten fühle ich mich verstanden. Endlich eine Gemeinschaft, die verbindet. Lerne todsichere Methoden kennen. Mein Geist siegt über den verhassten Körper. Ich bestimme. Ich habe mich unter Kontrolle. Autonomie. Keine Fremdbestimmung mehr. Die Möglichkeit, es zu tun, verschafft Sicherheit. Sicherheit zur Selbstbestimmung. Sicherheit zum Handeln. Beobachte und beteilige mich. Es entsteht ein Sog. Eine Sucht? Ein Teufelskreis. Eines Tages: Eine junge Frau hat es hinter sich, hat sich getraut, den Schritt zu tun. Viele im Forum bewundern sie. Plötzlich eine Lücke im Forum. Aber ich bin starr. Versteinert. Bin anders. Bewundere nicht. Leere in mir. Unsicherheit. Und dann Schmerz. Kann »es« nicht tun. Bin nicht mal zu dem fähig. Versage. Ich gehe bewusst nicht mehr in die Foren. Der Sog ist für mich zu gefährlich. Ich weiß, dass ich nicht stark bin. Ich hadere oft mit mir, aber davonlaufen, fliehen entspricht mir nicht. Manchmal ist dies sehr schwierig auszuhalten.

Bei Ariadne ist es das Sehnen nach jenem Reich, »wo alles rein ist: es hat auch einen Namen: Totenreich. Hier ist nichts rein!« Wie identisch sind die Worte der Klage meiner Patientin, dass nichts rein war in ihrer Kindheit und Jugend, dass sie eine Befleckte, Aussätzige sei und nur die Möglichkeit des Todes endlich Befreiung verheiße. Meine Patientin lebte lange in den Regionen des Hades, in *liminal space,* wie Ariadne, die ausruft: »Wo war ich? tot? und lebe, lebe wieder und lebe noch? Und ist ja doch kein Leben, das ich lebe! Zerstückelt Herz, willst ewig weiterschlagen?«

Meine weiblichen Patientinnen, die vergewaltigt, sexuell missbraucht und verraten worden sind, kennen zutiefst diese Todessehnsucht, ihrem Leben ein Ende zu setzen, das kein wirkliches Leben ist, sondern ein lebendiges Totsein.

Die transformative Kraft der Wut: Kali

Verzehrende, mörderische Wut ist oft anzutreffen, wo Frauen in ihrem innersten Kern durch sexuelle Gewalt verletzt worden sind. Sexuell traumatisierte Frauen erschrecken oft ob der Destruktivität ihrer Wut, die hinter den Akten und Vorstellungen der Selbstzerstörung und Todessehnsucht sichtbar wird. Sie haben Angst, dass das Ausmaß ihrer Wut sie in völligen Kontrollverlust treibt, haben Angst, zu zittern und in Panik zu verfallen, Angst, laut zu schreien und für verrückt gehalten zu werden, wenn die Wut in ihnen explodiert.

Gleichzeitig ist Wut eine wertvolle Heilungsenergie, eine lebensnotwendige Kraft, die vor Bedrohungen und Ungerechtigkeiten schützt, eine Energie, die beseelen kann, gegen Ungerechtigkeit und Tyrannei aufzustehen, eine heilsame Energie, die aber in Frauen durch kollektive Normen unterdrückt und als unweiblich abgewertet worden ist. Der Mythos der Lilith ist ein gutes Beispiel dafür, wie weibliches Durchsetzungsvermögen und weibliches Begehren im Patriarchat dämonisiert worden ist, ein Beispiel auch, wie eine Liebende in ihrem Wunsch, in ihrem Sosein respektiert zu werden, verraten wird.[89] In der Literatur wird sie als männer- und kindermordende Furie dargestellt, als böses, verschlingendes, rasendes Monster,[90] als dunkler weiblicher Dämon, unbezähmbar und autonom. Sie wird beschrieben als verführerischer Todesengel, dem Männer hoffnungslos verfallen. Die Kabbala nennt sie die große Hure, die Verkörperung des Bösen, die Sündige, und bringt sie mit Leviathan, dem Meeresungeheuer in Verbindung. Für die Frauenbewegung beschreibt dieser Mythos die klassische Dynamik von männlicher Schattenprojektion, und Lilith wurde gerade wegen ihrer Selbstbewusstheit, Sinnlichkeit und aktiven Sexualität zu einer wichtigen Symbolfigur für nach Unabhängigkeit strebende Frauen.

Ich möchte mich aber hier mit der mythischen Figur der Kali beschäftigen, die besonders im modernen feministischen Diskurs (auch in Indien) zu einem Symbol weiblicher Stärke, Macht und Befreiung geworden ist. Interessanterweise soll Kali auch ein Beiname Liliths gewesen sein.[91] Manche Texte beschreiben auch Kali als jung und wunderschön, gleichzeitig verkörpert sie die Weisheit, dass Leben und Tod zusammengehören, dass niemand dem Tod entgehen kann. Als schwarze Todesgöttin steht sie für die Polarität von Zerstörung und Erneuerung und verkörpert Wut und Zorn, tanzt triumphierend und trunken vom Blut der besiegten Feinde auf dem Schlachtfeld und demonstriert ihre Überlegenheit und ungebändigte Energie. Auf vielen Darstellungen erinnert ihr schockierendes Aussehen an Medusa, Blut tropft aus ihrem Mund, ihre Haare ranken sich wild um ihren Kopf, und in den Händen hält sie mit wütender Geste ein Schwert und einen abgeschlagenen Kopf. Im Roten Buch verweist auch Jung auf Kali, nennt aber nur ihren destruktiven Aspekt:

> »Nicht geleitet vom Auge der Vernunft, nicht gemildert durch Menschlichkeit, wird das Feuer zur verheerenden, blutdürstigen Kali, welche das Leben des Mannes von innen verzehrt, wie das Mantra ihres Opferdienstes sagt: ›Heil dir, Kali, dreiäugige Göttin, von schrecklicher Gestalt, um deren Hals eine Kette von Menschenschädeln hängt. […]‹«[92]

Während Kali in der Regel mit Tod, Zerstörung und Entsetzen in Verbindung gebracht wird, verheißen ihre Rituale aber auch, dass sie zur Heilsbringerin werden kann für alle, die sich unerschrocken mit ihr konfrontieren und ihre Energie und Macht verinnerlichen.[93] Ihr todbringendes Schwert ist gleichzeitig auch ein Hilfsmittel, um Unwissenheit und Verwirrung zu durchtrennen und Leidenden Erlösung zu gewähren. Traumatisierte Frauen identifizieren sich mit ihrer subversiven, liminalen Existenz, ihrer heftigen Wut, ihrem vernichtenden Zorn; Kalis verkörperte Raserei, ihr Toben, zeugt von gewaltiger Energie. Sie ist eine mehrdeutige, dunkle und gefährliche Gestalt, die Gegensätze vereinigt und ein Heilungspotential voller Weisheit in sich birgt. Ihre Schwärze steht für die Dunkelheit der Unterwelt, aber sie verweist auch auf die Erde, die *prima materia* unendlicher Möglichkeiten. Frauen, die sich mit ihrer Dunkelheit und ihrer Rätselhaftigkeit verbunden fühlen, erschließt sich auch ihre Weisheit und ihr Mitgefühl, Qualitäten, die für eine verletzte Seele besonders wichtig sind.

Sexuell traumatisierte Frauen erleben sich selbst, als hätten sie die Region der Kali betreten, eine Welt, die auf dem Kopf steht, mit seltsam pervertierten Werten und zerschmetterten Illusionen und der Vernichtung naiver Grundannahmen über das Wesen der Welt. Sie werden äußerst schmerzhaft in eine Erkenntnis hineingestoßen, ein plötzliches Erwachen, wie destruktiv und chaotisch Welt und Menschen sein können. Diese Einsicht in das finstere Antlitz des Menschseins und das Zulassen der tabuierten dunklen, ungezähmten Emotionen von Wut und Zorn können zu einer Bewusstseinserweiterung führen, einer Versöhnung mit den Paradoxien des Lebens.

Die Akzeptanz von Kalis dunkler Macht und das Wieder-in-Fühlung-Kommen mit lange begrabenen, archaischen Emotionen von ohnmächtiger Wut kann psychisch genauso heilsam sein wie das physische Abschütteln traumatischer Affekte. Wenn im sicheren *temenos* der Therapie die Zwangsjacke der Abwehrmechanismen und kulturellen Diktate, wie Frau zu sein hat, ausgezogen wird und jahrelang aufgestaute Gefühle der wilden Verzweiflung aus ihrer Versenkung befreit werden, können diese, dem Dunkel entsteigend, an Schrecken verlieren. Ein schrittweises Zulassen und Bearbeiten der Wut kann für den Heilungsprozess und das Wiederentdecken des Körpers förderlich sein. Die Energie endlich freigesetzter Wut wird gebraucht, um aus den seelischen Verformungen auszubrechen, die zu Selbstzerstörung und selbstschädigendem Verhalten geführt haben. Das klare, ungeschminkte Bewusstsein, in der eigenen Seele archaische Emotionen von Wut, Hass, Blutrünstigkeit und Rachsucht zu beherbergen, vermag auch ein vertieftes Verstehen und Mitgefühl zu wecken für menschliche Zerbrechlichkeit und Verwundbarkeit, kann ein Entwicklungsweg sein, mit Paradoxien besser leben zu lernen und damit weiser zu werden.

Die Träume sexuell traumatisierter Frauen reflektieren oft den dunklen Aspekt von Kali und die Verknüpfung von Sexualität, Gewalt und Tod, den unterdrückten, vernachlässigten und verwundeten Aspekt des Weiblichen. Aus den Tiefen des kollektiven Unbewussten tauchen diese Traumbilder auf, und sie können als Darstellungen kollektiver Wut und kollektiven Aufbegehrens gegen Unterdrückung verstanden werden, als Herausforderung, Kali-Aspekte zu integrieren und die Opferidentität aufzugeben und zu transformieren.

Es gibt aber noch eine tiefere Schicht des Verstehens, die deutlich macht, warum leidende traumatisierte Menschen in ihrer Hoffnung, das Trauma zu transzendieren, zu Kali eine besondere Beziehung entwickeln. Ich war ganz aufgeregt, als ich auf meinen Reisen durch Indien, während meines Besuchs in Kalkutta zur Zeit des Kali-Festes, und bei meinen Studien der Quellen herausfand, dass es ein kulturell tief verwurzeltes Verständnis von Kali gab, das meine Auffassung von Trauma als einem potentiellen Katalysator für eine spirituelle Entwicklung bestätigte. Kali ist nicht nur eine Göttin der Destruktion, sondern auch der Transformation; sie ist es, die Leben gibt und wieder in sich zurücknimmt. Ich lernte, dass Hindus in Kali eine Verkörperung von Mitgefühl sehen, eine Art göttlicher beschützender Mutter, dargestellt mit einer trostgebenden und segnenden Geste.[94] Roxanne Kamayani Gupta erklärt, dass Kali eine Kraft verkörpert, die es ermöglicht, auch angesichts extremer

Bedrohung und Vernichtung weiterzubestehen, ein Symbol für die Stärke und Befähigung, sich dem zu ergeben, was stärker ist als das Ich. Mit Kali ist es möglich, sich dem zu stellen, was schicksalhaft unabwendbar und unausweichlich ist.[95]

Auch die *dakinis*[96] des Tibetischen Buddhismus verkörpern eine dynamische spirituelle Energie, die sowohl als zornige als auch als mitfühlende Wesen in Erscheinung treten. In der Ikonographie wird die Ambiguität dieser Wesen deutlich, die auch als Himmelstänzerinnen beschrieben werden, als liminale Existenzen, deren Gesicht ungezügelte wilde Energie verrät und dämonische Züge hat, die aber auch von faszinierender Schönheit sein können und Erleuchtung und Weisheit repräsentieren. Sie tanzen über dem Abgrund und hausen auf Leichenverbrennungsstätten, ihr Tanz ist ein Akt der Reinigung und Transformation dualistischen Denkens. Tanzend verweisen sie auf den Sprung in eine andere Bewusstseinsebene; ihre feurige, dynamische Energie führt zu einem Paradigmenwechsel, wenn man ihr folgt. Sie weisen den Weg zu einer herzorientierten Weise des Seins, mit größerer Bezogenheit und tieferem Mitgefühl. Als sehr wandelbare Geistwesen zerschneiden sie destruktive Bindungen und Rationalisierungen und inspirieren und ermutigen dazu, einen spirituellen Weg zu beschreiten. Es sind diese Eigenschaften der mythologischen Wesen, die auch als Symbol für das Erleben und die Sehnsucht sexuell traumatisierter Frauen stehen können, aus bisherigen Denk- und Fühlweisen auszubrechen und zu einer weisheitlichen Sicht auf sich selbst und das Leben zu gelangen.

Aus psychoanalytischer Perspektive hat Jeffrey Kripal Beziehungen zwischen der Psychoanalyse und tantrischen Praktiken hergestellt. Für ihn bemühen sich beide Disziplinen um eine Erforschung der menschlichen Natur, um die großen Themen: Sexualität, Körper, Leben, Tod, Religion.[97] Er hat die interessante Beobachtung gemacht, dass sexuell traumatisierte Menschen sich von Kali und Kali-ähnlichen Figuren und ihren spezifischen Ritualen besonders angezogen fühlen. Kripal hat, ähnlich wie seine weibliche Forschungskollegin Sarah Caldwell[98], Mysterien und Riten, die sich um Kali ranken, erforscht. Beide haben in einem Akt selbstreflektiver Transparenz die eigenen Erfahrungen mit sexueller und physischer Gewalt offengelegt, die sie zu einem solch tiefen Eintauchen in die fürchterlichen und befreienden Aspekte Kalis motiviert haben.[99]

Ich teile die Auffassung Kripals, dass die Antwort, warum sich ein Mensch mit Kali identifizieren kann, die doch Aggression und Ambivalenz verkörpert und uns wirklich in die dunkelsten Geheimnisse der Seele hineinstößt, nur diesen Grund haben kann: den Wunsch nach Verwandlung, das Bedürfnis, die Kopfzentriertheit und die erstarrten Kategorien des Denkens zu durchbrechen und die berauschende Freiheit zu erfahren, dass wir mehr sind, als unser Alltagsbewusstsein uns glauben machen will.[100] Darum kann Kali zu einer so symbolträchtigen Figur für traumatisierte Menschen werden.

Das geschändete Weibliche: Medusa

Im Verständnis der Analytischen Psychologie ist es nicht die Wissenschaft, sondern der Mythos, der uns ein besseres Verständnis der menschlichen Natur und der tieferen Probleme des Lebens ermöglicht. Mythen sind jenseits von Raum und Zeit angesiedelt und verbinden das Bewusstsein mit dem Unbewussten. Im Prolog zu seinen *Erinnerungen* schrieb Jung: »Was man der inneren Anschauung nach ist, und was der Mensch sub specie aeternitatis zu sein scheint, kann man nur durch einen Mythus ausdrücken.«[101] Der Mythos der Medusa vermittelt uns eine Perspektive, aus der wir das Phänomen des vergewaltigten Weiblichen betrachten können. Dabei werden Bilder heraufbeschworen, die uns den überwältigenden Schmerz, den tödlichen Horror und den paralysierenden Schrecken, der traumatisches Erleben begleitet, tiefer verstehen lassen.

Medusa ist eine archaische, mehrdeutige, mythische Figur, deren Faszination uns in die paradoxe Natur des Traumas eintauchen lässt, in das Thema von Leben und Tod und die Seelenqual geschändeter, betrogener Frauen. Ich kenne keine bessere symbolische Metapher, um die transformative Kraft der Wut zu beschreiben, als diesen Mythos, der die Numinosität des Traumas als ein *mysterium fascinans et tremendum* enthüllt. Medusa symbolisiert das dunkle Weibliche und ist dadurch auch mit der Göttin Kali in ihrem dunklen Aspekt verbunden.

In unserer Welt sind Liebe und Gewalt, Sexualität und Macht, verhängnisvolle Anziehung und Tod miteinander verbunden. Im

Bild der Medusa sind diese traumatischen Verknüpfungen vereinigt. Sie ist das Opfer von Verfluchung und Verrat durch Athene, in deren Tempel sie als unschuldiges und treues Mädchen diente. Obwohl Poseidon sie in Athenes Tempel vergewaltigt, wird das unschuldige Mädchen für schuldig erklärt und von Athene verflucht. Solche Schuldzuweisung an die Opfer finden wir auch heute noch als typische Haltung gegenüber Vergewaltigungsopfern: Den Frauen wird unterstellt, sie hätten durch verführerisches Benehmen, aufreizende Kleidung und unverantwortliches nachts allein durch den Park Gehen eine Vergewaltigung herausgefordert. Ähnlich wie heutige Vergewaltigungsopfer ist Medusa, die Gorgone, ein Opfer von Projektionen geworden. Athene entbrannte vor Wut, dass die Schönheit Medusas Poseidon dazu verleitete, den geheiligten *temenos* ihres Tempels zu entweihen. Medusa war ein wunderschönes Mädchen mit langem goldenem Haar, dessen Schönheit Poseidon erregte, aber Athene, deren Wahrnehmung durch ihre Projektionen verzerrt war, verfluchte Medusa und verwandelte sie in eine furchteinflößende, widerliche Kreatur mit gefährlichen Reißzähnen, einer aus dem Mund heraushängenden Zunge, mit tödlichem starren Blick und giftigen Schlangen anstelle der goldenen Locken.

Ich bin Medusa in ihrer ursprünglichen libyschen Heimat in Leptis Magna begegnet – dort stand ich ihrem Medaillon aus Stein Auge in Auge gegenüber. Ihr schreckliches Antlitz, immer noch von starker Ausstrahlung trotz des verwitterten Gesteins, ließ mich innerlich erschauern. Hier war sie, die Metamorphose von unschuldiger Schönheit in ein irres Monster, und ich begriff unmittelbar, warum sie zu einem archetypischen Bild von rasender Wut, Verrat und Scham[102] wurde, zum Archetyp einer Wahnsinnigen. Linda Leonard[103] hat dieses Motiv als eine archetypische Kraft in der Psyche von Frauen untersucht, eine Macht, die sowohl von Frauen als auch von Männern gefürchtet wird und das fürchterliche Antlitz des Weiblichen enthüllt, den unbändigen Zorn und die wütende Kraft, wie wir sie oft in sexuell traumatisierten Frauen antreffen. Leonard ist davon überzeugt, dass wir, wenn wir diese zornige Energie in eine kreative, konstruktive Kraft umwandeln wollen, sie zuerst einmal in uns selbst und in anderen sorgfältig wahrnehmen und betrachten müssen, bevor wir sie als nicht normal oder verrückt abwerten. Oft ist es ja so, dass traumatisierte Frauen sich von heftigen Affekten überflutet fühlen, die aggressiven Energien sie panisch werden lassen und sie sich wirklich ver-rückt fühlen, anders als andere Menschen, die normal funktionieren.

Medusa wurde auch verraten und ein Opfer von Perseus, der ihr den Kopf abschlug, um ihr für immer die Macht zu rauben, andere durch ihren versteinernden Blick zu töten. Mit ihrem gefolterten Blick und ihrem stummen Schrei verwandelt sie alle, die in ihr Antlitz, sehen in Stein.[104] Das Symbol der Versteinerung kennen wir im Traumakontext als emotionale Betäubung und motorische Lähmung, klinisch sehen wir dies oft als einen Verlust der Sprache, ein emotionales Verstummen, eine Unmöglichkeit, das Trauma sinnvoll zu verarbeiten und ihm eine Bedeutung im Lebenskontext zuzuweisen.[105] Das Thema, zum Schweigen gebracht zu werden, seine Stimme zu verlieren, ist ein sich wiederholendes Motiv in Traumabiographien. Dies erinnert mich an die Geschichte von Maya Angelou, eine afroamerikanische Dichterin, die im Alter von acht Jahren buchstäblich verstummte, als sie vom Freund der Mutter sexuell missbraucht wurde, und noch fünf Jahre danach stumm blieb. Sie hat diese Erfahrung in ihrer Autobiographie *I know Why the Caged Bird Sings* beschrieben.[106] In der Traumatherapie ist es darum wichtig, seine Stimme wiederzugewinnen, auszusprechen, was geschehen ist, und damit Selbstwert und Würde wiederzugewinnen.

Die verschiedenen Versionen des Medusa-Mythos verweisen auf das komplementäre Zusammenspiel von Verletzen und Heilen. Aus den Quellen von Apollodorus wissen wir, dass Asklepius (der Gott der Medizin und der Heilkunst) aus dem Blut der Medusa seine heilende Medizin zusammenstellte: Das Blut, welches aus der linken Seite von Medusas abgeschlagenem Haupt geflossen ist, gebrauchte er, um Menschen dem Tod zu übergeben, und das Blut von der rechten Seite, um Kranke zu retten und sogar die Toten wieder zum Leben zu erwecken.[107] Auch traumatische Erfahrungen vermögen zu totaler psychischer Vernichtung zu führen oder zu Wandlungs- und Reifungsprozessen. Das Motiv der Zerstörung und Neuschöpfung verkörpert sich im Mythos der Medusa auch im Abschlagen des Kopfes: Aus der blutenden Wunde am Hals gebiert sie zwei Söhne: Pegasus, das geflügelte Pferd, ein Symbol der Kreativität und Vitalität, und Chrysaor, der geflügelte Bär, der manchmal auch als Riese dargestellt wird. Gemäß Apollodorus sind beide Söhne die Frucht von Poseidons Vergewaltigung von Medusa.[108]

Auch hier ist das kreative Potential traumatischen Geschehens angesprochen.

Es gibt viele Versionen des Medusa-Mythos und ebenso viele Versuche, diesen schrecklichen Aspekt des Weiblichen zu interpretieren.[109] Im Kontext männlicher Gewaltherrschaft über das Weibliche symbolisiert der Mythos das Zum-Schweigen-Bringen der als heilig erachteten weiblichen Weisheit, wie sie von der Gorgone Medusa verkörpert wird. Allgemein formuliert geht es um die Vergewaltigung des Weiblichen in einer patriarchalen Kultur. Freud hat in seinem Essay »Das Medusenhaupt« die Enthauptung der Medusa mit Kastration gleichgesetzt und benutzte den Mythos, um seine Theorie der Kastrationsangst zu amplifizieren;[110] er sah in dem Schlangenhaupt ein Symbol für das furchteinflößende weibliche Genitale, ein Symbol des Grauens, bei dessen Anblick der Betrachter erstarrt. Hier wird deutlich, wie sehr das Fratzenantlitz der Medusa zur Dämonisierung des Weiblichen benutzt wird. Der Mythos kann aber auch den Aspekt der Dissoziation repräsentieren, das Abtrennen des Kopfes vom Körper.[111] Das Heraustreten aus dem Körper ist ein Phänomen, das bei traumatisierten Frauen und Männern oft zu beobachten ist. Nach Vergewaltigung und Demütigung erleben sich weibliche Trauma-Opfer oft, als wären sie Untermenschen, »beschädigte Ware«, bar jeden Selbstwertgefühls, sich selbst verabscheuend, stigmatisiert und der Welt entfremdet.

Der Medusa-Mythos handelt von solcher Stigmatisierung und Verfluchung, von ungezügelter sexueller Leidenschaft, von Enthauptung und Kreativität, Zerstörung und Neuschöpfung, von Tödlichem und Fruchtbarem. Er kann auch aus der Perspektive des traditionellen Gegensatzes von *Logos* und *Eros,* Kopf und Herz gedeutet werden, wobei Medusa den Schatten Athenes verkörpert, da Athene mit dem *Logos* identifiziert ist, entsprang sie doch dem Mythos nach aus der Stirn des Zeus.

Der Mythos der Medusa ist ein Mythos über weibliche Weisheit und ihre Verdrängung aus dem vorherrschenden Bewusstsein. Ursprünglich war die Medusa ein sehr altes Symbol für weibliche Macht und Weisheit. In der griechischen Kultur war die weibliche Macht gefürchtet, und die Enthauptung Medusas im Mythos verkörpert die Auslöschung der Weisheitsdimension, die immer ein wesentlicher Aspekt des Weiblichen gewesen war. Geblieben ist die einseitige Darstellung weiblichen Zerstörungspotentials.

In meiner Praxis habe ich oft gesehen, wie sexuell traumatisierte Mädchen zu Athenen werden – leistungsorientiert, perfektionistisch, kontrollierend und an die patriarchalen Werte überangepasst, kopforientiert, sehr defensiv und in Intellektualisierungen verstrickt, mit einer großen Angst vor Nähe, nicht im Kontakt mit ihren weiblichen Wurzeln. Ich bin aber auch einer anderen Entwicklungsvariante begegnet, Mädchen, die mit dem Schatten der Medusa identifiziert sind, dunkel, wild, und die wie eine Ver-rückte unkontrolliert und zwanghaft »promiskuös« ihre Sexualität ausleben. Oft bewegen sie sich als Schreckensgestalten wie in einem Schattenland, an den Grenzen der Gesellschaft, gefangen in einer Identifikation mit dem Aggressor.

Medusa ist eine passende Metapher für das, was bei Traumatisierungen geschieht. Es ist zu gefährlich und schrecklich, dem traumatischen Kern, dem Gesicht der Medusa, direkt von Angesicht zu Angesicht zu begegnen. Es könnte zu Versteinerung, totaler Lähmung und Totenstarre führen. Die traumatherapeutische Praxis hat mich gelehrt, dass ich mich nur mit größter Vorsicht und Sorgfalt dem Zentrum des Traumas nähern darf, es ist ein Oszillieren zwischen Nähe und Distanz, eine behutsame *circumambulatio* des traumatischen Kerns, vergleichbar dem Versuch Perseus', Medusa nicht direkt anzuschauen, sondern nur durch den spiegelnden Bronzeschild[112] ihr schreckliches Antlitz zu erblicken, um der drohenden Erstarrung zu entgehen. Auch als Analytikerin habe ich gelernt, die gewaltige Macht des Traumakomplexes zu fürchten, die Begegnung mit der Virulenz des Bösen, die psychisch derart infizieren kann, dass die Traumaforschung von *vicarious traumatization,* Sekundärtraumatisierung, spricht, in der die Therapeutinnen ähnliche traumatische Symptome entwickeln wie ihre traumatisierten Patientinnen, angesteckt von ihrer Not, Verzweiflung und Ohnmacht.[113]

Medusa und die Opfer sexueller Gewalt sind nicht nur durch ihre unterweltlichen und liminalen Aspekte miteinander verbunden, sie haben auch den lebendigen Bezug zu ihren instinktiven Energien verloren, sie sind ent-körpert. Das Zurückerobern dieser Energien, das Verlebendigen und Auftauen der eingefrorenen Sinnlichkeit ist ein zentraler Fokus dieser Arbeit, damit die Frauen sich wieder in ihrem Körper beheimatet fühlen, Selbstfürsorge erlernen und ihre eigene weibliche Identität jenseits männlicher Zuschreibungen entwickeln können.

3. Die spirituelle Dimension traumatischer Erfahrungen

Es ist meine persönliche Überzeugung, dass Überlegungen zum Trauma und zur Therapie bei existentiellen Grenzerfahrungen ohne ein vertieftes spirituelles Verständnis zu kurz greifen, denn ausgesprochen oder unausgesprochen ist die spirituelle Ebene des Menschseins in dieser Arbeit immer konstelliert.[114] Traumatherapie verbindet darum die klinische therapeutische Arbeit mit einer spirituellen Dimension, die das Transzendieren des Alltags-Ich und die Erfahrung einer über das individuelle Ich hinausragenden größeren Wirklichkeit beinhaltet.

Schicksalsschläge und die Begegnung mit dem Tod rufen nach einer Auseinandersetzung mit dem Geheimnis des Leidens und seiner Überwindung. In diesem Zusammenhang tauchen Fragen nach der Identität auf, oder wie Erich Fromm formuliert hat: »Wer bin ich, wenn ich bin, was ich habe, und dann verliere, was ich habe?«[115] Wer bin ich, wenn ich nichts mehr bin? Was ist meine Bestimmung, was will durch mich in die Welt gebracht werden, jetzt, da ich das Trauma »wie ein Wunder« überlebt habe? Wir sind unweigerlich herausgefordert, »die numina des Schicksalsweges zu begreifen«[116].

Oft ist es die Hinwendung zum Spirituellen, die Suche nach Sinn, die Menschen in größter Verzweiflung Halt geben kann. Wertverlust, die Auflösung von Ich und Welt, das Herausfallen aus Raum und Zeit und das totale Auseinanderbrechen der bisherigen Weltsicht sind für mich die zentralen Kategorien, um die es beim Trauma geht. Jedes traumatische Erleben zwingt uns existentielle Fragestellungen auf, die sich mit einer schmerzlichen Radikalität und Unbedingtheit Gehör verschaffen. Es geht darum, ob wir je wieder glauben, je wieder lieben, je wieder hoffen können.

Ich gehe, wie es in der Postmoderne üblich ist[117] und überzeugend von dem in Wissenschaftmethodik und Wissenschaftsgeschichte versierten Harald Walach vertreten wird, von einem »undogmatischen Spiritualitätsverständnis« aus, das von einem traditionellen, institutionellen Kontext losgelöst ist und sich auf den auf Erfahrung gründenden Kern des Religiösen bezieht. Spiritualität bedeutet Verbundenheit mit und Beziehung zu einem umfassenden Letztgültigen von höchstem Wert, aber auch zum Mitmenschen und zur Schöpfung als Ganzem.

Spiritualität kann nur annäherungsweise beschrieben werden als eine transreligiöse Dimension des Menschseins, eine Lebenseinstellung der Bezogenheit auf etwas Geistiges, das All-Eine, das zwar erfahren werden kann, aber nicht rational fassbar ist. Die All-Einheit wird in den verschiedenen Kulturen und Bewusstseinstraditionen unterschiedlich benannt, als das Göttliche oder die Buddha-Natur, als Wesenseinheit von Brahman und Atman oder als Tao. Eine Erfahrung dieser All-Einheit verwandelt den, der sie geschaut hat, und scheint verbunden zu sein mit einem Lebensvollzug der Gelassenheit, mit Weisheit, Güte und Frieden, mit dem Ziel der Verwirklichung von Werten des Wahren, Guten und Schönen.

Abgeleitet vom lateinischen Wort *spiritus,* das »Luft, Hauch, Atem, Seele, Geist, Sinn, Begeisterung, Mut« bedeutet, steckt in der Wurzel des Verbs *spiro* auch der Bedeutungshorizont von »atmen, leben« sowie »erfüllt und beseelt sein.«[118] Dieses semantische Feld ist für die Traumatherapie von besonderer Bedeutung, da es ja darum geht, Entseeltes wieder zu beseelen, Erstarrtes mit Leben zu erfüllen, aus Sinnkrisen und Sinnverlust zum Sinn vorzustoßen und den Lebensatem wieder zu spüren. Spiritus als Atem und Geist verweist auf ein inneres, unsichtbares »Lebensprinzip«, das wir auch im Sanskrit als *prana,* im Griechischen als *pneuma* und im Hebräischen als *ruach* kennen.[119]

Die spirituelle Dimension und Deutung der Wirklichkeit gehört im Verständnis Jungs von allem Ursprung an zu unserer Natur; sie ist ein apriorisches Grundbedürfnis, ähnlich wie das Bedürfnis nach Sinn, und verbindet uns mit Werden und Vergehen, macht uns lebens- und todesfähig, denn Wandlung und Zerstörung sind Aspekte des gleichen dynamischen Lebensprozesses.

Spiritualität ist für mich eine Grundhaltung des In-der-Welt-Seins, in der wir in unserem inneren Bewusstsein und in unserem äußeren Handeln eine enge Beziehung zu uns selbst, zu unserer Um- und Mitwelt und zum »Unendlichen« zu leben versuchen. Schleiermacher verstand Religion als »Sinn und Geschmack für das Unendliche«[120]. Ähnliches meint Jung:

> »Die entscheidende Frage für den Menschen ist: Bist du auf Unendliches bezogen oder nicht? Das ist das Kriterium seines Lebens. [...] Letzten Endes gilt man nur wegen des Wesentlichen, und wenn man das nicht hat, ist das Leben vertan.«[121]

Diese Ganzheitsdimension ist für Jung immer zentral gewesen; ein ganzer Mensch zu werden, den eigenen Platz im größeren Ganzen zu finden und verantwortungsvoll zu verwirklichen, ist die Aufgabe der Individuation. Mich hat dieser analytische Ansatz und Auftrag immer an meine Erfahrungen mit der Initiatischen Therapie in der *Existential-psychologischen Bildungs- und Begegnungsstätte* in Todtmoos-Rütte erinnert. Karlfried Graf Dürckheim verwies darauf, dass es nicht ausreicht, sich auf den »Seinserfahrungen«[122], den lichten Augenblicken größerer Einsicht und Bewusstseinsklarheit auszuruhen, sondern dass es gilt, diese in die Welt zu bringen und im Alltag zu verwirklichen. Den »Alltag als Übung«[123] zu betrachten, ist ja allen Weisheitswegen gemeinsam. Jung selbst verkörperte durch sein Leben und Wirken diesen kontinuierlichen Prozess der Arbeit an der eigenen Person. Spiritualität hat auch mit der Kunst zu tun, sich sein lassen zu können, mit der Fähigkeit der menschlichen Natur, über sich selbst hinauszuwachsen, Selbsttranszendenz zu üben.

Die Haltung des achtsamen Umgangs mit dem eigenen Bewusstsein bedeutet, Verantwortung zu übernehmen, uns selbst und der gesamten Schöpfung gegenüber, und beruht auf dem Bewusstsein von der Geschwisterschaft alles Existierenden, auf dem Wissen, dass wir alle als Teile eines größeren Ganzen miteinander verbunden sind.

Ein undogmatisches Verständnis des Spirituellen ist bei Jung bereits im Roten Buch in häretisch anmutenden, »mystischen« Aussagen, jenseits anthropomorpher Gottesvorstellungen, zu finden. Sein Ruf nach der Gottesgeburt in unserer Seele zeugt von seiner Vertrautheit mit Meister Eckhart und seinem Erfahrungswissen von der Einheit allen Seins. Genau diese Einbeziehung undogmatischer Spiritualität hat C. G. Jung später die Kritik der Unwissenschaftlichkeit eingetragen; er sei nicht Empiriker, sondern Mystiker und seine Psychologie eigentlich Metaphysik. Wenn wir die Resonanz betrachten, die das Rote Buch weltweit erfährt, ist es heute aber ganz offensichtlich, dass dieser »mystische« Aspekt den Menschen fasziniert und auf einer tieferen Seelenschicht zu nähren scheint. Vielleicht braucht unser Zeitgeist etwas mehr Meister Eckhart. Diese Auffassung finden wir auch bei Karl Rahner: »Der Fromme der Zukunft wird ein ›Mystiker‹ sein, einer, der etwas ›erfahren‹ hat, oder er wird nicht mehr sein.«[124]

Da wir heute mit der Atombombe und den chemischen Waffen die Möglichkeit haben, gottähnlich über Leben und Tod zu entscheiden, und der Mensch die Macht hat, »die apokalyptischen Zornschalen über seine Mitmenschen auszugießen«[125], ist ein verändertes ethisches Bewusstsein und ein mystisches Verständnis von Mensch und Gott lebens- und überlebensnotwendig. Jung bestand darauf, dass wir uns bewusst machen müssen, dass wir nicht nur von Gott abhängig sind, sondern dass Gott auch von uns abhängig ist. Es wird darum gehen, unsere Projektionen auf Gott zurückzunehmen und uns für die Erfahrung eines unergründbaren Seins, mit dem wir verbunden sind und das sich in uns verkörpert, zu öffnen. »Die naive Annahme, daß der creator mundi ein bewußtes Wesen sei, ist als ein folgenschweres Präjudiz zu bewerten, indem es später zu den unglaublichsten logischen Verrenkungen Anlaß gab.«[126]

Jung versteht die Bewusstwerdung des Menschen nicht nur als natürlichen Entwicklungsprozess, sondern, metaphysisch formuliert, als einen Teil des göttlichen Lebensprozesses, in dem Gott im menschlichen Reflexionsakt offenbar wird. In diesem Sinne ist Individuation eine Form der Seinsverwirklichung, der Selbstverwirklichung und der Gottesverwirklichung.

Wenn ich Spiritualität als eine Erfahrung der Rückbindung des Ich an das größere Ganze begreife, als eine mein Leben durchwirkende Wirklichkeit, die mich in meinem tiefsten Wesenskern berührt, dann führt das in meiner therapeutischen Haltung zu einer ganz spezifischen Weise der Präsenz. Ich bin dann im Kontakt mit den Geheimnissen von Leben und Sterben und der »religiösen« Dimension der Seele. Unter Religion versteht Jung »sorgfältige Berücksichtigung und Beobachtung gewisser dynamischer Faktoren, die aufgefaßt werden als ›Mächte‹: Geister, Dämonen, Götter, Gesetze, Ideen, Ideale [...]«[127].

Jung meint mit Religion kein Glaubensbekenntnis, sondern eine Bewusstseinseinstellung, die in der Erfahrung des Numinosen gründet. Im Verständnis der Analytischen Psychologie ist unsere

Seele *naturaliter religiosa* (Tertullian spricht von der *anima naturaliter christiana*), das heißt, es gibt eine spirituelle Libido, die uns dazu drängt, die zu werden, als die wir im Innersten angelegt sind, da wir als Menschen, wie Dürckheim das formulierte, einen »doppelten Ursprung« haben: Wir haben Teil an Erde und Himmel und haben dadurch auch einen Auftrag zu erfüllen, diesem Ursprung in beiden Bereichen gerecht zu werden. Als Bürger zweier Welten gehören wir sowohl zur raumzeitlich begrenzten und bedingten Welt als auch zu jener Wirklichkeit, die unbedingt ist, jenseits von Raum und Zeit. Ausgespannt in diese Gegensätzlichkeit, die unsere Ganzheit ausmacht, wird Integration der Spiritualität zur Lebensaufgabe und Verantwortung.

Für Jung ist das Selbst eine uns übergeordnete Größe, die unerkennbare, transzendente Mitte unserer Persönlichkeit, die »ein Fenster zur Ewigkeit«[128] hin öffnet, denn als Menschen mit doppeltem Ursprung, sind wir zum Teil empirisch und zum Teil transzendent, und es ist unsere Aufgabe, an einer durchlässigen Verbindung zwischen Ich und Selbst zu arbeiten und Bewusstes und Unbewusstes miteinander in Beziehung zu setzen. Hilfreich für diesen Prozess ist die Transzendente Funktion, eine tief in unserem Inneren wirksame Fähigkeit, gegebene Zustände und seelische Verfassungen, wie quälend sie auch sein mögen, zu transzendieren. Die Transzendente Funktion und die transzendente Wirklichkeit hat Jung zuerst in seiner großen Krise nach der Trennung von Freud erlebt, als er mit den Arbeiten am Roten Buch begann. Er hat die inneren Erfahrungen, die er darin beschreibt, so ernst genommen, dass sie künftig sein Leben und sein Denken von Grund auf verwandelten. Für mich sind es Seinsberührungen, das Einbrechen von Transzendenz in das menschliche Bewusstsein, die zum Ausgangspunkt eines neuen Selbst- und Weltverständnisses wurden und die Grundlage von Jungs Analytischer Psychologie bildeten.

Bei der Frage, warum das Rote Buch erst jetzt publiziert worden ist, kam mir der Gedanke, dass unser Zeitgeist erst jetzt »reif« ist, innere Erfahrungen als legitimen, wissenschaftlichen Zugang zur Erforschung der Wirklichkeit zuzulassen. Heute erforscht der Zweig der Bewusstseinspsychologie die spirituellen Kerndimensionen und ihre Bedeutung für die Persönlichkeitsentwicklung. Dazu gehören Erfahrungen von Zugehörigkeit, Erfahrungen der Stille und Sammlung, das Bewusstsein um die eigene innere Mitte. In

Zuständen der Ergriffenheit wird Hoffnung und Sinn erfahren, eine inspirative Belebung der Seelenlandschaft, eine neue Form von Lebendigkeit und Ganzheit. Es sind heute überall Strömungen auszumachen, die den Wert innerer Erfahrung ins Zentrum rücken und eine Praxis der Achtsamkeit und Gegenwärtigkeit fördern.

Trendforscher im deutschsprachigen Raum haben die Komplexitätstheorie auf Gesellschaftsprozesse angewandt und herausgearbeitet, dass die Ich-Kultur zum alten Paradigma gehört und von neuen Trends abgelöst wurde, die eine bessere Orientierung in den komplexen Strukturen unserer beschleunigten Gesellschaft bieten. Megatrends sind Triebkräfte des Wandels, die alle Aspekte des gesellschaftlichen Lebens, soziale, ökonomische und ökologische Systeme von innen her transformieren.

Der Zukunftsforscher Matthias Horx hat diese »Strukturveränderungen in menschlichen Organisationssystemen«[129] untersucht und aufgezeigt, dass die Fun- und Erlebnisgesellschaft längst von einer »Sinngesellschaft« abgelöst wurde, und der katholische Theologe Paul Zulehner macht ein »Zwischenhoch für Spiritualität«, einen »Gotteshunger nach Gottesfasten«[130] aus als Gegenbewegung zur Kopflastigkeit und Einseitigkeit des herrschenden Bewusstseins. Trendforscher sprechen von einer Respiritualisierung als Megatrend, nachdem das Individuum viel zu lange der Dimension des Unsichtbaren, das, so Paracelsus, keinen Namen hat und doch Wirkung, entfremdet war. Das vereinzelte Ich leide unter einer transzendentalen Obdachlosigkeit und Orientierungslosigkeit, weil wir, wie Viktor Frankl meint, nicht mehr wissen, was wir wollen, und keine Götter uns mehr sagen, was wir sollen. Es ist verständlich, dass in einer Zeit der Haus- und Heimatlosigkeit des Einzelnen, in der Auseinandersetzung mit Individualisierung und Globalisierung, der Geist, *spiritus*, wieder gesucht wird, der Wissen und Erkenntnis in unser Fühlen integriert und sich in der Art, wie wir leben, lieben und arbeiten, manifestiert. Der festzustellende »Spiritualitätsboom« ist mehr als nur eine Modeerscheinung und verweist vielmehr auf einen tiefgreifenden gesellschaftlichen Umwandlungsprozess.

Tagungen und Publikationen zur Integration von Spiritualität in den wissenschaftlichen medizinisch-psychologischen Diskurs werden immer zahlreicher; es scheint, als entdecke die Wissenschaft zögernd die Spiritualität. Für mich haben Wissenschaft und spirituelle Praxis eine gemeinsame Wurzel: den Wunsch nach Erkenntnis, das Bedürfnis, die Wirklichkeit so zu erfassen, wie sie tatsächlich ist, und zur Wahrheit und Essenz vorzustoßen. Dabei kann die Frage, inwieweit die Wissenschaftlerinnen und Wissenschaftler sich persönlich auf eine Bewusstseinsentwicklung und Bewusstseinstransformation eingelassen haben, zur Gretchenfrage werden, denn der Grad der eigenen Erfahrung wird dafür verantwortlich sein, wie tief das Thema ausgelotet werden kann. Bei Ramana Maharshi und in den Schriften Rumis heißt es, dass sich das Selbst jedem entsprechend der Reifestufe seines Gemütes offenbart.

Für Jung ist »Unbewußtheit die größte Sünde«[131], denn in ihr verfehlt der Mensch seine spirituelle Verpflichtung zur Selbsterkenntnis. Wir sind gefordert, die Potentialität unseres wahren Wesens zu verwirklichen. Selbstverwirklichung heißt Seinsverwirklichung. Treue zum eigenen Wesen und Erkennen des persönlichen Lebensmusters ist eine ethische Verpflichtung. Im Roten Buch ermahnt ihn seine Seele: »Schon längst warst du zu unbewusst. Jetzt musst du zu höherer Stufe der Bewusstheit.«[132] In der spirituellen wie auch in der gnostischen Tradition heißt es ähnlich: »Es ist das Höchste für den Menschen, zu sich zu kommen und aufzuwachen« (Evangelium der Wahrheit, Nag Hammadi, 3. Jahrhundert). Jung hat gemeinsam mit Erich Neumann entscheidend zur Bewusstseinspsychologie und der Entwicklung eines erfahrungsbezogenen Zugangs zur transzendenten Dimension beigetragen, zum Verständnis von Ganzheit, Einheit, letztem Grund und letzter Wirklichkeit.

Bewusstseinstransformation

Für Jung gehört es zur Bestimmung des Menschen, Bewusstsein zu schaffen, »ein Licht anzuzünden in der Finsternis des bloßen Seins«[133]. Bewusstsein ist ein Prozess, ein Zusammenspiel der Muster, mit denen wir Wirklichkeit wahrnehmen. Der Religionswissenschaftler Michael von Brück formuliert: »Das Bewusstsein erzeugt sich dabei nach ihm inhärenten Mustern stets neu, ist lernfähig und in Veränderung begriffen.«[134] Die psychische Reifung nach traumatischen Erfahrungen kann als eine Evolution und Ausfaltung des Bewusstseins verstanden werden. Traumatische Zustände können uns physisch und psychisch vernichten, aber auch eine radikale Bewusstseinsveränderung bewirken und eine Begegnung mit dem eröffnen, was jenseits unserer Ich-Grenzen liegt.

Das Individuationskonzept, dessen Grundgedanken bereits im Roten Buch vorgezeichnet sind, enthält alle Elemente, die Walach als »Bausteine eines spirituellen Welt- und Menschenbildes«[135] beschrieben hat. Diese Elemente stellen eine Art Brückenschlag zwischen Wissenschaft und Spiritualität dar. Zu ihnen gehören die in allen spirituellen Traditionen anzutreffenden Grunderfahrungen von Einheit und Verbundenheit, das Bewusstsein der Relativität des Ich und der Relativität der Zeit, die Komplementarität von phänomenaler und absoluter Wirklichkeit sowie die Überwindung des Leib-Seele-Dualismus. Die moderne Wissenschaft hat mit der Erforschung dieser Elemente begonnen, und es zeichnen sich heute immer deutlicher Bemühungen ab, die Erkenntnisse aus dem spirituellen Erfahrungsbereich in die Wissenschaft und in unsere analytische Praxis zu integrieren. Als Analytikerinnen und Analytiker sind wir darum gefordert, über den Gartenzaun unserer Eigenwahrheiten hinauszusehen und uns fundierte Kenntnisse unserer Nachbardisziplinen anzueignen, damit es zu einem wechselseitigen, befruchtenden Dialog statt zu Feindbildprojektionen kommen kann.

In den Archetypen des kollektiven Unbewussten begegnen wir der inneren Grunderfahrung der Verbundenheit, der »Geschwisterschaft alles Seienden«, die eine gemeinsame Basis aller spirituellen Traditionen ist und das »Herz« jeder spirituellen Perspektive. Der seelische Reifungsprozess vermittelt uns die Relativität des individuellen Ich-Komplexes und die Erfahrung von dem, was das Ich übersteigt, die Erfahrung des Selbst.

Die spirituelle Praxis ist ein Bemühen, das Ich nicht mehr als Nabel der Welt und Mittelpunkt des Seins zu begreifen, sondern es zu transzendieren und in seinem Absolutheitsanspruch zu relativieren. Diese transnarzisstische Erfahrung geschieht bei einer Traumatisierung völlig unfreiwillig und nicht schrittweise wie auf dem spirituellen Übungspfad. Das Ich wird aus den Angeln gehoben und alles, woran vorher geglaubt wurde, alle Überzeugungen über sich selbst, die Welt und Gott, werden in der traumatischen Erfahrung zerschmettert.

Die Relativität des Ich ist mir auch im Weisheitsschatz der verschiedensten Kulturen begegnet. Die uralten Menschheitsfragen von Zerstörung und Neuschöpfung, Zerstückelung und Wiedervereinigung haben dort ihre symbolische Gestaltung gefunden. Ich habe in den Mythen, Märchen und in den Zeugnissen Trauma-Überlebender, in der Literatur und Poesie nach dem gesucht, was individuell und kollektiv in unserer Menschheitsgeschichte von der Würde des Menschseins überliefert worden ist und welche Rituale und Symbole Sinn und Orientierung vermittelt haben. Die stoische Philosophie habe ich zur Kunst des Lebens und des Sterbens befragt, und Senecas Gedanken zur Seelenführung, seine Hinweise zum Umgang mit Wut, zu Tröstung und Sinnorientierung waren mir im Umgang mit schwer traumatisierten Menschen hilfreich. Bereits 1971 hat der Integrative Gestalttherapeut Hilarion Petzold die philosophische Therapeutik in seine Arbeit integriert und den Begriff der »Klinischen Philosophie« in die Begleitung und Behandlung von traumatisierten Menschen eingeführt.[136]

In den Initiationsriten der verschiedensten Kulturen bin ich dem Topos »der Tod als Freund« begegnet, der in die tieferen Geheimnisse des Lebens einweiht. Ähnlich beschreiben die spirituellen Traditionen den Tod oft als eine Schwellenerfahrung, als eine Form des Übergangs zum Leben, so wie im Christentum Tod und Auferstehung zusammen gesehen werden. Die spirituellen Schulungswege sprechen vom »Sterben vor dem Sterben«, dem Ich-Tod als Voraussetzung für ein Bewusstwerden der anderen Wirklichkeit.

In der Philosophie hat Martin Heidegger das Dasein als »Sein zum Tode« bezeichnet und damit ausgedrückt, dass unser In-der-Welt-Sein von der Begrenztheit durch den Tod bestimmt ist. Leben ist also eine Art Sterbenlernen, *ars moriendi,* eine Vorübung auf den Tod und eine bewusste Auseinandersetzung im Leben mit der Angst vor dem Sterben.

Unser Unbewusstes und die Sprache der Träume in ihrer primär- und sekundärprozesshaften Ausformung verweisen auf die Relativität von Raum und Zeit. Die Komplementarität von phänomenaler und tieferer, absoluter Wirklichkeit, die Aufhebung der Trennung von Leib und Seele hat Jung schon sehr früh erkannt und in den Erlebnissen der Synchronizität erfahren, dort, wo sich die materielle Wirklichkeit sinnentsprechend zur psychischen Wirklichkeit verhält und scheinbare Zufälle einen tiefen Sinn ergeben. Im analytischen Verständnis seelischer Entwicklungsprozesse erweisen sich

Materie, Energie und Geistiges als Ausformungen der einen Grundsubstanz.

Die Relativität der Zeit ist ein bekanntes Konzept meditativer Übung und spirituellen Praxis, sie kann aber paradoxerweise auch in überwältigenden seelischen und physischen Schmerzzuständen erfahren werden. Die Zeit scheint dann wie stillzustehen. Die Mystik des Meister Eckhart spricht von einem Zusammenfall von Vergangenheit, Gegenwart und Zukunft im jetzigen Augenblick, dem *nunc stans,* dem Paradox des »ewigen Augenblicks«.

Der mystisch erfüllten Gegenwart entspricht in der traumatischen Erfahrung ein unendliches Sichausdehnen der Zeit, ein schmerzliches ewiges Jetzt, eine Zukunftslosigkeit und ein Verlust von Vergangenheit. Häufig kommen durch veränderte neuronale Prozesse unter Schock grundlegend veränderte zeitliche Erlebensweisen zum Tragen. Zeit wird als nicht linear erlebt und der Tod als Teil des gegenwärtigen Lebens. Die eigene Endlichkeit, das Ende von Möglichkeiten und Entscheidungsspielräumen werden radikal bewusst.

Hilfreich für mein Verständnis von Trauma war die Auseinandersetzung mit der Mystik und der spirituellen Krise, da ich hier auffällige Parallelen mit traumatischem Erleben wiedergefunden habe: Sinnkrise, extreme Angstzustände, Leiden, Ich-Verlust, Aufhebung der Trennung von Subjekt und Objekt und innere Leere. Teresa von Avila entwickelt in ihrem Werk *Die innere Burg* eine Art »mystische Psychologie«, die beschreibt, wie wir durch Zerrissenheiten, Beschädigungen und »den Schlamm unserer eigenen Erbärmlichkeit«[137] Selbstwerdung erfahren. Johannes vom Kreuz, eingesperrt und unter unmenschlichen Bedingungen in der Finsternis eines Kerkers monatelang vor sich hin vegetierend, wusste um die traumatische Erfahrung von Menschen- und Gottesferne. Eingeholt von der »tiefen Nacht des Geistes«, ausgesetzt der »dunklen Nacht der Seele« schreibt er von der Möglichkeit des Menschen zur Wandlung.[138]

Es scheint, als habe sich in diesen Zuständen des Abstiegs in den eigenen inneren Abgrund ein Zugang zum Wesentlichen eröffnet, eine andere Art des Sehens und Erkennens, die Angelus Silesius fordert: »Mensch, werde wesentlich.« Wesentlich werden heißt, zur Wahrheit des eigenen Wesens und des Wesens der Welt zu erwachen und aus dieser Wahrheit heraus zu leben – ein zutiefst spirituelles Anliegen, gleichzeitig auch das Thema der Individuation. In den Schriften des Mystikers Johannes Tauler wird die Krise als Ort der Gotteserfahrung in ihrem bewusstseinsverändernden Aspekt beschrieben, als Chance zu tieferer Selbsterkenntnis und Weggeleitung in die eigene Mitte.[139]

Es lassen sich Parallelen zwischen dem dreistufigen mystischen Weg von Reinigung *(via purgativa),* Einsicht *(via illuminativa)* und Vereinigung *(via unitiva)* und Stadien der Traumatherapie ziehen. Auch hier geht es um einen Reinigungsprozess von Blockierungen, einen Integrations- und Verarbeitungsprozess der über Erinnern, Imaginieren, Einordnen und Neubewerten zu Sinnschöpfung, einem Bewusstsein von Solidarität und dem neuen Knüpfen sozialer Netze führt. Traumatherapie versucht, nach Dekonstruktion und Fragmentierung eine Rekonstruktion und Visionierung eines anderen Lebensentwurfs zu schaffen, in dem das Bewusstsein der eigenen Identität und das Vertrauen in die Menschen und die Welt als Ganzes neu erarbeitet und eine umfassendere Einheit in der Pluralität der Alltagswelt erfahrbar wird. Auch die mystischen Erfahrungen von Meister Eckhart sind in Bilder von Sterben und Wiedergeburt gekleidet, in denen er das Sterben als »Entwerden von allem WAS« beschreibt und uns ermutigt, dass unsere Seele nicht durch Hinzufügen, sondern durch Wegnehmen wächst.[140]

Mein eigener spiritueller Übungsweg hat meine Wahrnehmung und Aufmerksamkeit für das transformatorische Potential seelischer Notsituationen geschärft und mich gelehrt, achtsam den Deutungsmustern nachzuspüren, mit denen meine traumatisierten Patientinnen und Patienten ihr Leiden zu verstehen und einzuordnen versuchen. Aus der Traumaforschung ist bekannt, dass nicht primär das traumatische Ereignis an sich für die Folgen und den Verarbeitungsprozess verantwortlich ist, sondern seine Bedeutungszuschreibung für den gesamten Lebenskontext. So habe ich gelernt, aufmerksam auf die Symbolisierungen des traumatischen Einbruchs in die Lebenswirklichkeit zu achten, auf die Grundmuster, wie Leiden verarbeitet wird, und auf die Einstellung, die ein Mensch zum Unausweichlichen und Unveränderlichen einnimmt. Ich muss auf die verwendeten Sprachbilder der Not, Angst und Hoffnung achten. Ich muss den Kontext verstehen, die Bedeutung, die das Trauma für diesen Menschen in diesem Moment hat, um seine Sichtweise und seine Seinsweise tiefer zu begreifen. Erst wenn sich mir der *frame*, das Wahrnehmungsmuster der Wirklichkeit dieses Menschen, erschließt, ist *re-framing* möglich, das heißt, einen anderen Bedeutungsrahmen und neue Möglichkeitsspielräume zu eröffnen, Perspektiven zu wechseln, andere Sichtweisen auszuprobieren, neu zu kontextualisieren, damit das Trauma nicht zu Fixierung und Versteinerung führt. Hier ist mir Jungs Auffassung hilfreich:

> »Die Wirkung, auf die ich hinziele, ist die Hervorbringung eines seelischen Zustandes, in welchem mein Patient anfängt, mit seinem Wesen zu experimentieren, wo nichts mehr für immer gegeben und hoffnungslos versteinert ist, eines Zustandes der Flüssigkeit, der Veränderung und des Werdens.«[141]

Dies ist eine besonders schwierige Aufgabe bei schwer traumatisierten Menschen, die durch Rigidität und multiple Blockierungen geprägt sind. Die evolutionäre Leistung des Menschen besteht aber gerade in der Anpassungsfähigkeit an aversive Lebensumstände, der Fähigkeit, flexibel neue Denk- und Verhaltensoptionen zu kreieren. Ein traumatisierter Mensch muss sich als ein Sichwandelnder begreifen, denn nach dem Trauma ist nichts mehr so, wie es vorher war; er ist gewandelt durch die traumatische Erschütterung, und gleichzeitig muss er Wandlung erzeugen, weil es so mit ihm nicht mehr weitergehen kann. Traumatisierte Überlebende müssen sich durch Interpretation und Reinterpretation des Unfassbaren um- und neu gestalten. Nur so konstituiert sich das Subjekt als »Identität im Wandel«, nur im Spiel mit den Möglichkeiten entsteht Wirklichkeit. Identität ist ein elastisches Konzept, das dem fluiden Charakter der Psyche entspricht und nur prozesshaft zu verstehen ist gemäß Goethes Gesetz der Metamorphosenlehre.

Menschen in Grenzsituationen sind schicksalhaft herausgefordert, ihr Leiden anzunehmen, auch wenn sich kein Sinn erschließen lässt. Zerstörung, Tod, unaushaltbarer Verlustschmerz können auch initiatorisch wirken, sodass tödliche Krisen zu einer neuen Lebenschance werden, wenn man sich voll dem Leiden stellt und darum ringt, es anzunehmen. Das kommt oft einem Sprung ins Bodenlose gleich. Zenmeister vermitteln, dass es nicht genug ist, das Ausweglose anzunehmen, sondern dass es darum geht, in diese Unausweichlichkeit voll einzutreten.[142] Nur dann kann es geschehen, dass der Abgrund zum tragenden Grund wird, dass am tiefsten

Punkt der Dunkelheit, wo ich völlig aufgebrochen bin, auch ein Durchbruch hin zum Licht geschieht.

Karlfried Graf Dürckheim, der seine Initiatische Therapie auf der Analytischen Psychologie aufbaute, aber auch zenbuddhistische Aspekte integrierte, sprach oft von der »Öffnung des Wesensauges«, von der großen »Durchlässigkeit«, von »Transparenz für Transzendenz«[143]. Ihn hat die Frage beschäftigt, was Psychotherapie einem Menschen in Grenzsituationen zu bieten hat: einem Maler, der sein Augenlicht verliert, einem Tänzer, der von Multipler Sklerose heimgesucht wird, einem Geiger, der seinen Arm verliert. Für ihn sind dies »Testsituationen für eine Therapie, die es vermag, auch oder vielmehr gerade eine Vernichtung in der Welt zu einem Heilfaktor werden zu lassen auf dem inneren Weg«[144].

In der Initiatischen Therapie werden Angst vor Vernichtung, Verzweiflung am Sinnlosen und das Elend der Vereinsamung als die drei Grundgefahren des menschlichen Lebens betrachtet, denn wir suchen als Menschen Sicherheit, Sinn und Liebe. Die Zerstörung dieser Urbedürfnisse durch traumatisches Erleben führt in abgrundtiefe Verzweiflung und Ohnmacht, aber dieser totale Verlust von allem, dieses Nacktsein kann umschlagen in eine Ahnung von etwas, das mich übersteigt und mein Verstehen überschreitet. Im Kraftfeld dieser Polarität von Sinn und Unsinn mag sich ein Umschlag in die Erfahrung des Absoluten ereignen, in der selbst der Tod nicht mehr als eine endgültige Grenze, sondern als ein Neubeginn erlebt wird. Die Transzendente Funktion verkörpert eine solche lebendige Geburt, die eine andere Seinsstufe herbeiführt.

Erlebt wird dies als die totale Umkehr alles Vertrauten, ein Bewusstseinssprung auf eine völlig neue Ebene. Es ist wie ein Ersterben des Alten und ein Erwachen des Neuen. In jedem Tod ist ein Lebenskeim enthalten, so wie jedes Leben den Tod immer schon in sich birgt. Dieses Innewerden einer anderen Wirklichkeitsdimension, das Sichausweiten in den transpersonalen Bereich, kann sämtliche Funktionen des Bewusstseins – Wahrnehmung, Denken, Fühlen und intentionales Handeln – grundlegend verändern und einen Entwicklungs- und Reifungsprozess anstoßen, der aus der transformatorischen Kraft des Leidens erwachsen ist. Nelson Mandela hat diesen Zusammenhang von Verwundung und Wachstum in seiner Biographie ergreifend beschrieben:

> »Die Apartheidpolitik hat in meinem Volk tiefe dauerhafte Wunden hinterlassen. [...] Doch diese Wunden hatten einen unbeabsichtigten Effekt, nämlich den, dass sie [...] Menschen von so außerordentlichem Mut, Weisheit und Großmut hervorgebracht haben [...]. Vielleicht bedarf es solcher Tiefen der Unterdrückung, um solche Höhen an Charakter hervorzubringen.«[145]

Für mich ist Nelson Mandela ein berührendes Beispiel, wie die Konfrontation mit dem Bösen zum Wagnis der Liebe fähig machen kann, wie das Leiden, der Schmerz unser Herz öffnen, die Annahme von Ohnmacht und die Akzeptanz der eigenen Verletzlichkeit zu einer aktiven Menschlichkeit verhelfen können. Aus unerträglicher Gegensatzspannung ist durch Wandlungsenergie eine neue Einstellung möglich geworden, die den ganzen Menschen verwandelt und ihn durchlässiger werden lässt für die Transzendenz in der Immanenz.

Lebenserfahrungen des Zugrundegehens als Aufforderung zur Wandlung und Herausforderung, auch dem eigenen Leben auf den Grund zu gehen und den Urgrund allen Lebens zu entdecken, sind in der mystischen Tradition oft beschrieben worden. Es sind Begegnungen mit dem Selbst als einer letzten tragenden Wirklichkeit, die uns den delphischen Imperativ *Erkenne dich selbst* in einem Prozess der *ruminatio*, des Ringens um Sinn, aufzwingt. Wir erkennen uns selbst und das Geheimnis von Leben und Tod besonders in Grenzzuständen des Überwältigtwerdens.

Der Leidensweg traumatisierter Menschen gleicht einer *via negativa:* nicht mehr im Kontakt zu sein mit dem Körper und in den Geist der Dunkelheit zu versinken. In diesen Leidenszuständen wird die Leere berührt, das Nichts als schwarzes Loch erfahren, eine existentielle Verfasstheit kosmischer Verzweiflung, in der es nichts mehr zu verlieren gibt, weil alles verloren wurde. Hier haben meine Fragen und mein Staunen begonnen, wie sich eine solche *via negativa* in eine *via transformativa* verwandeln, wie aus dem Nichts und der Leere etwas erblühen kann.

In der radikal veränderten Selbst- und Körperwahrnehmung im Schmerz, der von den Betroffenen so Besitz ergreift, dass nicht länger zwischen innen und außen, zwischen Raum und Zeit unterschieden werden kann, löst sich die Grenze zwischen Ich und

Nicht-Ich auf. Extreme Schmerzen werden zu einem symbolischen Tod. Darum sagen wir nach unerträglichen Schmerzzuständen auch: »Ich bin tausend Tode gestorben.« In der Grenzerfahrung des Schmerzes, die gefolterte Menschen erfahren haben, zerfällt die Sprache in Laute, in Wimmern und Stöhnen, weil dieser Zustand zurückwirft auf ein Stadium, in dem es noch keine Worte gab, um sich mitzuteilen.

Persönlichkeitsbildende Zentrierungsvorgänge im Unbewussten und spirituelle Erfahrungen sind zwei Prozesse, die mit dem Geheimnis zu tun haben, mit dem Unsagbaren, denn es geht hier um Lebensvorgänge, die nur in der Erfahrung und nicht über das Wissen berührt werden können. Dabei erweist sich die Ohnmacht der Sprache besonders dort, wo es um nichts diskursiv Erfahrbares geht, sondern um ein Erleben, das zeitlos ist und das wir zu umschreiben versuchen mit Worten wie: »Es ist mir wie eine Ewigkeit vorgekommen.«

Dieser Verlust von Sprache führt zu einem völligen Bruch im Beziehungsgefüge und treibt in die soziale Isolation. Hinzu tritt oft das ungeheure Schuldgefühl über die Aushöhlung der Innenwelt, die Scham, sich als Person nicht bewahrt zu haben, die Verzweiflung über den Verlust von Ich und Welt. Dieses Bewusstsein unserer großen Verwundbarkeit vermag uns aber auch neue Möglichkeitsräume zu erschließen. Ich denke an einen meiner gefolterten Patienten, der mich in ganz besonderer Weise für diese Zustände archaischer Abhängigkeit und der »primären Agonie« (Winnicott) sensibilisiert hat, der eine extreme seelische Durchlässigkeit entwickelte, die ihn befähigte, sein Umfeld subtil energetisch wahrzunehmen.

Ganzheit in der Gebrochenheit

Die Trennung zwischen materieller Wirklichkeit und geistiger Wirklichkeit, die Spaltung von Leib und Seele, ist in den spirituellen Traditionen, die von der Einheit des Seins ausgehen, nicht existent. Im modernen holistischen Quanten-Weltbild gilt »Relationalität statt Materialität«[146], wie der Preisträger des Alternativen Nobelpreises Hans-Peter Dürr formuliert. Dieses revolutionäre Weltbild, in dem im Grunde nichts Seiendes wirklich existiert und die Welt ohne ontische Struktur ist, bezeichnet die Verbundenheit als das Wesentliche, den Wandel, die Veränderung und Potentialität. Nach dieser Auffassung der Quantenphysik stellt sich die Welt als eine ganzheitliche Wirklichkeit dar, als das Eine, das nicht in einzelne Bestandteile zerlegt werden kann. Diese neue Sicht auf Welt und Geist hat eine spirituelle Komponente. Spirituell ist hier die Wahrnehmung der Wirklichkeit als Einheit und das Anerkennen des Geistigen als Realität.

Wir begegnen hier dem Komplementaritätsgedanken einer Sowohl-als-auch-Logik, jenseits unseres traditionellen dualistischen Aufspaltens in Entweder-oder. Jung hat diese Dualität von Geist und Materie schon früh als eine zu überwindende Denkweise entlarvt und ansatzweise auf den Aspekt von Non-Dualität Bezug genommen. Bereits im Roten Buch hat er Visionen eines *unus mundus* entwickelt, die auf ein Verständnis von der grundlegenden Einheit des Seins verweisen, wie sie auch im Konzept der »Einheitswirklichkeit« beschrieben wurde und in den Mandalas Gestaltung gefunden hat. Im Roten Buch wird die Tendenz der Psyche sichtbar, über Dualismen hinauszugelangen, das heißt, auch traumatische Erfahrungen von Desorientierung und Verzweiflung können unser dualistisches Alltagsbewusstsein sprengen und uns sagen lassen: »Es ist, wie es ist.«[147]

Die Bemühungen um eine Neubestimmung des Materie-Begriffs in der Physik, die Erkenntnisse der Neurobiologie zum Verständnis des Bewusstseins, die Erforschung komplexer adaptiver Systeme (CAS) und das Konzept der Emergenz haben sich für die Traumatherapie als unverzichtbar erwiesen. Die Erkenntnisse der Quantenphysik, besonders das Komplementaritätsprinzip und die Überlegungen zu Materie und Energie, haben auf Jung große Faszination ausgeübt, da sie sein Thema der Gegensatzspannung und der Aufhebung der Gegensätze in einer größeren Einheit *(unus mundus)* verständlicher machten.

Unser wahrnehmendes, denkendes Ich ist sowohl Teil des Ganzen als auch das Ganze, es ist ein Energiemuster mit »Teilcheneigenschaften«[148]. Der Mensch als Organismus ist ein »Wawicle-Phänomen« (von *wave* und *particle*) und es gibt keine klar getrennte Dualität von geistiger und materieller Welt, wie Jung schon im Roten Buch sichtbar machte. Die Analytische Psychologie beruht, ähnlich wie die Transpersonale Psychologie, auf der Bootstrap-Theorie, die besagt, dass alles mit allem verbunden ist. Wenn wir dem kollektiven Selbstmord entgehen wollen, dann brauchen wir ein Bewusstsein, dass wir auch mit der belebten und unbelebten Natur eine Ganzheit bilden, die mehr ist als die Summe der Teile.

Mit Ken Wilber bin ich der Überzeugung, dass »die Katastrophe der Moderne«[149] auf unseren Einseitigkeiten beruht, der Dominanz der Partikularität über die Ganzheit, der Ratio über das Intuitive. In der Dichotomie von Wissen und Weisheit, Logos und Eros ist der rationale Pol überwertig. Uns ist darum individuell und kollektiv aufgegeben, sich auf eine höhere Bewusstseinsstufe zu entwickeln, die auch eine andere Erkenntnisebene beinhaltet und als »Schaulogik« (Wilber) zu charakterisieren ist, in der es um Weisheit und nicht nur um Wissen geht. Diese visionäre Perspektive ist mir manchmal in Menschen begegnet, die ihre Traumata in den Lebenskontext integriert und ein posttraumatisches Selbst entwickelt haben.

Das Wissen um Verbundenheit gilt als eine der grundlegenden Erfahrungen aller spirituellen Traditionen, die eine die gesamte Lebenspraxis verändernde Kraft hat, denn sie macht uns bewusst, dass es keine Selbstentfaltung, kein individuelles Glücklichsein ohne das Wohl der anderen geben kann. In der Sprache der Analytischen Psychologie heißt das: »Individuation schließt die Welt nicht aus, sondern ein.«[150]

Ich erlebe die Erkenntnisse der Quantenphilosophie für meine Arbeit oft als eine Tröstung, denn sie betonen die Wechselbeziehung, in der alles Seiende miteinander steht: Entstehen und Vergehen, Form und Leere. Die Quantenphysik hat uns Einsichten bereitgestellt, mit denen wir auch das komplementäre analytische Beziehungsgeflecht als ein Quantenfeld verstehen können. Diese unsichtbaren, nicht räumlichen und nicht zeitlichen Quantenfelder, Ausdruck einer tiefen Ebene wechselseitiger Verbundenheit und Interdependenz, konstellieren Wirkungen, die lediglich auf Potentialitäten und Wahrscheinlichkeiten basieren, ähnlich wie die Manifestation der Archetypen in der analytischen Situation eine psychische Wahrscheinlichkeit repräsentiert. Die synchronistischen Phänomene in der analytischen Praxis, die Kairos-Erfahrungen des Aha-Erlebnisses und die gemeinsam gespürten somatischen energetischen Phänomene verweisen auf das zugrunde liegende interdependente Feld, das jenseits der realen Begegnung in Raum und Zeit wirkt.

Das holistische Paradigma der modernen Physik habe ich so verstanden, dass Wirklichkeit Potentialität ist; sie ist Bewegung, unaufhörliche Metamorphose, eine Beziehungsstruktur mit der Möglichkeit zu Veränderungen und prozesshaftem Wandel.[151] Traumatherapeutisches Tun steht in diesem Kontext: Horizonte zu öffnen, Identität aus der Kombination von Möglichem neu zu erschaffen, immer im Wissen um unsere Fähigkeit zur Destruktivität, aber auch zu menschlicher Würde.

Trotz der Kritik am Ganzheitsideal haben vielleicht die Ganzheitsvorstellungen eine Berechtigung als Leitstern und Leitfiktion unseres Lebensweges. Jung schreibt:

> »Der richtige Weg zur Ganzheit aber besteht – leider – aus schicksalsmäßigen Um- und Irrwegen. Es ist eine ›longissima via‹, nicht eine gerade, sondern eine gegensatzverbindende Schlangenlinie, an den wegeweisenden caduceus erinnernd, ein Pfad, dessen labyrinthische Verschlungenheit des Schreckens nicht entbehrt.«[152]

Obschon Ganzheit rational nicht fassbar ist, gilt sie bei Jung und in den spirituellen Traditionen als eine erfahrbare Wirklichkeit. Sie lehren uns, dass die Buddha-Natur zu unserem ursprünglichen Wesen gehört, dem wir als Ganzheit oder komplette Gestalt zur Welt kommen (Gestalttherapie) und dass die therapeutische Kunst eine Art Hebammenkunst ist, dem, was schon da ist und in die Welt kommen will, zur Geburt zu verhelfen. Nach Jung'scher Auffassung trägt jeder Mensch die Ganzheit von allem Anfang an als sein Vollendungspotential in sich selbst, genauso wie eine Eichel die inhärente Möglichkeit in sich birgt, später zur Eiche zu werden. Wir tragen eine Ahnung von dieser Ganzheit in uns, einen inneren Kompass, der uns wie der Nordstern leitet.

Der Gedanke, dass wir auf einer tiefen Ebene letztlich um die Wahrheit wissen und wir uns nur wieder an sie erinnern müssen, dass jedes Erkennen im Grunde ein Wiedererkennen ist, gehört zur sokratischen Tradition des Denkens. Sokrates ist davon ausgegangen, dass wir über ein empirisches Wissen verfügen, auch wenn es uns nicht immer präsent ist. Wir erinnern uns aber daran, wenn wir an dieses Wissen herangeführt werden. Ich verstehe mein traumatherapeutisches Arbeiten in diesem Sinne als ein Begleiten zu diesem Ort, an dem sich die Menschen wieder an ihr ursprüngliches Wissen erinnern.

Die heilende Kraft spiritueller Werte

Die spirituellen Werte Hoffnung, Vertrauen, Liebe und Mitgefühl begleiten meine therapeutische Arbeit mit traumatisierten Menschen. Ich verstehe die Jung'sche Psychologie als eine Psychologie der Hoffnung, eine beseelte Psychologie. »Die Hoffnung stirbt zuletzt«, sagt der Volksmund und verweist darauf, wie tief verankert im Menschen die Hoffnung ist, unaushaltbare Zustände verändern zu können und Grenzen zu überschreiten. Nelson Mandela beschreibt, dass er während der langen Jahre im Gefängnis nie die Hoffnung auf Veränderung aufgegeben habe, dass der Schimmer von Humanität, wenn er vielleicht nur für eine Sekunde in den Augen eines Wärters aufleuchtete, genug war, um ihn wieder weiterleben zu lassen und ihn daran zu erinnern, dass Liebe für das menschliche Herz natürlicher ist als Hass und dass Güte eine Flamme ist, »die zwar versteckt, aber nicht ausgelöscht werden kann«[153].

Menschen in extremen Notsituationen pendeln zwischen Hoffnung und Verzweiflung. Wer hoffen kann, hält sich in einem Zustand der Offenheit, verschreibt sich nicht rigide einer Opferrolle. Kants Frage »Was dürfen wir hoffen?« ist im Traumakontext besonders virulent. Die Hoffnung ist notwendig; sie ist ein großer motivationaler Faktor, sich selbst und die Welt umzugestalten, in der Imagination, im Probehandeln, im Traum. Traumatisierte Menschen hoffen, wieder einen Weg zurück ins Leben zu finden, die Fragmente zu einem sinnvollen Ganzen zusammenzufügen, damit aus ihrem inneren Chaos wieder eine Form von Ordnung erschaffen wird. Als Therapeutin ist mir die Hoffnung so vertraut wie der Zweifel und die Unsicherheit. Ich bin daran gewohnt, Unsicherheit auszuhalten und die Schwärze der *nigredo*-Zustände zu ertragen. Ich sehe in der Fähigkeit, mit Unsicherheit und Ungewissheit umzugehen, einen spirituellen Wert, der bewusstseinserweiternd wirkt.

Die Analytische Psychologie steht deutlich in der kontemplativen Tradition und beinhaltet mit ihrer radikalen Wendung nach innen, dem Bezug auf den numinosen Wesenskern und dem Archetyp des Sinns eine spirituelle Grundhaltung, wie sie sich auch in der Offenheit für das Hineinragen des Göttlichen in die menschliche Sphäre manifestiert: *Vocatus atque non vocatus Deus aderit* (Gerufen oder nicht gerufen, Gott wird da sein).[154] Der neue Mythos, den Jung geschaffen hat, handelt von der dialektischen Beziehung des Menschen zum Göttlichen, ist also letztlich ein spiritueller Mythos, der Gott nicht außerhalb der Seele sucht. So schreibt er: »Man hat eben erst sehr spät realisiert (respektive ist immer noch damit beschäftigt), dass Gott das Wirkliche schlechthin ist, also nicht zum mindesten auch Mensch.«[155] Ich habe oft darüber nachgedacht, wie diese umwälzende Einsicht des gänzlich intrapsychischen Ursprungs religiöser Erfahrungen für die spirituellen Krisen in der Traumatherapie fruchtbar gemacht werden kann.

Der mystische Kern der Jung'schen Psychologie wird nicht nur in seinem Bezug auf Meister Eckhard und Jakob Böhme offensichtlich; Jung ist grundsätzlich davon überzeugt, dass alle mystischen Erfahrungen archetypische Wurzeln haben und dass das Ziel alles spirituellen Strebens die Beziehung zu diesem Urgrund ist, wo der moderne Mensch an den »äußersten Rande der Welt gelangt ist, vor ihm das zugestandene Nichts, aus dem noch alles werden kann«[156].

Traumatische Erfahrungen können einen spirituellen Zentrierungsprozess einleiten, einen schmerzlichen Differenzierungsprozess der Seele, in dem es um die größtmögliche Weitung des Bewusstseinsfeldes geht, um wesensmäßig der Mensch zu werden, der er zu sein gemeint ist. Es bedeutet, sich auf die Suche nach einer Ganzheit im Gebrochenen zu begeben, ein Reifungs- und Erkenntnisprozess, der uns lebensfähig und todesfähig macht. In diesem seelischen Entwicklungsprozess gewinnen wir durch Selbsterforschung Einsicht in den menschlichen Geist und Einsicht in das Wirken der Seele, in das Wesen und die Paradoxien der Wirklichkeit. Letztlich sind es diese spirituellen Einsichten, die nicht nur ein individuelles Überleben, sondern auch ein kollektives Überleben unseres Planeten ermöglichen.

Die Jung'sche Psychologie weist über eine rein dualistische Weltbetrachtung hinaus, wenn sie von der Einheit des Seins ausgeht. Ihr Ansatz der Interdependenz, der systemischen, vernetzten Betrachtungsweise, ist geeignet, das positivistische Paradigma zu überwinden und die Kluft zwischen Geist und Materie, Mensch und Gott zu überwinden.

Ich sehe auch in der Wertschätzung von Eros, der Beziehungsfunktion, eine zutiefst spirituelle Komponente, die in der Therapie das Herzstück ausmacht. Der Verrat am Eros und seine gebrochenen Flügel sind in der Begleitung von traumatisierten Frauen dauernd präsent. Auch hier geht es wieder darum, zu vereinen, was getrennt ist, und die Fragmente zu einem Ganzen zusammenzufügen. Die analytische Beziehung fordert uns in unserem gesamten Menschsein heraus, *Ars requirit totum hominem,* heißt es in der Alchemie. Sie ist geprägt von Werten des Schweigens und der Stille, dem Vertrauen in die innewohnende Heilerin und dem Glauben an die Entelechie und Selbstregulation der Seele. In der achtsamen Bezogenheit auf das *telos* der Träume, im Entziffern der Bildersprache der Seele und dem Aushalten der Gegensatzspannung sind spirituelle Wandlungsenergien wirksam. Es bedarf des Vertrauens in diesen Prozess, um die Spannung auszuhalten, die sich aus dem Ausgespanntsein zwischen zwei Polen ergibt, es bedarf auch des Glaubens an das feinstoffliche energetische Feld, das sich in der analytischen Beziehung konstelliert. Aufgegeben werden muss die Illusion, alles machen zu können und im Griff zu haben, kultivieren hingegen müssen wir Geduld, die Fähigkeit, warten zu können, sich dem Strom zu überlassen, denn so wenig wie ich Einfluss habe auf das Fließen eines Flusses, so wenig kann ich den seelischen Fluss meiner Patientinnen und Patienten beschleunigen oder beeinflussen. Es geht um die Tugend der Passivität jenseits des Machbarkeitwahns, um das Wartenkönnen, um die gelassene Hingabe an den je eigenen Rhythmus der Patientinnen und das Vertrauen in die organismische Selbstregulation.

Ich verwende in meinen Therapien oft Parabeln aus der Zen-Tradition, um ein Thema zu illustrieren, ein Paradox zu klären oder um eine Metaperspektive einzuführen. Wir bewegen uns in der Therapie oft im Raum der Paradoxien, wie Jürg Zöbeli in seinem Beitrag zum gemeinsamen Wirkprinzip von Psychotherapie und Meditation erarbeitet hat:

> »Die Unlösbarkeit der paradoxen Forderung und des subjektiven Entschlusses, absichtslos zu sein, alles loszulassen und nichts zu erwarten, ›zu wollen, nichts zu wollen‹, der dauernde Willensimpuls (Sinngebung), sich ganz und absichtslos dem Sichzeigenden hinzugeben (Sinnfindung), und das dauernde

> Scheitern und Zweifeln, dieses Paradox je lösen zu können, mag uns dann eines Tages ver-zweifeln lassen [...] und zur Erkenntnis führen, dass Subjekt und Objekt, Ich und Selbst, Teil und Ganzes ein ›Holon‹ sind, d.h., beides zugleich und dennoch verschieden [...].«[157]

Auch in der Gestalttherapie kennen wir die paradoxe Theorie der Veränderung; sie geschieht, wenn jemand wird, was er ist. Nicht, wenn er versucht, etwas zu werden, was er nicht ist.[158]

Auch buddhistische Einsichten sind in meinen therapeutischen Ansatz verwebt. Der Psychoanalytiker Ralf Zwiebel und der Psychologe und Zen-Lehrer Gerald Weischede sprechen vom Anfängergeist in Zen und Psychoanalyse, von der widersprüchlichen, bipolaren Balance zwischen Wissen und Nichtwissen oder vom Paradox gleichzeitiger »Zielorientierung und Absichtslosigkeit«[159], die wir in unserer analytischen Arbeit kultivieren müssen. Beide Bewusstseinsmodi entspringen einer Haltung, die Konzepte, Erwartungen und Bewertungen loszulassen versucht, um möglichst wach und offen den Moment in seiner Unmittelbarkeit zu erleben, das heißt, präsent zu sein. In diesem quasi meditativen Seinszustand tritt das Alltagsbewusstsein mit seinem Fokus auf das Tun und Intervenieren zurück. Ähnlich riet Jung den jungen Therapeuten: »Lernen Sie das Beste, wissen Sie das Beste – und dann vergessen Sie alles, wenn Sie zu den Patienten kommen.«[160] Ähnlich gilt in der Gestalttherapie, dass man, um präsent zu sein, vieles lernen und anschließend wieder verwerfen muss. Es geht um die in uns zu leistende Balance zwischen »Anfänger-Geist«[161] und »Experten-Geist«. Wir müssen immer wieder von vorn, wie neu beginnen können, immer wieder das eigene Nichtwissen im Bewusstseinsraum halten.

4. Trauma als Sinnkrise

Der Archetyp des Traumas drängt zur Auseinandersetzung mit existentiellen Themen und Fragestellungen, da der Sinnkosmos auseinandergebrochen ist und die Werthaftigkeit des eigenen Selbst und der Welt beschädigt oder vernichtet wurde.

Für Jung verhindert Sinnlosigkeit die Fülle des Lebens, während Sinn »vieles, vielleicht alles ertragbar«[162] macht. Jung hat sich immer darauf bezogen, dass etwa ein Drittel seiner Patienten nicht an einer klinisch bestimmbaren Neurose litten, sondern an der Sinnlosigkeit ihres Lebens. So basiert auch sein Verständnis der Psychoneurose auf der Vorstellung, dass es sich hier um ein »Leiden der Seele« handelt, »die ihren Sinn nicht gefunden hat«[163], aber nach analytischem Verständnis »benötigt die Psyche den *Sinn* ihres Seins«[164]. Traumatherapie muss sich auf diese existentiellen Themen beziehen, denn traumatische Erfahrungen stürzen die Betroffenen oft in eine Sinnkrise.

Mich hat immer sehr berührt, dass selbst Jung in hohem Alter nicht die siegessichere, wissende Pose eines Menschen eingenommen hat, der unverrückbar fest im Glauben an einen letztlichen Sinn steht, sondern der schreibt:

> »Wahrscheinlich ist, wie bei allen metaphysischen Fragen, beides wahr: Das Leben ist Sinn und Unsinn, oder es hat Sinn und Unsinn. Ich habe die ängstliche Hoffnung, der Sinn werde überwiegen und die Schlacht gewinnen.«[165]

Jedes Fragen nach Sinn, jedes Verzweifeln an der Sinnlosigkeit berührt unser spirituelles Selbst- und Weltverständnis. Wir sind gezwungen, den illusionären Charakter unserer Erfahrung von Selbst, Welt und Gottesbild zu erkennen. Diese Einsicht ermöglicht uns, Wirklichkeit letztlich wahrzunehmen als das, was sie ist, und uns so von anthropomorphen Vorstellungen des Göttlichen zu lösen.

Das Trauma der Gewalt überrollt das Selbstschutzsystem in einer

Weise, dass die Sinne wie abgestorben erlebt werden und darum auch kein Sinn erfahren werden kann, denn Sinn wird durch unsere Sinne vermittelt und leiblich erfahren. Folter, Holocaust und Massenvergewaltigungen lassen sich nur schwer in die subjektiven Sinnstrukturen integrieren und fordern ein Traumaparadigma heraus, dass nicht länger primär trieb- und konfliktzentriert ist, sondern die existentielle Bedeutung von Sinn- und Wertverlust in den Vordergrund stellt, denn als Menschen sind wir, wie Merleau-Ponty formulierte, »zum Sinn verurteilt«[166]. Therapie muss Prozesse begleiten, die Trauma-Opfern dabei helfen, sich in der Komplexität und dem Irrsinn und Unsinn traumatischer Erfahrungen neu zu verorten und die »Sinnerfassungs- und Sinnverarbeitungskapazität«[167] zu erweitern.

Die Welt ist ganz generell mit immenser Geschwindigkeit immer komplexer und unübersichtlicher geworden. Wir brauchen eine neue Persepektive, um mit diesen Entwicklungen Schritt zu halten, uns in den komplexen, nicht linearen systemischen Zusammenhängen der Welt orientieren zu können und Grundmuster zu identifizieren, die es ermöglichen, im Fluss des Lebens zu bleiben und einen Raum des Nichtwissens auszuhalten, ohne von Angst überwältigt zu werden. Voraussetzung eines solchen Denkens ist die Überzeugung, dass Sinn als Möglichkeit der Erfahrung uns Menschen gegeben ist und es gilt, ihn aufzufinden und als Mythos immer neu zu erschaffen.[168]

Ich habe mich, gemeinsam mit meinem psychoanalytischen Lebensgefährten, sehr intensiv mit der Sinnfrage in der Psychotherapie auseinandergesetzt. Unser Buch *Hunger nach Sinn*[169] hat Grenzerfahrungen als Motiv der Sinnsuche auszuloten versucht, Sinnkrisen analysiert und der Dialektik von Sinnfindung und Sinngebung nachgespürt.

Etymologisch geht Sinn auf ahd. *sin* zurück und bezeichnet den Weg, die Richtung. Das Bedeutungsspektrum von Sinn beschreibt etwas Dynamisches, mit den Sinnen Erspürtes, das mit Unterwegssein zu tun hat. Mit Sinn wird bezeichnet, was Ziel und Zweck eines Strebens ist, was Orientierung verleiht und mein Selbstverständnis im Lebensganzen ausmacht. Darum kann es nicht den einen, auf immer festgeschriebenen Lebenssinn geben, sondern nur ein Unterwegssein zum Sinn, ein Schöpfen verschiedenster Sinnmöglichkeiten über die Lebensspanne hinweg. So wie die Seele *naturaliter religiosa* (Jung) ist, so glaube ich, dass dem Menschen eine Sehnsucht nach Sinn inhärent ist, sozusagen apriorisch gegeben, ein Existential, das schöpferische Streben nach einer Ganzheitserfahrung.

Sinn ist auch, wenn es um Sinn als Transzendenz geht, das unfassbare Geheimnis, das nur im Symbol, im Paradox, im Mythos und in der Kunst andeutbar ist. Dies wirft die Frage nach einem letztlichen Seinsgrund auf, einem Sinn, der nicht zu ersinnen ist, sonst wäre es nicht der wahre Sinn (Laotse).

Graf Dürckheim schreibt von einer Begegnung, die er in Tokio mit einem Zen praktizierenden Japaner hatte. Dieser betrachtete lange und erschüttert das über seinem Schreibtisch hängende Bild einer böhmischen Landschaft von Caspar David Friedrich und stellte ihm die überraschende Frage: »War er *durch?*« Dürckheim fragte nach, was er denn mit *»durch«* meine und erhielt als Antwort die dreifache Frage: »Hatte der noch Angst vor dem Tode? Sah der nicht den Sinn auch im Unsinn? Stand der nicht im Zeichen der universellen Liebe?«[170]

Das Fragen des buddhistischen Japaners angesichts eines Gemäldes, das für ihn offensichtlich von großer Transparenz und ergreifender Aussagekraft war, verweist auf eine Lebenshaltung, die wir mit Weisheit in Verbindung bringen, mit der Fähigkeit, die Paradoxien des Lebens auszuhalten, die Angst vor dem Tod zu überwinden und dem Unsinn und den leidvollen Herausforderungen des Lebens mit Liebe zu begegnen. Die Auseinandersetzung mit Sinn und Unsinn ist darum für mich keine philosophische Oase oder ein Rückzug in den Elfenbeinturm neuer Innerlichkeit, sondern Forderung der Stunde, legitimes Anliegen einer heilungsorientierten Psychotherapie und wesentlicher Schritt auf dem Weg zu einem Bewusstseinswandel. Aus der empirischen Forschung wissen wir, dass Sinnerfahrungen sich auf seelische und körperliche Vorgänge deutlich positiv auswirken, während Sinnleere ein klarer Risikofaktor für seelische Erkrankungen ist. Das Fehlen eines »Wozu« im Leben, das Gefühl einer radikalen Sinnlosigkeit des Lebens ist schwer zu ertragen.

In Extremsituationen erleben sich Menschen oft als Opfer böser, schicksalhafter Mächte, und es drängt sich die unbeantwortbare Grundfrage nach dem »Warum« des Bösen auf. Hier gilt es auszuhalten, auf die Frage der Theodizee keine Antwort zu wissen und doch verlässlich diese Sinnsuchbewegungen und die Frage nach Schuld und Verantwortung zu begleiten. Mögliche Sinnantworten sind nur dann integrationsfördernd, wenn sie nicht dem krampfhaften therapeutischen Bemühen entsprechen, dem erschreckendsten Unsinn noch einen Sinn aufzukleben.

Ich bin oft von den durch kaum vorstellbares Leiden heimgesuchten Menschen gefragt worden, ob es nach den Unterwelterfahrungen noch ein Zurück in eine von anderen geteilte Welt geben kann. Ist nach dem Trauma, nach den aufgerissenen Wunden des Andersseins, Anderssehens, Andersfühlens, nach einem Zustand des Außer-sich-selber-Seins Individuation wirklich möglich? Mit solchen Fragestellungen bin ich als Jung'sche Analytikerin in meinem »Wissen« um eine Sinnganzheit von Todesnähe und Neugeburt extrem herausgefordert, und nur meine Authentizität und mein Erfahrungswissen werden darüber entscheiden, ob mein analytischer Ansatz nur eine romantisierende, mystifizierende Spiritualisierung der Analytischen Psychologie bedeutet oder ob etwas hindurchtönt, was durch alle Abgründe hinweg von dieser anderen Wirklichkeit zeugt.

Ich muss mich durch meine eigene Lebenspraxis und meinen persönlichen spirituellen Weg ein Stück weit vom »Ich-Wahn« befreit haben, damit ich den therapeutischen Prozess als einen Schritt ins Offene verstehen kann, einen Dialog zwischen Hoffnung und Hoffnungslosigkeit, einen Tanz mit der paradoxen Wahrheit, dass das einzig Stetige das Unstete und Dynamische ist und die »ganze« Ganzheit mit unserer dualistischen Wahrnehmung nicht zu erfassen ist.

Offenheit für Dimensionen jenseits der Grenze habe ich vor allem in Poesie und Dichtung gefunden, die Sinn, Sinnlosigkeit und Hoffnungshorizonte umkreisen. Ich habe in den Büchern von Isaac B. Singer die geistig-religiöse Auseinandersetzung mit den großen Themen Glaube, Liebe und Tod als besonders lebensnah empfunden

> »Seiner Lebensphilosophie zufolge hätte er sich eigentlich mit allem abfinden müssen – mit Krankheit, Einsamkeit, Schmutz und Elend, ja sogar mit dem Tod. Wenn die menschliche Existenz überhaupt einen Sinn hatte, dann war er nur jenseits ihrer Grenzen zu begreifen, in der Dunkelheit, die ohne jedes Wis-

> sen weiß, ohne jeden Plan erschafft und ohne jeden Gott göttlich ist.«[171]

Es sind diese erschütternden, aufrüttelnden Nöte eines Ringens um den Sinn im Unsinn, die auch die eigenen Grenzen unseres an Heil und Heilung orientierten therapeutischen Selbstverständnisses herausfordern, denn hier zerbröckeln oft die hilflosen Versuche metaphysischer Sinndeutungen des Leidens. Wir müssen aushalten können, dass auch unser Glaube an ein heilsames Wandlungsgeschehen an diesen Pforten der Unterwelt oft an nicht zu überwindende Grenzen stößt.

Der Volksmund hat diese Einsicht in die Antwortlosigkeit solchen Fragens sehr schlicht vermittelt. Ich erinnere mich, in Bern in der Junkergasse folgende Häuserinschrift gesehen zu haben:

> »Aus Tauf-, Hochzeits- und Grabgeläut
> mischt sich der Klang des Lebens.
> Woher, wohin, wozu?
> Du fragst vergebens.«

Das »Tauf-, Hochzeits- und Grabgeläut« verweist auf Schwellensituationen auf dem Lebensweg, auf Grenzsituationen der Freude und Trauer, die zu Rückbesinnung und Vorschau zwingen. Sie haben in allen Kulturen einen besonderen Ehrenplatz und werden gefeiert durch Übergangsriten. Sie sind Knotenpunkte der Transformation, Geburt und Tod im Kleinen, Ausdruck des »Stirb und werde«, des Loslassens und Neubeginns, und damit Zeichen eines dialektischen Lebens-, Wachstums- und Sterbeprozesses.

Indem Krisen unvermeidliche Begleiterscheinungen des Lebensprozesses, der individuellen und kollektiven Evolution sind, bedeuten sie Entwicklung und Entfaltung der uns inhärenten Potentiale. Im Zeichen Nr. 3 des I Ging, des Buchs der Wandlungen, »Die Anfangsschwierigkeit«, wird dies z. B. dargestellt im Bild eines Pflanzenkeimlings, der mühsam durch das harte Erdreich, um Hindernisse herum ans Sonnenlicht drängt. Dieses chinesische Piktogramm ist ein Symbol für einen mühsamen Aufstieg zu einer höheren Entwicklungsstufe des durch Krisen vorangetriebenen Evolutionsprozesses. Die Krise ist die Zeit nach der Winterruhe, wenn die Natur wieder zu neuem Leben erwacht, wenn das Eis bricht, die im Winter erstarrten Prozesse wieder ins Fließen kommen und die Verwandlungsbewegung des Lebens neu beginnt. Wachstum und Reifung sind daher stets mit »Wachstumsschmerzen« verbunden. Krisen können eine Art »Transformationsstau« (von Brück) verkörpern, wenn der Impuls zum Wandel nicht aufgenommen werden kann und der Mensch steckenbleibt.

Ich habe viele traumatisierte Menschen erlebt, deren tragende Werte und unbewusste Grundüberzeugungen gewaltsam vernichtet wurden. Sie haben die Überzeugung verloren, dass die Welt im Grunde gut, sinnvoll und vorhersehbar und das eigene Selbst wertvoll und liebenswert ist. Dort drängte sich mir besonders die Frage auf, welche Möglichkeiten der Sinnfindung es für diese aus dem Strom der Zeit herausgefallenen Menschen geben mag. Wie kann ein Mensch sich wieder Leben zusprechen, dem es – degradiert zum Ding – abgesprochen war? (Edvardson)

Traumatherapie ist ein Prozess des Leben-Zusprechens, orientiert am Leitmotiv des Werdens und Vergehens, ein Versuch, in der Dunkelheit des »vergeblich« ein Licht anzuzünden und wenn möglich wieder eine Rückbindung an den Urgrund des Seins zu eröffnen. Wenn traumatische Einbrüche uns vom Lebenskurs abgebracht haben und wir uns nicht länger wie gewohnt verorten können, dann vermag in der Neuausrichtung auf das Wesentliche der Sinn für die Tiefendimension des Lebens aufscheinen.

Meine Erfahrungen im kriegsverwundeten Bosnien, meine Gespräche mit den beinamputierten Soldaten im Spital von Sarajevo, die Gespräche mit Kindern und Lehrerinnen in von Granaten durchlöcherten Schulhäusern, die Supervisionsstunden mit Therapeutinnen in Zenica, die mit den vergewaltigten Frauen gearbeitet haben, lehrten mich viel über die menschliche Fähigkeit, in Zeiten der Not über sich selbst hinauszuwachsen und mit Humor und Selbstdistanz den alptraumhaften Lebensbedingungen des Krieges standzuhalten. Die Witzkultur in Zeiten von Krieg und Unterdrückung relativiert Erlebtes und bewahrheitet, dass »Humor ein Hauch von Transzendenz« (von Brück) vermittelt und Albert Camus in seinem Roman *Die Pest* recht hat, wenn er schreibt, »in Zeiten der Pest lernen wir, dass es im Menschen mehr Dinge zu bewundern, als zu verachten gibt«[172].

Beim Betreten der Kammern des Todes und der Verliese der Sprachlosigkeit begleitet mich ein Vertrauen in die Möglichkeit, dass auch im Dunkel, in der Finsternis abgrundtiefer Verzweiflung ein Licht aufscheinen kann. Von Gaetano Benedetti, der berührend über das schwarze Loch psychotischer Sinnentleerung geschrieben hat, habe ich in der Supervision gelernt, dass er auch bei Patienten, die sich suizidiert haben, nie den Glauben an einen letzten, unbeweisbaren Sinn unseres therapeutischen Mitseins und Mittragens verloren hat.

So bleibe ich in der achtsamen Bezogenheit auf die Dialektik von Sein und Werden, von der Notwendigkeit zu akzeptieren, was sich nicht verändern lässt und im Sosein angenommen werden muss, und dem Ausloten von Wandlungsmöglichkeiten. Ich betrachte Spiritualität in der therapeutischen Arbeit als eine Goldmine. Eine achtsame spirituelle Haltung hilft, die Ohnmacht auszuhalten, ohne dass sie uns um den Verstand bringt, der Unmenschlichkeit ins Auge zu schauen, ohne selbst unmenschlich zu werden, und über den Wahnsinn des Traumas nicht tödlich zu erschrecken.

Spirituelle Ansätze sind nicht nur in der Traumatherapie und Bewusstseinsforschung relevant, sondern auch im Kontext der Positiven Psychologie (Martin Seligman), im Konzept der Salutogenese (Aaron Antonovsky) und Ressourcenforschung, in der Bindungstheorie und Stressbewältigungsforschung. Repräsentative empirische Erhebungen unter Psychotherapeutinnen und Psychotherapeuten zur Einbeziehung der spirituellen Perspektive in den therapeutischen Prozess machen deutlich, dass ein Eingebundensein in ein größeres, über die existentiellen Bedingtheiten hinausweisendes Ganzes die Funktion von Trost und Halt haben kann und die Fähigkeit des *containing* erhöht.[173]

Angesichts des Grauens und des Leidens, das es in seiner Unergründlichkeit auszuhalten gilt, braucht es eine solide innere Verankerung, um durch den intimen Kontakt mit den zerrütteten traumatisierten Menschen nicht selber zerrüttet zu werden, sondern präsent, zentriert und im klaren Gewahrsein dieser Abgründigkeiten menschlichen Schicksals ausharren und resonant bleiben zu können.

Trauma und Sinnfindung

Immer dann, wenn Schlüsselelemente und Grundannahmen einer Person im Innersten erschüttert werden, ist auch die Fähigkeit zur Emotionsregulierung berührt. Es bedarf dann eines intensiven Durcharbeitens, einer *ruminatio*, und einer kognitiv-emotionalen Anpassungsleistung, Neubewertung und Bedeutungszuschreibung, die es ermöglicht, diese seismische Erschütterung in den Lebenskontext zu integrieren. Diese völlige Umgestaltung des konzeptionellen Systems eines Menschen ist einem Paradigmenwechsel vergleichbar.

Hilfreich erscheint mir, die Prozesse seelischer und spiritueller Transformation traumatischer Erfahrungen mit den alchemistischen Wandlungs- und Reinigungsphasen zu amplifizieren. In extrem traumatischen Zuständen zerfällt die ursprüngliche Einheit der Persönlichkeit – das alchemistische Stadium der *nigredo,* die Schwärzung. Voraussetzung dafür, dass etwas Neues entstehen kann, ist das Absterben des Alten. Dieser Zustand ist gekennzeichnet durch Zersplitterung, Auflösung oder Vernichtung des Ich, *mortificatio* (Tod) und *putrefactio* (Verfaulung), im Traumakontext als Fragmentierung, Dissoziation und Depression, als blockierte Libido, in der ein Mensch ganz uneins ist mit sich selbst und sich in größter Seelennot befindet. In der Praxis sehe ich Menschen, deren seelische Energie völlig eingefroren ist, die jede innere Balance verloren haben und desorientiert umherirren.

Aus der Desorientierung aufgrund des Sinn- und Wertverlustes und der Auseinandersetzung mit dem Dunklen, dem Bösen, entwickelt sich eine neue Bewusstseinseinstellung, eine veränderte Haltung, die *albedo*, die Weißung, ein neues Potential, eine Herausforderung zur Wandlung, eine *enantiodromia.* In der Analyse sind es gerade diese Phasen der Stagnation, Verzweiflung und Sinnkrise, die einen Paradigmenwechsel, ein Umdenken erzeugen können.

Die nächste therapeutische Phase ist die der *rubedo,* die Rötung, wenn Möglichkeit zu Wirklichkeit wird und Form erhält. Hier geht es um die Integration des Traumas, das Heilen der Brücke vom Ich zum Selbst, das wie eine transpersonale Erfahrung erlebt werden kann, ein Heimholen der Seele, ein Zustand, in dem alle Gegensätze aufgehoben sind.

Die Stufen der *nigredo, mortificatio* und *putrefactio* kommen auch in den Konzentrationslagern vor. Die Lagererfahrung kennt aber kein Heimholen der Seele, sondern hier wurde den Menschen die Seele aus dem Leib gepeitscht, hier fand ein Umdenken als ein Bruch im ethischen System statt. Die Ethik im Lager war wie auf den Kopf gestellt, was einst gut war, ist jetzt böse, das Gewissen wurde ausgehebelt und das Menschenbild, wie Primo Levi gezeigt hat, pervertiert: »Mensch ist, wer tötet. Mensch ist, wer Unrecht zufügt oder erleidet: kein Mensch ist, wer jede Zurückhaltung verloren hat und sein Bett mit einem Leichnam teilt.«[174] Levi versuchte sich zu retten und sich am Leben zu erhalten, eine Art Selbstvergewisserung, dass er noch ein Mensch sei, indem er sich inmitten der Ungeheuerlichkeiten an Passagen von Dantes *Göttlicher Komödie* erinnerte, die ihm ermöglichten, eine Verbindung zur Vergangenheit herzustellen und sich seiner Identität zu vergewissern.

Auch Foltererfahrungen gehören in diesen Bereich der Liminalität, zielt die Folter doch darauf, Grenzen aufzulösen, seelische, kulturelle, soziale und politische Wertmaßstäbe zu pervertieren. Je größer der Verlust der Welt für das Opfer ist, desto größer ist der Machtzuwachs für den Folterer, der sich als Herrscher über Leben und Tod aufspielt. Diese willkürliche und erzwungene Entgrenzung des Individuums stößt in einen Raum, in dem eine Umwertung aller Werte erfolgt: Vertrauen wird in Verrat verkehrt, Geborgenheit in Angst, Selbstvertrauen und Selbstwert in Ohnmacht und Scham. Letztlich ist die Entfremdung so groß, dass auch die Wahrheit ein Janusgesicht bekommt. Ich habe diese Umwertung aller Werte, das Umstürzen der ethischen Ordnung in dem Gedicht des peruanischen Dichters Juan Gonzalo Rose sehr schlicht ausgedrückt empfunden:

Die Frage

Meine Mutter sagte mir:
wenn du mit Steinen nach Vögeln wirfst,
den kleinen weißen, und sie tötest,
wird Gott dich strafen;
wenn du deinen Freund verprügelst,
den mit dem Gesicht wie ein Esel,
wird Gott dich strafen.

Das Zeichen Gottes
waren zwei Stöcke
und seine zehn theologalen Gebote
paßten in meine Hand
wie zehn zusätzliche Finger.

Heute sagen sie mir:
wenn du keine Lust zum Krieg hast,
wenn du nicht täglich eine Taube tötest,
wird Gott dich strafen;
wenn du den Neger nicht verprügelst,
wenn du den Roten nicht haßt,
wird Gott dich strafen;
wenn du dem Armen Ideen gibst
anstatt einen Kuß,
wenn du von Gerechtigkeit sprichst
anstatt von Liebe,
wird Gott dich strafen,
wird Gott dich strafen.

Das ist doch nicht unser Gott,
nicht wahr, Mama?[175]

Trauma-Überlebende empfinden häufig eine schwer zu korrigierende Desillusionierung über die menschliche Natur und ihre ethische Konfliktfähigkeit. Und doch wird paradoxerweise in diesen Grenzsituationen nach Sinn gesucht. »Der Wille zum Sinn« – so hat Viktor Frankl seine Erfahrungen in den Konzentrationslagern als Logotherapie konzeptionalisiert – verweist auf das urmenschliche Bedürfnis, Unverstehbares verstehbar zu machen und Kohärenz wiederherzustellen. Frankl legte Zeugnis ab von einer gewandelten, sinnorientierten Lebensphilosophie, die davon überzeugt ist, dass selbst in scheinbarer Ausweglosigkeit ein Rest innerer Freiheit bleibt, mit der sich ein Mensch zum Unveränderlichen, zum unabwendbaren Schicksal von Leiden und Tod einstellen kann. Es sind diese Einstellungswerte, die eine Möglichkeit eröffnen, auch im Dunkel der Verzweiflung Sinn aufleuchten zu lassen. Seine Botschaft war ein »Trotzdem Ja zum Leben sagen«, eine Ermutigung zur Selbsttranszendenz.

Ganz allgemein bestimmen Werte unser existentielles Verhältnis zu dem, was uns umgibt, und charakterisieren die Grundverfassung des Individuums zu seiner Umwelt. Imre Kertesz hat in seiner Rede zum Erhalt des Nobelpreises für Literatur 2002 eindringlich über Werte als Freiheitsmomente gesprochen: »In der Tiefe großer Erkenntnisse, selbst wenn sie sich auf unüberwindbare Katastrophen gründen, steckt immer etwas vom großartigsten aller europäischen Werte, ein Moment der Freiheit, das als Surplus, als etwas Bereicherndes in unser Leben eingeht, indem es uns die wahre Tatsache unserer Existenz und unsere wahre Verantwortung für sie zu Bewußtsein bringt.«[176]

Nicht alle Holocaust-Überlebenden teilen eine sinnorientierte Perspektive, sondern bleiben Überwältigte nach allen gescheiterten Versuchen des Bewältigens. Jean Améry kann nach den Schrecken des Gefoltertwerdens, der totalen Entmenschlichung nicht mehr an eine Welt glauben, in der das Prinzip Hoffnung herrscht, kann nicht mehr heimisch werden in dieser entzauberten Welt, die Stück für Stück von allem demontiert wurde, was ihm einst wesentlich war und als menschlich galt.

Für Elie Wiesel gibt es keine Antwort auf die Frage nach dem Warum von Auschwitz. Hier müsse der Intellekt mit seinem Fragen nach Sinn kapitulieren, hier sei jede Sinnorientierung gründlich und abgründlich für immer erloschen. Und doch schreibt Wiesel, der sagt, man müsse lernen zu schweigen über Auschwitz, weil es sich jeder Versprachlichung entziehe, immer wieder über die Auschwitz-Erfahrung. In diesem narrativen Prozess sehe ich den Versuch, Formen von Symbolisierung zu finden als Heilungs- und Verarbeitungsmodus dieser existentiellen Gleichgewichtsstörung, als verzweifelte Suche nach erneutem Weltvertrauen. Ganz ähnlich beschreibt Primo Levi seinen Zwang zu schreiben als Suche nach einer narrativen Identität: »Ich glaubte, ich könnte mich durch Erzählen reinigen, ich erzählte mündlich und schriftlich so viel, dass mir schwindelte und allmählich ein Buch daraus entstand: beim Schreiben fühlte ich für kurze Zeit Frieden und fühlte mich wieder Mensch werden, ein Mensch wie alle [...].«[177]

Der Mensch braucht eine heilende Fiktion, um nach dem Blick ins Antlitz der Gorgo mit diesen traumatischen Grenzzuständen fertigzuwerden. Primo Levi schrieb, dass für ihn das Schreiben über das Lager ein bedeutendes Erlebnis gewesen sei, dass es ihn zutiefst verändert habe, ihm »Reife und Lebensziel«[178] gegeben habe. Er war überzeugt, dass der Glaube an den Sinn im Leben in jeder Faser unseres Seins verwurzelt ist und einen unauslöschbaren Teil unseres Menschseins ausmacht. Unter den traumatisierenden Bedingungen des Lagers wird dieser Sinn aber nicht aus einer irgendwie gearteten metaphysischen Überzeugung gewonnen, sondern aus den kleinsten Freuden des Alltags: einen Hauch lang die warme Sonne auf der Haut zu spüren, einen Moment lang den blauen Himmel zu sehen, noch einmal lebend den Frühling erleben zu können, die erste Amsel singen zu hören und sein letztes Stück Brot mit einem Kameraden zu teilen.

Traumatische Erfahrungen halten uns also den Spiegel vor Augen, wie es um die menschliche Existenz und ihre Fähigkeit zur Sinnschöpfung, zum Guten und zum Bösen bestellt ist. Daraus erwächst eine Verantwortung, sich der Frage: »Weiterleben – aber wie?« zu stellen, der Suche nach einer neu erworbenen Sinn- und Wertorientierung. Es scheint unvorstellbar, dass Überlebende berichten, trotz all des Tragischen und Schrecklichen etwas Positives davongetragen zu haben. In seinem Nachwort zu seinen Büchern über den Holocaust schreibt Primo Levi, dass er es den Auschwitz-Erfahrungen verdanke, überhaupt geschrieben zu haben.[179]

Ich lernte von Menschen, die das Grauen überlebten, der Hölle entkommen sind und Zeugnis abgelegt haben, wie das Unfassbare unfassbar bleibt, wie das bestürzend Abgründige sich eingebrannt hat in Haut und Gedächtnis, eine reale Hadesfahrt, ein *decensus ad inferos.* Die Sehnsucht nach Sinn im absoluten Un-Sinn scheint auch in diesen Dunkelzonen menschlichen In-der-Welt-Seins immer wieder aufzuflackern und manchmal sich als Vertiefung spiritueller Einsichten zu manifestieren, als Sorge um die Schöpfung als Ganzes, als Ringen um das Wandlungspotential der Kreativität, um gemeinsam mit anderen Menschen diese Welt zu einem weiseren und menschlicheren Ort zu gestalten.

Trauma und Liminalität – der Mensch an der Schwelle

Traumatische Erfahrungen katapultieren den Menschen in einen Zustand der Liminalität. Der Anthropologe Victor Turner bezieht sich in seinen Arbeiten zur Liminalität auf den Ethnologen Arnold van Gennep (1873–1957) und dessen Hauptwerk *Les rites de passage.*[180] Traumatisierte Menschen befinden sich in einem liminalen Raum, in einer unstrukturierten Übergangs- oder Schwellenphase, die im Englischen als *betwixt and between* treffend bezeichnet wird, etwa zu übersetzen mit der deutschen Redewendung »zwischen den Stühlen«, einer Seinsweise der Liminalität, dem *Sein auf der Grenze* (Tillich). Die Grenze stand für die Griechen unter der Schirmherrschaft von Hermes, dem Seelenführer in die Unterwelt, der mit den doppelsinnigen, paradoxen Grenzwirklichkeiten lichter und dunkler Räume vertraut ist. Die Symbolik der Grenze ist paradox, sie beinhaltet Trennung, Abgrenzung und gleichzeitig Berührung, Zusammenkommen des Getrennten. Grenzen ordnen die Realität, entscheiden über Zugehörigkeit, vermitteln Identität und schaffen Sicherheit. Werden Grenzen verletzt, kann das destruktive Folgen haben und zu Fragmentierung, Zusammenbruch, Psychose oder Borderline-Zuständen führen.

Liminale Zustände sind Grenzzustände, Übergangsphasen des Werdens, in denen man sich außerhalb der vertrauten Raum-Zeit-Kategorien bewegt. Der liminale Raum liegt an der Grenze zwischen Ordnung und Chaos – ein Erfahrungsraum, in dem wir extrem offen und verletzbar sind. Jung hat diesen nicht räumlichen und zeitlosen Zustand mit der eigenartigen Natur des Unbewussten verglichen. In Zuständen der Liminalität sind wir mit der archetypischen Dimension verbunden, werden wir konfrontiert mit dem kollektiven Unbewussten und seinem unbeschreibbaren Wesen, das als *mysterium tremendum* erfahren werden kann oder als *mysterium fascinans,* als lebensfördernde und unterstützende Begegnung, die auch die schwersten traumatischen Einbrüche überwinden hilft.

Traumata und Nahtoderfahrungen führen oft in dieses unvorhersehbare, geheimnisvolle, faszinierende Niemandsland, in dem unser »hautverkapseltes Ich« aufgelöst wird. Traumatische Schockerlebnisse können als Schwellenerfahrungen initiatorisch den spirituellen Raum öffnen und ein Erfassen der Wirklichkeit ermöglichen, das die Ich-Perspektive sprengt und den Sinn des Ganzen wahrnimmt. Trauma-Überlebende steigen aus ihrem Körper aus, und ein beobachtendes Ich – ähnlich wie in meditativen und tranceartigen Zuständen – übernimmt eine Art Zeugenschaft. Vielleicht liegt hier auch ein Schlüssel zum Verständnis dissoziativer Prozesse als Folge traumatischer Erfahrungen. Oft bewegen sich traumatisierte Personen als Grenzgängerinnen zwischen der materiellen, physischen und immateriellen Bewusstseinswelt hin und her. Sie erleben sich durch das Überschreiten von Grenzen wie verwandelt. Sie haben sich einlassen auf und loslassen müssen in die Unterwelt, ohne zu wissen, ob sie je wieder aus dieser Tiefe in die Alltagswirklichkeit heraufsteigen können.

In diesem Zustand wirken traumatisierte Patienten, als hätte die Seele ihren Körper verlassen. Spirituelle Traditionen lehren uns aber, dass die Seele erst dann in die Geisterwelt zurückkehren kann, wenn der physische Körper wirklich tot ist. Für traumatisierte Menschen bedeutet dies, dass die Seele in einer Art Schwebezustand gefangen ist, *betwixt and between*. Das Zurückholen der Seele aus diesem Zwischenreich gilt als die Aufgabe der Schamanen oder der Analytiker. In der Analyse arbeiten wir daran, den Körper wieder zu einem sicheren Ort zu machen, sodass die Seele wieder gefahrlos den Körper bewohnen kann.

Es ist auffällig, wie viele Grenzgängerinnen unter den Menschen zu finden sind, die im Bereich des geistigen Heilens tätig sind. Traumatisierte Frauen, die ihr Trauma als ein schamanistisches Initiationserlebnis des »Zerstückeltwerdens« begreifen, vermögen die Konfrontation mit Erfahrungen jenseits der Grenze als eine Art Einüben des »Stirb, bevor du stirbst« zu betrachten. Dieses »den Tod Trainieren« gilt im Schamanismus als Vorbedingung für das Heilen. Es ist Ausdruck des Archetyps des »verwundeten Heilers«.

Die von Turner beschriebenen leidvollen liminalen Übergangsräume und Tunnelerfahrungen sehe ich auch im Traumakontext: Traumatisierte und gefolterte Menschen erleben eine Initiation in völlig unbekannte Erfahrungsräume der Desorientierung, Unsicherheit und des Wertezerfalls, in denen Raum und Zeit bedeutungslos werden. Man ist nicht mehr der, der man einmal war, und man ist noch nicht der Mensch, der man werden könnte. Trauma-Opfer zögern oft, ohne einen verlässlichen Wertekompass die Schwelle in ein unbekanntes Niemandsland zu überschreiten. Vorherrschend sind Schmerz, Verzweiflung und der überwältigende Wunsch zu sterben. Und doch ist auch die schwache Hoffnung auf ein noch ungelebtes Leben präsent, ein Oszillieren zwischen Auseinanderfallen und Wiederzusammenfügen der Teile, zwischen Fragmentierung und Individuation. In existentiellen Grenzzuständen der Liminalität sind archetypische Energien wirksam, und die

Numinosität dieses Zwischenzustands birgt in sich das Geheimnis der Wandlungsfähigkeit.

Für mich sind traumatische Zustände Schwellenerfahrungen zwischen Wirklichkeit und Unwirklichkeit, der Alltagswelt und der Unterwelt, zwischen Realität und Spiritualität. Manche meiner Patientinnen erleben sich als Reisende zwischen verschiedenen Welten, als Wandernde durch dämmrige Zwischenreiche, seltsam vertraut mit der Unterwelt, in die sie sich durch das Trauma hineingeworfen fühlten, und doch auch gleichzeitig zur Alltagswelt gehörend. Das zeitweilige Verweilen im liminalen Raum kann für synchronistische und paranormale Erfahrungen des psychoiden Seelenraums besonders empfänglich machen. Manchmal werden die seelischen Wunden zu einem Tor für ein erweitertes Bewusstsein, das uns mit unseren primordialen Wurzeln verbindet.

Jerome Bernstein hat in seinem Buch *Living in the Borderland*[181] solche nicht pathologischen Grenzerfahrungen erhöhter Sensibilität und der Wahrnehmung nicht rationaler Wirklichkeiten beschrieben. Er verweist darauf, dass Personen mit einem vertieften Verständnis für archetypische Dynamiken und einer großen Vertrautheit mit dem kollektiven Unbewussten in unserer Kultur oft für verrückt gehalten werden. Aufgrund unserer Vorurteile werten wir deren Visionen und Erfahrungen als pathologisch ab. Die Betroffenen selbst erleben aber ihre Grenzland-Wirklichkeit als heilig.

5. Die transformierende Kraft des Leidens

Poeten des Traumas: Paul Celan und Nelly Sachs

Ich möchte Celans Dichtung liminaler, traumatischer Wirklichkeitserfahrungen mit der Psychotraumatologie in Beziehung setzen. Sein Leben mit todbringenden Widersprüchen hat eine Poesie hervorgebracht, die vom Geheimnis von Leben und Tod spricht. Aus traumatischer Verfolgung, vielfältigen Brüchen und Rissen in Beziehungen, geprägt von Schmerz, melancholischer Umdüsterung und Todesnähe hat sich dieser Poet des Traumas Daseinsmöglichkeiten erschrieben. Celan erlitt wie viele andere seiner Dichterkollegen das Trauma des Exils. Er wurde in der Bukowina in Czernowitz 1920 geboren (heute Ukraine), nach der Besetzung, zuerst durch die Sowjetunion (1940) und später (1941) durch rumänische und deutsche Truppen, wurde er in das jüdische Ghetto der Stadt verbannt. Die Deportation und Ermordung seiner Eltern erschütterten ihn tief. Nach harter Zwangsarbeit in rumänischen Arbeitslagern fand er 1948 sein Exil in Paris. Ein Teil seiner Seele blieb wie immer exiliert, abgespalten vom Rest der Persönlichkeit. Unendlich beklagte er seine Verluste, den Verlust von Familie und Freunden, den Verlust von Haus und Heimat, vor allem aber beklagte er, die Unschuld des Glaubens an Menschlichkeit verloren zu haben.

Ich sehe in Celan einen Grenzgänger zwischen zwei Welten, in denen er immer ein Fremder bleibt. Wie ein Pilger überquert er Übergangsräume von Leben und Tod, Vergangenheit und Zukunft, geprägt von Hoffnung als der einzig möglichen Antwort auf die *conditio inhumana*. Seine Gedichte legen Zeugnis ab von der transformativen Kraft dieser Zone zwischen Tod und Leben, aber auch von den destruktiven Aspekten des Grenzgängerseins. Sein Leben war oft ein gehetztes Verfolgtsein von Ort zu Ort; seine Dichtkunst eine Reise durch liminale Räume, ein Überschreiten der konventionellen Schranken der Sprache, um Heilung zu suchen für das Leiden am Verlust der Menschlichkeit. Das Konzept der Liminalität scheint mir besonders für die Poeten der Shoah relevant.

Celans Gedichte bewegen sich in der Liminalität von Raum und Zeit zwischen Tod und Leben. Seine metaphorische Sprache ist die kreative Sprache des Grenzgängers, der ständig Schwellen überschreitet und unsere imaginativen Kräfte evoziert, um ihm in neue Denk- und Seinsweisen zu folgen. Sinnigerweise trägt der 1953 erschienene Gedichtband den Titel: *Von Schwelle zu Schwelle*[182]. Die Metaphern seiner Lyrik beschwören jenen imaginativen Raum, den Henri Corbin *mundus imaginalis*[183] genannt hat. Traumatische Erlebnisse initiieren in diese imaginären, liminalen Bereiche – sie öffnen damit auch Tore zum Unbewussten, die mit Hermes als Wegweiser den Boden bereiten können für die Erfahrung des Selbst.

Celan hat sich immer als Außenseiter gefühlt, am Rande, ohne festen Boden, der in seiner Metapher »Wer auf dem Kopf geht, [...] der hat den Himmel als Abgrund unter sich«[184] einen eindringlichen Ausdruck gefunden hat. Diese liminale Randexistenz hat für ihn auch das Gedicht:

> »[...] das Gedicht behauptet sich am Rande seiner selbst; es ruft und holt sich, um bestehen zu können, unausgesetzt aus seinem Schon-nicht-mehr in sein Immer-noch zurück.«[185]

Die Polarität dieses liminalen Archetyps hat neben der befreienden Wirkung auch einen destruktiven Pol: Zusammenbruch, Zerrissenheit, Zerstörung, Tod. Er ist in unserer klinischen Praxis allgegenwärtig und schmerzlich spürbar als gefährliche Grenzauflösung in der Arbeit mit suchtkranken, psychotischen oder an einer Borderline-Störung leidenden Menschen. Die Grenzen des Selbst werden bei Traumatisierungen als Folge innerer und äußerer Bedrohung immer mehr nach innen verlagert, was zu einer defensiven Haltung der Vorsicht und des Misstrauens führt. Traumatische Erfahrungen führen oft zur Zerstörung der tragenden Objektbeziehungen in der Innenwelt, auf denen das Selbstbild beruht. Daraus resultieren die tiefgreifenden Veränderungen der psychischen Struktur, die mit Abgrenzen, Ausgrenzen und Entgrenzen zu tun haben. Viele der traumatisierten Dichter litten unter der fehlenden Grenze zwischen Innen und Außen, den zusammengebrochenen innerpsychischen Strukturen und Gefühlen tiefster Verwundbarkeit und Vernichtungsangst.

David Becker[186] hat anhand seiner Arbeit mit gefolterten Menschen in Chile sehr eindrücklich beschrieben, wie extrem traumatisierte Menschen versuchen, ein neues Gleichgewicht zwischen Innen- und Außenwelt herzustellen und sich in der ihnen destruktiv erscheinenden Welt neu einzurichten, was er als ein Gleichgewicht der Zerstörung bezeichnet. Es bedarf großer innerer Anstrengung und des *Deo concedente*, diese Schutzreaktion aufzugeben und sich wieder vertrauensvoll der Welt zuzuwenden.

Als ich Gabriel Marcels *Tragische Weisheit. Zur gegenwärtigen Situation des Menschen*[187] gelesen habe, dachte ich an Celan als einen *homo viator*[188], einen Reisenden und Grenzgänger zwischen den Welten, einen Menschen von tragischer Weisheit. Manche Menschen können ein tragisches Schicksal in menschliche Würde und Aufgabe verwandeln. Den Dichtern und Poeten der Shoah ist dies in überzeugender Weise gelungen.

Die tiefen Leidenserfahrungen, wie sie von Celan in seinen Gedichten zum Ausdruck gebracht werden, sind immer eine Begegnung mit der dunklen Seite des Göttlichen. Ich denke dabei an Gedichte wie »Die Todesfuge«, auch genannt »das *Guernica* der europäischen Nachkriegsliteratur«[189] oder an den Gedichtzyklus *Die Niemandsrose*. In diesem Titel scheint bereits das Spannungsfeld auf, in dem seine Erfahrungen platziert sind: das Nichtige, das Nicht-mehr-Sein und gleichzeitig das Schöne, Vergängliche, erinnernd an das Motiv von Werden und Vergehen.

Es war Erde in ihnen

Es war Erde in ihnen, und
sie gruben.

Sie gruben und gruben, so ging
ihr Tag dahin, ihre Nacht. Und sie lobten nicht Gott,
der, so hörten sie, alles dies wollte,
der, so hörten sie, alles dies wußte.

Sie gruben und hörten nichts mehr;
sie wurden nicht weise, erfanden kein Lied,
erdachten sich keinerlei Sprache.
Sie gruben.

Es kam eine Stille, es kam auch ein Sturm,
es kamen die Meere alle.
Ich grabe, du gräbst, und es gräbt auch der Wurm,
und das Singende dort sagt: Sie graben.

O einer, o keiner, o niemand, o du:
Wohin gings, da's nirgendhin ging?
O du gräbst und ich grab, und ich grab mich dir zu,
und am Finger erwacht uns der Ring.[190]

Ausgehend von seinen realen Erfahrungen als Zwangsarbeiter im rumänischen Arbeitslager, in dem er tagein tagaus Unterstände graben und schaufeln musste, evoziert dieses sinnlos scheinende Graben eine Dynamik, die ich aus der Arbeit mit schwer traumatisierten Menschen kenne: das wiederkäuende, in sich selbst versunkene, tagaus tagein sich wiederholende In-sich-Graben und Wühlen nach einem möglichen Sinnhorizont, das Bemühen, sich herauszuschaufeln aus den Verzweiflungen, herauszuschaufeln aus dem Totenland, dem Niemandsland. Ein Graben aber auch nach den fragmentierten, verlorenen Erinnerungen, ein Graben gegen das Vergessen, ein in die Tiefe Sichhineingraben, zum Innersten Sichvorgraben und in endloser *ruminatio* Sichhineinwühlen in den Teufelskreis des »Warum, warum ich?«.

Die Sinne, mit denen Sinn erfahren wird, scheinen in diesem Prozess rhythmischen Grabens wie abgestorben. Wer so fixiert ist auf die Repetition des Grabens, ist nicht mehr in Kontakt mit sich selbst oder der Welt, kann nicht mehr sehen, hört nicht mehr und kann zuletzt auch nichts mehr hoffen und glauben.

Ich habe beim Lesen dieser Zeilen an jüdische Klienten gedacht, die mir vom Phänomen des Muselmanns erzählt haben, und ich erinnere mich mit lähmender Beklemmung an eine Therapiestunde, in der eine Patientin den Muselmann in der Sitzung inszenierte, sich ein graues Tuch überhängte und stumm, ganz langsam, ohne einen Laut durch den Raum schritt. Die Muselmänner in Auschwitz haben, wie Primo Levi beschrieben hat, keine Geschichte zu erzählen; sie sind lebende Tote, Ausdruck dafür, dass der göttliche Funke in ihnen erloschen ist, dass sie leer und zu ausgehöhlt sind, um wirklich zu leiden. Diese Muselmänner sind wie wandelnde Leichen, ihre Seelen tot, unheimliche Zeugen der Entmenschlichung im Lager.[191]

Für die grabenden, traumatisierten Menschen ist Gott im Exil. Wie oft habe ich das Sichaufbäumen gegen einen Gott erlebt, der dies alles wissen und wollen konnte, den sadistischen, unverlässlichen, verlassenden Gott. Für Primo Levi war ganz klar: Es gibt Auschwitz, also kann es keinen Gott geben.

Schicksalhaft zum Weiterleben verurteilt, ohne diesen ursprünglichen Halt im Glauben, beschreiben die Überlebenden das Gefühl, bei lebendigem Leibe tot zu sein. Sie erfahren den Rückzug des göttlichen Selbst, die archetypische Situation von abgrundtiefer Verlassenheit, in der kein bergendes Wesen Halt und Grund mehr bietet und der lebendige, kreative Bezug zu den Seelenkräften erstirbt. Celan benennt diesen Verlust der Emotionalität und Schöpfungskraft: ein Zustand, in dem kein Lied erfunden wird, keine Sprache erdacht, keine Distanz zum Geschehen aufgebaut – nichts wird transzendiert in diesem unendlichen Graben, sondern die Seele wird überflutet mit stürmischen Affekten, wenn es ganz still wird.

Dann tauchen in diesem Gedicht aber ein Ich, ein Du und ein Wir auf, etwas öffnet sich, Neues wird sichtbar und hörbar in diesen ergrabenen Innenräumen. Die letzten Zeilen dieses Gedichtes legen Zeugnis ab vom Geheimnis der Begegnung, von einer Seinsmöglichkeit der Verbundenheit, symbolisiert im Ring, die vom schicksalhaften Graben nach dem zutiefst Vergrabenen freigesetzt wird in der aufschimmernden Hoffnung auf einen Raum liebender Verbundenheit, einer Erfahrung des Selbst nach dem schmerzlichen Ertragen völliger Verlorenheit. Ich sehe in diesem dialogischen Ausgerichtetsein auf ein mögliches Du einen Prozess des Wachsens und Überwindens der Einsamkeit des Grabens. Die Sprache spannt die Brücke über den Abgrund der Stummheit, richtungslos noch, ohne ein klares Wohin. Anlässlich der Verleihung des Bremer Literaturpreises 1958 erklärte Celan, dass er versuche, Gedichte zu schreiben, um sich zu verorten, sich zu orientieren, wo er sich befindet und wohin es mit ihm gehen könnte. Gedichte waren ein Versuch, sich selbst und die Wirklichkeit neu zu entwerfen.[192]

Um dieses Bedürfnis nach Orientierung, nach dem Zusammenbringen einer Identität vor und nach dem Trauma, nach einem neuen Wirklichkeitsentwurf geht es auch in der Traumatherapie. Menschen versuchen immer, ihre Lebenserfahrungen zu symbolisieren und zu einem Ordnungssystem in Beziehung zu setzen, damit ein Gefühl von Kontinuität wiederhergestellt werden kann. Meine leidenden Patienten versuchen auch, Ungesagtes zu sagen, Verlorenes zu beschwören und Neues zu erschaffen. Sprache und Sprechen ist ein zentrales Thema in der Traumatherapie. Wir wissen, dass das Broca-Zentrum in der linken Hirnhemisphäre, der Bereich, der dafür verantwortlich ist, persönliche Erfahrungen zu versprachlichen, bei traumatischem Schock abgeschaltet ist. Das erklärt auch das wortlose Grauen, das sich vor allem in physischen Reaktionen manifestiert, die nicht in Sprache übersetzt werden können. Celan aber ist seine Sprache erhalten geblieben; Worte als Hoffnungszeichen im Niemandsland liminaler Räume haben ihn bis zuletzt treu begleitet. So schrieb er:

> »Erreichbar, nah und unverloren blieb inmitten der Verluste dies eine: die Sprache.
> Sie, die Sprache, blieb unverloren, ja, trotz allem. Aber sie musste hindurchgehen durch ihre eigenen Antwortlosigkeiten, hindurchgehen durch furchtbares Verstummen, hindurchgehen durch die tausend Finsternisse todbringender Rede. Sie ging hindurch und gab keine Worte her für das, was geschah. Aber sie ging durch dieses Geschehen. Ging hindurch und durfte wieder zutage treten, ›angereichert‹ von all dem.«[193]

Ich sehe in Celans schöpferischer Sprachkraft, seinem mutigen Heraustreten aus dem Schweigen und seiner Fähigkeit, dem Leiden eine Stimme zu geben, einen Weg, das Trauma zu transzendieren. Hier ähnelt er Emmanuel Levinas, Rose Ausländer und Nelly Sachs, Dichtern, die sich ebenfalls verpflichtet fühlten, Zeugnis abzulegen von der unbeschreiblichen Dunkelheit der von ihnen erlebten Gewalt und Zerstörung, von diesen Grenzländern der Seele, aber auch von der Notwendigkeit und Entschlossenheit, sich im Menschlichen zu behaupten, trotz allem. In ihren Gedichten ist das archetypische Motiv des »Stirb und werde« immer zugegen – Zeugnisse eines Humanismus und einer Ethik, die von der Konfrontation mit dem Bösen nicht zum Schweigen gebracht werden konnten. Ich erinnere mich an ein Interview mit Imre Kertész, der davon sprach, es sei geradezu eine religiöse Pflicht des Schriftstellers, die Zerbrechlichkeit und Verletzbarkeit des Menschen zu beschreiben und die Welt zu verstehen, das heißt, nicht nur das Böse zu verstehen, sondern auch die Existenz des Guten wahrzunehmen und von dem zu sprechen, was sich dem Erzähltwerden entziehen will.

Wenn ich Celans Leben und seine Dichtung betrachte, so erscheint mir sein paradoxer Tanz über den Abgründen wie ein gefährlicher, potentiell todbringender Drahtseilakt. Ich erinnere mich, in einem Zeitungsartikel von Peter Hamm gelesen zu haben, dass die Dichtung von Paul Celan und Nelly Sachs sich über den Abgrund der Vergangenheit spannt, »wie ein Rettungsseil aus nichts als Worten«[194], ein Flehen um Erlösung oder, wie Kafka das Schreiben genannt hat, eine »Form des Gebets«, eine ethisch verstandene Verpflichtung, Wirklichkeit zu deuten. Celans Gedichte bezeugen ein andauerndes Vertrauen zu etwas Unzerstörbarem, selbst dann noch, wenn dieses Vertrauen ihm selbst und seinem Leben gegenüber abhandengekommen ist.

Celans Gedichte sind Hoffnungszeichen, die – wie in der Traumatherapie – gesucht und erarbeitet werden müssen. In seiner Bremer Preisrede spricht er von dem Gedicht als Flaschenpost, »aufgegeben in dem – gewiss nicht immer hoffnungsstarken – Glauben, sie könnte irgendwo und irgendwann an Land gespült werden, an Herzland vielleicht«[195].

Celans Gedichte lese ich als Daseinsentwürfe, die Möglichkeitsräume und Sinnentfaltungsmöglichkeiten erschließen, ohne Antwort auf das Woher, Wohin und Wozu zu geben. Es sind Gedichte, geschrieben in seiner Muttersprache, die gleichzeitig die Mördersprache ist, als Wahrheitsentwürfe, paradox, vieldeutig, schwer zu entziffern, aber immer das Geheimnis der Begegnung zwischen Ich und Wirklichkeit auslotend und auf ein Ziel verweisend. Für Celan gilt: »Mit jedem Gedicht stehen wir ›gedichtlang‹ im Geheimnis. Von diesem Aufenthalt kommt das ›Dunkel‹.«[196]

Ich erlebe auch den traumatherapeutischen Prozess über weite Strecken als ein »Stehen im Geheimnis«, ein Sichbewegen im Dunkeln und oft Unbegreiflichen, als Versuch, sich dem Geheimnis des Anderen tastend zu öffnen. Celans Lyrik sind Fingerzeige auf das Wesentliche, das aus der Begegnung mit dem Numinosen erwächst. Er legt Zeugnis davon ab, dass doch noch Lieder zu singen sind, jenseits des Hinausgeschleudertseins ins Nichts, ins Niemandsland. Seine Verse enthalten die Andeutung einer Hoffnung, wie die zaghaft tastenden Versuche der Überlebenden, an ein Jetzt und an eine Zukunft zu glauben. Ich habe seine Lyrik gewählt, weil er als Dichter Zeugnis ablegt von der Paradoxie des Traumas, gleichzeitig Unmenschlichkeit und tiefste Menschlichkeit bezeugend, zerbrochen als Mensch und doch ungebrochen geblieben in seiner Poesie des dialogischen Ausgerichtetseins auf ein unbekanntes Du, ein Dichten als Zuspruch von Sinn. So wie der Dichtende den Lesenden braucht, so braucht der traumatisierte Mensch ein Du, das ihn hört und sieht und seiner Tendenz zum Verstummen entgegenwirkt. In der Dualität der therapeutischen Begegnung, in die auch die eigenen Bilder und Assoziationen der Therapeutin, des Therapeuten als eine empathische, mitgestaltende Antwort in die Beziehung eingebracht werden, kann der Schmerz besser ausgehalten werden und es gelingt dem traumatisierten Menschen eher, sich in dieser Begegnung seiner eigenen Existenz zu versichern.

Ich verstehe Celans Gedichte als einen Versuch des menschlichen Sichbehauptens über die barbarischen Erfahrungen hinaus, ein Versuch, sich »Herzland« abzuringen, in dem Weisheit beheimatet ist und nicht Hass, in dem Vertrauen wohnt und nicht Selbstentfremdung. Es sind keine verklärten, übersteigerten Hymnen an die Transzendenz, sondern ein verzweifeltes, durchkämpftes Erinnern, Wiederholen, Durcharbeiten – die Freud'sche magische Formel für die Psychotherapie –, in der Tiefe durchlitten; es sind Bezeugungen unauslöschlichen Vertrauens in das, was Menschen möglich ist. Aus seinem Werk sprechen ein Humanismus und eine Ethik, die von der Konfrontation mit dem Bösen nicht zum Schweigen gebracht werden konnte.

Celans Lyrik sind Fingerzeige auf das Wesentliche. Er versuchte, was Adorno für unmöglich hielt (»Nach Auschwitz ein Gedicht zu schreiben ist barbarisch«[197]): dem Grauen Gesicht und Stimme zu verleihen. Seine Dichtung ist ein Akt der Befreiung, eine einsame Suche nach Sinn in der Sinnlosigkeit. Ähnlich wie Viktor Frankl ging es Celan darum, den »Willen zum Sinn«, das urmenschliche Bedürfnis nach Bedeutungsfindung, nicht aufzugeben. Frankl legte Zeugnis ab von einer gewandelten, sinnorientierten Lebensphilosophie. Er glaubte an den Sinn im Leiden und dass die zentralen menschlichen Werte, die Einstellungswerte, in einer frei gewählten Haltung gegenüber dem Unabänderlichen bestehen. Ihm ging es darum, welche Haltung und Einstellung ein leidender Mensch gegenüber seinem Schicksal einnimmt und wie er durch die Auseinandersetzung mit dem Unabwendbaren über sich selbst hinauswachsen kann.

Auch C. G. Jung glaubte, dass *»Nur das Bedeutende erlöst«*[198], dass es den Sinn als heilende Fiktion braucht. »Ein unverstandenes Leiden ist bekanntlich schwer zu ertragen, und auf der anderen Seite ist es oft erstaunlich zu sehen, was ein Mensch alles aushalten kann, wenn er das Warum und Wofür versteht.«[199]

Ich betrachte Celans Biographie unter dem Aspekt sequentieller Traumatisierungen: Ghetto und Deportation, die Ermordung der Eltern, die Überlebensschuld, sie alleingelassen zu haben, das Grauen im rumänischen Arbeitslager, die antisemitischen Anfeindungen in Paris, der Tod seines Sohnes unmittelbar nach dessen Geburt und die alles überschattenden ungerechtfertigten Plagiatsvorwürfe seitens Claire Goll verstärkten sein Gefühl, »unter finsteren Himmeln« zu leben. Celan hat im Briefwechsel mit seinem Verleger Rudolf Hirsch selbst den Traumabegriff verwendet und von Stigmatisierung gesprochen.[200]

In seiner Büchner-Rede vom 30.5.1960 bezieht er sich auf ein Rilke-Zitat aus dem Requiem für Wolf Graf von Kalckreuth, in dem Rilke schrieb: »Überstehen ist alles.«[201] Für Celan galt dies nicht, »nein, es ist nicht alles: nein, überleben ist unanständig, man muss, als Überlebender, erst recht um sein Leben schreiben.«[202] Celan hat »um sein Leben« geschrieben, um zu überleben. Er ist daran gewachsen und zerbrochen. Bis in den Kern seiner Existenz getroffen und verstört, unerlöst und tief leidend an der Zerrüttung von Sinnhaftigkeit, schreibt er sich doch einer verlorenen, zerbrochenen Ganzheit zu.

Die tiefen Leidenserfahrungen, wie sie von Celan, dem großen Poeten der Shoah, in seinen Gedichten zum Ausdruck gebracht werden, sind immer eine Begegnung mit der dunklen Seite des Göttlichen, eine Sehnsucht nach einem Zufluchtsort in der als chaotisch erlebten Welt. Es verweist diese Poesie am Rande des Verstummens auf die letztliche Unbegreiflichkeit traumatischer Erfahrungen und das nicht zu enträtselnde Geheimnis der Heilung.

Auch Nelly Sachs ist für mich eine Poetin, die in den Grenzregionen des Seelenlebens beheimatet ist und um die rettende Funktion des Wortes wusste; sie schrieb an Celan, ihre Gedichte seien »nur Mittel, den Atem vor dem Ersticken zu retten«[203]. Beide Dichter[204] verwandelten ihre traumatischen Erinnerungen in erschütternde Sprachbilder, die eine Brücke bildeten vom Damals zum Jetzt – Versuche, die Wunden zu transzendieren und immer wieder aus den verzweifelten Höllenfahrten aufzutauchen, mit einem tiefen Glauben an Wachstum und Reifung. Nelly Sachs schrieb:

> »Es gibt und gab und ist mit jedem Atemzug in mir der Glaube an die Durchschmerzung, an die Durchseelung des Staubes als an eine Tätigkeit, wozu wir angetreten. Ich glaube an ein unsichtbares Universum, darin wir unser dunkel Vollbrachtes einzeichnen. Ich spüre die Energie des Lichtes, die den Stein in Musik aufbrechen läßt, und ich leide an der Pfeilspitze der Sehnsucht, die uns von Anbeginn zu Tode trifft und die uns stößt, außerhalb zu suchen, dort, wo die Unsicherheit zu spülen beginnt.«[205]

Ihre Gedichte lassen sich als Hoffnungs- und Friedenszeichen lesen, als Weisheitschiffren der Versöhnung, geschrieben in den »Wohnungen des Todes«, wie ein Gedichtband von ihr heißt. Für sie ist

> »das Herz der gefesselte Flüchtling
> springend aus seiner Berufung: Wunde zu sein«[206].

Ihre Gedichte sind wie Gebete der Seele, geschrieben gegen den Kreislauf der Gewalt und für eine Daseinsweise der Liebe. Die traumatischen Erlebnisse, die sie selbst bis an den Rand des Abgrunds und des Todes und der geistigen Verdunkelung gebracht haben, hatte sie als ihre Lehrmeister identifiziert:

> »Hätte ich nicht schreiben können, so hätte ich nicht überlebt. Der Tod war mein Lehrmeister. Wie hätte ich mich mit etwas anderem beschäftigen können, meine Metaphern sind meine Wunden.«[207]

Ich sehe in Nelly Sachs die archetypische Spur von Hekate, einer Göttin von doppelter Natur wie Hermes.[208] Hekate ist die Schlüsselbewahrerin und Beschützerin der Übergänge, gleichzeitig auch verantwortlich für Krankheiten, Wahnsinn und Alpträume, aber sie ist auch die Hüterin der Schwelle, die den Eingang zum Hades bewacht, den Menschen die Gabe der Visionen schenkt und als Hebamme neues Leben fördert. Ihre Kinder sind Krieg und Tod, aber auch Eros. Sie wird verehrt an dreifachen Wegkreuzungen als die Unüberwindbare, die Schattenherrscherin über die tiefste

Unterwelt und die finsterste Nacht. Sie verkörpert nicht nur das Janus-Gesicht posttraumatischen Wachstums, sondern sie war, wie in den orphischen Hymnen beschrieben, auch die, die Fragmentiertes umfasst und zu einem Ganzen zusammenfügt. Hekate ist Herrscherin über Leben und Tod, und ihr Begleittier, der Hund, ist dreiköpfig und mondfarben. Als Todesgöttin ist sie auch eine Seelenführerin, die uns in den transpersonalen und transzendenten Raum initiiert, so wie auch die Lyrik von Nelly Sachs uns diese liminalen Räume erschließt.

Nelly Sachs litt im Alter zunehmend an einer psychotischen Grenzstörung und musste immer wieder in die psychiatrische Klinik eingewiesen werden, weil sie sich verfolgt und vom Bösen heimgesucht glaubte. Vielleicht ließe sich sagen, dass sie immer wieder vom liminalen Aspekt Hekates eingeholt wurde. Die Balance zwischen Selbstabgrenzung und vertrauensvollem Sich-der-Welt-Öffnen ging immer wieder verloren und führte zu einem ängstlichen, paranoiden Rückzug. Das Versinken in Schwermut, Angst und Depression charakterisiert diesen liminalen Zustand. Nelly Sachs hat sich diesem abgründigen Bewusstseinsverlust überlassen und doch die Hoffnung und den Glauben nicht aufgegeben und selbst in den umschattetsten Zeiten zu schreiben versucht.

Die Erfahrungen von Celan und Sachs verdeutlichen, dass dieser bedeutungsschwere Grenzbereich zwischen Leben und Tod, dieses Sein auf der Grenze, auf das Geheimnis von Wachstum und Entwicklung verweist. In diesem Grenzland kann die versteinerte Seele wieder zum Leben erwachen und nach dem suchen, was man ist, einst war und einmal werden möchte. Grenzerfahrungen können eine Bewusstseinsentwicklung beschleunigen, in der die Relativität des Ego aufscheint und das Tor zu einer anderen Bewusstseinsdimension aufgestoßen wird. Celan und Nelly Sachs wurden immer wieder von traumatischen Gewittern heimgesucht, aber beide schwören auf die rettende, beseelende Bedeutung des Wortes, beide kämpften darum, an den Bitternissen der unheilbaren »Wunde des Lebens«[209] nicht zu verzweifeln, sondern durchzuhalten und »Sterne gebären [zu] helfen«[210].

Ich habe von Nelly Sachs etwas ganz Wichtiges für meine Haltung extrem traumatisierten Menschen gegenüber gelernt, wie es so tief berührend in ihrem Gedicht »Chor der Geretteten« zum Ausdruck kommt:

Chor der Geretteten
Wir Geretteten,
Aus deren hohlem Gebein der Tod schon seine Flöten schnitt,
An deren Sehnen der Tod schon seinen Bogen strich –
Unsere Leiber klingen noch nach
mit ihrer verstümmelten Musik.
Wir Geretteten,
Immer noch hängen die Schlingen für unsere Hälse gedreht
Vor uns in der blauen Luft –
Immer noch füllen sich die Stundenuhren mit unserem
tropfenden Blut.

Wir Geretteten,
Immer noch essen an uns die Würmer der Angst.
Unser Gestirn ist vergraben im Staub.
Wir Geretteten
Bitten Euch:
Zeigt uns langsam Eure Sonne.
Führt uns von Stern zu Stern im Schritt.
Laßt uns das Leben leise wieder lernen.
Es könnte sonst eines Vogels Lied,
das Füllen des Eimers am Brunnen
unseren schlecht versiegelten Schmerz aufbrechen lassen
und uns wegschäumen –
Wir bitten Euch:
Zeigt uns noch nicht einen beißenden Hund –
Es könnte sein, es könnte sein
dass wir zu Staub zerfallen –
vor Euren Augen zerfallen in Staub. [...]«[211]

In dieser psalmischen Klage wird in jeder Gedichtzeile spürbar, wie sich Vergangenes in der Gegenwart aktualisieren kann und wie viel Zeit für den Integrationsprozess notwendig ist, denn Extremtraumatisierungen bewirken eine chaotische Reaktion, die mit dem Bewusstsein nicht mehr wirklich erfasst werden kann, darum auch jede Orientierung oder Anpassung verunmöglicht und die Betroffenen in totale Verwirrung, Desorientierung und Entfremdung stürzt. An solchen Gedichten zerschellt ein naiver Wachstumsglaube, und doch ist die Sehnsucht nach dem Leben lebendig geblieben, das

Wissen um die Sterne nicht verloren gegangen. In meiner therapeutischen Arbeit passe ich mich an diesen von den Patientinnen und Patienten mir vorgegebenen Rhythmus an, lerne langsam, Schritt für Schritt fortzuschreiten, uns Zeit zu lassen.

Auch das Rote Buch lehrt mich, dem seelischen Prozess zu vertrauen, Seelenzeit wahrzunehmen, Inkubationsprozesse so geduldig und vorsichtig zu begleiten, als würde ich einem Prozess des Brütens beiwohnen, bis die Zeit gekommen ist, dass neues Leben schlüpft. Ich denke dabei an den Prolog zum Liber Primus in Jungs Rotem Buch: »Der Weg des Kommenden«. Das Rote Buch ist ein Zeugnis eines *homo viator*, eines Wanderers durch verschiedene Wirklichkeiten, um Totes wieder lebendig werden zu lassen. Ich verstehe das Rote Buch als Zeugnis einer Pilgerreise, einer transformativen Reise mit dem Ziel, sich wieder mit der verlorenen Seele zu verbinden und dem Geist der Tiefe zu begegnen und dem, was in der Tiefe der Seele nach Erlösung, Wandlung und Verwirklichung drängt. Jung beschreibt im Roten Buch, dass er nach vielen Jahren langer Wanderung seine Seele wiedergefunden habe. Er hat, ähnlich wie Celan, immer wieder das Unaussprechliche umkreist, versucht, das Nichtfassbare zu fassen: »Dieses Leben ist der Weg, der längst gesuchte Weg zum Unfassbaren, das wir göttlich nennen.«[212] Ich sehe in beiden, Celan und Jung, auf wundersame Weise das Wirken der religiösen Funktion der Seele. Für Jung war das Schreiben des Roten Buches eine Überlebensstrategie, ein Sinnschöpfungsprozess in liminalen Räumen, ähnlich wie für Celan and Nelly Sachs das Schreiben von Gedichten, das beiden Dichtern half, nicht in einen bodenlosen inneren Abgrund zu versinken, wenn es auch Celan letztlich nicht das Leben rettete. Immer dann, wenn Grundannahmen einer Person im Innersten erschüttert werden, bedarf es eines intensiven Durcharbeitens, einer *ruminatio*, und einer Bedeutungszuschreibung, die es ermöglicht, diese seismische Erschütterung in das Leben zu integrieren.

Oft ist diese Lyrik reich an Paradoxien und ich sehe darin einen Weisheitsaspekt aufleuchten, der in erfahrenem Wissen und in der Suche nach den Grundwahrheiten des Lebens gründet. Es ist, um mit Gabriel Marcel zu sprechen, eine tragische Weisheit[213], die sich der Vergänglichkeit von allem, was ist, bewusst bleibt.

Die Poetik der Wunde

Die hermetische Lyrik und Dichtkunst der Innerlichkeit, wie sie von Paul Celan, Nelly Sachs und Rose Ausländer praktiziert wurde, verkörpert beispielhaft die Schwierigkeit, angesichts der Shoah Gedichte zu schreiben. Gleichzeitig erschließen die Chiffren dieser Poesie schwer zugängliche Bedeutungsebenen des Verstehens und zeugen von dem Versuch, traumatisches Erleben durch Kreativität zu transzendieren. Die tragischen Schicksale von Paul Celan, Primo Levi, Bruno Bettelheim und Jean Améry verweisen auf das grausame Paradox der Verschränkung von Wunde und Weisheit.

In der Dichtung der Untergehenden und Untergegangenen wird die nie heilende Wunde der Muselmänner beschworen, die Wunde der schattenhaften wankenden Leichname ohne Raum für Bewusstsein. Améry hat diese tödliche Bewegung vom Sein zum Nichtsein schonungslos aufgedeckt, das letztliche Versagen gegenüber der Macht der Dunkelheit, weil nichts heilen konnte, die Identität zerstört blieb, das Weltvertrauen verloren und Seele und Geist vernichtet. Celans Lyrik kreist immer wieder um die Wunden und Wundmale,[214] assoziiert mit dem Motiv der Stigmatisierung, der Seitenwunde und der Passion Christi. Wundmale waren gemäß antiker Überlieferung in den Körper eingebrannte Malzeichen für Sklaven, Verbrecher und Tiere. Traumatisierte Menschen fühlen sich durch ihre seelischen Wunden ähnlich gebrandmarkt, und die Auschwitz-Nummer auf dem linken Arm erinnert an Sichtbarkeit und Unsichtbarkeit äußerer und innerer Wunden.

Die Wunde, die sich nicht mehr schließt, die Wunde des Exils, des Fremdseins und der inneren und äußeren Heimatlosigkeit, konfrontiert uns mit der Frage, ob es Heilung oder Rettung nach traumatischen Verwundungen und Verletzungen geben kann. »Wirst du mich retten?«, flüstert schluchzend der Junge in Kafkas Erzählung *Der Landarzt,* der an einer tödlichen Wunde leidet, und: »Werde ich je von dieser quälenden Wunde erlöst?«, fragen mich meine Patientinnen und Patienten in der Praxis. Rettung und Erlösung verweisen auf die spirituelle Dimension, die Sehnsucht nach Heilung und Befreiung von der Verengung, denn die Wortbedeutung von »Narbe« ist »eigentlich die Verengung, die Stelle, wo man verengt«[215]. Judith Hermans Buch *Trauma and Recovery* hat in der deutschen Übersetzung den Titel: *Die Narben der Gewalt. Traumatische Erfahrungen verstehen und überwinden*[216]. Dieser Titel verheißt, dass die Wunden eines Tages vernarben können, dass sie zwar Spuren hinterlassen, die sich in den Körper und in das Schmerzgedächtnis eingraben, dass die Wunden aber auch transzendiert werden können. Ich erinnere mich an den Lebensrückblick einer KZ-Überlebenden, den Revital Ludewig-Kedmi festgehalten hat:

> »Das Leben ist wie eine Perlenkette mit Perlen in verschiedenen Farben. Die Shoah (der Holocaust) ist wie eine große schwarze Perle in dieser Kette, die mein Leben veränderte. Aber es gibt noch mehrere Dutzend von Perlen in der gleichen Kette. Und ich habe so viele schöne und interessante Sachen in meinem Leben erlebt. Mein Leben war so voll und reich.«[217]

Neben den erschütternden Zeugnissen seelischen Zerbrechens gibt es viele Zeugnisse der transformativen Kraft des Leidens, Zeugnisse von Reifungs- und Wandlungsprozessen nach traumatischen Erfahrungen und Erlebnissen großer seelischer Not, die den numinosen Aspekt, die spirituelle Dimension des Lebens berühren und ein Tor zu anderen Bewusstseinsräumen öffnen. Ich habe gelernt, die Komplementarität von Verletzung und spiritueller Reifung als Paradox zu verstehen, als ein Geheimnis, das nur unzureichend mit Konzepten der Salutogenese[218] erfasst werden kann. Oft denke ich, dass diese Wandlungsprozesse auf eine Wirklichkeit verweisen, die letztlich unverfügbar ist und mich in einem bleibenden Nichtwissen belässt. Die Psychotraumatologie stößt hier an eine Grenze, denn sie kann mit ihren Methoden nicht begreifen, dass auch in der größten Dunkelheit der Leere ein Licht aufscheinen kann. Mir ist besonders wichtig, die Dichotomie von patho- versus salutogenetisches Modell, Wunde versus Wachstum, Defizitorientierung versus Ressourcenorientierung zu überwinden. Diese dualistische Denkweise wird der Komplexität, mit der Menschen auf extrem traumatisierende Lebensereignisse reagieren, nicht gerecht.

In der Traumaforschung ist versucht worden, Theorien und Konzepte zu entwickeln, in die sich die Reaktionen auf traumatische Lebensereignisse einordnen und systematisieren lassen. Wir versuchen, die Wirklichkeit durch Anhäufung von Wissen zu erfassen und zu begreifen, aber wir übersehen, dass wir in Bezug auf das Trauma letztlich selbst Ergriffene sind. Das Leben unter traumatischen Bedingungen lässt sich nicht in einem theoretischen System erfassen. Die konzeptuellen Arbeiten von Tedeschi und Calhoun[219] versuchen, ansatzweise die Frage zu beantworten, wie aus schweren Verlusten und Krisen etwas Positives entstehen kann, und auch van der Kolk[220] bemüht sich in seinen Arbeiten, die vielfältigen Bewältigungs- und Anpassungsleistungen traumatisierter Menschen aufzuzeigen, doch der spirituelle Transformationsprozess und die Veränderung der Bewusstseinsstruktur, die manchmal durch extremes Leiden bewirkt werden, ist nur unzureichend dargestellt.

Diese seelischen Grenzländer können nicht begriffen werden; es gibt nur ein Ergriffensein angesichts der Erfahrung, dass manche Menschen in zerbrochenen Welten überlebt haben, ohne selbst in ihrer Persönlichkeit völlig zu zerbrechen. Die zur Verfügung stehenden Traumakonzepte greifen zu kurz, um zu verstehen, wie Menschen in den Finsternissen der Unmenschlichkeit eine Möglichkeit des Guten bewahren konnten, ohne ihre Menschlichkeit zu verlieren und ohne zu verrohen. Vielleicht bleibt es grundsätzlich unbegreifbar, dass jemand die Hölle des Hinausgeschleudertwerdens in einen Zustand außerhalb der Welt überleben kann, ohne dass dieses seismische Ereignis sein Menschsein vernichtet. Carl Friedrich von Weizsäcker sagte im Zusammenhang mit den logischen Überforderungen der Quantenphysik, dass Wissenschaftler die Sehnsucht hätten, in den kausalen Determinismus zurückzukehren, aber dass dieser Wunsch Ausdruck einer nicht geleisteten Trauerarbeit sei. Traumatisierte Menschen müssen eine ähnliche Trauerarbeit leisten; sie müssen akzeptieren, dass es keine Antwort auf das »Warum« gibt, um nicht in der *ruminatio*, dem unendlichen aussichtslosen Fragen steckenzubleiben.

Primo Levi beschreibt in seinen Erinnerungen an das Konzentrationslager eine Situation, in der er, neu im Lager, von grausamem Durst gequält, vor dem Fenster einen in Reichweite greifbaren schönen Eiszapfen sieht. Er ergreift ihn sehnsüchtig, bricht ihn ab, um seinen Durst zu stillen. Sofort kommt ein Wärter und entreißt ihm den Eiszapfen. »Warum«, fragt Levi und erhält zur Antwort: »Hier ist kein Warum!«[221] In der Tat, in der Hölle gibt es kein »Warum«.

Mich erinnert diese Geschichte an Hannah Arendt und ihre These von der »Banalität des Bösen«[222]. In ihrer Analyse von Personen wie Adolf Eichmann stellte sie vor allem die Unfähigkeit, selbst zu denken, fest.[223] Ich möchte aufzeigen, wie Menschen diese archetypischen Erfahrungen mit dem Bösen, mit der menschlichen Neigung, fraglos und ohne zu denken, Böses zu tun, verarbeiten können.

Nietzsches Diktum »Gott ist tot« und Jungs Verständnis, dass es keine Götter mehr gibt, die wir um Hilfe anrufen können, ist für viele traumatisierte Menschen eine bitter erfahrene Wahrheit. Adorno und der Philosoph Hans Jonas haben in aller Dringlichkeit die Frage nach dem »Gottesbegriff nach Auschwitz«[224] gestellt, da nicht länger an einen allmächtigen, allweisen und gütigen Gott geglaubt werden konnte. Der Theologe Eugen Drewermann[225] hat auf die Unvereinbarkeit dieser drei Begriffe hingewiesen. Entweder fehle diesem allmächtigen und allweisen Gott die Güte, wenn er eine solche Welt geschaffen hat, oder er ist zwar gütig und mächtig, doch seine Weisheit reicht nicht aus für diese Welt, um Güte zu realisieren, oder aber ihm fehlt die Macht, um Weisheit und Güte zu verwirklichen.

Greg Mogenson hat in seinem Buch *A Most Accursed Religion: When a Trauma Becomes God* über die Bedeutung geschrieben, die ein solcher Verlust des traditionellen Gottesbildes für unsere Kultur haben kann, und konstatierte, Gott und Trauma wirkten in der Psyche wie zwei einander überschneidende Erfahrungen.[226]

Konzentrationslager und Folter verweisen auf den äußersten Rand der Welt, wo der Mensch nur noch das Nichts vor sich hat, »aus dem noch alles werden kann«[227]. Ich habe mich oft gefragt, wie das menschliche Bewusstsein mit dieser Leere fertigwird und wie ich als Analytikerin auf diese Höllenqualen antworten kann. Für den traumatherapeutischen Prozess ist meine eigene Resonanz auf das Erzählte und Erlebte unerlässlich; ich muss mich ergreifen lassen und mir gleichzeitig meiner eigenen Grenzen und Begrenzungen bewusst bleiben, um verlässlich begleiten zu können.

Leiden erschüttert und evoziert gleichzeitig einen Bewusstwerdungsprozess, denn im Schmerz werden wir auf eine neue Weise unserer selbst bewusst. Das Leiden kann eine Lebensschule sein, die mich bis an die Grenze dessen zwingt, was ich tragen und ertragen kann. Diese Herausforderung des Schmerzes, zu dem ich eine Einstellung gewinnen muss, um nicht völlig von ihm beherrscht zu werden, birgt die Möglichkeit, über mich selbst hinauszuwachsen und mich zu wandeln, denn in Schmerz und Leid zerbrechen Egostrukturen. Wenn ich mich nur noch wie eine Wunde fühle und der Schmerz mir den Verstand zu rauben droht, dann bin ich innerlich so aufgebrochen, dass in diese Öffnung, diesen klaffenden Spalt, etwas völlig Neues, Unerwartetes einbrechen kann, eine Ahnung von dem, was jenseits der Grenze liegt. Etty Hillesum bezeugt in ihren Briefen, dass selbst im Horror des Lagers ein solch neues Bewusstsein wesentlich wird:

> »Aus den Lagern selbst müssten neue Gedanken nach draußen ausstrahlen, neue Einsichten müssten Helligkeit um sich herum verbreiten über unsere Stacheldrahtumzäunung hinweg und sie müssten sich dann verbinden mit den neuen Einsichten, die man sich da draußen ebenso blutig und unter allmählich fast genau so schwierigen Umständen erobern muss.«[228]

Ruth Klüger[229] beschreibt in ihrer Autobiographie *Weiter leben*, dass die KZs keine Lehranstalten für Humanität und Toleranz gewesen seien, aber man habe etwas über Menschen lernen können und was man aus ihnen machen kann, wenn sie größter Not ausgesetzt sind. Es sind philosophische Einsichten in die menschliche Natur und das Wesen der Seele, die als »Frucht« dieser Erfahrungen geerntet werden können und zu einer ganz spezifischen Seinsweise und Weltanschauung führen, die mehr mit Weisheit als mit Wissen zu bezeichnen ist.

Das Bewusstsein, den Tod unmittelbar vor Augen zu haben, kann uns spirituell darauf vorbereiten, das Leben bis zum letzten Atemzug wie eine Kostbarkeit wahrzunehmen. Manchmal fällt erst vom Tode her ein Licht auf das Leben und bewirkt einen Wandlungsprozess. Gerade in Grenzsituationen habe ich archetypische Erfahrungen und archetypische Traumsymbole, die zu einer veränderten Lebenseinstellung führen, besonders häufig beobachten können. Dort, wo ich mich gekreuzigt fühle, kann ich einer transzendenten Dimension begegnen und vielleicht auf neue Art und Weise in das Leben hineinsterben. Jung schrieb im Alter von 85 Jahren in einem Brief an die Äbtissin eines komtemplativen Ordens, dass er versuche, Leben *und* Tod anzunehmen:

»In den äußeren Situationen von Leben und Tod sind umfassendes Verstehen und umfassende Einsicht von höchster Bedeutung. Es sind die unerläßlichen Faktoren unserer Entscheidung, zu gehen oder zu bleiben und gehen zu lassen oder nicht gehen zu lassen.«[230]

Wunde und Weisheit

»Was wär es, Mutter: Wachstum oder Wunde – versänk auch ich im Schneewehn der Ukraine?«[231], so fragt Paul Celan im Gedicht seine durch Genickschuss in der Ukraine getötete Mutter. Wachstum oder Wunde, dieses Entweder-oder ist im Traumakontext nicht die einzige Option. Es kann auch das Paradox von Wachstum *und* Wunde geben, von Wachstum trotz Wunde und mit der Wunde.

Celans poetische Frage »Wachstum oder Wunde?« korrespondiert mit Jungs Frage im Roten Buch »Ist das Chaos auch eine Grundlegung?«[232], evoziert aber auch den Forschungskontext der Psychotraumatologie in Bezug auf das Reifungspotential nach traumatischen Erfahrungen: »Trauma und Wachstum« wird zunehmend wissenschaftlich diskutiert – im Jahr 2009 ist es sogar zum Themenschwerpunkt der *Zeitschrift für Psychotraumatologie, Psychotherapiewissenschaft und Psychologische Medizin* (ZPPM) avanciert.[233] Das Forschungsinteresse der positiven Psychotraumatologie zielt dabei in keiner Weise darauf, Traumata zu bagatellisieren und dem Leiden seine schmerzliche Realität abzusprechen; es wird auch nicht versucht, das Leiden an einem Trauma und die Gefahr einer ernsthaften Bedrohung der psychischen Identität von Trauma-Überlebenden herunterzuspielen. Es geht in diesem Konzept vom posttraumatischen Wachstum vielmehr darum, einen theoretischen Rahmen und eine ganzheitlichere Sichtweise von Bewältigungsprozessen bei traumatischen Erfahrungen zu entwickeln, die gerade die Paradoxität menschlichen Lebens und Erlebens mit ins Blickfeld nimmt und festhält, dass auch aus Verlust etwas Positives zu gewinnen ist. Traumata stoßen die Betroffenen geradezu in extrem polarisierendes Denken und initiieren sie in Zustände unauflösbarer Paradoxien, die auf neue Seinsweisen hindeuten, welche dem Bereich von Weisheit zuzuordnen sind. Traumatische Erschütterungen bewirken eine unendliche Leere, aber es gibt kein allmähliches Loslassen und Leerwerden wie auf einem spirituellen Übungsweg. Bei Extremtraumatisierungen werden die Opfer vielmehr jäh in das Bewusstsein von der Vergänglichkeit von allem, was ist, hineingestoßen, und die Grenzen zwischen Ich und Du werden aufgesprengt, was zu einer gefährlichen Grenzstörung psychotischen Ausmaßes führen kann oder aber zu einem vertieften Bewusstsein von der Verbundenheit und des Vernetztseins alles Lebendigen.

Die beobachteten Bewusstseinserweiterungen bei folter- und kriegstraumatisierten Menschen bezeugen die archetypische Potenz von Traumata: ihre Macht, zu zerstören, aber auch ihre Kraft, zu beseelen und zu erneuern. Die menschliche Fähigkeit, Bewusstseinsgrenzen zu transzendieren, manifestiert sich auch im Bewältigungsprozess traumatischer Erfahrungen. In der Forschungsliteratur begegnen wir zahlreichen Versuchen, die Entwicklungsdynamik solcher Erfahrungen großer Not zu konzeptualisieren, zum Beispiel als posttraumatisches Wachstum (Calhoun und Tedeschi), positive Entwicklung in schweren Zeiten (*adversity-activated development* [AAD], Papadopoulos), positive Desintegration (Dabrowski), Plusheilung (Kraft) oder Transformationsstau (von Brück).[234]

Jung sprach von *metanoia*, dem griechischen Begriff für eine veränderte Lebensauffassung, einer Umkehr zu einer neuen Weltsicht. Hier wird die archetypische Vorstellung deutlich, dass wir an Widerständen und Hemmnissen wachsen können, dass wir – wie in der Natur an Bäumen zu beobachten ist – um die verletzten Stellen und Hindernisse herum weiterwachsen, und sie, wie Jung formulierte, »überwachsen«. Für ihn sind auch die wichtigsten Lebensprobleme letztlich unlösbar: »Sie können nie gelöst, sondern nur überwachsen werden.«[235] Solche Wandlungsprozesse des über sich selbst Hinauswachsens sind in den letzten Jahren in unterschiedlichen Kontexten und verschiedenen Begrifflichkeiten beschrieben worden, bei Krebserkrankungen, sexuellen Ausbeutungs- und Gewalterfahrungen und in Trauerprozessen: Stresscoping, Resilienz, posttraumatisches Wachstum und posttraumatische Reifung, Bewältigungsstrategien, erweiterte Lebensweisheit, Transzendenzerfahrung.[236] Dabei ist es wichtig festzuhalten, dass nicht die traumatische Erfahrung als solche entwicklungsfördernd ist, sondern die Auseinandersetzung damit. Der Umgang mit dem traumatischen Geschehen ist der eigentliche Katalysator für den Wachstumsprozess, wie er von Tedeschi und Calhoun beschrieben worden ist.

Posttraumatisches Wachstum oder posttraumatische Reifung sind vor allem in drei Dimensionen beobachtet worden: in Selbstbild und Selbstwahrnehmung, in der Beziehung zu anderen und in Lebensphilosophie und spirituellen Überzeugungen.

Besonders fünf Faktoren der persönlichen Reifung nach traumatischen Erfahrungen sind in Fragebögen von Tedeschi und Calhoun an Institutionen epirisch erfasst worden, die mit schwer traumatisierten Menschen arbeiten (Posttraumatic Growth Inventory [PTGI])[237]:

1. *Bewusstwerden eigener Stärke*
   Traumatisierte Menschen berichten, dass trotz des erhöhten Bewusstseins der eigenen Vulnerabilität auch ein Gefühl der inneren Stärke gewachsen ist, ein Selbstvertrauen und eine Gewissheit, das Erlebte meistern zu können.
2. *Entdeckung neuer Lebensmöglichkeiten*
   Es werden nicht nur neue Interessen entdeckt, sondern auch neue berufliche oder soziale Möglichkeiten erschlossen, die vor dem Erleben des Traumas nicht vorhanden waren.
3. *Veränderungen im Beziehungsfeld*
   Die Qualität und Intensität von Beziehungen verändert sich. Ein vertieftes Mitgefühl und die Fähigkeit, sich in andere Menschen hineinzuversetzen und besser zuzuhören, wird berichtet.
4. *Wertschätzung des Lebens und Sorge um die Schöpfung*
   Das Leben wird wieder als eine Kostbarkeit geschätzt und der Sinn für das Wesentliche ist weiter entwickelt.
5. *Spirituelles Bewusstsein*
   Hier werden Veränderungen genannt, die mit einer Auseinandersetzung mit philosophischen, religiösen und spirituellen Fragestellungen zu tun haben, mit einer vertieften Reflexion existentieller Themen.

Ich habe im kriegsverwüsteten Jugoslawien besonders den bosnischen Humor bewundert, mit dem die Menschen den Wahnsinn des Krieges und das, was er aus den Überlebenden machte, anprangerten. Ein solcher Humor birgt die Fähigkeit zur Selbstdistanzierung und zur Entdeckung neuer kreativer Möglichkeiten, mit den Absurditäten des Kriegsalltags umzugehen.

In meinen Augen ist der negative Fokus der Traumaforschung eine Sackgasse, die in ihrer Einseitigkeit der Komplexität psychischer Prozesse nicht gerecht wird und die philosophischen und spirituellen Traditionen der Auseinandersetzung mit der existentiellen Frage nach dem Leiden und dem Bösen ausklammert. Ich halte darum das neue Traumaparadigma für eine notwendige, höchst willkommene Ergänzung, trotz der sehr uneinheitlichen empirischen Forschungslage.

Im Jung'schen Verständnis ist es völlig klar, dass die Seele mehr sucht als Befreiung von belastenden Symptomen oder Anpassung an veränderte Lebensbedingungen, dass es vielmehr in der Seele »einen von äußeren Bedingungen sozusagen unabhängigen, zielsuchenden Prozess«[238] gibt. Heute nehmen Untersuchungen zum Einbezug der spirituellen Dimension bei der Bewältigung traumatischer Erlebnisse zu.[239] Es gilt jetzt nicht mehr als Zeichen von Unprofessionalität oder als esoterisch, wissenschaftliche Fragestellungen mit spirituellen Themen in Verbindung zu bringen. Das Fragen nach dem, was heilt, ist gerade im Bereich der Traumaforschung auf die Notwendigkeit gestoßen, spirituelle Ansätze nicht länger als inkompatibel mit empirischer psychologischer Forschung zu betrachten. Nicht nur die Analytische Psychologie, die in ihrem innersten Kern eine spirituelle Psychologie ist, betrachtet Spiritualität als eine archetypische Ressource, zunehmend wird diese Relevanz auch von klinischen Psychologinnen, Psychiatern und Familientherapeutinnen als bedeutungsvoll für ihren Arbeitskontext gesehen. Die Fachliteratur beschreibt eindrücklich die Notwendigkeit einer Integration dieser Bereiche.[240] So befasst sich die gegenwärtige Traumaforschung mit den Fragen: Ist es möglich, dass die Wunde, das Trauma, transformatorisches Potential besitzt? Ist selbst berichtetes Reifen und Wachsen nach Extremerfahrungen wirklich real? Kann es ein lebenswertes Dasein und tiefere Wertschätzung des Lebens nach traumatischen Verletzungen und ungeheuerlichen Grausamkeiten überhaupt geben? Ist unvorstellbares Leiden wirklich ein Tor zu spirituellen Entwicklungen oder sind es »Pseudoreifungen«, die nichts anderes als Formen defensiver Illusionen darstellen, entstanden unter dem Druck einer Tyrannei des positiven Denkens?[241]

Es gibt durchaus auch kritische Stimmen, die vor dem illusionären, defensiven Charakter des Konzepts des posttraumatischen Wachstums warnen, wie zum Beispiel David Becker mit seinem provokanten Aufsatz: »Extremes Leid und die Perspektive posttraumatischen Wachstums: Realitätsverleugnung, naives Wunschdenken oder doch ein Stück wissenschaftlicher Erkenntnis?«[242] Becker kritisiert die in seinen Augen einseitige, naive, lineare Wachstumsperspektive, an die man besser nicht glauben sollte, spricht sarkastisch von »Wachstumspropheten und Ressourcenfanatikern« und deren Schwierigkeit, Leid und das Ausmaß der Zerstörung anzuerkennen. Er geht sogar so weit, diese sogenannten »Weisheiten« als Bestandteil symbolischer Gewalt zu begreifen, als ideologische Mittel, Herrschaftsstrukturen abzusichern und Leid in einer »Verschwörung des Schweigens« (Danieli)[243] festzuschreiben. Für ihn ist das Konzept des posttraumatischen Wachstums nur eine Gegenübertragungsreaktion angesichts des unaushaltbaren extremen Leidens, um die Ohnmacht und Hilflosigkeit besser auszuhalten. Ich teile diesen extremen Standpunkt nicht, halte den Prozess kritischer Bewusstseinsarbeit durchaus vereinbar mit dem Blick auf posttraumatische Wachstumsprozesse und salutogenetische Perspektiven. Hilarion Petzold hat mit seinen Arbeiten zum potentialorientierten Denken die gesellschaftspolitischen und ökonomischen Dimensionen, die die Perspektive einer positiven Psychologie mit der einer kritischen interdisziplinären politischen Psychologie verbinden, in seinen humanistisch-melioristischen Ansatz integriert,[244] aber er ist äußerst kritisch gegenüber dem Einbezug der spirituellen Dimension in den klinischen Kontext, weil damit der Rahmen eines wissenschaftlichen Weltbildes, in dem er die klinische Psychotherapie angesiedelt sieht, verlassen werde.

Verschiedene Forscherinnen und Forscher verweisen auf den schattenhaften Aspekt der Verarbeitungsmechanismen: Verleugnung, Vermeidung, Wunschdenken und verzerrte Sinngebungsprozesse.[245] In Zürich hat Andreas Maercker von der Psychologischen Fakultät der Universität Zürich auf das »Janus-Gesicht des selbst wahrgenommenen Wachstums« verwiesen und sowohl die Möglichkeiten als auch die Begrenzungen des Konzeptes von Tedeschi und Calhoun aufgezeigt.[246] Mir gefällt seine differenzierte Betrachtung, den Wert dieses Konzepts nicht grundsätzlich in Frage zu stellen, sondern zu erweitern. Er leugnet nicht, dass die existentielle Konfrontation mit Leidvollem auch Zugang zu weisheitsbezogenem Wissen und Urteilen ermöglichen kann.

Ich habe in den langen Jahren meiner Praxis sowohl schützende illusionäre Bewältigungsstrategien beobachten können als auch

Individuationsprozesse nach traumatischen Erfahrungen begleiten dürfen, die zu Weisheit und großer menschlicher Reife geführt haben und die positive Langzeitfolgen für die traumatisierten Menschen hatten, sie psychisch stärkten und einen Zugang zum transpersonalen Raum eröffneten. Solche Menschen haben ihre schweren Schicksale in bewundernswerter Weise verarbeitet, sind nicht verbittert, sondern gütiger und menschlicher geworden, engagierter auch für eine gesellschaftliche Zukunft, in der Werte wie Solidarität und Mitgefühl einen zentralen Platz einnehmen. Sie verfügen über eine Haltung, die mit Präsenz zu tun hat, mit klarer Bewusstheit, Achtsamkeit, einer Herzensöffnung, die Menschen befähigt, das Leben auch in seiner paradoxen Gestalt zu akzeptieren, ihm innerlich einen Sinn zu geben und sich der Numinosität des Leidens zu ergeben.

Nicht selten habe ich in existentiellen Notlagen spirituelle Antworten und das rettende Eingreifen unbewusster Kräfte erfahren können. Ich habe dann oft an Hölderlin gedacht: »Wo aber Gefahr ist, wächst das Rettende auch.« Hier ist eine Weisheit angesprochen, die an traumatischen Erfahrungen gereift ist, Weisheit als die Freiheit von Illusionen der Unverwundbarkeit, als die Relativierung des kleinen Ich angesichts von Grenzerfahrungen und als der Quantensprung zu dem, was mich übersteigt. Sie hat mit dem Bewusstsein um die eigenen Begrenzungen zu tun, dem kompetenten Umgang mit Komplexität und Ungewissheit sowie der Fähigkeit, sein Leben besonnen, mit Gelassenheit, Demut und Selbstreflexion sinnvoll zu gestalten. Weise zu leben heißt, Ambiguität und Widersprüche auszuhalten, zweifeln zu können, zu wissen, dass wir nichts wissen, und Toleranz zu üben. Ich finde diese Haltung in John Keats' Begriff der *»negative capability«* sehr gut umschrieben, der Fähigkeit, mit dem Geheimnis zu leben. Für Keats macht es unser Menschsein aus, fähig zu sein, einen Zustand von Unsicherheit und Zweifel auszuhalten, ohne sofort nach Tatsachen und vernünftigen Erklärungen zu suchen.

So betrachte ich Reifungs- und Heilungsprozesse unter dem Aspekt, wie das Verhältnis von Ich und Selbst sich durch die traumatischen Erfahrungen ausgestaltet, wie extreme Leidenserfahrungen neue Sinnhorizonte eröffnen und größere Freiheitsgrade in der Schicksalsbewältigung ermöglichen. Persönlich bin ich immer wieder Menschen begegnet, die für mich das Geheimnis des Überlebens in Würde verkörperten, die auf eine schlichte, menschliche Weise Zeugnis ablegten von der Würde der menschlichen Seele und der Wandlung von Leidenszuständen in eine weisere Weise des In-der-Welt-Seins. So wirklich die zerstörerische Macht des Traumas ist, so wirklich ist auch die Fähigkeit des menschlichen Geistes und der Seele, Sinn im Unsinn und im Leiden zu finden. Das bedeutet nicht, sich in der Destruktivität der menschlichen Gesellschaft einzurichten, ohne daran arbeiten zu wollen, die Welt in eine bessere und weisere Welt zu verwandeln.

Ich denke mit sehr warmen Gefühlen an meine verstorbene polnische Freundin Halina, Kunsthistorikerin in Cambridge, Massachusetts. Während eines Forschungsaufenthaltes in Deutschland wurde sie zu einer Sommerparty eingeladen. Eine Gruppe deutscher Männer saß auf der Terrasse; sie speisten genüsslich und tranken reichlich Wein. Zu vorgerückter Stunde stimmten sie ein beliebtes, patriotisches Volkslied an: »Dies ist meine Heimat. Hier bin ich zu Haus.« Halina unterbrach sie leise mit dem Hinweis, dass ihr die Melodie bekannt wäre, aber der Liedtext, den sie gelernt habe, unterscheide sich wesentlich. Und während sie langsam den Ärmel ihrer weißen Bluse aufrollte und ihre eingravierte Auschwitz-Nummer auf dem linken Arm preisgab, sang sie mit ihrer wunderschönen, glockenhellen Stimme das erschütternde Auschwitz-Lied:

»Zwischen Weichsel und der Sola schön verstaut,
zwischen Sümpfen, Postenketten, Drahtverhau
liegt das KZ Auschwitz, das verfluchte Nest,
das der Häftling hasset, wie die böse Pest ...«

Eisiges, beklemmendes Schweigen war die Folge. Und doch war Halina ein Mensch ohne Bitterkeit oder Hass, fähig, auf Deutsche freundlich und offen zuzugehen, ohne jedes Ressentiment. Sie bewahrte sich ihren Glauben an das Wahre, Gute und Schöne, und sie konnte über die alptraumhaften Erfahrungen im KZ sprechen, sogar über den quälenden Augenblick, als sie – während sie dort Büroarbeiten verrichten musste – den amtlichen Beleg über die Ermordung ihres Vaters fand, der im gleichen KZ wie sie und ihre Mutter interniert gewesen war.

Mich hat diese erstaunliche Frau, die von Humor und Optimismus sprühen konnte – ihr Motto war: das Böse überwinden durch

Glauben an die Zukunft –, tief beeindruckt, ein zutiefst integrer Mensch voller Herzensgüte. Die Begegnung mit dem Bösen, mit Unmenschlichkeit und Grausamkeit haben ihren Geist und ihre seelische Widerstandskraft nicht gebrochen, weder im Krakauer Ghetto, das ihre Jugend prägte, noch in den acht verschiedenen Konzentrationslagern, zuletzt in Auschwitz. Trotz aller Demütigungen und Erfahrungen von Entwürdigung hat sie sich die Liebe zum Leben, zu Menschen, Tieren und Pflanzen bewahrt. Von ihr habe ich Wertvolles über Versöhnung, Vergebung und das Transzendieren traumatischer Erfahrungen lernen dürfen. Gern denke ich daran zurück, wie wir gemeinsam ihr Buch feierten: Halina Nelken: *Freiheit will ich noch erleben*[247].

Auch mein chilenischer Patient, Jorge, mit dem ich einige Jahre therapeutisch gearbeitet habe, ist ein Mensch, der trotz jahrelanger Inhaftierung und Folter nicht verbittert ist. Er war ein chilenischer Oppositioneller, gehörte zu den Jungsozialisten, einer Generation, die den Traum von einer besseren Welt hatte. Als Freiwilliger war er mit seinen Kollegen in die Armenquartiere gegangen, um dort seine Vision von einem neuen Chile praktisch umzusetzen. In seiner kleinen Druckerei druckte er Flugblätter und verteilte sie. Nur drei Tage nach der Machtergreifung Pinochets 1973 wurde er ins Gefängnis geworfen und gefoltert. Es waren lange, alptraumhafte Jahre der Demütigungen und Unmenschlichkeiten, die er von den Folterern zu ertragen hatte. Nach einer gefährlichen, abenteuerlichen Flucht landete er zuletzt in der Schweiz. Hier litt er nicht nur an den physischen Folgen der grausamen körperlichen Gewalterfahrungen, die ihn bis in seine Träume hinein verfolgten, sondern auch an der existentiellen Unsicherheit, die sich in allen Lebensbereichen, besonders in menschlichen Beziehungen, bemerkbar machte und seine Tage verdunkelte. Unter Tränen stammelte er: »Sie wollen deine Persönlichkeit auslöschen, damit nichts von dir übrig bleibt. Sie machen dich fertig, damit du nur noch ein winselnder Wurm bist, den sie zwingen, Scheiße zu fressen.«

Als Jorge zu mir in die Therapie kam, wies er alle Symptome auf, die aus der Forschung zu Folterüberlebenden bekannt sind. Das Grauen und die Angst waren in jeder Körperzelle gespeichert, in seine Haut eingeschrieben und in seinen Geist eingebrannt. Kleine Geschehnisse des Alltags konnten Panikattacken triggern, zu Herzrasen führen und seine Gedanken sich wie in einem Hamsterrad quälend drehen lassen. Durch ihn konnte ich flüchtige Einblicke in unheimliche Todesräume gewinnen, die Unterweltcharakter hatten. Mich haben sein unerschütterlicher Glaube an das Leben und seine Entschlossenheit, ohne Hass leben zu wollen, tief berührt. Jorge hat sich nach reiflicher Überlegung und sorgfältiger Vorbereitung entschlossen, in einem schweizerischen Dokumentarfilm zum Thema *Weiterleben* (Regisseur Hans Haldimann) mitzuwirken, um das Schweigen über das, was in Chile geschehen ist, zu brechen, um die Wahrheit aufzudecken und als Überlebender Zeugnis abzulegen. In dem Film steht er vor dem einstigen Haus des Terrors, in dem er gefoltert wurde, das jetzt ein Museum beherbergt. Dort sagt er nicht ohne Stolz: »Ich habe es überstanden; ich habe die Verbrechen überlebt; ich stehe wieder auf festem Boden. Trotz allem, was geschehen ist: Mein Geist ist nicht gebrochen.« Genau darin sah er seinen Sieg über die Folterer.

Es tauchen noch drei andere Folterüberlebende in diesem Dokumentarfilm auf. Da gibt es die Frau aus dem Kongo, die tagelang bis zur Bewusstlosigkeit geschlagen worden war und deren Ehemann ermordet wurde. Trotzdem war sie fähig, im Film zu sagen: »Ich bin eine starke Frau geworden; man muss vergeben können, sonst kann man im Leben nicht weiterkommen.« Ein kurdischer Mann, der ähnliche Erfahrungen wie Jorge gemacht hat, sagt: »Wenn ich es schaffe, die Folter zu überleben, dann habe ich gewonnen und nicht die Folterer.« Er schreibt Gedichte, führt ein kleines Restaurant und hat sich kontinuierlich weiterentwickelt und die traumatische Vergangenheit hinter sich gelassen. Für mich sind dies berührende Zeugnisse von der Würde der menschlichen Seele – Weisheitsdimensionen, trotz aller physischen und seelischen Verwundungen.

In den kontemplativen spirituellen Traditionen ist das Weisheitskonzept mit einer tieferen Erkenntnis und Einsicht in das Wesen der Wirklichkeit verbunden, mit der Fähigkeit, sich von Illusionen freizumachen und die rigiden Abgrenzungen zwischen Ich und Du, Subjekt und Objekt zu transzendieren. Selbsterkenntnis und Selbsttranszendenz fördern das Bewusstsein unserer Verbundenheit miteinander und mit der Schöpfung als Ganzem. Es sind Zeichen spirituellen Wachstums, wenn sich die Haltung einer Person dem Leiden und dem Bösen gegenüber radikal verändert und wenn das Bewusstsein von einer größeren Realität die bisherigen Grenzen der Persönlichkeit erweitert. Dazu gehört die Erfahrung des kontinuierlichen Wandels, die Fluidität in den Beziehungen zur Welt, das Wissen, dass nichts bleibt, wie es ist, und dass auch ich selbst, mein eigenes Selbst- und Weltverständnis, diesem Gesetz des Wandels unterworfen bin, wie traumatische Erfahrungen auf erschreckende Weise deutlich machen.

Weisheit bezieht sich auf den Umgang mit dem Alltäglichen, aber auch mit den letzten Dingen, den Fragen nach Sinn und Unsinn menschlichen Seins in der Welt, nach dem Sinn und dem Wozu des Bösen. Ob Dichter, Mystiker oder der biblische Hiob – sie alle ringen mit dem immerwährenden Problem des Leidens.

Etty Hillesum: Werden und Vergehen

Etty Hillesum war eine begabte, niederländisch-jüdische junge Intellektuelle, die mit 29 Jahren im KZ Auschwitz-Birkenau ermordet wurde und Briefe und Tagebücher hinterlassen hat, die psychologisch und spirituell von großer Bedeutung sind und in viele Sprachen übersetzt wurden. Ihr einzigartiges Zeugnis handelt von der tief verankerten Überzeugung, dass Trauma und Wachstum eine Sinneinheit bilden. Ihr Leben bezeugt einen beeindruckenden Individuationsprozess der psychischen Reifung und spirituellen Entwicklung unter extrem traumatisierenden Bedingungen.

Aus ganz persönlicher Perspektive hat sie Wesentliches zu einer spirituellen Verwurzelung angesichts existentieller Abgründe zu sagen. Sie empfindet es als ihre Aufgabe, die Menschen im Lager in ihrer Not zu unterstützen, sie bei der Hand zu nehmen, sie zu trösten und wieder an ihre eigenen, inneren Quellen anzuschließen, ein Pflaster zu sein für die schmerzenden Wunden der Inhaftierten. Ihre Bemühungen waren darauf ausgerichtet, der Dehumanisierung und dem Verlust der Würde durch Liebe statt Hass entgegenzuwirken, denn sie war zutiefst davon überzeugt, dass Hass diese Welt nur noch mehr in den Abgrund zieht.[248] Ihre Tagebücher sind Dokumente einer grenzenlosen Liebe und ein berührendes Zeugnis für den Umgang mit Leiden angesichts drohender Vernichtung. Für sie war entscheidend, wie ein Mensch mit Würde das Leiden tragen und ertragen kann und einen Teil seiner Seele unverletzt über alles hinweg retten kann.

In ihren Briefen und Tagebüchern wird ein Individuationsprozess sichtbar, der ihr kurzes, tragisches Leben zu einem Modell posttraumatischen Reifens macht. Obwohl die Möglichkeit des Todes ihr immer gegenwärtig war, konnte sie schreiben: »Mein Leben hat dadurch eine Erweiterung erfahren, daß ich dem Tod, dem Untergang ins Auge blicke und ihn als einen Teil des Lebens akzeptiere.«[249] In den überfüllten Baracken der Verfolgten und Gequälten hat sie ihre Liebe zum Leben nicht verloren. Auch dieses Leben war für sie nur ein Teil eines größeren sinnvollen Ganzen, und daran könne auch menschliche Grausamkeit nichts ändern. Ihre Liebe zur Menschheit, ihr nicht enden wollendes Suchen nach Sinn in einer scheinbar sinnlosen Welt war auch im Lager nicht auszulöschen. Ähnlich wie C. G. Jung in einem Brief an Victor White schrieb, gerät der *aspectus mortis* zu einer Art Test für die eigene Lebensüberzeugung: »Der *aspectus mortis* ist eine gewaltige einsame Sache, wenn man in Gottes Gegenwart aller Dinge beraubt wird. Die eigene Ganzheit wird gnadenlos erprobt.«[250]

Etty Hillesums Aufzeichnungen beschreiben eine spirituelle Entwicklung, eine Suche nach Grund angesichts des Abgrunds im Konzentrationslager Westerbork, einem holländischen Durchgangslager, der letzten Station vor dem endgültigen Transport in die Hölle von Auschwitz. Sie hat in ihren Briefen aus Westerbork die furchtbaren Deportationen als Hölle beschrieben, obwohl sie immer darauf hinwies, dass Worte und Bilder unzureichend seien, um zu evozieren, was in diesen Nächten der Transporte geschah. Selbst Dantes Hölle sei im Vergleich dazu nur »eine heitere Operette«.

Ich habe mich oft gefragt, wie eine junge Frau am 7. September 1943 auf dem Todeszug in die Gaskammern von Auschwitz diese letzten Zeilen auf eine Postkarte schreiben konnte, die sie dann für die Nachwelt aus dem Zug warf: »Wir haben das Lager singend verlassen. Auf Wiedersehen.« Zwei Monate später, am 30. November, war sie tot.

Tiefe Einsichten in ihr eigenes Wesen und das Wesen des Menschlichen überhaupt, eine Analyse des Zeitgeistes, Beschreibungen der Vorhölle des Durchgangslagers, philosophische Betrachtungen über das Verhältnis von Ich und Selbst, Mensch und Gott, Überlegungen zu Sinn und Werten, zur Lebens- und Sterbekunst und zu dem, was in traumatisierenden Zuständen der Heillosigkeit heilt, machen ihre Schriften zu einem erschütternden Dokument der Menschlichkeit angesichts unmenschlicher Verhältnisse. Ihre

Gedanken zum individuellen und kollektiven Leiden, zur Schattenproblematik und zum Bösen, zu Liebe und Hass, zu Chaos und Kosmos sind zutiefst jungianisch und verweisen auf eine spirituelle Haltung angesichts traumatischer Bedingungen. Sie war vertraut mit den Paradoxien des menschlichen Seins, hatte ein Auge für Schönheit inmitten des Grauens und schrieb über ihre Visionen von Untergang und Neuanfang.

Ich habe Etty Hillesums Briefe und Tagebücher als ein Gespräch zwischen Ich und Selbst gelesen, einen Dialog zwischen ihr und jenem transzendenten Anderen, das sie Gott nennt und das sich ihr als eine innere Präsenz offenbart. Die Themen, mit denen sie sich in den Tagebüchern auseinandersetzt, sind die existentiellen Fragen nach dem Leiden, dem Bösen und der liebenden Beziehung zu den Mitmenschen, und sie beruhen auf der Einsicht des zutiefst Miteinanderverbundenseins. Die Sehnsucht nach dem Absoluten, nach einer neuen Spiritualität, die keinen allmächtigen Gott kennt, sondern einen Gott, dem wir helfen müssen, täglich in unserem Alltag in uns geboren zu werden, hat sie für manche Forscherinnen und Forscher zu einer modernen, »atypischen«[251] Mystikerin gemacht. Sie wird im gleichen Atemzug mit Simone Weil und Dietrich Bonhoeffer genannt, beides Repräsentanten der »Todeszellen-Philosophie des 20. Jahrhunderts«[252].

Ich habe bei der Lektüre der Tagebücher oft an das Rote Buch denken müssen: Der Ausgangspunkt bei Jung und Etty war eine innere und äußere chaotische Situation, und sie retteten sich über das Schreiben. Beide begründeten durch ihre innere Auseinandersetzung eine Haltung und eine Methode, wie mit überwältigenden Erfahrungen umgegangen werden kann. Viele Themen, die Jung im Roten Buch berührt hat, habe ich bei Etty Hillesum wiedergefunden: Sie beschreibt ihren Dialog mit der Seele, schildert Visionen und dunkle, bedrohliche innere Bilder; sie beschreibt die Notwendigkeit der Innenschau und das Ringen um die Geburt eines neuen Gottesbildes in der eigenen Seele. Sie benennt auch die Konfrontation mit dem Schattenhaften menschlicher Existenz und war sich völlig bewusst, dass eine mögliche Veränderung in der Welt des Kollektiven mit einer Bewusstseinsveränderung in der eigenen, subjektiven Welt beginnen muss. Man muss bei sich selbst beginnen, wenn man die Welt heilen möchte, wie das jüdische *tikkun olam* übersetzt werden könnte.[253]

Etty betonte die Bedeutung des Aushaltens und Balancierens der Gegensätze und den Wert des Paradoxen, besonders der paradoxen Beziehung zwischen Kopf und Herz. Ihr Tagebuch erschien unter dem Titel: *Das denkende Herz*[254]. Sie wollte das denkende Herz der Baracken sein. Die Komplementarität von Denken und Fühlen, Erkennen und Wahrnehmen sind wichtig, um mit dem Unbegreifbaren fertigzuwerden. Mit dem Herzen zu denken, ist ein weiblicher Seinsmodus, der Dualitäten überwindet, um die Komplementarität von Geistigem und Materiellem weiß und Werden und Vergehen als eine Ganzheit betrachtet. Für Etty ist das Leben auch noch in seiner Sinnlosigkeit bedeutsam und schön, aber das sei nur möglich, wenn man zum Ganzen des Lebens Ja sagt und es als ein unteilbares Ganzes akzeptiert, weil man nur dann auch selber ganz sein könne.

Ihre Erfahrung des großen »Du« in der Seele, des letzten Grundes unserer Existenz, erinnert an C. G. Jung und seine Erfahrung des Selbst. Auch die Psychologie des Ostens, das taoistische Prinzip des *wu wei* ist in ihren Texten wiederzufinden. Sie war zu der Erkenntnis gelangt, dass es Situationen gibt, wo man nichts mehr tun kann, sondern geschehen lassen muss. Ihre Texte enthalten viele buddhistische Gedanken, die um die Themen Leere und Fülle, Gegenwart und Nichts kreisen. Sie schlägt vor, ganz leer zu werden, um der Erfahrung der Fülle Raum zu geben, der Erfahrung einer tiefgreifenden Präsenz, die sich in der Stille, im Schweigen, in der Einsamkeit ereignet. In ihren Aufzeichnungen geht es um das Paradox, dass unser Leben erweitert und bereichert wird, wenn wir den Tod ins Leben integrieren. Das entspricht der Jung'schen Auffassung, dass uns das Leben als Individuation vom Transzendenten her aufgegeben ist und sich im Tod erfüllt.[255]

Ähnlich wie Jung im Roten Buch schrieb, dass er Yoga-Übungen benutzte, um sich wieder zu erden, hat auch Etty mit dem Atem und Yoga geübt, um ihr seelisches Gleichgewicht zu finden – beides Bewältigungsstrategien, die ein fester Bestandteil traumatherapeutischen Arbeitens sind.

Etty Hillesums Narrationen über das Leben im Lager sind reich an Symbolen der Lebensbejahung inmitten all des Sterbens und Vergehens. Es sind Zeugnisse ihrer eigenen Wandlungsdynamik und keine Rationalisierungen oder traumakompensatorischen Anpassungsleistungen, sondern ein gelebtes und erfahrenes Paradox von der Einheit des Schönen und des Schrecklichen. Etty Hillesum hat eingehend Rilkes Briefe gelesen, ihn oft in ihr Tagebuch kopiert, und als Germanistin und Rilke-Liebhaberin erkenne ich seine Gedanken in vielen ihrer Äußerungen. Sie benannte ihn selbst als ihren größten Lehrer und Erzieher, der für sie gerade in diesen schweren Zeiten des Krieges eine Person mit Werten und Gewissen verkörperte, die ihr bei der Lebensbewältigung hilfreich war. Seine uneingeschränkte Bejahung des Lebens in seiner »Fürchterlichkeit« und seiner »Herrlichkeit« sowie seine Leidenschaft zum »Ganzen« hatten einen tröstenden und unterstützenden Einfluss auf Etty Hillesum, denn Rilke klammerte aus seinem jubelnden Ja zum Dasein den Schmerz, die Einsamkeit und den Tod nicht aus. Er schrieb, dass auch noch des Lebens schrecklichste Furchtbarkeit zu bejahen sei, selbst auf die Gefahr hin, daran zugrunde zu gehen.[256]

Etty Hillesum nahm die traumatischen Lebensumstände an und begegnete den extrem leidenden Lagerinsassen mit ungeheurer Geduld, Achtsamkeit, Mut und Empathie. Der Glaube an den Sinn hat sie nie verlassen, auch als sie hörte, dass bereits im Jahr 1941 in Deutschland und den besetzten Gebieten 700 000 Juden ermordet worden waren. Die Selbstzeugnisse Etty Hillesums verkörpern für mich einen wertvollen Zugang zu der Verschränkung von Immanenz und Transzendenz in traumatischen Grenzsituationen.

Wandlungsenergie: Versöhnen, Verzeihen und Vergeben

Das eben ist der Fluch der bösen Tat,
Daß sie, fortzeugend, immer
Böses muß gebären.
Schiller: Die Piccolomini, 5. Aufzug, 1. Auftritt

Für traumatisierte Menschen ist es oft die zentrale Frage, ob je Versöhnung mit dem Geschehenen möglich ist, ob es eine Vergebung von Schuld nach einem Zivilisationsbruch wie dem Holocaust überhaupt gibt. Gibt es Verbrechen, die niemals vergeben werden können, deren Täter selbst von Gottes Vergebung ausgeschlossen sind, auf ewig verdammt, wie es Dante in seiner göttlichen Komödie beschreibt? Kann ich dem Mörder meiner Eltern vergeben, kann ich mich mit dem Vergewaltiger meiner Tochter versöhnen?

Das Weiterleben nach individuellen und kollektiven Erfahrungen der Gewalt und Unmenschlichkeit wirft immer die drängende Frage auf, wie mit dem Besessensein vom Archetyp der Rache, des Hasses und dem Wunsch nach Vergeltung umgegangen werden kann, ob Versöhnen oder Vergeben nach Vertreibung, Verfolgung und Identitätszerstörung überhaupt eine Denk- und Verhaltensmöglichkeit ist. Uns stellen sich ähnliche Fragen nach den Massakern in Afrika, nach den Terrorakten in Paris und dem Anschlag vom 11. September, nach rassistisch bedingten Erschießungen in den USA.

Vergebung wird in der Regel in Verbindung gebracht mit Reue und Buße, Eingeständnis von Schuld, Wiedergutmachung, Strafe, Erlösung. Aber wer hat die Macht zu vergeben? Dient der Akt des Vergebens den Tätern oder den Überlebenden? Im Zusammenhang mit der ungeheuer großen Zahl von Missbrauchsfällen in der Kirche wurde immer wieder der Wunsch geäußert, der Papst und die Kirche müsse Schuld eingestehen und um Vergebung bitten. Gleichzeitig gibt es in der christlichen Tradition die Erwartung, auch ohne irgendwelche Vorleistungen zu verzeihen und zu vergeben. Ist Vergebung eine Kraft, eine Gabe sogar, die auch dem geschenkt wird, der sie nicht erbittet, der nichts bereut und zu keiner Besserung und Rehabilitation bereit ist? Solche Fragen hat auch der Philosoph Jacques Derrida[257] gestellt. Er kommt zu dem Schluss, dass Vergeben eigentlich bedeutet, über den Rand des Möglichen hinauszugehen, das Unmögliche zu tun, das Unentschuldbare, Unsühnbare zu verzeihen.

Es ist mir wichtig, Versöhnung nicht nur als eine wichtige sozialpsychologische Tugend der Vergangenheitsbewältigung für Prozesse der Friedenskonsolidierung zu verstehen, sondern die religiösen, philosophischen und psychotherapeutischen Implikationen mit in den Blick zu nehmen. Verzeihen und versöhnen sind Werte der jüdisch-christlichen Tradition; ich erinnere an das Vaterunser, wo es heißt: »… wie auch wir vergeben unseren Schuldigern.« Verzeihen und vergeben kann als ein Akt der inneren Reinigung verstanden werden, als eine Weigerung, Gleiches mit Gleichem zu vergelten. In der jüdischen Tradition ist Jom Kippur, der Versöhnungstag, einer der größten Feiertage, an dem die Aussöhnung mit den Mitmenschen, das gegenseitige Verzeihen im Zentrum steht. Um Verzeihung zu bitten, ist nach dem Talmud die Voraussetzung dafür, dass Versöhnung möglich wird. Ähnlich formuliert der persische Theologe und Mystiker Abu Hamid al-Ghazali (1058–1111 n. Chr.): »Wer zum Zorn gereizt wird und nicht zornig wird, der ist ein Esel. Wer aber um Versöhnung gebeten wird und sich nicht versöhnt, der ist ein Teufel.«

Erst in den letzten Jahren ist »Vergeben« zum Forschungsgegenstand der Psychologie geworden und besonders empirisch untersucht wurden.[258] Von psychologisch-psychiatrischer Seite hat sich in Deutschland Konrad Stauss[259] sehr intensiv mit der Frage von Schuld und Vergebung auseinandergesetzt. Er hat versucht aufzuzeigen, wie innerer Frieden erlangt werden kann, selbst wenn weder Opfer noch Täter bereit sind, in einen Versöhnungsprozess einzutreten. Für ihn sind der Weg der Vergebung des Opfers und der Weg der Schuldbewältigung des Täters letztlich innerseelische Prozesse, die das Herz reinigen.

Vielleicht wurde Vergebung zu lange primär als ein spirituelles bzw. religiöses Phänomen betrachtet, und die psychische Dimension des Vergebens als ein Akt des Loslassens und größerer emotionaler Freiheit[260] ist eher vernachlässigt worden. Vergebung kann verstanden werden als ein Verzicht auf den Schuldvorwurf und den Anspruch auf Wiedergutmachung, eine Befreiung aus der Opferrolle und eine innere Haltung des Mitgefühls jenseits von Bitterkeit, Ressentiments und Racheimpulsen.[261]

Inzwischen wird die Frage, ob Versöhnung und Vergebung den Heilungsprozess nach traumatischen Verletzungen unterstützen, sehr kontrovers diskutiert. Die Fähigkeit zu vergeben, ist ein transformatives Beziehungsgeschehen und beeinflusst Kognition, Emotion, Motivation und Verhalten. Versöhnen ist eine Erosfunktion, eine Sorge um Bezogensein und Beziehungsfähigkeit.

Das Versöhnungsthema ist kollektiv so bedeutsam, weil der Hass so omnipräsent ist. Die gegenwärtigen weltweiten Auseinandersetzungen zwischen Christen und Muslimen, der ubiquitäre Antisemitismus und Rassenhass, die Genozide in Ruanda und Armenien, die Jahre des Terrors und der Apartheid in Südafrika, die Kriege in Tschetschenien, im Kongo, die Völkermorde des Ersten und Zweiten Weltkriegs sowie der Kolonialisierung, die sogenannte Hexenverfolgung oder die Kreuzzüge sind Zeugnisse dafür, wie sehr Hass, Rache und Vergeltung unsere kollektive Geschichte geprägt haben und immer noch prägen. Ich habe in meiner Praxis erlebt, dass diese Erfahrungen der von Menschen verursachten Gewalt sich nicht nur in das »Leibgedächtnis einer Generation« (Petzold) einschreiben, sondern dass sie oft von Generation zu Generation weitergegeben werden. Sie reinszenieren sich, wenn sie nicht bearbeitet wurden, und perpetuieren den Kreislauf der Gewalt. In der Forschung wird von transgenerationaler Weitergabe traumatischer Erfahrungen gesprochen, und die Untersuchungen zu den Spätfolgen und »ererbten Wunden« der Traumatisierungen häufen sich.[262]

Oft werden die kollektiven Ängste und der Hass auf den Anderen, den Feind von politischer Seite geschürt (z. B. während des Balkankriegs oder mit der Bezeichnung »Achse des Bösen« in den USA) und die Folgen solcher Projektionen sind langlebig und traumatisch.

In dem berühmten Briefwechsel zwischen Karl Jaspers und Hannah Arendt[263] geht es auch um die Frage nach Schuld, Verantwortung und Vergebung. Arendt ist der Überzeugung, dass wirkliche Wandlung und die Fähigkeit weiterzuleben nur über Verzeihen möglich ist – nach dem öffentlichen Eingeständnis von Schuld und der Übernahme der Verantwortung für angerichtetes Unheil.

In meiner Arbeit in Krisengebieten und im Rahmen der Kriegstraumastiftung bin ich oft mit dem schwierigen Verhältnis von Trauma und Versöhnungsprozessen konfrontiert worden. Ich denke an die *Gacaca*-Gerichte in Ruanda, an die Wahrheits- und Versöhnungskommission in Südafrika, an Projekte in KwaZulu-Natal, die mit Reinigungs- und Versöhnungsritualen arbeiten, an die Bemühungen von *Sezam*, einer Organisation in Bosnien, die Lehrerinnen und Lehrer unterschiedlicher Ethnien und Religionen in dem extrem schwierigen Versöhnungsprozess und ihren Bemühungen um ein friedliches Miteinander unterstützt, und ich denke an die herausfordernde Arbeit der »Übergangsjustiz« in Kambodscha, die versucht, die blutige Vergangenheit des Regimes aufzuarbeiten, um den Übergang zu einer nachhaltig friedlichen Gesellschaftsordnung zu ermöglichen.

Kollektive Versöhnungsprozesse bedeuten Arbeit an der »Vermenschlichung einer Gesellschaft« (Petzold); sie gehören als Konfliktbearbeitung nach Traumata zu den Grundelementen einer friedlichen Gesellschaft, denn Konflikte können sich nur durch Aufarbeitung und die Auseinandersetzung mit ihnen wandeln, sowohl innerpsychisch als auch interpersonell.

Meine Erfahrung mit den Projekten in Ex-Jugoslawien und in Gaza haben mein Bewusstsein dafür geschärft, wie ungeheuer schwierig es ist, auf ein friedliches Zusammenleben hinzuarbeiten, wie unabdingbar aber auch eine Versöhnungsarbeit ist, die möglichst schon bei den Kindern ansetzen muss als eine Form präventiver Friedensarbeit. So werden spätere Feindbildprojektionen erschwert und es wird verhindert, dass die Gewaltspirale sich unendlich weiterdreht. Individuelle und kollektive Versöhnung als Bereitschaft, sich an das Schattenhafte zu erinnern und mit ihm auseinanderzusetzen, geht uns alle an.

Bedeutsam sind kollektive Versöhnungsgesten, die es in jeder Kultur gibt, als eine Herausforderung, Vergangenes zu erinnern, sich der eigenen Mittäterschaft bewusst zu werden, das Leiden der anderen anzuerkennen und persönlich Verantwortung zu übernehmen. Als Deutsche erinnere ich mich gut an den Kniefall des damaligen Bundeskanzlers Willy Brandt 1970 am Denkmal für die Opfer des Warschauer Ghettoaufstandes. Diese symbolische Geste war ein Zeichen der Anerkennung von Schuld, und es sind genau diese symbolischen Gesten, die den Weg zur Versöhnung bereiten. Auch die internationalen Frauen- und Mütterbewegungen sind sowohl durch ihre symbolischen Proteste als auch durch ihre Versöhnungsarbeit bekannt geworden: die »Women in Black« in Belgrad, die »Northern Ireland Women's Coalition«, »Las madres Argentina« und die »White-Scarf«-Bewegung in Armenien.

Kollektive Orte der Versöhnung sind Gedenkstätten traumatischer Verwundungen, die dazu dienen, auf Wandlungsprozesse zu verweisen und aus der Geschichte zu lernen. Ich verstehe sie als Orte einer Lernkultur, die aufrütteln. Ich denke hier an das Museum der Versöhnung auf Robben Island in Südafrika, in dem Nelson Mandela 18 Jahre lang eingesperrt war: ein Steinbruch, der sowohl für die Unmenschlichkeit des Apartheid-Regimes in Südafrika stand, aber auch ein Symbol war für die Unerschütterlichkeit des Strebens nach Freiheit und die Möglichkeit der Transformation. Ich erinnere mich an die alte Brücke, Stari most, in Mostar, über die ich oft gegangen bin; sie wurde im November 1993 im jugoslawischen Bürgerkrieg zerstört – eine Verkörperung der symbolischen Brücke zwischen Ost und West, Christentum und islamischer Welt, katholischen Kroaten und orthodoxen Serben. Am 23. Juli 2004 wurde diese Brücke unter Anwesenheit von Vertretern aus 60 Staaten als ein Symbol der Versöhnung und des Zusammenlebens von verschiedenen religiösen, kulturellen und ethnischen Gemeinschaften wiedereingeweiht. Ein Symbol der Versöhnung und Heilung der Kriegswunden ist auch die 2005 wiederaufgebaute Dresdner Frauenkirche, die von einem Mahnmal des Krieges (1945 zerbombt) zum Symbol der Versöhnung zwischen Deutschland und Großbritannien wurde und diese offene Wunde mitten im Herzen Europas zu schließen vermochte. Auch die Berliner Versöhnungskapelle und das Holocaust-Mahnmal in Berlin sind solche Wandlungssymbole.

Das Geheimnis der Umgestaltung wird auch in den Friedens- und Versöhnungsgesten in der Musik offenbar. Ich denke an Benjamin Britten und sein *War Requiem* als Symbol der Versöhnung zwischen den Völkern, in dem die Gesangssolisten aus den Ländern der einstigen Kriegsgegner kamen (Russland, England, Deutschland). Das Konzert wurde 2002 in der »Fabrik des Todes«, der Turbinenhalle der Heeresversuchsanstalt Peenemünde, mit Mstislaw Rostropowitsch als Dirigenten aufgeführt, 60 Jahre, nachdem die deutsche Luftwaffe Coventry in Schutt und Asche gebombt hatte. Besonders berührend in Erinnerung und im Herzen geblieben ist mir das Bild von Rostropowitsch, der einen Tag nach dem Fall der Berliner Mauer an einem Grenzübergang Bachs Cello-Suiten spielte. Die Wandlungskraft der Musik zeigt sich auch in Beethovens Neunter Symphonie, einer Hommage an Schillers »Ode an die Freude«: »Seid umschlungen Millionen«. Daniel Barenboim hat mit seiner Gründung des *Orchesters des West-östlichen Divans* einen bewundernswerten Beitrag zur Annäherung der verfeindeten Menschen im Nahostkonflikt geleistet und die Bedeutung der Musik für die Vermenschlichung einer Gesellschaft ins Bewusstsein gehoben.

In der Kunst gehört Rembrandts Werk *Die Rückkehr des verlorenen Sohns* zum Schatz berührender Versöhnungsgesten.

Individuelle und kollektive Biographiearbeit, wie sie in der Integrativen Therapie und den Arbeiten von Hilarion Petzold entwickelt wurde, ist die Voraussetzung dafür, dass sowohl Einzelne als auch durch Gewalt gespaltene Gesellschaften traumatisches Unrecht aufarbeiten, sich versöhnen können und dialogisch und friedlich miteinander umzugehen lernen. Auch politisch ist Erinnerungsarbeit für jedes Volk ein schmerzliches, schwieriges, anspruchsvolles Unterfangen, das Mut braucht und visionäre Kompetenz benötigt. Der Handschlag für Versöhnung und Freundschaft zwischen Staatspräsident Charles des Gaulle und Bundeskanzler Konrad Adenauer stellte die Weichen für einen versöhnten, freundschaftlichen Umgang der beiden Länder miteinander. Der moralische Wiederaufbau eines Landes, das Entstehen einer neuen Ordnung aus dem Chaos korrespondiert auf der individuellen psychischen Ebene mit dem Aufbau von Struktur nach traumatischer Entgrenzung und Strukturverlust.

Versöhnung und Vergebung wurzeln im Geist des Nichtverletzens, einer Lebens- und Bewusstseinshaltung, die Gewaltlosigkeit und Sehnsucht nach Frieden umfasst. Darum verweist der Versöhnungsgedanke auch auf die spirituelle Dimension, denn Gewaltverzicht aus Einsicht in die Geschwisterschaft alles Seienden ist ein Ausdruck des erwachenden Bewusstseins einer Sorge um andere, wie Ghandi, Martin Luther King und Nelson Mandela es vorgelebt haben.

Traumaheilung setzt voraus, dass wir um das Unheile, das Entzweite, das Feindliche in uns und anderen wissen und es adäquat betrauern können. Die Emotion der Trauer kann Wandlung bewirken und verhindern, sich in Ersatzgefühlen wie Ressentiments und Rache zu verstricken, die letztlich aus der Unfähigkeit zu trauern erwachsen. Vielleicht muss auch genug gehasst worden sein, um zur Versöhnung fähig zu werden, denn wir werden, wie C. G. Jung formuliert hat, »nicht hell dadurch, daß man sich Helles vorstellt, sondern dadurch, daß man Dunkles bewußtmacht«[264]. Vielleicht führt die Unfähigkeit zu hassen auch zur Unfähigkeit zu trauern – ein Steckenbleiben in alten Abwehrstrategien, die dazu dienen, die Realität zu verleugnen. Erst wenn die in der Totenstarre eingefrorene Emotionalität sich lockert, kann das Erleben von Trauer versöhnungsfähig machen.

David Becker[265] hat für die Arbeit mit traumatisierten Menschen in Chile den Klassiker geschrieben: *Ohne Hass keine Versöhnung*. Er hat sich sehr kritisch mit dem harmonisierenden Wunsch nach Wahrheit, Versöhnung und Gerechtigkeit auseinandergesetzt und programmatisch gefordert, dass in der Behandlung von Extremtraumatisierten gerade die Anerkennung von aggressiven Impulsen, von Hass und Wut heilungsfördernd sei. Vielleicht muss zwischen destruktiver und konstruktiver Wut unterschieden werden. Destruktive Wut verstrickt uns und kerkert uns ein in endloses Grübeln, oft sogar in eine Form archetypischer Besessenheit von

Gewalt- und Zerstörungsphantasien. Konstruktive Wut hingegen verleiht die nötige Energie und Motivation, unerträgliche Zustände zu verändern. Das Aushalten von dem, was nicht wieder gutzumachen ist, die Anerkennung des Trennenden als Trennendes sind Voraussetzung dafür, dass nicht länger in autodestruktive dysfunktionale Konfliktlösungsstrategien ausgewichen werden muss und der Weg zur Trauerarbeit frei wird. Traumata beschädigen ja nicht nur die Fähigkeit zu lieben, sondern pervertieren auch die Fähigkeit zur gesunden Aggression.

In meiner therapeutischen Praxis erfahre ich immer wieder, wie eng Selbsthass, Scham und Schuldgefühle mit der Fähigkeit, verzeihen und vergeben zu können, miteinander verknüpft sind. Wenn der Selbsthass groß ist, dann ist auch die Erosfunktion, die Fähigkeit, Beziehung herzustellen, beschädigt. Wenn ich zu mir selbst keine akzeptierende, wohlwollende und bezogene Haltung einnehmen kann, mit mir und meinen eigenen Begrenzungen unversöhnt bleibe, dann ist es mir auch nicht möglich, mit dem Anderen, dem Du in einen vertrauensvollen Dialog einzutreten und die Grenzen und Begrenzungen dieses Anderen akzeptierend hinzunehmen. Der Sohn von Helmut Kohl hat in seinem Buch über die schwierige Beziehung zu seinem Vater, *Leben oder gelebt werden. Schritte auf dem Weg zur Versöhnung*[266], geschrieben, dass die Unfähigkeit zur Akzeptanz dessen, was ist, in das »Opferland« führe, einen Zustand der Abhängigkeit und Selbstaufgabe, ein Fixiertsein und eine große Unfähigkeit, selber aktiv sein Leben zu gestalten. Man wird gelebt, statt selber zu leben.

Versöhnung heißt also, sich mit schicksalhaften Gegebenheiten auszusöhnen, Frieden zu machen mit sich selbst, seinem »Gott«, seiner Endlichkeit, sich auszusöhnen mit den Paradoxien des Lebens, zu lernen, mit Widersprüchen zu leben, mit der Spannung der Gegensätze – ohne daran zu zerbrechen. Traumatisierte Menschen wissen, wie schwer es ist, wie viel Anstrengung und Bewusstseinstransformation notwendig sind, um sich versöhnen zu können, was ein Sprichwort in Erinnerung ruft: »Irren ist menschlich, vergeben ist göttlich.«

Der Versöhnungsgedanke liegt dem Konzept der heilungsfördernden und sinnstiftenden Schattenintegration zugrunde; es geht darum, den Wolf in sich zu umarmen und zum inneren Wolf Bruder oder Schwester zu sagen. Vom Neuropsychologen Rick Hanson hörte ich eine bewegende Parabel über eine indianische Großmutter, die gefragt wurde, wie sie es gemacht habe, so glücklich, weise, geliebt und respektiert zu werden. Sie antwortete: »Der Grund ist: Ich weiß, dass zwei Wölfe in meinem Herzen wohnen: der Wolf der Liebe und der Wolf des Hasses. Und ich weiß, dass alles davon abhängt, welchen Wolf ich täglich füttere.« Wir müssen beide Wölfe gut kennenlernen und die eigenen aggressiven und sadistischen Impulse anerkennen, um für Versöhnungserfahrungen bereiter zu werden und uns dafür entscheiden zu können, den Wolf der Liebe zu füttern. Erst die Aussöhnung mit dem Verhassten verhindert die Neuinszenierung des Hasses und das Ausleben der abgespaltenen, nicht akzeptablen Aspekte des Selbst in der Projektion auf den anderen. Die Spaltung der beiden C. G. Jung-Institute in Zürich macht schmerzlich deutlich, dass Schattenintegration und Versöhnung mit traumatisierenden Aspekten der eigenen Institution zwar ein edles Ziel, aber oft keine gelebte Realität sind.

Es ist oft ein zäher therapeutischer Prozess, die bindende Kraft des Hasses und der Verdrängung bewusst zu machen. Hass kann verkleben, im Negativen fixieren und Wahrnehmen, Denken und Fühlen umschatten. Versöhnung dagegen befreit von Altlasten, stellt Würde wieder her, setzt Neuanfang, um im Leben weiterschreiten zu können. Sie kann als eine Kraft verstanden werden, die einen Menschen auf sich selbst zurückwirft, ihn in sein eigenes tiefstes inneres Zentrum führt. Von hier, von diesem Bei-sich-selbst-gewesen-Sein aus, führt der Weg zu anderen Menschen.

Im Loslassen von Fixierungen und negativen Denk- und Verhaltensmustern taucht auch ein traumatisierter Mensch wieder ein in einen schöpferischen Prozess der Auseinandersetzung mit den selbstentfremdenden Komplexen. Hingegen macht das Festhalten an Erwartungen und Abhängigkeitsmustern gegenüber Menschen, von denen wir glauben, dass sie uns etwas schuldig geblieben sind, unfrei und verwundbar für Enttäuschungen. Festhalten am Scheitern in der Vergangenheit verstellt mir den Blick auf die Möglichkeit des Werdens im »Jetzt« und verhindert die Chance eines »heilsamen Scheiterns«.

In der buddhistischen Tradition gelten das Anklammern und die Gier als die Gifte, die uns leiden machen. Freiheitsräume eröffnen sich dann, wenn ich mein Anhaften durchschauen und überwinden kann, wenn ich mich sein lassen kann und das Werden zulasse. Loslassen, was mich hindert, die zu werden, die ich sein könnte, öffnet mich für das Wesentliche. Vielleicht muss ich Frieden machen mit einer Welt, die ich nicht verstehen und kontrollieren kann, ohne dass diese Akzeptanz etwas mit Resignation zu tun hat. Vielleicht muss ich aufgeben zu begreifen, was nicht zu begreifen ist, und das Paradox der *conditio humana* annehmen.

Versöhnung ist ein Akt der freien Entscheidung. Vielleicht hilft mir ein Traumsymbol, vielleicht das Bild des Regenbogens, die Kluft zum anderen, der mich verletzt hat, zu überbrücken. Versöhnungsgesten müssen aus dem eigenen Inneren kommen, sie können nicht von Kirche, Politik oder einem therapeutischen Prozess eingefordert werden. Es ist unsinnig, wenn ein Versöhnungsauftrag von außen an die Person herangetragen wird, deren Wunden der Desintegration und Fragmentierung noch offen sind und bluten. Ich halte es für ganz wichtig, dass Opfer sexueller Gewalt nicht zur Vergebung gezwungen werden, weder um den Täter zu erlösen noch um selbst heiler zu werden. Frauen haben aufgrund der sozialen und kulturellen Geschlechtsrollensozialisierung eine Fürsorgeethik verinnerlicht und neigen dazu, sie über die Gerechtigkeitsethik zu stellen, wie Carol Gilligan herausgearbeitet hat.[267]

Ich halte es für eine therapeutische Anmaßung, Versöhnung und Vergebung als Vorbedingung für Heilung festzuschreiben – eine überhebliche Vorstellung, die dem Geheimnis von Heil und Heilwerden in nichts gerecht wird. Pseudoversöhnung hat mit Konfliktvermeidung zu tun, entfernt von der Wahrheit und verschärft letztlich Unverarbeitetes. Versöhnungsprozesse bedeuten oft harte Arbeit an sich selbst – das Geschenk der Gnade ist nicht billig zu haben, wie Dietrich Bonhoeffer uns ermahnt hat. Grundsätzlich gilt es, genau hinzuhören, woher der Ruf nach Versöhnung kommt, was er beinhaltet und wem er nützt, um den Missbrauch aufzudecken, der potentiell auf der individuellen wie auf der kollektiven Ebene mit dem Versöhnungsanspruch verknüpft sein kann. Missverstandene Versöhnung macht krank und führt zu größerer Selbstentfremdung und Fragmentierung statt zu Integration, wie ich in meiner Praxis sehr deutlich beobachten konnte. Aufgesetzte Versöhnungsideologien als Ausdruck moralischer Überlegenheit oder religiöser Indoktrination sind gefährlich, gehen auf Kosten der Opfer und verführen zu Verleugnung und Verdrängung.

Versöhnung kann weder gesetzlich beansprucht noch implementiert werden; Versöhnung braucht Zeit, hat Prozesscharakter. »Führt uns von Stern zu Stern im Schritt. Laßt uns das Leben langsam wieder lernen«[268], so hat Nelly Sachs uns gebeten. Sind die Wunden noch offen und bluten, ist es schwer, an Versöhnung und Vergebung zu denken.

Letztlich lohnt sich Versöhnung um unserer selbst willen, führt zu Einsichten, »Querdenken«, innerer Freiheit, Güte und Großmut, zur Aussöhnung mit der Wirklichkeit von Selbst und Welt, Immanenz und Transzendenz. Darüber hinaus bedeutet Versöhnung, der Liebe Raum zu geben, der Hoffnung auf etwas letztlich Unzerstörbares im Menschen, auf Entwicklung nach Stagnation, und dem Glauben daran, dass etwas wieder gut werden kann, dass schmerzhafte Verluste überwunden werden und trotz Verrat neues Vertrauen aufblühen kann. Versöhnlichkeit bedeutet Herzensöffnung, eine Seinsweise und Lebenshaltung, die Ausdruck von Weisheit und Lebenskunst ist.

Teil II

Die klinische Perspektive

Eines Tages kontaktierte mich Rut, die mit mir über ihre Reaktion auf mein Buch *Seelenmord* sprechen wollte. Ihr war wichtig, etwas über ihre Erfahrungen mit der geistigen Welt zu sagen, und sie schenkte mir ihr Buch *Trauma und Kunst. Sexueller Missbrauch und Depression*[269]. Dieses Buch ist eine sehr berührende Dokumentation ihres Ringens um Heilung nach komplex traumatisierenden Erfahrungen. Ich habe einige Bilder ausgewählt, die die Transformation verdeutlichen, die ich aus meiner klinischen und spirituellen Perspektive auf Traumata zu beschreiben versuche.

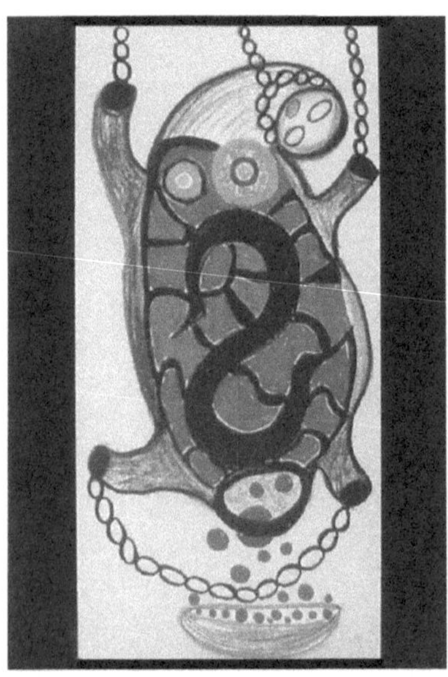

Abb. 2.1: Nach meiner Ausbeutung

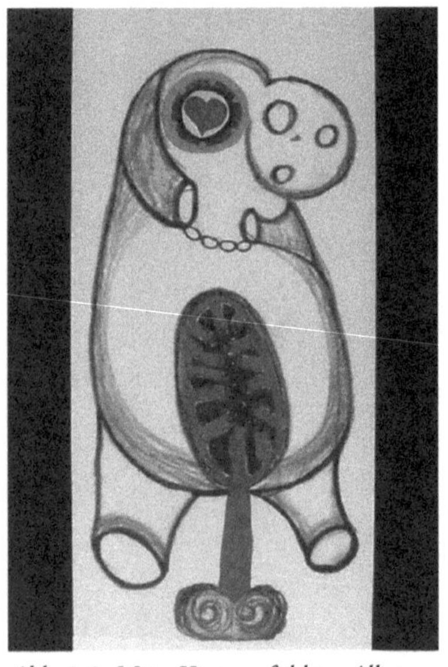

Abb. 2.2: Mein Körpergefühl im Alltag

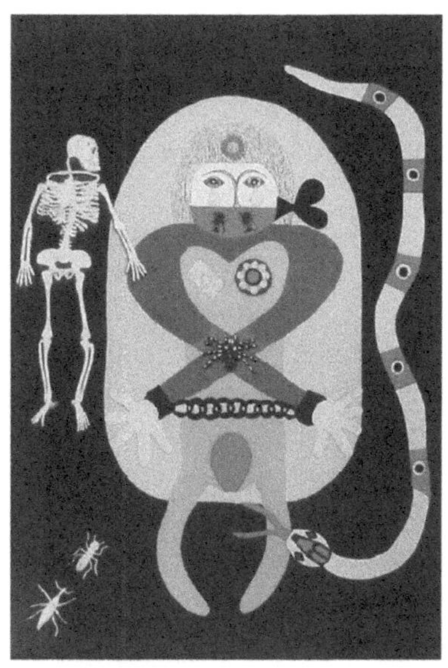

Abb. 2.3: Ausgeliefert. Es besteht für dieses Kind keine Möglichkeit, seinem sexuellen Missbrauch zu entkommen

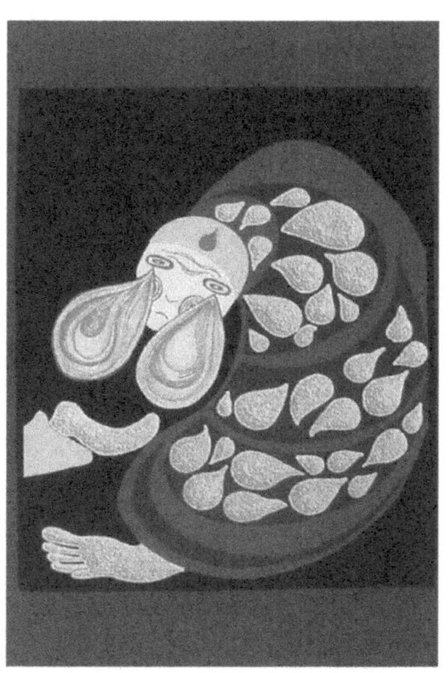

Abb. 2.4: Trauer. An der Seite jeder sexuell missbrauchten Frau wandert im gleichen Schritt die Trauer.

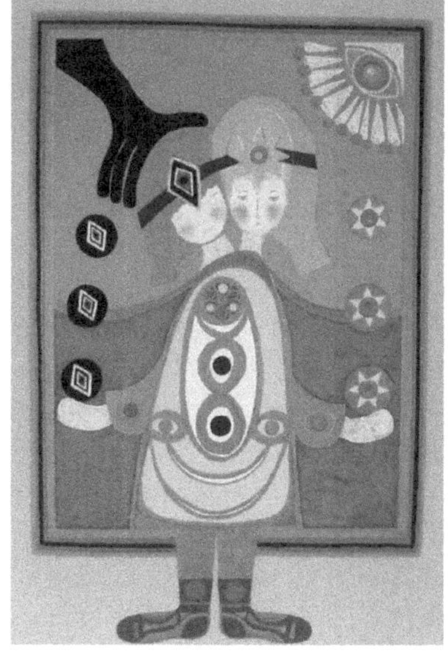

Abb. 2.5: Zwei Symbole. Auf meiner Stirne eingeprägt schmerzt mich das Missbrauchsmal. Das dritte Auge, sichtbar gemacht auf meiner anderen Stirne, ermöglicht mir eine erweiterte Sicht.

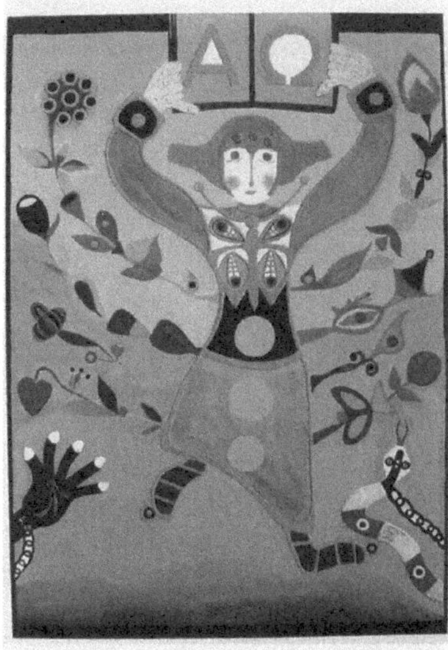

Abb. 2.6: Vernissage. Ich blühe. Ich wurde zur Blumenfee. Der Schmetterling auf meiner Brust zeigt, dass ich durch das Dunkle hindurch bin. Giftige Schlangen, böse Hände liegen in Ketten.

6. Das Rote Buch: Wegweisungen für die Traumatherapie

Die Jung'sche Analytikerin Nancy Furlotti hat das Rote Buch als »eine Medizin für unsere Zeit«[270] bezeichnet. Nach meinem Verständnis war es auch Medizin für Jung selbst, ist es doch ein Zeugnis von Selbsttranszendenz, von schöpferischer Selbstüberschreitung nach traumatischen seelischen Einbrüchen. Ich verstehe die zentrale Aussage des Roten Buches als eine spirituelle Botschaft vom »Geist der Tiefe«, einen Verweis darauf, dass die Seele mit einer Dimension verbunden ist, die über das Ich hinausweist. Es ist ein Buch, das in die verborgenen Dimensionen der Tiefe einführt, von einem Abstieg in die Unterwelt berichtet, die Jung wieder an seine schöpferische innere Quelle angeschlossen hat, nachdem ein einseitiges wissenschaftliches Gefangensein im »Geist der Zeit« zu Selbstentfremdung und Seelenverlust geführt hatte.

Das Buch zeigt einen Weg auf, wie sich ein chaotischer Ungleichgewichtszustand mit quälenden Überflutungen in eine neue sinnvolle Ordnung und Zentrierung wandeln kann. Dieses vielschichtige Buch ist ein Zeugnis davon, wie die verlorene Seele wiederzufinden ist, welchen Abstiegs in die »Unterwelt«, in die »grausige Tiefe« es bedarf, um sich das zurückzuholen, was den Kern und die Lebendigkeit der Persönlichkeit ausmacht. Wenn Jung von seinem »Fall« in die Unterwelt spricht, meint er keinen mythologischen Ort, sondern den inneren Ort der Seele, einen Zustand, der unheimlich, unergründlich und numinos ist. Das Rote Buch bezeugt, dass dieser Abstieg in die Dunkelheiten der Seele für Jung die unausweichlich notwendige Voraussetzung zur Bewusst- und Ganzwerdung war.

Ich habe das Rote Buch mit den Augen der Psychotraumatologin gelesen, da es die Frucht einer Bewältigung traumatischer Zustände ist, die Jung selbst als *antizipierte Psychose* charakterisiert.[271] Er meint damit die freiwillige Verwicklung in Phantasieereignisse, das Sicheinlassen auch auf bedrohliche Inhalte des Unbewussten, um sie dem Bewusstsein zu integrieren und »jenen ganzheitlichen Sinn herzustellen, der allein das Leben lebenswert und für nicht wenige Leute überhaupt möglich macht«[272].

Das Rote Buch ist ein sehr berührendes und aufwühlendes Zeugnis des Bemühens, sich aus Seelenverlust zu retten. Ich sehe in ihm die Wirkung einer Heilungsenergie, die es Jung ermöglichte, die »persönlichkeitsbildenden Zentrierungsvorgänge im Unbewußten«[273] besser zu verstehen und eine andere Bewusstseinsebene zu erreichen. Jungs spätere Tätigkeit war eine Ausarbeitung und Konzeptualisierung dieser Erfahrungen, die aus seinem Unbewussten aufgebrochen waren. In diesen sehr intimen Aufzeichnungen seines eigenen Heilungswegs nach seiner traumatischen Krise, die ihn an den Rand des Wahnsinns gebracht hatte, haben wir nicht nur ein persönliches Dokument der Selbstüberschreitung vor uns, das Rote Buch ist vielmehr auch von unschätzbarem Wert für das Verstehen von Traumata und den therapeutischen Umgang mit ihnen.

Ich möchte zuerst fünf traumatische Erfahrungen in Jungs Biographie benennen, die aus meiner Sicht für seine Grenzerfahrungen und seine Bewältigung traumatischer Krisen, wie das *Rote Buch* sie beschreibt, von Bedeutung sind.

1. Das Trauma, ein Ersatzkind zu sein

In ihrem Vortrag in St. Petersburg hat meine Kollegin Kristina Schellinski[274] darüber referiert, welche Bedeutung es für die Identität eines Menschen hat, wenn er als Ersatz für ein zuvor verstorbenes Kind empfangen und geboren wurde. In der jüdischen Tradition wurden Kinder, die an die Stelle eines Toten traten, »Gedenkkerzen« genannt.

Jung wurde nach zwei totgeborenen Schwestern und einem Bruder, der nur fünf Tage lebte, geboren – in einer machtvollen Konstellation des Todesschattens. Er hat es als Erwachsener als seine schicksalhafte Aufgabe verstanden, das Unerledigte seiner Ahnen zu Ende zu bringen, die Spuren seiner Vorfahren wiederzubeleben und den Toten die Möglichkeit zu geben, sich zu manifestieren, denn die Toten verkörperten für ihn die Stimmen des Unbeantworteten, des Unerlösten.[275] Der »unbewusste Selbstmorddrang«[276] – sein gefährlicher Sturz die Treppe hinunter, die Kopfverletzung aufgrund eines Falls gegen den kantigen Ofen und das gefährliche Rutschen zwischen die Geländer auf der Rheinbrücke – ist von Kurt R. Eissler im Kontext mit dem toten Bruder gesehen worden, so als hätte Jung mit dem Geist des Verstorbenen zu kämpfen und um seine eigene Identität zu ringen.[277]

Das Totenreich und die verstorbenen Seelen, die keine Ruhe finden können, waren für Jung wiederkehrende Themen, wie die *Septem Sermones ad Mortuos* (1916) und seine Frage im Roten Buch zeigen: »Warum schweigen sie nicht? Weil sie nicht hinübergegangen sind?«[278]

2. Das Verlassenheitstrauma der frühen Kindheit

Jung hat seinen Kindheitserinnerungen große Bedeutung zugemessen und seine früheste Erinnerung im Alter von zwei Jahren in seiner Autobiographie genau beschrieben. Im Alter von 83 Jahren erklärt er, dass er sich nur aus den inneren Geschehnissen verstehen konnte, denn das eigentliche Leben sei wie bei einer Pflanze nicht sichtbar, es stecke im Rhizom, in dem, was dauert.[279] So verstehe ich die Aussage, dass ihn 1958 »längst versunkene Bilder aus der Kindheit« überfielen, dass er sich gedrängt fühlte, lang gehütetes Material aus seiner Kindheit, das er früher »nie an die Welt kommen lassen« wollte, in seiner Autobiographie preiszugeben. »Die Vergangenheit ist ungeheuer wirklich und gegenwärtig und holt sich jeden, der sich nicht durch eine genügende Antwort loskaufen kann.«[280] Ich denke darum, dass seinen Erfahrungen als Dreijähriger eine tiefe Bedeutung zukommt.

Schmerzhafte Reinszenierungen früher Kindheitserfahrungen sind oft ein Schlüssel zum Verständnis der Psychologie von Erwachsenen. Jung beschreibt 1914 im Kontext seiner Erläuterungen zur Entstehung von Psychosen, dass diese oft auf die Existenz einer primären psychologischen Fehlfunktion hinweisen, »deren Geschichte bis in die Jugend der Patienten zurückzuverfolgen ist«[281]. Ich verstehe diese Aussage als einen frühen Hinweis auf die Ätiologie posttraumatischer Reaktionen.

Jung hat frühe Verlassenheitserfahrungen machen müssen, wenn seine Mutter wegen Depressionen monatelang hospitalisiert war. In seinen *Erinnerungen* beschreibt er: »Seit jener Zeit war ich immer misstrauisch, sobald das Wort ›Liebe‹ fiel«[282], und er betrachtete die Unzuverlässigkeit der Mutter und die Ohnmacht des Vaters als das Handicap, mit dem er angetreten sei. Die lange Abwesenheit seiner Mutter bedrückte den kleinen Jungen sehr, und er reagierte mit einem Ekzem, Alpträumen, unbestimmten Ängsten in der Nacht, selbstdestruktivem Verhalten und Stürzen die Treppe hinunter. Jung deutete diese Dinge später, wie schon erwähnt, als »einen unbewussten Selbstmorddrang beziehungsweise [...] einen fatalen Widerstand gegen das Leben in dieser Welt«[283]. Wir wissen aus der Entwicklungspsychologie, wie die mangelhafte Resonanz auf die psychische Situation des Kindes zu emotionalem Rückzug, depressiver Entwicklung und Abspaltungsprozessen führen kann. Die ursprüngliche intrapsychische Abwehr gegen nicht aushaltbaren Schmerz kann sich im späteren Leben auf das Bindungsverhalten schädigend auswirken.

3. Der Bruch mit Freud

Ich verstehe den überaus schmerzhaften Bruch mit Freud als einen Trigger dieses frühen Verlassenheitskomplexes. Jung hatte auch später Mühe, mit Objektverlust umzugehen. Ich denke an die von Jung monierte »Kreuzlinger Geste«[284], als Freud 1912 einen Krankenbesuch bei Binswanger machte, ohne Jung zu kontaktieren oder zu besuchen (Kreuzlingen und Küsnacht sind ja nicht weit voneinander entfernt). »Dass Sie kein Bedürfnis hatten, bei Ihrem Kreuzlinger Besuch mich zu sehen«, schreibt er im Brief von Juni 1912 an Freud, hat ihn »nachhaltig gekränkt«[285] und wurde von ihm fälschlich auch als eine Art Verlassenwerden und eine Zurückweisung interpretiert.[286] Der Bruch dieser für Jung so wichtigen Beziehung wurde in den Briefen vom Januar 1913 besiegelt. Auf Freuds Vorschlag, die privaten Beziehungen überhaupt aufzugeben, antwortete Jung: »Ich werde mich Ihrem Wunsche, die persönliche Beziehung aufzugeben, fügen, denn ich dränge meine Freundschaft niemals auf. Im übrigen werden Sie wohl am besten selber wissen, was dieser Moment für Sie bedeutet. ›Der Rest ist Schweigen.‹«[287] Mit diesem Hamlet-Zitat ist der Bruch endgültig besiegelt; aufgrund der Aktivierung des Bindungssystems brach für Jung sein übliches Abwehrsystem zusammen; dissoziative Energien nahmen Besitz von ihm und führten zu wachsender Desorientiertheit.

Zwischen Freud und Jung hatte das Thema Nähe und Distanz eine große Rolle gespielt, wie der letzte persönliche Brief Freuds an Jung vom 3. Januar 1913 deutlich macht, in dem er ankündigt, dass er Jung von der bedrückenden Intimität mit ihm befreien wolle, und vorschlug, die private Beziehung mit ihm zu beenden. Freud bezieht sich hier auf ein Bekenntnis Jungs, dass »eine intimere Beziehung zu einem Mann«[288] ihn in seiner wissenschaftlichen Freiheit behindere.

Ich denke, dass der Bruch mit Freud auch vor dem Hintergrund von Jungs Geständnis eines sexuellen Attentats in seinem Brief vom 28. Oktober 1907 gesehen werden muss. Dort gesteht er – der 32-Jährige nennt es selbst eine »Beichte« –, dass er für Freud eine »religiös-schwärmerische« Verehrung empfinde, die ihm wegen des unverkennbar erotischen Untertons »ekelhaft und lächerlich« sei. »Dieses abscheuliche Gefühl stammt daher, dass ich als Knabe einem homosexuellen Attentat eines von mir früher verehrten Menschen unterlegen bin.«[289] Im gleichen Brief drückt er auch seine Furcht aus, Freud von seinen Intimitäten zu erzählen: »Ich umgehe daher solches soviel wie möglich, denn es gestaltet, nach meinem Gefühl wenigstens, jeden Verkehr nach einiger Zeit sentimental und banal oder exhibitionistisch [...].«[290]

Ich denke, dass Jungs Eindruck, von Freud verlassen worden zu sein, möglicherweise von ihm selbst konstelliert wurde aufgrund seines unaufgelösten Traumas des sexuellen Missbrauchs und seiner Angst vor männlicher Intimität.

4. Das Trauma des sexuellen Missbrauchs

Die homosexuelle Missbrauchserfahrung, die Jung machen musste, hatte weitreichende Konsequenzen für seine psychosexuelle Entwicklung und die Theorienbildung der Analytischen Psychologie. In den Briefen an Freud zeigt sich deutlich, dass dieses homosexuelle Attentat ihn langfristig geprägt hat und massive Verdrängungsleistungen notwendig machte. Affekte, die Jung »Selbsterhaltungskomplex« nannte, behinderten ihn weitgehend, wie ein böser Geist, und ließen ihn auch öfter nicht zum Schreiben kommen.[291] Er litt unter dem Gefühl von Schuld und äußerte Freud gegenüber Befürchtungen und Besorgnisse »über eventuelle Folgen meiner Beichte«[292].

Viele der Somatisierungen in seinem zwölften Lebensjahr, seinem »Schicksalsjahr«[293], wie Jung es nannte, können auch unter dem Aspekt dieses homosexuellen Attentats gesehen werden; sie decken sich auffällig mit den Folgen sexuellen Missbrauchs: Dissoziation, Aufspalten in zwei Persönlichkeiten, Ohnmachtsanfälle, epilepsieverdächtige Anfälle, Schuldübernahme und Identifikation mit dem Aggressor, Erinnerungsverlust, Schlaflosigkeit, quälende

Gedanken. Ich bin an anderer Stelle ausführlicher darauf eingegangen, wie Jungs Selbstaussagen sich im Kontext der sexuellen Verführung lesen, welche defensiven Bewältigungsstrategien Jung einsetzte, um sich nicht mit dem Trauma konfrontieren zu müssen, sondern es in seinen möglichen Folgen herunterzuspielen.[294] Er hat es nämlich als sein Hauptanliegen betrachtet, die »geistige Seite« der Sexualität »und ihren numinosen Sinn zu erforschen und zu erklären«[295]. Vielleicht kann, mit Marvin Goldwert, in dieser Hinwendung zur spirituellen Dimension und zur Vergeistigung ein Versuch gesehen werden, das Trauma zu transzendieren.[296]

5. Die traumatische Vision einer Flut von Blut und von Toten

Im Oktober 1913 – nach dem Bruch von Freud – hatte Jung im Wachzustand Visionen, die als Vorausahnung des Ersten Weltkriegs verstanden werden können. Ihm selbst kam nicht der Gedanke an Krieg, sondern er nahm an, er sei »von einer Psychose bedroht«[297]. Er beschrieb seine darauf folgende Auseinandersetzung mit dem Unbewussten als ein Leben in ständiger Spannung; ihm kam es vor, »als ob riesige Blöcke auf mich herunterstürzten«, alles erschien ihm unverständlich, und er fühlte sich einer fremden Welt hilflos ausgeliefert. »Dass ich es aushielt, war eine Frage der brutalen Kraft. Andere sind daran zerbrochen.«[298]

Den entscheidenden Schritt zur Konfrontation mit dem traumatischen Material, das sein Unbewusstes zutage befördert hatte, unternahm er am 12. Dezember 1913: »Ich saß an meinem Schreibtisch und überdachte noch einmal meine Befürchtungen, dann ließ ich mich fallen. Da war es mir, als ob der Boden im wörtlichen Sinne unter mir nachgäbe, und als ob ich in eine dunkle Tiefe sauste.«[299]

Das Rote Buch handelt von diesem Abstieg in die Unterwelt und kann als eine Dokumentation gelesen werden, wie mit überwältigenden, desorientierenden traumatischen Einbrüchen in die Alltagswelt umgegangen werden kann. »Ich dachte, dass mein Geist krank geworden sei.«[300] Betrachte ich es im Kontext von Systembrüchen, dissipativen Strukturen und emergierender Bewusstseinserweiterung, dann verstehe ich Jungs Bewältigungsprozess traumatischer Einbrüche als eine Form adaptiver Selbstorganisation, die zu einer Reorganisation der Persönlichkeit und einem erweiterten Bewusstsein führte.

Im Roten Buch beschreibt Jung eine schamanistisch anmutende Seelenreise in die Unterwelt, um den dunklen Geistern in einem erschöpfenden Kampf die geraubte Seele wieder zu entreißen. Für den Schamanen gibt es kein Heilen ohne den spirituellen Bezug und ein Eintauchen in den Sinn des Geheimnisses von Leben und Tod. So wie der Mythos, die Symbole und die heilenden Rituale für die Sinnfindung wichtig sind und von der Einheit des Seins zeugen, ist auch Jungs initiatorische Hadesfahrt ein Abstieg, in dem sich die Heilung seiner traumatischen Krise durch den tiefen Bezug zur symbolisch-mythologischen Welt vollzieht. Dieser Abstieg nach innen, im Dienste des Überlebens, ist gefährlich, aber lebensnotwendig, um das Blockierte, Fragmentierte und Verletzte zu »erlösen«. Das, was in der Transpersonalen Psychologie symbolische oder spirituelle Intelligenz genannt wird, ist in den mythopoetischen Imaginationen des Roten Buches vorweggenommen worden.

Jung schenkt uns mit dem Roten Buch eine salutogene, ressourcenorientierte Perspektive auf traumatische Zustände und zeigt Wege auf, wie mit den verwundeten Teilen umgegangen werden kann, wie Terror und Angst zu bewältigen sind und der Zugang zu abgespaltenen Seelenteilen wiedergewonnen werden kann. Das Buch vermittelt die Hoffnung, dass in der menschlichen Psyche ein kreatives Wachstumspotential vorhanden ist, das sich unerbittlich in oft qualvollen Symbolisierungsprozessen ins Bewusstsein drängt, um Sinn zu finden. Jung kämpft im Roten Buch mit den zentralen Lebensfragen: Was ist das Wesentliche im Leben? Was ist der Sinn des Bösen und welche Stellung hat der Mensch im Gesamt des Kosmos? Um solche Fragen drehen sich auch die Ruminationen traumatisierter Menschen, wenn sie versuchen, ihrem sinnlos scheinenden Leiden einen Sinn abzuringen und die traumatischen Erfahrungen in ihren Lebenskontext zu integrieren.

Jung vertraut auf die transformativen Kräfte der Seele: eine Möglichkeit des posttraumatischen Wachstums oder einer durch Widrigkeiten angestoßenen Weiterentwicklung (*adversity-activated development,* AAD). Mit diesem Begriff hat Renos Papadopoulos das Auftreten wachstumsorientierter Entwicklungen bezeichnet, die er nach Traumata und Notsituationen beobachtet hat.[301] Die Psyche hat das Potential zur Erneuerung und Resilienz. Diese noetische Dimension kennzeichnet das Rote Buch, und gleichzeitig ist hier nicht nur ein persönlicher Heilungsweg aus einer traumatischen Krise skizziert, sondern der Grundstein gelegt für die spätere Ausarbeitung einer Analytischen Psychologie mit wesentlichen Impulsen für die Traumatherapie: Die Frucht seines Abstiegs in die Unterwelt war die Überzeugung, dass Symbole die libidinöse Fähigkeit haben, Seeleninhalte zu beleben und Transformationsprozesse einzuleiten. Die Erfahrungen bei der Arbeit mit dem Roten Buch stärkten seine Überzeugung, dass die Götter durch unsere Wunden den Eintritt in unsere Seele suchen.

Ich möchte versuchen, Jungs symbolische, philosophische und spirituelle Ansätze im Umgang mit psychischem Leiden mit Einsichten der Klinischen Psychologie in Beziehung zu setzen. Ich denke, dass Jung mit seiner einzigartigen visionären Begabung bereits 1912–1913 die Haupttrends der gegenwärtigen Traumatherapie vorweggenommen hat. Die heutigen Theorien und Techniken, die in der klinischen Praxis der Traumaarbeit zum *state of the art* gehören, finden sich alle in den Themen des Roten Buches wieder: die Seele zurückholen, mit schamanistischen Praktiken arbeiten, Dissoziationen auflösen, Ego-State-Therapie, Ressourcenorientierung, Tagebuch führen, Affekte visualisieren, Arbeit mit Metaphern, Ritualen, Mandalas und Imaginationen, Kunst- und gestalterische Therapie, körperorientierte Methoden und Yoga-Übungen.

Dissoziation und Ego-State-Therapie

Im Roten Buch gewinnen wir Einblicke in Fragmentierung, Dissoziation und das autonome Verhalten von Komplexen. Jungs Ansatz, die Vielfältigkeit der Psyche wahrzunehmen und von dem Vorhandensein von Teilpersönlichkeiten in unserer Seele auszugehen, leistet einen wesentlichen Beitrag zum Verständnis dissoziativer Prozesse. Er zeigt im Roten Buch, wie sich unbewusste Inhalte allmählich in das Ich-Bewusstsein integrieren lassen und traumatische Zustände mit ihren dissoziativen Prozessen schrittweise heilen. Indem Jung die Inhalte des Unbewussten in seinen Imaginationen verkörpert hat, war es ihm möglich, sich von den überwältigenden Affekten zu distanzieren, in einen Dialog mit den personifizierten Inhalten zu treten und sie auf diese Weise bewusst werden zu lassen. Jungs aufkeimende Komplextheorie und sein Archetypenkonzept, die er beide später weiterentwickelt hat, sind längst zu einem festen Bestandteil traumatherapeutischen Arbeitens geworden. Das Abspalten eines Persönlichkeitsanteils ist ein Abwehrmechanismus, der besonders bei Traumatisierungen akut wird und den Jung schon sehr früh in seinem persönlichen Leben erfahren und später in seine Komplextheorie aufgenommen hat.

Im heutigen psychologischen Verständnis gehen wir nicht mehr von der Idee eines konsistenten Ich aus, sondern sind der Überzeugung, dass die seelische Wirklichkeit angemessener mit Multidimensionalität beschrieben werden kann. Bereits in seiner Autobiographie berichtete Jung von einem sehr bewussten Wechseln zwischen seinen zwei Kindheitspersönlichkeiten Nr. 1 und Nr. 2. Jung hat intuitiv erkannt, dass sich die Persönlichkeit aus verschiedenen Ich-Zuständen zusammensetzt, die es zu integrieren gilt. Auch die mannigfaltigen archetypischen Figuren, die im Roten Buch auftreten, lassen sich als Personifikationen autonomer psychischer Faktoren, als Persönlichkeitsanteile verstehen, als abgespaltene Ich-Zustände. Ich sehe darin bereits den psychodynamischen Verstehenszugang in Bezug auf traumatische und dissoziative Prozesse – das, was wir heute Ego-State-Therapie nennen – vorweggenommen. Von Dissoziationen sprechen wir, wenn die integrative Funktion des Bewusstseins, des Gedächtnisses, der Wahrnehmung gestört und die Identität verunsichert ist.

Die Ego-State-Therapie wurde bereits 1970 in den USA von John und Helen Watkins entwickelt.[302] Sie verbindet Paul Federns psychoanalytisches Konzept der Zusammensetzung einer Persönlichkeit aus verschiedenen Ich-Zuständen mit Jungs Theorie der Komplexe. Peichl verweist in seinen Publikationen auf die Ähnlichkeiten mit anderen Konzeptualisierungen, z. B. affektive-kognitive Schemata, Objektrepräsentanzen, neuronale Netzwerke, internale Arbeitsmodelle und *states of mind.*[303] Gemeinsam ist diesen Konzepten die Idee der inneren Pluralität, mit der auch die Hypnotherapie arbeitet, wenn sie versucht, dem Bewusstsein nicht zugängliche Ich-Zustände ins Bewusstsein zu heben, um sie integrieren zu können. Es werden auch verschiedene Techniken aus der Gruppen- und Familientherapie zur Lösung von Konflikten zwischen den verschiedenen Ich-Zuständen angewendet.

Federn hat als Erster von den verschiedenen Ich-Zuständen gesprochen, die zu einer bestimmten Konfiguration der Persönlichkeit gehören und ganz spezifische Erlebnis- und Verhaltensweisen und bestimmte Vorstellungen über sich selbst beinhalten. Sie entwickeln sich ganz normal im Laufe der Entwicklung oder durch Verinnerlichung wichtiger Bezugspersonen, können aber auch als Abwehr- und Coping-Mechanismus aufgrund von Traumata entstehen und zu Täter- oder Opferintrojekten führen. Trauma-Überlebende haben oft dysfunktionale Ego-States, deren adaptive Funktionen versagen. Sie können das, was als Kernselbst verstanden wird, nicht ausreichend schützen. Die verschiedenen Ich-Zustände sind voneinander durch unterschiedliche, mehr oder weniger durchlässige Grenzen unterschieden – je traumatisierter ein Mensch ist, desto dissoziierter sind die verschiedenen Ego-States, das heißt, der Betroffene verliert die Kontrolle und das Bewusstsein über seine Ego-States.

Die verschiedenen Ego-States manifestieren sich je nach Kontext in unterschiedlichen Stimmungen und Reaktionsweisen. Normalerweise kann ein Mensch zwischen diesen Ich-Zuständen problemlos hin- und herwechseln, je nachdem, was die Situation erfordert. Diese »States« sind in ein übergreifendes Organisationssystem eingebunden, das ein Gefühl von Einheit, Kohärenz und Kontinuität vermittelt. Krisenhafte Erfahrungen und ganz besonders Extremtraumatisierungen lassen dieses Gefühl von Einheit zerbrechen und bewirken ein Aufsplittern in multiple Persönlichkeitsteile. Wir sehen diese Phänomene in Borderline-Persönlichkeitsstörungen und vor allem in dissoziativen Identitätsstörungen. Diese »Splitter-Psychen«, d. h. abgespaltenen Persönlichkeitsanteile, können als unabhängige innere Figuren erlebt werden, die alles kritisch kommentieren, ständig entwerten oder auslachen. Das Rote Buch gibt uns einen Einblick, wie Jung von solchen inneren Figuren verfolgt wurde. Ziel der Ego-State-Therapie ist es, wieder eine Verbindung zum abgespaltenen traumatischen Material herzustellen, es ins Bewusstsein zu integrieren und dadurch wieder ein Gefühl innerer harmonischer Verbundenheit herzustellen.

Die vier Behandlungs- und Heilungsphasen, die heute fester Bestandteil einer Traumatherapie sind, gleichen den bereits von Jung selbst angewandten Methoden zur Bearbeitung seiner großen Krise:

1. Aufmerksamkeit richten auf Sicherheit und Stabilisierung,
2. Zugang zu traumatischem Material gewinnen und sich auf die eigenen Ressourcen besinnen,

3. Konflikte durcharbeiten und sich restabilisieren, und
4. Integration in die Persönlichkeit und Festigung der Identität.[304]

Stabilisierung gilt als der Königsweg, die *via regia* der Traumatherapie. Es ist die wichtigste Methode, Flashbacks zu reduzieren, mit Depersonalisierung und dissoziativen Symptomen umzugehen, Ängste abzubauen und größere Kontrolle und Autonomie zu ermöglichen. Dazu braucht es ein vertrauensvolles Arbeitsbündnis, eine emotional stützende Atmosphäre, worin alles, was sich zeigen will, mit großer Konzentration und Sorgfalt betrachtet wird. Therapeutisch handelt es sich um eine Art Zeugenbewusstsein, eine Haltung, die den Boden dafür bereitet, dass abgespaltene Affekte wieder zugelassen und an den Erlebensraum des traumatisierten Patienten angegliedert werden können. Meine salutogene, dialogische Arbeitsweise versucht, Kohärenz wiederherzustellen, auch in Bezug auf das Körpererleben. Mein Fokus ist gegenwartszentriert, und ich versuche mit Hilfe verschiedener imaginativer Übungen und Metaphern, die kreativen Ressourcen zu aktivieren.

Während seiner Arbeit am Roten Buch hat Jung die Wichtigkeit betont, Alltagsstrukturen aufrechtzuerhalten und die täglichen Pflichten zu erfüllen, um überhaupt solche emotionalen Stürme in existentiellen Grenzsituationen aushalten zu können. Er praktizierte Stress reduzierende Übungen und versuchte, sich mit dem schwierigen und schmerzlichen Material nur in kleinen Schritten auseinanderzusetzen. Intuitiv fand er selbstberuhigende Techniken des Umgangs mit überflutenden Affekten und suchte nach seiner Balance in Yoga-Übungen, nahm sich Auszeiten von seiner Arbeit, um sich, von äußeren Belastungen befreit, seiner turbulenten Innenwelt und ihren bedrohlichen Bildern zuzuwenden. In der empathischen, ihn spiegelnden Präsenz von Toni Wolff fand er eine unterstützende, reflektierende Weggefährtin. Dank ihres geistigen und spirituellen Beistands konnte er seine *nekyia*, seine Reise in die Unterwelt, wagen, und mentalisieren. Von seiner Frau Emma erhielt er die Unterstützung im Alltag, das, was in der heutigen traumatherapeutischen Praxis als Aktivierung sozialer Ressourcen bezeichnet wird.

Die verschiedenen Behandlungsstufen der Traumatherapie korrespondieren auch mit Jungs Beschreibung des vierstufigen Prozesses der seelischen Behandlung, nämlich *»Bekenntnis, Aufklärung,*

Erziehung und *Verwandlung*«[305]. Jede dieser Stufen ist von Bedeutung für den Behandlungsprozess, um die innere *disiunctio,* das »Auseinandergerissensein in viele und vieles«[306] in eine *coniunctio* zu wandeln. Dem *Bekenntnis* entspricht das Sichanvertrauen und das Narrativ der traumatischen Erfahrung, *Aufklärung* und *Erziehung* bedeuten Psychoedukation; eine wichtige Interventionsstrategie, um den PatientInnen zu helfen, sich zu stabilisieren, den physiologischen und den psychischen Stress abzubauen und die Bedeutung von Triggern und deren Einfluss auf Wahrnehmung, Erinnerungsvermögen, Motivation, Emotionen und körperliche Zustände besser zu verstehen. Es ist hilfreich, die Veränderung der Ich-Zustände zu erklären, die PatientInnen über selbstdestruktive Verhaltensweisen aufzuklären, sie mit Coping-Strategien vertraut zu machen und ihr Bewusstsein für Auslöser dissoziativer Zustände zu schärfen. Ich kann etwa erklären, dass Sucht oft ein Begleitsymptom ist, ein dysfunktionaler Versuch der Selbstmedikation und Selbstregulation. Das Umdeuten süchtigen Verhaltens als einen Versuch der Selbstheilung kann die quälenden Gefühle von Schuld und Scham lindern. Ein umfassenderes Verständnis somatischer Phänomene wie Hyper-Erregung und Hyper-Wachsamkeit, charakteristische Phänomene der Posttraumatischen Belastungsstörung (PTBS), ist ebenso notwendig wie Anleitungen, mit Wut und einschießenden Impulsen umzugehen. Psychoedukation ist für die Entwicklung eines positiveren Selbstkonzeptes sehr wichtig. In der Traumaliteratur wird das Selbst als die zentrale Organisationseinheit der Persönlichkeit verstanden, ein Steuerungs- und Bedeutungssystem, das Erfahrungen sinnvoll einordnet, Kohärenz verleiht, emotionale und handlungssteuernde Funktionen hat und Empathie ermöglicht. In Jungs Ansatz geschieht *Transformation* durch selbstregulative Prozesse, durch Aktivierung imaginativer Ressourcen, Symbolisierung und wachsende Kommunikation zwischen verschiedenen Ich-Zuständen, das heißt durch Differenzierung, Konfrontation und Integration unbewusster Inhalte. Auch dieser therapeutische Zugang hat sich als ein sinnvolles Modell für die heutige Traumatherapie erwiesen.

Das Konzept verschiedener Ich-Zustände erweist sich auch als hilfreich in der Diskussion, ob das Rote Buch das Resultat eines psychotischen Zusammenbruchs Jungs ist und die Visionen und Bilder auf einen psychotischen Kern in seiner Persönlichkeit verweisen. Obwohl viele Leserinnen und Leser des Roten Buches mit der Frage »Verrückt oder nicht verrückt?« ringen, möchte ich mit Bewertungen solcher Grenzerfahrungen vorsichtig sein, habe ich doch nur allzu oft das Paradox von Sinn und Unsinn in Extremzuständen beobachten können. Während der Zeit seiner Krise hat Jung im Alltag normal funktioniert, und es war immer ein Ich vorhanden, das den Prozess beobachtete und seine Auseinandersetzung mit den verschiedenen, oft bizarren Ich-Zuständen kommentierte und illustrierte, um ihr energetisches Potential für den Heilungsprozess fruchtbar werden zu lassen, ohne davon überwältigt zu werden. Später hat er in seinen Ausführungen zur Psychologie des Kundalini-Yoga sehr klar formuliert, dass man sich nicht mit dem Unbewussten identifizieren darf, dass man Distanz wahren und genau beobachten muss, was geschieht. Mit der Haltung des inneren Beobachters hat Jung die psychische Selbstorganisation studiert. Diese Form der Desidentifikation und Differenzierung setzte eine Art Zeugenbewusstsein voraus, ein nicht wertendes Beobachten der in einem selbst ablaufenden Prozesse.

Achtsamkeit

Jung beschrieb im Roten Buch eine Haltung, die mit den achtsamkeitsbasierten therapeutischen Methoden der Behandlung von Traumata und Borderline-Störungen große Ähnlichkeit hat. Auch dort geht es um achtsame Selbstbeobachtung, das Einnehmen einer Beobachterposition, damit Selbstregulation und Desidentifikation ermöglicht werden. Auf diese Weise kann das innere System der verschiedenen Ich-Zustände exploriert und deren Sinn und Funktion im Ganzen verstanden werden. Jung betonte, dass diese Haltung nur möglich sei, wenn man sich gleichzeitig fest in der Ich-Funktion verankert; erst dann gelingt es, eine akzeptierende Selbstwahrnehmung zu praktizieren, die alle Körperempfindungen, Impulse, Gedanken und Bilder zulassen kann und für alles offen ist, was sich zeigen will.

In den letzten Jahren ist die Achtsamkeitspraxis ein wichtiger Bestandteil psychotherapeutischer Verfahren geworden, ohne zwingend an einen spirituellen Kontext gebunden zu sein. Achtsamkeit heißt, alles, was im gegenwärtigen Moment geschieht, bewusst wahrzunehmen, eine Form des reinen Gewahrseins, eine Schulung der Gegenwartsorientierung, die uns die Struktur unserer habituellen Denkmuster und automatisierten Wahrnehmungs- und Handlungsabläufe klarer erkennen lässt. Achtsamkeit und Präsenz sind nicht nur rein phänomenologische Kategorien, sondern sie haben auch einen spirituellen Aspekt. Das wird deutlich, wenn die Achtsamkeitspraxis in Beziehung gesetzt wird zur buddhistischen Praxis des reinen Sehens und Wahrnehmens, der »puren Präsenz«, wie es bei Richard Rohr[307] heißt, eine andere Art des Sehens, Hörens, Wahrnehmens, die uns die Wirklichkeit in ihrer ursprünglichen Natur enthüllt. Achtsamkeit kann verstanden werden als »Die Logik des Herzens«[308]. Letztlich ist Achtsamkeit in den meditativen Weisheitspraktiken verwurzelt: als spiritueller Übungsweg zur Bewusstseinstransformation und zur unverstellten Wahrnehmung dessen, was ist: So formuliert William Blake: »Wir müssen nur die Türen unserer Wahrnehmung reinigen, und wir werden die Dinge sehen, wie sie sind – unendlich.«[309]

Da es in der Analytischen Psychologie ganz zentral um Schulung und Erweiterung des Bewusstseins geht (die »schlimmste Sünde ist das Unbewußtsein«[310]), ist die Achtsamkeitspraxis dem vergleichbar, was Jung als das genaue, sorgfältige Berücksichtigen *(religio)* und Betrachten all dessen bezeichnet, was sich uns zeigt und uns ergreift. Im Roten Buch hat sich Jung mit der Methode der inneren Achtsamkeit, die er später »Aktive Imagination« nannte, seiner Innenwelt zugewandt – eine Form sensibler Selbstwahrnehmung, präzisen Erkundens des Erfahrenen und Eintauchens in die Tiefenschichten des Unbewussten. Durch Aktive Imagination übersetzte Jung die ihn bedrängenden Inhalte seines Unbewussten in Bilder. Im Dialog mit den symbolischen Gestalten vermochte er, sich wieder zu erden, seine beunruhigenden Emotionen zu ordnen und mit dem Anderen in der eigenen Seele zurechtzukommen. Die Methode, die Jung in seiner Krise intuitiv an sich selbst erprobte – präzise Beobachtung, Introspektion und Dialog –, ist für meine traumatherapeutische Arbeit sehr wichtig geworden.

Achtsamkeit verweist immer auch auf Reflexion und Bewusstseinserweiterung, denn um achtsam zu sein, muss ich nachdenken, mich besinnen und sorgfältig erwägen. Darüber hinaus gilt Achtsamkeit im buddhistischen Kontext als ein Übungsweg zur Transformation des Leidens; als therapeutische Methode ist sie ein Weg, uns wieder an den Lebensstrom anzuschließen, Stress besser zu bewältigen und mit chronischen Schmerzen und Sucht förderlicher umzugehen. Immer geht es um eine unvoreingenommene, achtungsvolle Geisteshaltung, um eine »aufmerksamkeitslenkende Tätigkeit«[311], ein Zulassen und Seinlassen, das den Bewusstseinszustand verändert.

Die Achtsamkeitspraxis ist verwandt mit der Meditation, ein weiterer königlicher Weg zur Bewusstseinsveränderung, eine Vertiefung des Schauens und Lauschens auf das, was in der Stille in unseren Bewusstseinsraum dringt. In meinem Verständnis ist das Rote Buch eine Form der Meditation; die lateinische Wurzel *meditari* bedeutet »nachsinnen, sich vorbereiten«, und die griechische Verbform *medomai* »auf etwas bedacht sein, etwas kontemplieren«. Meditation, wie Jung sie praktiziert hat, ist eine Schulung der Präsenz, eine Empfänglichkeit und besondere Art des Aufmerksamseins für das »Sosein«.

Die Vorstellung, seine eigene Seele zu beobachten, ist von Richard Hull, dem englischen Übersetzer Jungs, in einem Brief an William McGuire, dem Herausgeber der englischsprachigen Ausgabe von Jungs *Gesammelten Werken*, besonders bildhaft zum Ausdruck gekommen. Das Rote Buch »voller verrückter Zeichnungen« hatte einen tiefen Eindruck auf ihn gemacht und er schrieb:

> »Jung selbst ist ein wandelndes Irrenhaus! Der ›einzige‹ Unterschied zwischen ihm und einem regelrechten Anstaltsinsassen ist seine erstaunliche Fähigkeit, von der erschreckenden Wirklichkeit seiner Visionen zurückzutreten, zu beobachten und zu verstehen, was da geschah, und aus einer Erfahrung ein Therapiesystem zu schmieden, das funktioniert. […] allein dank seines Vermögens zu beobachten und sich davon zu distanzieren sowie seines Drangs zu verstehen kann man über ihn sagen, was Coleridge in seinen Notizbüchern ›über einen großen Metaphysiker‹ sagt […]: He looked at his own Soul with a Telescope / What seemed all irregular, he saw & shewed to be beautiful Constellations & and he added to the Consciousness hidden worlds within worlds […].«[312]

Jungs Suche nach dem eigenen Mythos entspricht im klinischen Kontext der Suche nach einem neuen kohärenten Narrativ, der

Neuordnung der eigenen Lebensgeschichte, nachdem das Identitätserleben durch traumatische Ereignisse beeinträchtigt worden ist. Das Rote Buch zeigt einen Weg auf, wie durch kreative Imaginationen und die Integration archetypischer Bilder und Symbole in das bewusste Ich der persönliche Mythos gefunden werden kann.

Trauma-Narrative: Identität neu gestalten

In der psychologischen Narrationsforschung verstehen wir unter Identität die Gesamtheit der Geschichten, die ein Mensch über sich und sein Leben erzählt. Identität ist etwas Prozesshaftes, sie verleiht Kontinuität zwischen der Person, die ich damals war, und der, die ich jetzt bin; sie stiftet einen Sinnzusammenhang und ermöglicht es mir, mich in all meinen persönlichen Eigenschaften als ein sinnvolles Ganzes zu erleben.

Die Konstruktion von Identität ist in der Regel ein aktiver, individueller Prozess, in dem ein Mensch im Kontext von Kultur und Gesellschaft sein Selbst entwickelt. Indem ich meine Geschichte erzähle, vermittele ich ein ganz bestimmtes Selbstbild, erzähle ich auch mir selbst, wie ich war, bin oder werden möchte. Diese Fähigkeit, eine kohärente Lebensgeschichte erzählen zu können, also eine, die nachvollziehbar, logisch aufgebaut und verstehbar ist, diese Fähigkeit wird durch traumatische Erfahrungen beschädigt. Extremerfahrungen sind mit der Kontinuität des Ich nicht zu vereinbaren, sie führen zu einer massiven Diskrepanz zwischen dem vorher bestehenden Narrativ und der gegenwärtigen Realität – eine tiefgreifende Sinnkrise ist die Folge. Die Sprache zerfällt, die Kohärenz geht verloren und die Brücke zum anderen Menschen bricht ab, was zu sozialer Isolation und Ausgegrenztheit führt.

Ich erinnere mich an einen Dokumentarfilm von Karl Fruchtmann mit dem Titel: *Ein einfacher Mensch.* Der jüdische Regisseur versuchte herauszufinden, wie Ya'akov Silberberg mit seinen Erinnerungen an die Jahre in Auschwitz-Birkenau fertiggeworden ist.[313] Dort war er in ein Sonderkommando gezwungen worden. Seine Aufgabe war, die Leichen aus der Gaskammer zu holen und für die Verbrennung vorzubereiten. Er beschreibt den Verlust seines Lebensnarrativs mit den Sätzen:

> »Ich habe keine Wörter. Es ist sehr schwer zu reden. Mein ganzes Leben ist wie vernebelt. Alles ist abgestorben. Es gibt keine Rettung. Nie wird es anders werden, das Leben. Es ist verpfuscht worden. Ich bin wie ein Stein, ein leeres Stück Nichts. Ich weine um die Zerstörung meiner Person, mein verlorenes Ich. Jeder bleibt allein damit. Keiner kann sich retten.«

Wenn die Worte verloren gehen und die Lebensgeschichte vernebelt ist, dann können die eigenen Erfahrungen in keine kohärenten Entwicklungslinien eingeordnet werden, und das Konstrukt der eigenen Identität zerfällt. Die Verfinsterung der Sprache, der Tod der Phantasie und Symbolisierungsfähigkeit führen zu Identitätsverlust und sozialer Fremdheit, charakteristische Folgen von Traumata. Wie oft habe ich Frauen, die als Kind jahrelang sexuell ausgebeutet wurden, erzählen hören: »Man kann das nicht sagen, man wird für verrückt gehalten; keiner glaubt einem. Keiner, der es nicht erlebt hat, weiß, wie es war. Meine Kindheit war ein KZ.« Ich habe in meinem Buch *Seelenmord. Inzest und Therapie*[314] darauf hingewiesen, dass Opfer sexueller Gewalt das Elend ihrer Kindheit häufig als das »reinste Konzentrationslager« bezeichnet haben.[315] Beide traumatischen Grenzerfahrungen, so verschieden sie auch sind, verursachen Risse zwischen Körper, Selbst und Welt und führen zu einer verzweifelten Suche, die eigene Stimme wiederzufinden, Worte für sich wieder neu zu entdecken, ein Lebensnarrativ zu gestalten, um sich erinnernd die eigene Identität neu zu entwerfen. Trauma-Narrative sind Sinn-Suchprozesse, Bewältigungsstrategien des Sich-selbst-Verstehens.

Im Kontext der Friedensforschung und der Aussöhnung und Aufarbeitung von Traumata ist das Erzählen und das Zuhören, das Erinnern von dem, was die ältere Generation der jüngeren Generation an Geschichten und Narrationen mit auf den Weg gegeben hat, ein wesentliches Element. Der israelische Psychologe Dan Bar-On hat Kinder von NS-Tätern mit Kindern von Holocaust-Überlebenden zusammengebracht, damit sie einander ihre Geschichten erzählen können und davon lernen.

Als Therapeutin höre ich sehr sorgfältig hin, wie Geschichten als Daseinsentwürfe gestaltet werden. Aus diesen Narrationen kann ich das beherrschende archetypische Grundmuster identifizieren, das die Überlebenskunst dieses Menschen prägt. Wir wissen, dass immer dann, wenn unser Ich sich in einer Situation größter Verwundbarkeit befindet, etwa in Schwellensituationen, in denen wir zutiefst labilisiert und innerlich aufgebrochen sind, archetypische Dynamiken mit großer Gewalt in unser Leben und Handeln einbrechen können. Krisenerfahrungen, wie sie Jung zur Zeit des Roten Buches machen musste, haben ihn innerlich so geöffnet, dass die archetypische Welt in all ihrer Numinosität auf ihn eingestürzt ist.

In solchen Situationen kann es geschehen, dass die gesamte geistige Existenz des Menschen bedroht ist. Donald Kalsched[316] hat für die Analytische Psychologie die Bedeutung des archetypischen Selbstsorge-Systems *(self-care system)* herausgearbeitet, das in solchen Situationen aktiviert wird, um die Bedrohung abzuwenden. Innerpsychische Abwehrmechanismen setzen ein, um dem Terror der existentiellen Bedrohungsängste zu entgehen, eine Art »Flucht vor sich selbst« (Roy Baumeister)[317], als verzweifelter Versuch, sich vor dem Untergang zu retten. Das Bewusstsein verengt sich auf die unmittelbare Gegenwart, um sich nicht an die archaische Hilflosigkeit und Ausgeliefertheit, den totalen Kontrollverlust erinnern zu müssen. Menschen werden dann zu einem geschlossenen System mit völlig fragmentiertem Erleben und eingeschränkter Handlungsfähigkeit. In der Therapie geht es dann um den Wandlungsprozess, dieses rigide geschlossene System in ein offenes System zu transformieren, das wieder Sinn schöpfen kann, fähig ist, die Vergangenheit zu rekonstruieren, die Gegenwart wahrzunehmen und die Zukunft zu antizipieren.

Bei der Biographiearbeit in traumatischen Kontexten habe ich verschiedene sinngebende Deutungsmuster erkennen können, mit denen Menschen versuchen, ihre Erfahrung einzuordnen. Ich identifiziere bei den Narrationen der Gewalt die jeweiligen Symbolstrukturen und archetypischen Bilder, die in den Trauma-Erzählungen aufscheinen, und überlege, welche Formen der Sinnstiftung damit transportiert werden. Der Jung'sche Analytiker Christian Roesler[318] hat in seinen Arbeiten zur narrativen Identität gezeigt, wie in Zeiten großer Verwundbarkeit die Psyche dazu tendiert, sich nach archetypischen Grundmustern neu auszurichten, indem Erlebens-, Verhaltens- und Erzählweisen, die wir aus Mythen, Märchen, Kunst und Poesie kennen, in den Narrationen aufscheinen. Die Trauma-Narrative sagen etwas darüber aus, mit welchen archetypischen Mustern Traumatisierte sich identifizieren, ob ihr Individuationsprozess primär vom Archetyp des Opfers oder dem des Helden oder der Heldin geprägt ist. Wir erfahren etwas über die Art und Weise, wie das Trauma überwachsen wird, ob das sinngebende Muster der verwundeten Heilerin, des Tricksters oder des Heldenarchetyps zu einer Ressource der Überlebenskunst wurde. Oft begegne ich in den Trauma-Narrativen dem archetypischen Wandlungsmotiv, durch diese Erfahrung ein anderer Mensch geworden zu sein.

Narrative Prozesse sind Prozesse der Wiederaneignung von Verlorenem, in denen die Vergangenheit in der Gestaltung eines persönlichen Mythos aufgearbeitet wird. Der Gedanke der Aneignung des Lebens, wie er in einer »Philosophie der Lebenskunst« von dem Philosophen Wilhelm Schmid[319] beschrieben worden ist, hat für meine Arbeit mit traumatisierten Menschen große Bedeutung. Diesem Leitmotiv *Eigne Dich Dir an* begegnen wir auch bei Seneca. Er beschreibt eine Qualität der Lebenshaltung, die traumatisierte Menschen in einem mühsamen und langwierigen Prozess der Selbstaneignung und Sorge um sich selbst erst wieder erlernen müssen. Sich selbst zu eigen sein, ist eine herausfordernde Aufgabe für Leidende, deren Erleben durch Ohnmacht und Willkürerfahrungen gezeichnet ist. Trauma-Überlebende wollen in ihrem Ringen um Identität wieder Mensch werden, erlöst von der Entsubjektivierung durch Gewalt, und streben danach, dem eigenen Leben nach der zerstörerischen und gewaltsamen Bemächtigung durch andere »selbstmächtig« wieder eine Form zu geben. Identitätssuche und Bewusstseinstransformation zielen darauf ab, den multiplen Entfremdungsprozessen entgegenzuwirken, die das traumatische Geschehen angestoßen hat.

Der bildhafte symbolische Raum

Im Roten Buch beschreibt Jung, wie seine Seele ihn gelehrt hat, alle rationalen Erkenntnisse in die Lebenswirklichkeit zu übersetzen: »Der Weg ist symbolisch.«[320] Seine symbolischen Erfahrungen bildeten die Grundlage für die spätere Ausarbeitung seiner wissenschaftlichen Theorien.

Auch die tiefenpsychologische Behandlung traumatisierter Menschen nutzt die Heilkraft innerer Bilder und arbeitet ressourcenorientiert mit Imaginationen und maltherapeutischen Elementen. Die symbolische Dimension und die innere Bilderwelt gelten als *via regia* für den Heilungsprozess und zur Förderung der Selbstheilungstendenzen der Psyche. Es sind zahlreiche Techniken für die Arbeit mit hilfreichen Imaginationen und Visualisierungen entwickelt worden, um traumatisierten Menschen zu helfen, nicht in dunkler Verzweiflung und einer fruchtlosen *ruminatio* steckenzubleiben, sondern die positive Macht innerer Bilder zu evozieren.

Von Jung inspiriert ist auch das Malen aus dem Unbewussten und die gestalterische Auseinandersetzung mit unbewussten Inhalten in Farbe, Form und Bewegung. Im spontanen bildnerisch-kreativen Prozess liegt ein großes Transformationspotential; unsere Vorstellungskraft ermöglicht innere Neustrukturierung und öffnet vorher verschlossene Bewusstseinsräume und Sinnzusammenhänge. Für Jung hatte die Suche nach den inneren Bildern, die hinter seinen heftigen Emotionen lagen, lebensrettende Wirkung, wie er in seinen *Erinnerungen* schreibt. Sie bewahrten ihn davor, innerlich in Stücke gerissen zu werden.

Ich habe in meinem Artikel »The Symbolic Dimension in Trauma Therapy«[321] beschrieben, wie hilfreich die inneren Bilder und Symbole sind, die im gemeinsamen imaginativen Raum in der Therapie auftauchen, um die traumatischen Erfahrungen einzuordnen und das oft chaotische traumatische Material zu reflektieren und neu zu bewerten. Eine tragende therapeutische Beziehung ist für die gemeinsamen Reflexionsprozesse unerlässlich, ein *container*, der Raum gibt für spielerisches, lebendiges Erproben neuer Lebensmöglichkeiten, ein Raum größter Freiheit für Imaginationen.

Das Rote Buch bezeugt den Wert der Aktiven Imagination, einer Methode, die Bewusstseinsschwelle abzusenken, um innere Bilder aus dem Unbewussten aufsteigen zu lassen, ein ganzheitliches Geschehen, bei dem das Ich sich vorbehaltlos auf die innere Stille, den leeren Raum einlässt und achtsam beobachtet, was von dort auftaucht. So verändernd und verwandelnd der anschließende Dialog mit den sich entfaltenden Bildern und Gestalten auch ist, so hilfreich diese Art der Imagination für die Integration unbewusster Inhalte auch sein mag, so sorgfältig muss im Rahmen der Traumatherapie geprüft werden, ob das Ich stark genug ist, die Flut der inneren Bilder aushalten zu können, ohne überschwemmt zu werden, und ob es seine Handlungskompetenz bewahren kann. Oft ist die Vorstellung eines leeren Projektionsschirms, auf dem dann die inneren Figuren erscheinen, hochgradig angstbesetzt und das Ich ist zu brüchig, um einem Dialog mit den archaischen Figuren des Unbewussten standzuhalten. Die Fähigkeit, negative Bilder zu stoppen, und die Verfügbarkeit über genügend Affekttoleranz müssen sorgfältig geprüft werden, bevor diese Methode in der therapeutischen Praxis verwendet werden kann. Aktive Imagination in ihrer klassischen Form, ohne Lenkung durch die Therapeutin, kann als zu unstrukturiert erlebt werden und zu Überflutung und Übererregung führen. Modifizierte Imaginationen, wie sie in der Hypnotherapie und im Katatymen Bilderleben zu finden sind, erweisen sich bei Ich-schwachen Traumatisierten als sicherer. In den geführten Imaginationen können neue Lebensentwürfe erprobt werden, die eine Verbindung zum schöpferischen Wesenskern wieder erfahrbar machen.

Ich arbeite in meiner Praxis oft mit Imaginationen, um innere Spannungen zu reduzieren, Selbstfürsorge zu entwickeln, heftige Emotionen zu regulieren und Achtsamkeit einzuüben. Auch das Symbolsystem der Märchen und Mythen unterstützt mich in meinem Versuch, die beschädigte Symbolisierungsfähigkeit meiner traumatisierten Patientinnen und Patienten zu fördern. Es ist wissenschaftlich erwiesen, dass sehr frühe traumatische Erfahrungen die Reifung des Gehirns behindern, mit Auswirkungen auf die Symbolisierungsfähigkeit und des Stressregulierungssystems. Doch auch bei traumatisierten Erwachsenen, deren Ich-Strukturen bereits ausgebildet sind, kann die Symbolisierungsfähigkeit gestört und defizitär sein. Der Tod der symbolischen Funktion ist wie ein psychischer Tod, darum hat die Arbeit an der Metaphernbildung durch Imaginationen und Phantasien einen ganz zentralen Stellenwert in der Traumatherapie. Die moderne Hirnforschung bestätigt, dass imaginative Stabilisierungsarbeit und das ressourcenorientierte Einüben von inneren Vorstellungsbildern zu stabilen neuronalen Netzwerken führt, kognitive, affektive und somatische Brücken baut und rechts- und linkshemisphärische Integrationsprozesse fördert. Jungs Arbeit am Roten Buch ist ein Beispiel für die Befreiung von der Einseitigkeit linkshemisphärischer Kontrolle, ein Zeugnis der Bedeutsamkeit rechtshemisphärischer Funktionen, wie sie in der imaginativen Vorstellungskraft zum Ausdruck kommt.

Zu den wichtigsten traumatherapeutischen Imaginationsübungen, etwa in der von Luise Reddemann entwickelten Psychodynamisch Imaginativen Traumatherapie (PITT)[322] oder der von Michaela Huber[323] beschriebenen Traumabehandlung, gehören der sichere Ort, auch als Wohlfühlort konzeptionalisiert, der die Erfahrung eines Gefühls von Geborgenheit und Sicherheit vermitteln soll; die Tresorübung, in der belastende Bilder und Intrusionen weggeschlossen werden, um sich davon zu distanzieren; der innere Garten als Raum der Selbsttröstung und des Auftankens innerer Kraftreserven; die Baumübung als Stabilität gewährendes Verankern zwischen Himmel und Erde; die Lichtstromübung als energetisches, heilendes und schützendes Körpererleben; die Hinwendung zu einem Team innerer Helfer zur tröstenden Unterstützung in Krisensituationen und Förderung von Selbstakzeptanz.

Während geführter Imaginationen werden die Patientinnen und Patienten von imaginären Helfern begleitet – Tieren oder Gestalten aus Märchen und Sagen –, um gemeinsam mit ihnen belastenden traumatischen Inhalten zu begegnen. Manchmal bedarf es der kreativen Phantasie der Therapeutin, um diese Helfer im Kulturkreis der Patientin aufzuspüren.

Im Rahmen der imaginativen Methoden werden auch eine Reihe von Distanzierungstechniken angewendet, zum Beispiel die »Beobachtertechnik«, die aus der Achtsamkeits- und Meditationspraxis bekannt ist. Bei dieser Übung findet eine sorgfältige Selbstwahrnehmung statt, ein achtsames Beobachten von Gedanken, Emotionen und körperlichen Phänomenen und ein Sich-bewusst-Machen, dass ich, die ich mich beobachte, immer mehr bin als meine Stimmung, mein Gedanke, mein Körper. Diese innere Zeugenschaft bewirkt eine emotionale Distanzierung von belastenden Inhalten, einen Perspektivwechsel von dem, was damals geschah, zu dem, was ich heute wahrnehme. Wenn ich mit meinen Patienten ihre inneren traumatischen Bilder betrachte und sich eine Bilderzählung entwickelt, kann jedes Element eines Bildes – ein Baum, ein Vogel, die Sonne oder der Himmel – die Position des Beobachters, der Beobachterin einnehmen und zum Zeugen des traumatischen Geschehens werden. Das Ins-Bild-Bannen der traumatischen Erfahrung schafft Distanz und hilft, mit den Affekten kontrollierter umzugehen. Die Dynamik des imaginativen Prozesses ermöglicht neue Strategien im Umgang mit der inneren und äußeren Welt.

Auch die sogenannte »Screentechnik«, die Bildschirmtechnik, ist ein imaginatives Verfahren der Verfremdung und Kontrolle belastender Inhalte. Die Patientin wird dazu angeleitet, sich ihre traumatischen Erlebnisse wie in einem Film auf eine Leinwand projiziert vorzustellen oder sie als eine Videosequenz auf einem Bildschirm zu sehen, wobei sie über eine imaginäre Fernbedienung die Möglichkeit erhält, Kontrolle über die Größe und Schärfe der Bilder, die Farbe, die Lautstärke auszuüben. Auf diese Weise kann eine schrittweise Durcharbeitung des Traumas erfolgen. Diese imaginative Methode ist auch für die Therapie mit unterschiedlichen Ich-Anteilen, für die Arbeit mit dem »inneren Kind« und mit Täterintrojekten besonders hilfreich, da sie Retraumatisierungen vermeidet und dissoziative Prozesse zu stoppen vermag.

Eine weitere, behutsame imaginative Form der Trauma-Integration stellt die TRIMB-Methode dar. Sie wurde ursprünglich von Ingrid Olbricht entwickelt, die als Chefärztin in der Wicker-Klinik in Bad Wildungen viele Jahre mit komplex traumatisierten Klientinnen gearbeitet hat. Es handelt sich um eine Atemtechnik, die in indigenem schamanischen Wissen wurzelt, aber von ihr in den 1990er Jahren zu TRIMB weiterentwickelt wurde. Die Buchstaben stehen für: T Trauma, R Rekapitulation oder Reprocessing, I für Imagination, M für Motion, also Bewegung, und B für Breath, d. h. Atmung. Ellen Spangenberg, die als Ärztin an der gleichen Klinik arbeitete und mit der Methode vertraut war, hat sie nach dem Tod von Frau Olbricht weiterentwickelt und im Anschluss an ihr Buch *Dem Leben wieder trauen. Traumaheilung nach sexueller Gewalt* ein weiteres Buch zur Trauma-Integration geschrieben: *Behutsame Trauma Integration (TRIMB). Belastende Erfahrungen lösen mit Atmung, Bewegung und Imagination*[324]. Diese Methode greift auch auf die Fähigkeit der Visualisierung zurück, indem Flashbacks und belastende traumatischen Gefühle identifiziert sowie die Gefühlsverbindung zwischen ihnen und der Patientin zum Beispiel als Kabel, Faserstrang oder Seil imaginativ auf eine Leinwand projiziert werden. In einem weiteren Schritt wird ein Werkzeug imaginiert – eine Schere, ein Säbel oder ein Schwert –, mit dem diese Gefühlsverbindung, diese Verstrickung mit dem traumatischen Inhalt, durchtrennt werden kann. Das geschieht mit einer Kombination aus Atemtechnik und lateralisierender Kopfbewegung; so werden Trigger entschärft, destruktive Bindungen aufgelöst und lösungsorientiert transformiert.

Das Wiederherstellen der Symbolisierungsfähigkeit fördert die Fähigkeit zu »mentalisieren«, das heißt, die eigene innere Gedanken- und Gefühlswelt besser zu erfassen, aber auch die Gefühlszustände anderer Menschen zu verstehen und sich empathisch auf andere beziehen zu können. Wenn ich mich als Therapeutin auf die Bilder der verletzten Seelen einlasse, muss ich mich auch in die dunklen Räume der Gewalt und die verborgenen Kammern des Bösen begeben. Mich begleiten dabei die Vorstellung und die Erkenntnis, dass mir die tiefste Dimension der Erfahrungen eines anderen Menschen letztlich nicht fassbar ist, dass mir »der Andere«, wie Levinas mich gelehrt hat, letztlich ein nicht zu durchdringendes Geheimnis bleibt.

Mandalas als innere Strukturierungshilfe

Die Mandalas des Roten Buches zeugen von Jungs künstlerischer und intuitiver schöpferischer Potenz. Er gestand, dass ihm überhaupt nicht bewusst war, warum er sie malte und was sie bedeuteten – sie waren spontane Gestaltungen. Erst zu einem späteren Zeitpunkt reflektierte er über ihre Bedeutung und kam zu dem Schluss, dass sie ihn in dem chaotischen psychischen Zustand, in dem er sich befand, zu erden und zu zentrieren vermochten. Das spontane Malen von Mandalas war ein Zentrierungs- und Ordnungsprozess, der ihm ermöglichte, die überwältigenden Affekte in eine Form zu bannen, sodass aus Chaos Kosmos entstehen konnte. Für Jung waren es »Kryptogramme«[325] seiner emotionalen Verfasstheit, Abbilder des Zustands seines Selbst. In seiner Zeit als Kommandant eines Internierungslagers für englische Kriegsgefangene, zwischen dem 11. Juni und dem 2. Oktober 1917, malte er fast jeden Tag ein Mandala und beobachtete, wie sich diese veränderten. In seinen *Erinnerungen* beschrieb er, dass er nur allmählich erkannte, was das Mandala eigentlich ist: eine Darstellung des Selbst, der Ganzheit der Persönlichkeit.

Mandalas sind symbolische Strukturen, die aus dem Unbewussten aufsteigen und Unaussprechbares, nur Geahntes und Gefühltes ausdrücken. Es ist nicht verwunderlich, dass Menschen in Krisensituationen und chaotischen Verfassungen geistiger und seelischer Verwirrung sich spontan zum Zeichnen von Mandalas gedrängt fühlen; ihre Gestaltung beruhigt und ordnet, verwandelt die Desorientiertheit in eine sinnvolle Struktur. Es lässt sich darin ein spontaner Selbstheilungsversuch sehen, die Fragmente zu einem Ganzen zusammenzufügen. Der Prozess des Gestaltens eines Mandalas hat eine beruhigende, kontemplative Funktion, denn der Kreis als archetypisches Bild für die ursprüngliche Ganzheit hat einen schützenden, bergenden Aspekt, der in die eigene Mitte führt.

Traumatherapie greift auf diese Erkenntnisse Jungs und der östlichen Weisheitstraditionen zurück. In der Traumakunsttherapie zum Beispiel bereiten die Therapeutinnen Papiere vor, die als Vorlage eine Kreisform enthalten. Die Patientinnen und Patienten malen ihr Bild in diesen Kreis hinein – der Kreis hilft, die heftigen Gefühle, die mit dem traumatischen Geschehen verbunden sind, schützend einzugrenzen. Das Schützende, Grenzensetzende und Stützende ist ein wesentliches Element dieser Arbeit.

Oft wird auch mit der kunsttherapeutischen Methode des Triptychons gearbeitet, den dreiteiligen Gemälden, die uns als Flügelaltäre vertraut sind, und es wird jeweils auf dem linken Bildteil das Erleben vor dem Trauma symbolisiert, auf dem rechten die Zukunftsvision nach dem Trauma, die Wünsche, Hoffnungen, und zuletzt, wenn genug Ich-Stärke erarbeitet worden ist, in der Mitte des Triptychons die traumatische Erschütterung ins Bild gestellt. Die inneren Bilder und Affekte verlieren durch das Gestalten an Bedrohungscharakter, erhalten einen Rahmen und überfluten das Ich nicht länger.

Mandalas als symbolische Kommunikationen des Unbewussten werden auch im Rahmen der Notfall- und Traumakunsttherapie sichtbar. Beeindruckt hat mich das aktuelle Kunstprojekt *SIMPLY BLUE! SozialKunstProjekt. Für Menschen mit und ohne Fluchterfahrung*, das Rita Eckart, eine Kunsttherapeutin mit einem Forschungsschwerpunkt in Interdisziplinär-künstlerisch-pädagogisch-therapeutischer Nothilfearbeit in Krisengebieten, konzipiert hat. Inspiriert worden war sie von den in so vielen Herkunftsländern der Flüchtlinge vertrauten blau-weißen Kacheln, die weltweit vorhanden sind und als so etwas wie der gemeinsame kulturelle Nenner in aller Verschiedenheit gesehen werden können. Oft sind sie assoziiert mit »Haltbarkeit, Konstanz, Schönheit und Reinheit«, sodass jedes Bild »eine Ruheinsel und eine Augenweide«[326] sein kann.

Als ich ein Bild dieses Kunstprojekts sah – Menschen aus 49

Ländern hatten teilgenommen, 5000 blaue Mandalas waren auf den Flügeln der anthroposophischen Kunsttherapie weltweit entstanden –, war ich tief beeindruckt. Das Credo von Rita Eckart und ihrem engagierten Team, Apple Wong (Malaysia), Anne Beauché (Frankreich) und Anne Sommer-Solheim (München), lautet: »In unserer Zeit muss die Kunst zum Ferment der Gesellschaft werden […], damit wir uns alle freier, wacher, lebendiger und handlungsfähiger fühlen.«[327] Sie wollten in dramatisch zugespitzten Zeiten Verbindungen schaffen zwischen den Menschen, die durch Krieg und Katastrophen alles hinter sich lassen mussten, um mit dem Leben davonzukommen, und den Menschen der Gesellschaften, die die Geflüchteten aufnehmen. Sie wollten Bezüge herstellen »durch eine regelmäßige meditativ-künstlerische Tätigkeit, durch die sich auch Opfer als Schöpfer erleben können, indem sie jeden Tag für eine kurze Zeit derjenigen Seite ihres Wesens begegnen, die unzerstörbar ist«[328].

Die Teilnehmenden hatten lediglich die Anleitung, auf einem 15 x 15 cm großen Blatt, das zuvor mit blauer Tinte eingefärbt worden war, mit einem Tintenlöschstift oder einem weißem Stift eine Art Mandala zu malen, ohne technische Hilfsmittel. Natürlich wurde die Kunsttherapeutin gefragt, warum gerade ein Mandala, und sie erzählte, dass sie ein halbes Jahr vor der Lancierung des Projektes im Nothilfeeinsatz von *stART international e. V. Emergency Aid for Children* in Nepal gewesen war und mit dem Team in einem buddhistischen Kloster gewohnt hatte. Dieses Kloster war durch die Erdbeben schwer beschädigt worden, Gebäudeteile waren eingestürzt, aber inmitten des Chaos saßen Mönche, die mit einem Lächeln auf den Lippen selbstvergessen Mandalas malten. Rita Eckart schien es, als fühlten sich diese Mönche beim Gestalten der Mandalas heil, trotz der un-heilen Umgebung. Sie hatte sich dann gefragt, wie es ihnen möglich war, im Chaos ihrer Umgebung ein so geordnetes Mandala zu gestalten. Sie kam zu dem Schluss, dass die Mönche die Harmonie des Kosmos in sich trugen, dass sie als Mikrokosmos an der Harmonie des Makrokosmos teilhatten und aus dieser Teilhabe heraus die Mandalas gestalten konnten.[329]

Rita Eckart erklärt, dass sich die Teilnehmenden ihrer Projekte jeden Tag neu auf das Zeichnen der Mandalas einließen. Da die Zeichnungen des Tintenlöschstiftes nicht sofort erscheinen, sondern zeitverzögert, entsteht eine gewisse meditative Ruhe, ein Warten, das die Orientierungsfunktion stärkt. Es ist beeindruckend zu sehen, welche Resonanz die Ausstellungen des Projekts *SIMPLY BLUE!* in den verschieden Ländern erfährt.

Als Stiftungsratsmitglied einer Kriegstraumastiftung bin ich auch mit einem Projekt bekannt geworden, das traumatisierten Kindern einer von extremer Armut, Gewalt und Mord geprägten Kommune in Medellín, Kolumbien, durch gemeinsames Malen und Gestalten von Mandalas emotionale Unterstützung bietet.[330] Die *Comuna 13* ist der gefährlichste Bezirk von Medellín, in dem täglich junge Menschen ermordet, Häuser niedergebrannt und die Gefahr, von Gewehrkugeln getroffen zu werden, omnipräsent ist. Das gemeinsame Gestalten von Mandalas half den Kindern, ruhiger zu werden, Augenblicke friedlichen, solidarischen Miteinanderseins zu erleben und die eigenen Potentiale zu spüren. Die positive gemeinsame Energie der Gruppe beim Malen der Mandalas und Austauschen der Gefühle stabilisierte die Jungen und Mädchen und half ihnen bei der Bewältigung der alltäglichen Gewalt und den traumatisierenden Lebensbedingungen. Das Projekt trug den Titel: *»Soñando Alto«,* »Hochfliegende Träume«, und die Kinder malten Mandalas ihrer inneren Ressourccen, ihrer Hoffnungen und großen Träume.

Überzeugt vom therapeutischen Potential der Arbeit mit Mandalas hat Ana Sofia Restrepo Saldarriaga auch ein Trainingsprojekt für Frauen gestartet, die als lokale »Laientherapeutinnen« in den Kommunen eingesetzt werden können, um andere traumatisierte Frauen zu unterstützen. Es handelte sich um Frauen mit geringer Schulbildung, die sich kaum daran erinnern konnten, je einen Farbstift in der Hand gehalten zu haben. Ihnen wurde zu Beginn an Beispielen aus der Natur und Pflanzenwelt erklärt, was ein Mandala ist, welche Bedeutung es in anderen Kulturkreisen hat, sodass sie sich unbefangen auf die Gestaltung von Mandalas einlassen konnten, ohne fürchten zu müssen, dass sie die Beschäftigung damit in Konflikt mit eigenen religiösen Überzeugungen bringen würde. Sie benutzten zur Gestaltung Samen, Teig, Ton, flüssige Farben und Malstifte; sie visualisierten ihre Mandalas mit Musik und Bewegung, tanzten Mandalas in der Gruppe. Die Frauen malten Mandalas ihrer Ängste und Sorgen, Mandalas der Vertreibung aus ihren Häusern, der Gewalt und Bedrohung. Die Mandalas symbolisierten Narrative der häuslichen Gewalt, des sexuellen Miss-

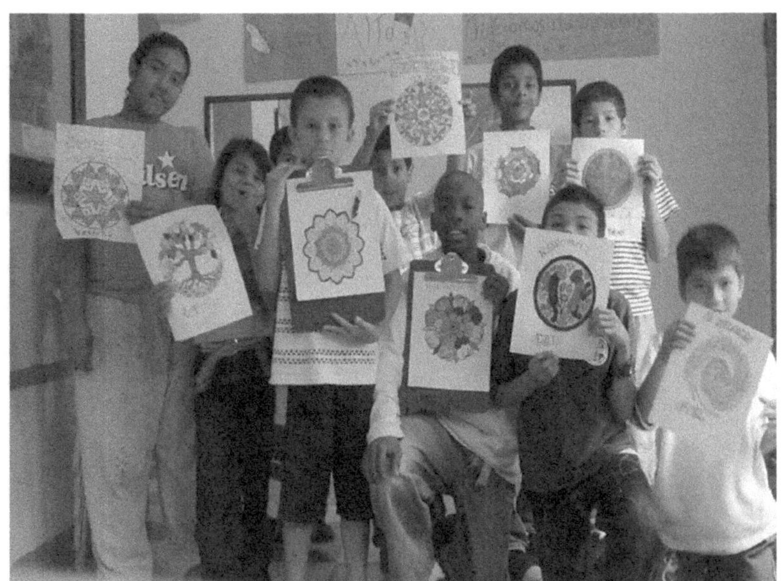

Abb. 3.1: Mandalas aus dem Projekt »Hochfliegende Träume«, 2011

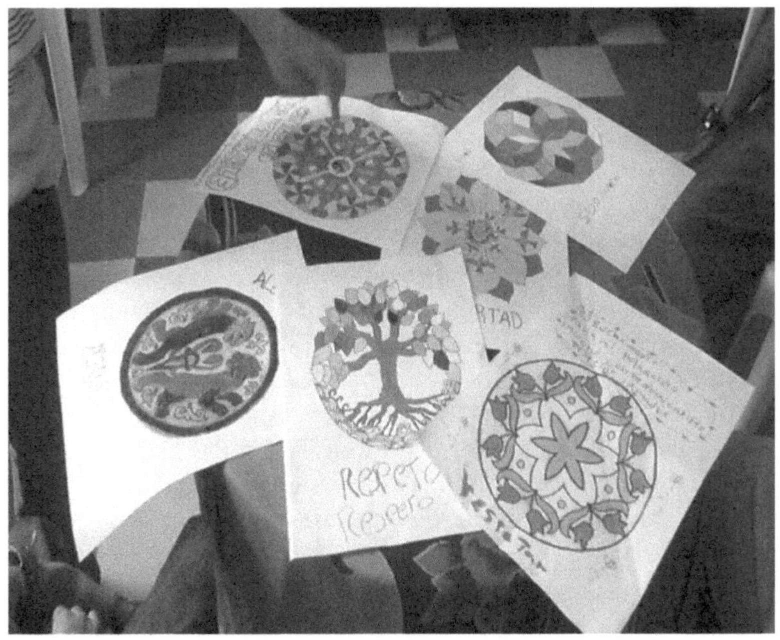

Abb. 3.2: Mandalas der Mädchen und Jungen

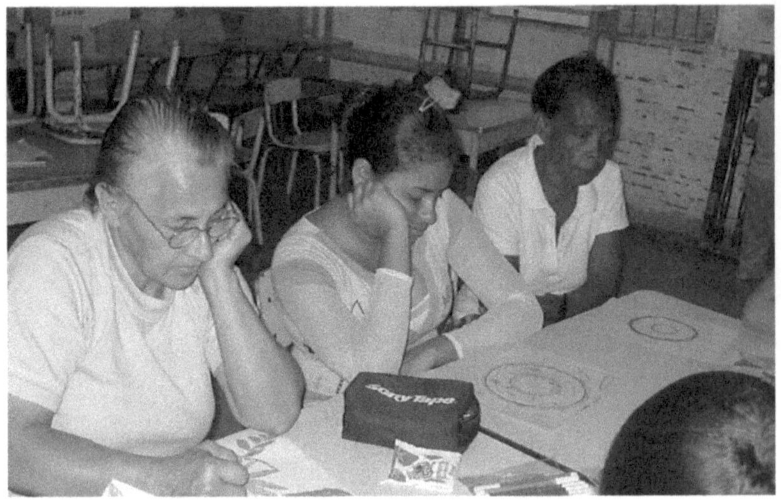

Abb. 3.3: Lokale Therapeutinnen, die über die Bedeutung ihrer Mandalas reflektieren

brauchs, der Trauer und Verzweiflung, der Tränen. Die Projektleiterin beschrieb, wie diese Frauen bei der Arbeit an den Mandalas ruhiger wurden, und bevor sie sich in der Gruppe über ihre Erfahrungen austauschten, saßen sie gesammelt und hoch konzentriert vor ihren Mandalas und reflektierten über deren Bedeutung.

Die Aussagen, was ihnen die Arbeit mit den Mandalas bedeutet hat, waren sehr berührend: »Es war für mich wie eine Therapie«, »Es half mir, meine eigenen Stärken kennenzulernen«, »Ich habe Selbstvertrauen gewonnen«, »Wir haben uns wieder bewusst gemacht, dass wir Träume haben, die wir realisieren wollen.« Besonders der Zentrierungsaspekt, der Kontakt zum eigenen Innenraum, die Erfahrung des Stiller-und-ruhiger-Werdens wurde von den Frauen angesprochen.

Ich habe diese kleinen Vignetten als Beispiele gewählt, um deutlich zu machen, wie Jungs frühe Einsichten in das Heilungspotential der Gestaltung von Mandalas kulturübergreifend in die Praxis der Traumatherapie integriert worden ist.

Die Weisheit der Paradoxie

Bei der Lektüre des Roten Buches fällt Jungs Faszination für das Paradox auf, denn für ihn gehört die Paradoxie zum höchsten geistigen Gut. Für ihn ist klar, dass die archetypische Welt des kollektiven Unbewussten eine Herausforderung für unser rationales Denken darstellt und einzig mit der Sprache des Paradoxen adäquat beschrieben werden kann, »denn nur das Paradoxe vermag die Fülle des Lebens annähernd zu fassen, die Eindeutigkeit und das Widerspruchslose aber sind einseitig und darum ungeeignet, das Unerfassliche auszudrücken.«[331] Im Roten Buch entwarf er einen Weg, in die paradoxe Natur des Lebens einzudringen. Dieser Weg entspricht einem Paradigmenwechsel vom rationalen, wissenschaftlichen Determinismus hin zu einer Neubewertung des Irrationalen, Unbestimmbaren, denn es ist nicht möglich, mit Begriffen über die Begriffe hinauszugehen.

Jungs Verteidigung der Ambiguität erinnert mich an Kierkegaard und seine Aussagen zur Paradoxie, dass jedes Glück mit Leiden gekoppelt ist, jede Glaubensgewissheit mit Unsicherheit, jede Wahrheit mit Absurdität. Ich war schon früh in meinem Studium der Philosophie von Kierkegaards Diagnose der Krankheit des modernen Menschen beeindruckt, seiner »Verzweiflungsphänomenologie«, in der er den Versuch des Selbst beschreibt, verzweifelt nicht man selbst sein zu wollen und gleichzeitig verzweifelt man selbst sein zu wollen. Dieses paradoxe Zerrissensein begegnet mir in meiner Arbeit mit traumatisierten Menschen häufig.

Im Umgang mit der Dynamik von Konflikt und Integration ist mir das Hegel'sche paradoxe Konzept der *Aufhebung* in seiner dreifachen Bedeutung besonders hilfreich: *aufheben* bedeutet: 1. etwas hochheben, vom Boden aufnehmen, 2. etwas auslöschen, unwirksam machen, etwas beenden und auflösen, 3. etwas aufbewahren, speichern, behalten. Ich wende diese drei semantischen Ebenen auf die Stadien der Traumatherapie an, bei denen es darum geht, das traumatische Geschehen in den Narrationen und Imaginationen aufzuheben, zu bewahren und zu erinnern, es dann in seiner beherrschenden Macht über die Seele des Menschen aufzulösen und in einem letzten Schritt auf eine höhere Bewusstseinsebene zu heben und dadurch zu überwinden.

Im Roten Buch zeigt Jung, dass die Paradoxie zum Kern jedes

psychischen Wandlungsprozesses gehört, da das Unbewusste von Natur aus paradox, voller Ambiguitäten ist: Es ist hell und dunkel, animalisch, dämonisch und geistig, numinos, erschreckend, zielorientiert und chaotisch. Das Paradox verstößt gegen unsere Logik und den gesunden Menschenverstand; die kognitiven Widersprüche drängen uns in die Dimension des Unverstehbaren, und doch: Wenn wir uns tiefer auf das Paradox einlassen, erweist es sich auf einer höheren Ebene als wahr und sinnvoll. Auch Traumata bewirken, wie das Paradox, kognitive Dissonanzen, sodass sich für die Überlebenden die Frage aufdrängt, wie mit diesen als sehr belastend empfundenen Gefühlszuständen und Gedanken, die nicht miteinander vereinbar sind, umgegangen werden kann. Ich rufe mir dann Jungs Worte im Roten Buch ins Gedächtnis zurück:

> *»Wie Tag Nacht und Nacht Tag voraussetzt, so setzt Sinn Widersinn und Widersinn Sinn voraus. […]*
> *Also ist Sinn ein Augenblick und Übergang von Widersinn zu Widersinn, und Widersinn nur ein Augenblick und Übergang von Sinn zu Sinn.«*[332]

Meine Traumapatientinnen und -patienten haben keine kohärenten, linearen Geschichten zu erzählen; sie können die Absurdität ihrer traumatischen Erfahrung nur durch paradoxe Verhaltensweisen oder totales Verstummen ausdrücken. In den Grenzzuständen traumatischer Welten versagt das Wort. Ich denke an Wittgensteins prägnantes Diktum: »Wovon man nicht sprechen kann, darüber muss man schweigen.«[333]

Paradoxien bringen uns oft an die Grenze des Ertragbaren, erschüttern unser gewohntes Denken, dass zwei widersprüchliche Aussagen nicht gleichzeitig wahr sein können. Wir sind gewohnt, in Entweder-oder-Schablonen zu denken und nicht in Sowohl-als-auch-Modi. Unser Denken ist dualistisch, wir ziehen Grenzen zwischen bewusst und unbewusst, Gut und Böse, menschlich und göttlich, Körper und Geist, heilig und profan, endlich und unendlich. Konfrontiert mit einem Paradox sind wir gezwungen, diese gewohnheitsmäßige Denkweise aufzugeben und das Korsett unserer dualistischen Ego-Perspektive zu sprengen. Die Quantenphysiker konnten zu Beginn ihrer bahnbrechenden Entdeckungen nicht glauben, was sie herausgefunden hatten. Sie waren schockiert, fühlten sich fast bis an den Rand des Wahnsinns getrieben. Später integrierten sie die Paradoxie als ein Grundprinzip der quantenphysikalischen Welt. Niels Bohr rief sogar aus: »How wonderful that we've met with a paradox. Now we have some hope of making progress. [Wie wunderbar, dass wir auf ein Paradox gestoßen sind. Jetzt können wir darauf hoffen, Fortschritte zu machen.«[334]

Ähnlich fühlen wir uns vielleicht, wenn wir uns an den Koans des Zen-Buddhismus abarbeiten, welche, wie Jung schreibt, »gerade durch ihre Paradoxie blitzartig die schwer durchschaubaren Beziehungen zwischen Ich und Selbst erhellen«[335]. Für ihn stellen sie eine spirituelle Analogie zur seelischen Erfahrung des Individuationsprozesses dar. Auch die schlichte paradoxe Anweisung »Werde, der du bist« ist eine Aufforderung, das in unserem Inneren verborgene Selbst zu suchen, aufzuwachen zu der Wahrheit unseres Wesens und entsprechend zu leben. Zu erreichen ist dies, indem wir unser Herz öffnen, Mitgefühl für das Leiden in dieser Welt und einen offenen Geist entwickeln. Wir müssen lernen, unseren Geist neu auszurichten, um die Paradoxien der Wirklichkeit wahrzunehmen, so wie wir auch unsere Augen neu fokussieren müssen, um das verborgene Bild in einer optischen Illusion wahrzunehmen. Vielleicht sollten wir als Analytikerinnen und Analytiker dem paradoxen Beispiel des Malers Paul Gauguin folgen, der gesagt haben soll: »Ich schließe meine Augen, um zu sehen.«[336]

Eine brillante Einsicht in das Wesen der Paradoxie habe ich bei der Dichterin Rahel Varnhagen von Ense gefunden; in ihrem Tagebuch beschreibt sie die Paradoxie als eine »Wahrheit, die noch keinen Raum finden kann, sich darzustellen; die gewaltsam in die Welt drängt und mit einer Verrenkung hervorbricht.«[337] Paradoxien scheinen eine Wahrheit zu enthüllen, obwohl diese Wahrheit nicht unmittelbar einsichtig ist. Sie gehören zur Weisheit des Geistes der Tiefe, der spricht: »Höchste Wahrheit ist eines und dasselbe mit dem Widersinnigen.«[338]

In der Traumatherapie bestätigt sich oft das Paradox, dass immer dann, wenn wir versuchen dem Schmerz auszuweichen, der Schmerz paradoxerweise zunimmt. Viele Trauma-Überlebende praktizieren die Abwehrmechanismen des Vermeidens, Sichtotstellens und Fühlloswerdens, vermögen aber trotzdem nicht, die posttraumatischen Symptome abzuschütteln, leiden vielmehr an Angstzuständen und depressiven Entwicklungen. Sie müssen lernen, sich nicht gegen den Schmerz traumatischer Geschehnisse zu wehren, sondern ihn zu konfrontieren und sich mit ihm auseinanderzusetzen, statt in dysfunktionale Coping-Mechanismen auszuweichen und zu versuchen, mit Hilfe von Dissoziation oder Drogenkonsum als Selbstmedikation zu überleben. Im Jung'schen Verständnis ist das Aushalten konflikthafter Emotionen hilfreich, das bewusste Ertragen von Spannungen, nicht die Flucht davor.

Um deutlich zu machen, wie sich das Paradox des Traumas im Innern anfühlt, möchte ich eine Analysandin zu Wort kommen lassen, deren langjährige Analyse vom Aushalten der Spannung zwischen dem Falschen und dem Richtigen geprägt war. Sie schreibt:

Das Falsche fühlt sich richtig an und das Richtige kann sich falsch anfühlen

Meine Analyse bei Ihnen oder besser unsere Analyse begann mit einem Dilemma: Ich litt unter etwas, das sich gleichzeitig aber richtig anfühlte. Ich fühlte mich falsch, ich verneinte mich selbst, eine zweifelhafte Art der Selbstreflexion, eine Art Riss schien sich durch meine Seele zu ziehen. Mich quälten immer wieder die großen Fragen: Wo ist mein Platz in der Welt, wo gehöre ich hin, wo bin ich richtig?

Das Gefühl, im Leben dabei zu sein und doch nicht dazuzugehören, Entfremdung. Aber Entfremdung kann doch nur dort stattfinden, wo einmal eine Beziehung bestand (nicht mehr) oder zumindest eine Ahnung einer Beziehung besteht (noch nicht)? Auch ein Paradox: In das Leben eingelassen zu sein und gleichzeitig nicht dazuzugehören.

Ich hatte damals – neben einer ziemlichen Portion Verzweiflung – die leise Hoffnung, nicht für immer falsch bleiben zu müssen und dass Sie mir dabei helfen könnten, einen Ausgang aus dem Dilemma zu finden. Aber ist es nicht das Wesen des Dilemmas, dass es eben keinen Ausweg, keine Lösung gibt? Rückblickend denke ich, dass die Verwandlung vom Dilemma zum Paradox erst später eingesetzt hat. An dieser Stelle tut sich eine erste Facette des Paradox auf: Ich wünschte mir Hilfe bei der Verwandlung des Falschen in etwas Richtiges, und gleichzeitig wollte ich von Ihnen darin verstanden und bestätigt werden, dass das Falsche einen wichtigen Teil meiner inneren Wirklichkeit und meines Selbstverständnisses darstellte. Immer mal wieder hatte ich das Gefühl, Ihnen (auch) nur etwas vorzumachen. Das ist auch eine Spielart des Falschseins, das sich zu bestätigen sucht und sich gleichzeitig wünscht, erlöst, also als Falsches zurückgewiesen zu werden.

Im Laufe der Analyse merkte ich, dass das Auftauchen von Autonomiebedürfnissen, aber auch Versuche, meiner Wahrnehmung zu vertrauen, das Falsche virulent werden lassen. Um mich dennoch auf sie einzulassen, ist es wichtig, in Kontakt zu sein, mit der Welt und mit mir selbst, konkrete sinnliche Erfahrungen zu machen. Dabei ist das Sitzen auf dem Meditationsbänkchen eine hilfreiche Sache. Dazu ist mir kürzlich aufgefallen, dass Wahrnehmungen zuweilen durch die Verwendung von Begriffen für mich erst »richtig wirklich« werden, als erhielten Erfahrungen erst durch die Sprache eine gewisse Intensität und Richtung. So entstehen und erhalten sich bekannte Konstruktionen.

Das Falsche ist außen- und vergangenheitsorientiert

Es fällt mir nicht ganz leicht, das Falsche zu fassen und dafür eine Sprache zu finden. Dabei ist es doch fraglos da? Seltsam, dass etwas, das eine so große Bedeutung in meinem Innenleben hat, so flüchtig sein kann. Wie ein Gespenst.
Das Falschsein glich einer unwilligen Vor- und Rückwärtsbewegung, einem notorischen »Ja, aber«, einem Geist, der stets verneint; ohne dabei so recht vom Fleck zu kommen, rutschte es auf der Couch herum.

Meine Analysandin erlebte die Selbstverneinung subjekthaft, wie eine aktive Konstruktion und nicht nur als das Erdulden eines passiven Falschseins. Es war genau diese Selbstverneinung, die sich für sie richtig anfühlte und zu ihren bevorzugten Praktiken zählte: *ruminatio*, Selbstvorwürfe und ein Prozess, den sie »das Schreddern« nannte. Nach einer Stunde, die wir beide als intensiv erlebt hatten, als reich an Einsichten und berührend im Kontakt, begann auf dem Weg von meiner Praxis zum Bahnhof ganz rasch das Vernichten von allem Guten, das sie erfahren hatte. Sie verwendetete dafür das Bild des *Schredderns*.

Lange Zeit hatte ich den Wunsch und die Vorstellung, dass die Analyse eine neue, andere Person aus mir machen würde, eine, die richtig ist. Dazu würde meine Vergangenheit umgeschrieben werden müssen, denn ich habe das Gefühl, das Falsche sei in mich zu einem frühen Zeitpunkt eingeschrieben worden. Das geht nicht und geht doch; meine Perspektive auf die Vergangenheit hat sich in mancherlei Hinsicht geändert und tut es weiterhin.
Ich kann mich noch gut erinnern, wie mir nach einer Therapiestunde

bewusst wurde, dass ich mit mir leben muss und dass sich das Leben außerhalb des falschen Systems vollzieht.
Zuweilen spüre ich beim Meditieren meinen Atem nicht richtig, weiß aber, dass er da ist, dass er da sein muss, sonst würde ich nicht auf dem Bänkchen sitzen. Das funktionierte mit dem Falschen nie so richtig, es schien so real und war doch nicht wirklich auffindbar, obwohl ich versuchte, mein Falschsein zu belegen.
Das Falsche hat das Destruktive im Gefolge oder ist vielleicht sogar sein Kumpan. Das zeigte sich beim Schreddern, der *ruminatio* und in der Grabpflege in einer Gruft (die tote Mutter) oder in einer Leere, einem Nicht-richtig-da- oder -lebendig-sein.

Ich erlebte mit dieser Patientin, die mir sehr am Herzen lag und deren Fähigkeit zur Reflexion ich schätzte, in den Anfängen der Analyse eine ungewöhnlich mächtige und lähmende Gegenübertragungsreaktion. Von einer bleiernen Müdigkeit befallen, sodass ich kaum die Augen offen zu halten vermochte, erlebte ich einen tödlichen Sog in einen Zustand völliger Leere. Ich konnte keinen Gedanken fassen, hatte keine Einfälle, wurde total leblos, ohne jeden Affekt. Ich versuchte im Anschluss an diese Stunden besser zu verstehen, was sich ereignet hatte, brachte das Thema auch in die Intervision ein und entschied mich, es direkt gegenüber der Patientin anzusprechen. Die »Schlafhaube« wie wir das Phänomen zuerst spielerisch benannten, wurde zum Schlüssel und eröffnete uns Einsichten in ein Geschehen, das von Andrée Green mit der Metapher der »toten Mutter« beschrieben worden war.[339] Der Psychoanalytiker Green bezog sich nicht auf den realen Tod der Mutter (den meine Patientin allerdings als junge Erwachsene zusätzlich erlebt hatte), sondern auf die Erfahrung des Kindes mit einer innerlich abwesenden, depressiv zurückgezogenen, nicht zu erreichenden Mutter.

Aus psychoanalytischer Perspektive introjiziert das Kind die mütterliche Imago, und gleichzeitig spaltet es diese ab, was dazu führt, dass sie nicht richtig begraben und betrauert werden kann. Die Folge ist das Entstehen von psychischen Löchern, einer großen Leere. Da meine Klientin von ihrer depressiven Mutter nicht ausreichend gespiegelt werden konnte, hat dieser Verlust an Resonanz sie in einen Zustand innerer Leere hineinkatapultiert, in einen quälenden Zustand des Nicht-fühlen-Könnens, der sich auch schmerzlich in ihrem Beziehungsleben konstellierte.

Dieser Tote-Mutter-Komplex hatte für meine Patientin durchaus eine strukturierende Funktion, verhieß die Scheinsicherheit des Vertrauten, in dem sie sich jahrelang eingerichtet hatte. Wenn sie sich wieder einmal unwirklich und leer fühlte, gebrauchte sie die Metapher der Gruft- und Grabpflege.

Ich möchte hier die intersubjektive Beziehung und das Übertragungs- und Gegenübertragungsgeschehen nicht interpretieren, da mein Fokus auf das Erleben des Paradoxen gerichtet ist.

»Grabpflege« fühlte sich aber meistens richtig an. So waren das psychische Orte, die ich immer wieder aufsuchte, weil sie mir – paradoxerweise – ein Sicherheitsgefühl und eine Art Zuhause vermittelten.
Vom Dilemma zum Paradox – was sein darf, kann sich wandeln.
Ich wollte, dass sich etwas grundlegend verändert in meinem Leben, und wollte gleichzeitig richtig in meinem falschen System oder falsch in meinem richtigen System bleiben.

In ihrem Rückblick auf die nachanalytische Zeit schrieb die Patientin, dass es ihr ein Anliegen sei, als Gegengewicht zur Statik des Dilemmas die Veränderungen zu kommentieren.

Die Veränderungen durch die Analyse sind subtil und vital, sie zeigen sich sogar in meinem Körpergefühl. Was sich ebenfalls gewandelt hat, ist, dass ich mich selbst im Kontakt mit anderen nicht mehr so verliere. Dieser Kontaktverlust oder auch das scheinbar plötzlich auftauchende Entfremdungserleben zeigte sich z. B. in der Anstrengung, im Gespräch einen angefangenen Gedankengang irgendwie noch zum Abschluss zu bringen, aber eher mechanisch als richtig dabei zu sein, als wären mir auf einmal die Kräfte geschwunden, als hätte ich auf halbem Weg die Orientierung verloren und wüsste nicht mehr, wohin ich mich ursprünglich wenden wollte. Ebenfalls verschwunden ist die Angst vor den Lücken, den Pausen im Kontakt, die bange Frage danach: »Wie geht es weiter?«, oder: »Und jetzt?«, oder vielleicht sogar Zweifel, ob es überhaupt weitergeht.
Die Automatismen des Falschen sind nicht komplett verschwunden, ich bin nicht neu geworden – und doch taucht manchmal hinter den Automatismen, nach der Leere etwas anderes und Neues auf. Vielleicht wirkte hier die gleiche Kraft wie die zu meiner bis heute andauernden Verwunderung beim Nichtmehrrauchen. Es wäre schön, könnte ich auf

sie noch mehr vertrauen. Und zumindest theoretisch beschäftige ich mich schon mal mit den wachstumsfördernden Aspekten des Negativen, auch ein Paradox.

Aus Sicht der Freud'schen Psychoanalyse ist ein neurotisches Ich geneigt, vorzugsweise am neurotischen Status quo festzuhalten, weil unbewusst eine Angst vor Veränderung besteht, eine paradoxe Loyalität zum Leidenszustand. Je tiefer die Verletzung, desto stärker die Abwehr. Widersprüchliches Verhalten und Gefangensein in paradoxen Verstrickungen gehören zu unserer *conditio humana*, aber in Traumatherapien ist diese Dynamik besonders auffällig, die Sehnsucht nach Verbundenheit und Nähe bei gleichzeitigem heftigem Sichabgrenzen und Zurückstoßen, eine psychische Bewegung, die aus der Arbeit mit Borderline-Patientinnen schmerzlich vertraut ist. Abhängig von dem jeweiligen Bindungsmuster, das der traumatischen Beziehungsgestaltung zugrunde liegt, begegnet uns in den Therapien die schizoide Angst vor Nähe oder die depressive Angst vor dem Verlassenwerden, der unablässige Kampf zwischen den Paradoxien von Liebe und Hass, Abgrenzung und Verschmelzung.

Die traumatischen Übertragungs- und Gegenübertragungsszenarien haben häufig paradoxe Qualität. Zutiefst verletzte Patientinnen reinszenieren unbewusst in der Übertragung ihre eigenen frühen Erfahrungen der Vernachlässigung, Ausbeutung und Vernichtung. Therapeuten werden in die Rolle der Missbraucher gedrängt, Patienten werden vom Opfer zum Täter. Dann finden sich die Therapeuten in einer total hilflosen Situation wieder, ohnmächtig, ohne Einfälle, wütend – eine psychische Erfahrung, die identisch ist mit dem, was die Patienten erfahren haben. Die Forschungen zu Spiegelneuronen haben der Diskussion um Empathiemüdigkeit, stellvertretende Traumatisierung und den ansteckenden Charakter der therapeutischen Arbeit mit Traumatisierten einen neuen theoretischen Rahmen gegeben, die traumaspezifischen und geschlechtsspezifischen therapeutischen Gegenübertragungsreaktionen besser zu verstehen.

Der unbewusste Wiederholungszwang belebt die ursprüngliche traumatische Beziehungserfahrung, und sie wird in der Übertragung ausagiert – ein Versuch der Bewältigung des Unbewältigten, wie wir aus einer intersubjektiven Perspektive den Prozess wahrnehmen können. Die gleiche paradoxe Ausweglosigkeit, die gleiche

Hoffnungslosigkeit, alles ist wie damals. Was immer die Therapeutin denkt, ob sie spricht oder schweigt, alles ist falsch. Es gibt keinen Weg heraus aus der Ohnmacht, und das Beziehungsfeld ist aufgeheizt von heftigen Emotionen auf beiden Seiten. Wenn ich als Therapeutin erkennen kann, dass diese Wiederbelebung der nicht integrierbaren traumatischen Erfahrung dem Ziel dient, sie in der neuen Beziehungskonstellation noch einmal zu bearbeiten, zu verstehen und zu bewältigen, dann kann das paradoxe Geschehen zur Heilung beitragen. Wenn ich aber die konstante Entwertung und aggressive Kritik am therapeutischen Rahmen und den klaren Grenzen nicht aushalten kann, wenn ich glaube, meine analytische Haltung verlassen zu müssen, und die Grenzen auflöse, wenn ich die bessere Mutter, der bessere Vater sein will, wenn ich mich schuldig fühle, eine gute Kindheit gehabt zu haben, und aus diesem Gefühl heraus meine, die Wünsche meiner Patientinnen befriedigen zu müssen, dann bergen solche Gegenübertragungsreaktionen die Gefahr, zu missbräuchlichem Verhalten zu führen, wie mir die langjährige Erfahrung als Mitglied von Ethik-Kommissionen gezeigt hat.

Oft fühle ich mich in den Paradoxien meiner professionellen Rolle gefangen. Von den Leistungsträgern der Krankenkasse und dem Beschleunigungswahn unseres Zeitgeistes werden möglichst kurze Therapieverläufe erwartet, aber traumatische Verletzungen haben ihre eigene Zeit. Patientinnen und Patienten wollen auch möglichst rasch zum traumatischen Kern vorstoßen, bei gleichzeitig rigidem Vermeidungs- und Abwehrverhalten. Meine professionelle Erfahrung aber lehrt mich, dass die Seele Zeit braucht, dass im Mitsein und Mittragen das eigentliche Tun besteht, im Raumgeben, Zuhören, in der Präsenz. Außerdem ist Analyse ja paradoxerweise Lebenskunst und Sterbekunst zugleich, denn leben lernen bedeutet gleichzeitig sterben lernen.

7. Komplementarität in der Traumatherapie

In Jungs Rotem Buch wie auch in Jungs späterem Denken hat die Denkfigur der Komplementarität einen ebenso bedeutenden Stellenwert wie die Paradoxie. Nicht nur die psychologischen, sondern auch alle religiösen Systeme beinhalten Komplementaritäten wie Immanenz und Transzendenz, Leere und Form. Auch Trauma und Spiritualität lassen sich unter dem Aspekt der Komplementarität betrachten; Ich-Stärkung und Heilung sind in Bezug zu setzen zu Ich-Transzendenz und Heil, Sprechen zum Schweigen, Dialog zur Meditation, Reflexion zur reinen Präsenz. Im weitesten Sinne bezeichnet Komplementarität eine Haltung des »Sowohl-als-auch« und nicht des »Entweder-oder«.

Komplementäres Sehen hat mit Ganzheitlichkeit zu tun, mit der Vorstellung, dass sich ursprünglich ausschließende Gegensätze von einer höheren Warte aus zu einer Einheit ergänzen. Der Begriff der Komplementarität wurde 1890 zuerst von William James formuliert, aber erst der dänische Physiker und Nobelpreisträger Niels Bohr hat ihn mit seiner Anwendung auf die Quantenphysisk 1927 weithin bekannt gemacht. Er hat den Komplementaritätsbegriff, ein Grundprinzip der Quantenphysik und ein universelles Organisationsprinzip, als grundlegend für die Erkenntnis der Wirklichkeit gehalten und auf andere Wissensgebiete ausgeweitet.[340] Niels Bohr hat sich besonders für die Komplementarität in der Psychologie interessiert und auf den komplementären Charakter von Gedanken und Gefühlen, Denken und Wollen, Liebe und Gerechtigkeit, Instinkt und Vernunft verwiesen.[341] Für Bohr kann die Wirklichkeit lebender Organismen und deren Ganzheitsbezüge nur mit einer komplementären Ausdrucksweise erfasst werden.

Wolfgang Pauli teilte Bohrs Enthusiasmus für die breiten Anwendungsmöglichkeiten des Komplementaritätsprinzips, das »Gesetz der Ergänzbarkeit«, und hat C. G. Jungs Verständnis von der Seele entscheidend beeinflusst. Pauli war, ähnlich wie Jung, seit seiner Jugend an einem Gleichgewicht zwischen gegenseitigen Kräften interessiert. Er war ursprünglich als junger Mensch sehr einseitig rational betont gewesen, aber durch eine schwere Krise, die er selbst als eine »große Neurose« beschrieb, in eine ganz andere Entwicklung gedrängt worden. Paulis Diagnose seines Zustands entspricht Jungs genereller Analyse des Zeitgeistes, dass eine Überbetonung der Vernunft zur Neurotisierung des Menschen beiträgt. Der Mikrokosmos unserer Psyche spiegelt ja die Verhältnisse im Makrokosmos wider. Wir versuchen, in uns selbst ein Problem zu lösen, das auch ein kollektives Problem der Zeit ist, das heißt, die mangelnde Balance im Gesamtorganismus der Welt als dem Ganzen spiegelt sich in der Psyche des Individuums als Teil des Ganzen.

Für Pauli und Jung war klar, dass die Einseitigkeit eines kritisch-rationalen wissenschaftlichen Verständnisses den komplementären mystisch-irrationalen Zugang braucht, das Wissen um die Unteilbarkeit des Einen. Eine Analyse der westlichen Gesellschaft, wie Jung und Pauli sie versucht haben, verweist auf die krankmachende Einseitigkeit linearen Fortschrittsdenkens, auf die zielbesessene Überbewertung von Effizienz und Rationalität, die letztlich zu einer Stockung der Libido führt. Ist ein harmonisches Zusammenwirken der seelischen Kräfte durch diese Eindimensionalität nicht länger gegeben, verkrüppeln Aspekte unserer Psyche, und wir bewegen uns individuell und kollektiv im Ödland.

Ich sehe die Sinnkrise der Gegenwart unter dem Aspekt dieser einseitigen, begrenzten Wert- und Bewusstseinsorientierung, die den komplementären Werten des Geistigen, Gefühlhaften und Irrationalen, der Innenschau und dem zweckfreien und spielerischen Tun keinen Raum gibt. Zu dieser Einseitigkeit gehört auch das Verdrängen der Dunkelaspekte des Lebens, die Verleugnung des uralten Wissens, dass Sterben und Wandlung zwei Seiten derselben archetypischen Gestalt sind. Im Grimm'schen Märchen *Gevatter Tod* führt die einseitige, narzisstische Orientierung des Arztes mit dem Omnipotenzanspruch, die Macht des Todes und der Krankheit verleugnen und den Tod überlisten zu wollen, zur Auslöschung des eigenen Lebenslichtes – ein wunderbares Bild für das heutige Burnoutphänomen als Krankheit des Zeitgeistes.

Niels Bohr und Wolfgang Pauli haben uns gezeigt, dass die Wirklichkeit rational nicht vollständig zu beschreiben ist, dass wir diese Beunruhigung durch den irrationalen Charakter der Realität, die paradoxe Doppelnatur der Wirklichkeit aushalten müssen. Auch David Bohm hat mit seiner Theorie der ungeteilten Ganzheit und impliziten Ordnung auf eine Komplementarität verwiesen, die außerhalb unserer Raum-Zeit-Grenzen liegt und gleichzeitig der Grund ist, aus dem alles entsteht.

Nach meiner Auffassung hat Jung die Gegensatzstruktur als ein a priori unseres dualistischen Bewusstseins erkannt und immer wieder auf die Entfaltung einer Wesenseinheit dieser Gegensätze verwiesen. Es ist darum nicht verwunderlich, dass Jung von der östlichen Kosmologie, vom synchronistischen Prinzip, das das chinesische Denken durchzieht und sich im *I Ging* und in *Das Geheimnis der Goldenen Blüte* widerspiegelt, aufs Tiefste fasziniert war. In der Gedächtnisrede für Richard Wilhelm hat er in berührender Weise beschrieben, wie die Begegnung mit ihm »im Menschenlande«[342] jenseits aller akademischen Grenzpfähle, die die unterschiedlichen beruflichen Sozialisierungen der beiden als Arzt und Sinologe aufrichten, zu einem der bedeutendsten Ereignisse seines Lebens wurde. Wilhelm war es, der ihm *Das Geheimnis der Goldenen Blüte* sandte, was für ihn den Abschied vom Roten Buch bedeutete. Als er den Text dieses alchemistischen Traktats erhielt, fand Jung Antworten auf das Rätsel der menschlichen Seele, die seine Auffassungen von der Polarität alles Lebendigen, der Komplementarität von Yin und Yang, vom Licht in der größten Dunkelheit bestätigten und untermauerten.

In der Traumatherapie vereinige ich die komplementären Perspektiven klinischen Arbeitens mit Einsichten der spirituellen Traditionen, betrachte Traumata durch eine alchemistische und mythologische Linse, um durch diesen mehrperspektivischen, komplementären Zugang dem komplexen Phänomen der Traumatisierung gerecht zu werden.

Komplementäre Konzeptualisierungen des Traumas

Auch in den unterschiedlichen, scheinbar widersprüchlichen Konzeptualisierungen des Traumas sehe ich ein komplementäres Aufeinander-bezogen-Sein. Ein Trauma kann im Rahmen eines medizinischen Modells als Posttraumatische Belastungsstörung (PTBS) konzeptualisiert werden, ein sehr individualistisches Konzept, das oft stigmatisierend und pathologisierend verwendet wird und den gesellschaftlichen Kontext überhaupt nicht ins Visier nimmt. Es verführt auch zu der falschen Vorstellung, dass eine monokausale Beziehung zwischen dem traumatischen Ereignis und dem Symptom besteht. Das Trauma wird als ein primär psychobiologisches Ereignis betrachtet, und die Forschung ist fokussiert auf die Aspekte von Gedächtnisbildung, Intrusionen und Flashbacks sowie permanente Übererregung, emotionale Erstarrung und Vermeidung.

Einen etwas anderen Zugang wählt die intrapsychische Konzeptualisierung, die den Zusammenbruch psychischer Strukturen und den Prozesscharakter der Traumatisierung besonders betont, wie er in dem Begriff »sequentielle Traumatisierung«, den Hans Keilson[343] geprägt hat, zum Ausdruck kommt. David Becker[344] hat in seinen Arbeiten besonders den psychosozialen Prozesscharakter von Traumatisierungen hervorgehoben – eine kontextbezogene, gesellschaftspolitische Position, von der aus Traumata mit nicht defizitorientiertem Blick als ein soziales Phänomen wahrgenommen werden. Er sieht das soziale System als Quelle der Traumatisierung und fordert als Voraussetzung für die Traumaverarbeitung soziale Sicherheit und Solidarität. Er kritisiert die individualistische, postkoloniale PTBS-Diagnose, die es nicht ermögliche, transgenerationelle Prozesse zu verstehen, und die von kultureller Ignoranz zeuge.

Ich möchte diesen Konzeptualisierungen eine Sichtweise an die Seite stellen, die Traumatisierung als einen potentiell transformatorischen, spirituellen Prozess versteht, der durch den Bezug auf die numinose Tiefe der Seele mit Neuorientierung und Sinngebung einhergeht. Ich fröne damit keiner naiven, linearen Wachstumsideologie, sondern sehe Zerstörung und Reifung als komplementär und erkenne darin eine paradoxe Einheit von Abgrund und tragendem Grund. In dieser ganzheitlichen Betrachtungsweise sehe ich eine *coniunctio* von Spiritualität und Tiefenpsychologie, in der das vorhandene klinische Wissen erweitert und in ein größeres Ganzes integriert wird.

Traumaspezifische Abgrunderfahrungen sind komplementär zu Prozessen der Bewusstseinserweiterung, die als Wirken der Transzendenten Funktion verstanden werden können, die aus der Verbindung bewusster und unbewusster Inhalte hervorgeht.[345] John Wilson[346], einer der wenigen Traumaforscher, die sich intensiv mit Jung auseinandergesetzt haben, greift mit seiner Konzeptualisierung des »Traumakomplexes« auf das Wirken der Transzendenten Funktion und der komplementären Beziehung zwischen Bewusstem und Unbewusstem zurück. Dieser Traumakomplex besteht aus drei Elementen, der Abgrunderfahrung, der Umkehrerfahrung und der Transzendenzerfahrung.[347]

Wilson hat die Abgrunderfahrung traumatisierter Menschen beschrieben, die *»abyss experience«*, das Gefühl, jeglichen Halt zu verlieren und in ein Loch, einen Abgrund zu stürzen. Diese Erfahrung entsteht durch eine massive Störung unbewusster Inhalte, eine Art Seelentod, ein Gefühl der Auslöschung, des Sinnverlustes und abgrundtiefer Verzweiflung. Die Umkehrerfahrung, *»inversion experience«*, kommt durch eine Störung bewusster Inhalte zustande, die sich als Umkehrung der normalen Alltagsrealität manifestiert, eine Umkehrung der Normen, moralischen Werte, der politischen und sozialen Ordnung, der zwischenmenschlichen Beziehungen und der Kohärenz des Selbst. Wenn diese zwei fundamentalen traumatischen Erfahrungen aufeinandertreffen, entsteht daraus die Transzendenzerfahrung, *»the transcendent experience«*, ein Prozess, in dem das haltlose Selbst der Abgrunderfahrung wieder festen Grund findet und das aus seiner Mitte herausgefallene Selbst der Umkehrerfahrung sich wieder neu zentrieren kann. Diese Verbindung, die in der Transzendenzerfahrung auf der bewussten und unbewussten Ebene stattfindet, wird subjektiv als eine unmittelbare Erfahrung organismischer Stärke erlebt, als ein Erleben von Ganzheit im Gebrochenen, als emotionales Gleichgewicht und Versöhnung mit dem, was ist. Ein schmerzhaftes Ringen mit traumatischer Verzweiflung aufgrund des Ich- und Selbstverlusts, das Aushalten des liminalen traumatischen Zustands, in dem alles wie in ein tödliches, schweigendes Dunkel gehüllt ist, kann durch das Wirken der Transzendenten Funktion neue Sinnstrukturen erschließen und Weisheitsdimensionen freisetzen, ein Tor zum Begreifen unserer paradoxen Wirklichkeit; ein Weg kann sich öffnen, sich selbst und die Welt durch eine affektive und motivationale Umstrukturierung der Persönlichkeit neu zu verstehen.

Ein weiterer komplementärer Behandlungsansatz ist in der Transpersonalen Psychotherapie zu finden, besonders in der an Ken Wilber orientierten Integralen Psychotherapie. Für die Entwicklung nach schweren Traumata eignet sich die Metapher, dass ähnlich, wie die Jahresringe eines Baumes all die inneren Wachstumsprozesse enthalten, traumatisierte Menschen alles, was sie erfahren haben, in sich bergen.[348] Traumatische Erinnerungen und Wunden verschwinden nicht einfach, sondern sie werden überwachsen, in eine andere Bewusstseins- und Entwicklungsebene integriert und auf diese Weise auf ein anderes Funktionsniveau erhoben.

Dieser kurze Blick auf die Methodenvielfalt in der Traumatherapie zeigt, dass heute verhaltenswissenschaftliche und bewusstseinspsychologische Methoden komplementäre Erkenntniswege darstellen. Auch in der psychotherapeutischen Forschung werden komplementäre Zugangsweisen diskutiert, evidenzbasierte und postmoderne Ansätze. Es geht um die Integration zweier sehr unterschiedlicher Erkenntniswege in Bezug auf das, was als »Wirklichkeit« und »Wahrheit« zu gelten hat. Diese unterschiedlichen Erkenntnistheorien entspringen unterschiedlichen Welt- und Menschenbildern, was auch dementsprechend zu unterschiedlichen therapeutischen Stilen führt, die sich oft gegenseitig bekämpfen.

Die Hochkonjunktur der Neurobiologie in der Psychotraumatologie steht ganz unter dem Stern einer Entweder-oder-Argumentation. Ist das Gehirn letztlich Akteur oder das handelnde Subjekt? Neuropsychologische Prozesse werden nicht als komplementär zu mentalen Prozessen gesehen, sondern mehr als ein sich ausschließender Gegensatz. Der wissenschaftliche Diskurs legt den Fokus auf die Plastizität des Gehirns und die entsprechenden neuronalen Bahnungen während des traumatischen Prozesses, die primär als Erklärungsmodell und Handlungsgrundlage für traumatherapeutisches Arbeiten gelten. Diesem reduktionistisch-materialistischen Ansatz fehlt der komplementäre Pol einer Sicht auf die an Sinn und Bedeutung orientierten psychischen Erfahrung des Traumas. Hier stehen sich die Gegensätze antagonistisch gegenüber, was mich an Jung erinnert: »Die in der coniunctio sich verbindenden Faktoren sind als Gegensätze gedacht, die sich entweder feindlich gegenüberstehen oder sich liebend gegenseitig anziehen.«[349] Für mich krankt der gegenwärtige Wissenschaftsdiskurs[350] um das Traumakonzept an den polarisierenden Sichtweisen, die sich gar nicht »liebend anziehen«: Trauma als ein klinisches Konzept der Psychiatrie und Neurologie wird gegen Trauma als kulturelles Deutungsmuster ausgespielt.

Der an der Universität Zürich lehrende Philosoph und Psychoanalytiker Daniel Strassberg hat in seinem Aufsatz »Moral oder Objektivität? Oder: Wie richtig über das Trauma sprechen?«[351] auf die Komplementarität des moralischen und des wissenschaftlichobjektiven Diskurses verwiesen und die Frage aufgeworfen, was die Auffassung von der Normalität des Traumas, von der Vorstellung, dass das Trauma ein konstituierendes Element menschlicher Subjektivität sei, für unser moralisches Bedürfnis, zwischen Recht und Unrecht, Gut und Böse zu unterscheiden, für eine Rolle spielen könne. Er fragt, ob wir uns dann noch moralisch empören können, ob wir noch fordern können, dass den Opfern Gerechtigkeit widerfährt, wenn wir den postmodernen und dekonstruktivistischen Konzeptionen des Traumas huldigen.[352] Er verweist darauf, dass sich auf den zahlreichen internationalen Kongressen zur Konzeptualisierung von Trauma und Traumafolgen zwei Zugangsweisen deutlich wahrnehmen lassen:

Bei einem Typ von Kongressen wird das Trauma als eine Störung mit zahlreichen Komorbiditäten verstanden, d.h. ein klinisches Konzept verfochten, seelisches Leiden gemäß den psychiatrischen Manualen ICD/DSM zu diagnostizieren und mit entsprechenden Methoden zu behandeln. Neben den Untersuchungen der Auswirkungen eines Traumas auf die Psyche der Betroffenen werden persönlichkeitsspezifische Vulnerabilitäten als prädisponierende Faktoren dafür, an einer PTBS zu erkranken, vorgestellt. Diese Ergebnisse werden den Zuhörenden gern mit elaborierten Powerpoint-Präsentationen, einer Fülle von Symptomlisten, differenzierten Fließdiagrammen, statistischen Angaben und dem Verweis auf Interventionsmanuale und Behandlungsrichtlinien präsentiert.

Auf der anderen Seite gibt es Kongresse, die von einem Menschenbild und Krankheitsverständnis ausgehen, das ganzheitlicher orientiert ist. Traumafolgen werden dort nicht länger primär als Krankheitssymptom und dysfunktionale Störungen diskutiert, sondern als gesunde, normale Verstörung auf die Abnormalität der Verhältnisse, als natürliche Reaktion auf den »Wahnsinn der Normalität«[353]. Hier lässt sich gut auf Lessing verweisen, der in *Emilia Galotti,* 4. Aufzug, 7. Auftritt, sehr treffend beschreibt: »Wer über gewisse Dinge den Verstand nicht verliert, hat keinen zu verlieren.«[354] Als psychisches Ereignis wird ein Trauma subjektiv ganz verschieden erlebt und durch Attributionen intrapsychisch verarbeitet. Gleichzeitig verkörpert jede Traumatisierung einen sozialen und politischen Prozess, der nie in einem Vakuum geschieht, sondern in einem gesellschaftlichen Kontext angesiedelt ist, der individuelle und kollektive Bewertungsschemata vorgibt. Referentinnen und Referenten dieser Kongresse sprechen die Verschränkung des individuellen Traumas mit dem kollektiven, gesellschaftlichen Kontext an. Sie bringen sich selbst als Subjekt in den Diskurs ein, sprechen von der eigenen Motivation, zum Thema zu arbeiten, und geben in den Fallgeschichten den traumatisierten Menschen ein Gesicht und eine Stimme. Sie bringen Beispiele aus der Weltliteratur, aus Mythos und Kunst, die das Leiden am Trauma amplifizieren, um die Wunden in metaphorischer Sprache erfahrbar werden zu lassen. Jonathan Shay stellt beispielsweise das Kampftrauma in seinem Buch *Achill in Vietnam* in Beziehung zur *Ilias* des Homer, und jungianische Analytikerinnen amplifizieren Vergewaltigung mit den Mythen von Demeter und Persephone.[355]

Ich sehe im objektivierenden Umgang mit dem Faktum Trauma und in der subjekthaften Annäherung an den leidenden, traumatisierten Menschen zwei scheinbar gegensätzliche Sichtweisen, die auch unterschiedlichen Seinsweisen entsprechen, aber letztlich gemeinsam als komplementäre Verstehenszugänge gesehen werden müssen. Für mich gehören der symbolisch-mythologische Zugang und die Auseinandersetzung mit dem Umgang der Gesellschaft mit Opfern von Gewalt zu einer ganzheitlichen Traumaperspektive. Eine wirklich ganzheitliche Perspektive muss den klinischen Ansatz mit dem hermeneutischen verbinden. Wirksame Traumatherapie setzt fundierte klinische Kenntnisse voraus, bei gleichzeitiger größtmöglicher Offenheit gegenüber dem Unbekannten und dem Nichterkennbaren. Da wir uns mit der traumatherapeutischen Arbeit in einem archetypisch aufgeladenen Feld bewegen, bedarf es einer »religiösen« Einstellung, die Ich und Selbst wieder zu verbinden versucht (vergleiche das lateinische *religare,* »zurückverbinden«, als eine etymologische Wurzel für das Wort »Religion«), sowie der sorgfältigen Beobachtung (etymologische Wurzel: *religere,* »sorgsam berücksichtigen, sorgfältig beobachten«) von allem, was das Trauma-Opfer mit Vernichtung bedroht. Komplementarität ist die einzige Haltung, die das Entweder-oder sich scheinbar ausschließender Methoden verhindert.

Die Frage, wer die »Deutungshoheit« (Foucault) besitzt, zu entscheiden, was als Trauma zu gelten hat, ist auch heute noch brisant. Ich habe mich eingehend mit der Tabuisierung, Bagatellisierung und Verleugnung von Inzest in Familien und anderen asymmetrischen Beziehungsverhältnissen auseinandergesetzt. Es gab im Rahmen der Opferhilfe Entschädigungen für kriegstraumatisierte vergewaltigte Frauen, und auch hier war die Tendenz zu beobachten, die Folgen sexueller Gewalt zu individualisieren und die massiven Beschädigungen der vergewaltigten Frauen auf vorher bestehende Vulnerabilitäten und Persönlichkeitsstörungen abzuwälzen. Es ist dem feministischen Traumadiskurs zu verdanken, dass die strukturelle Gewalt in den Geschlechterverhältnissen mit in den Blick genommen wurde.

Als Deutsche, die im Nachkriegsdeutschland aufgewachsen ist, sind mir die Diskussionen im Rahmen der Wiedergutmachungsgesetze sehr vertraut. Damals ging es darum, den schwer traumatisierten Opfern des Nazi-Regimes nur dann einen Anspruch auf Entschädigung zuzugestehen, wenn sie nachweislich »nicht unerheblich« geschädigt worden waren. Der Psychiater Kurt Eissler hatte diese entwürdigende Praxis mit seinem sarkastischen Artikel »Die Ermordung von wie vielen seiner Kinder muss ein Mensch symptomfrei ertragen können, um eine normale Konstitution zu haben«[356] scharf gegeißelt. Die eklatante Unkenntnis darüber, welche Leiden durch Extremtraumata ausgelöst werden, hatte zu einer massiven Einfühlungsverweigerung oder zur Diagnose der »traumatischen Neurose« geführt. Man glaubte, die Langzeitfolgen der Traumata seien durch rentenneurotische Entschädigungsansprüche zu erklären oder durch prämorbide Persönlichkeitsstrukturen und Kompensationswünsche hervorgerufen worden, die erst durch das Gesetz geschaffen worden wären.[357] Eine Neuauflage dieser menschenverachtenden Haltung erlebe ich auch in der heutigen Gutachterpraxis, wenn es um traumatisierte Flüchtlinge, Asylbewerber und Opfer politischer Gewalt geht. Ich teile die Auffassung des Sozialpsychologen Klaus Ottomeyer, der in Österreich die »Gutachterverwahrlosung« in den Asyl- und Abschiebeverfahren kritisierte.[358]

Der Verweis auf die menschliche Fähigkeit zur Resilienz gegenüber extremem Stress, besonders die von Aaron Antonovsky[359] eingebrachte salutogenetische Perspektive, hat sich als ein zweischneidiges Schwert erwiesen. Wer fähig war, sich an die extremen »normalen« Zustände des Lagers anzupassen und kognitive Umstrukturierungen vorzunehmen, die ein Überleben ermöglichten, geriet später in den Verdacht, mit den Tätern kollaboriert zu haben. Wer hingegen über kein so gutes Coping verfügte, wurde als prämorbide Persönlichkeit abgestempelt. Michael Lindenthal[360] hat noch ein weiteres Problem der Fokussierung auf Resilienz identifiziert: Dies könnte dazu führen, dass wir in die Individualisierungsfalle geraten und Coping-Strategien trainieren, während die strukturellen traumatisierenden Lebensbedingungen unbeachtet und unverändert bleiben, sodass der Status quo zementiert wird. Individuelle, gesellschaftliche und wissenschaftliche Abwehrvorgänge lassen sich an dem wachsenden inflationären Umgang mit dem Traumadiskurs sehr deutlich ablesen. Ottomeyer kritisiert die »Veralltäglichung und Manualisierung des Traumas«[361] und David Becker »Die Erfindung des Traumas«[362]. Beide richten sich damit gegen die Entkontextualisierung des gegenwärtigen Traumadiskurses. Für Becker ist es besonders wichtig, die Vorstellungen von umfassender Heilung, Harmonie und vollständiger Wiederherstellung des Zerstörten als Illusionen zu entlarven und sich mit der Wahrheit der allgegenwärtigen Erinnyen, den Furien der griechischen Mythologie, zu konfrontieren.[363] Zusammengefasst lässt sich feststellen, dass sich nur mit einem komplementären Zugang Einseitigkeiten und Extreme im Traumadiskurs und in der Traumatherapie vermeiden lassen.

Im Rahmen der Traumatherapie im deutschen Sprachraum fällt mir die komplementäre Diskussion zum Verhältnis von Stabilisierungstechniken und konfrontativen Expositionstechniken auf. Eine heiß diskutierte Frage ist: Braucht es eine Stabilisierungsphase, bevor die Konfrontation mit traumatischen Inhalten erfolgen kann, oder sollte möglichst rasch mit verhaltenstherapeutischen Methoden, EMDR und narrativer Expositionstherapie das Trauma gezielt angegangen werden? Diskutiert wird auch, ob den mehr quantitativen, kontrollierten, standardisierten Verfahren Vorrang gegenüber den mehr qualitativen, intuitiven, eklektischen Methoden zu geben ist. Diese Gegensatzspannung führt besonders in Institutionen mit Therapeutinnen und Therapeuten unterschiedlicher methodischer Ausbildung zu heftigen Diskussionen und Konflikten.

Komplementarität und die therapeutische Beziehung

Die komplementäre Bezogenheit einander ergänzender Pole in der klinischen Praxis ist Ausdruck eines archetypischen Gestaltungsprinzips der Seele. Es geht nicht um ein Entweder-oder, sondern um ein dynamisches Zusammenspiel komplementärer Phänomene, um ein Hin- und Herschwingen zwischen den Polen Öffnung, Erweiterung, Verlebendigung und Einengung, Wiederholung und Erstarrung.[364]

Wenn wir intrapsychische und intersubjektive Beziehungen betrachten, ist das Komplementaritätsprinzip ein wichtiges heuristisches Instrument. Wir wissen, dass weder die Bedürfnisse und Verhaltensweisen des Patienten noch die der Analytikerin allein den therapeutischen Prozess beeinflussen, sondern erst die gegenseitige Bedingtheit und die dynamische Interaktion zwischen beiden. Ich habe mich also zu fragen, welche komplementären Reaktionen in der Therapie bei mir als Antwort auf den interpersonellen Stil meiner Patientin erfolgen und welcher Beziehungsstil durch meine Art zu kommunizieren konstelliert wird.[365] Die gemeinsame Gestaltung der Beziehungsmodalität wird wichtig. Diese Erkenntnisse sind relevant, da die interpersonelle Theorie davon ausgeht, dass komplementäre Interaktionen bessere verinnerlichte Beziehungserfahrungen ermöglichen, Angst reduzieren und vertrauensvolle Nähe ermöglichen. Heute wird der Ansatz der Intersubjektivitätstheorie in die Behandlung von traumatisierten Menschen integriert.[366] Es scheint auch in der psychoanalytischen Forschung zur »Zwei-Personen-Psychologie«, der intersubjektiven Wende in der Psychoanalyse, als gesichert zu gelten, dass positive oder negative Komplementarität sich auf den Therapieerfolg auswirkt.[367]

Freuds altes Paradigma hielt noch an dem cartesianischen Dualismus fest (Körper – Seele, Materie – Geist), an der Getrenntheit des dyadischen Paares. Auch Übertragungs- und Gegenübertragungsprozesse wurden primär intrapsychisch verortet, während wir heute den fluktuierenden, rhythmischen Feldcharakter des Beziehungsgeschehens stärker betonen, die Interdependenz auch der leiblichen Resonanz von Analytikerin und Patientin.[368] Der Beziehungsmodus ist ein gemeinsam gestaltetes Geschehen. Damit sind auch Aspekte der »Passung«, der Komplementarität und Korrespondenz von Therapeutin und Patientin stärker zum Forschungsgegenstand geworden, und es wurde der Grad der Übereinstimmung zwischen den Interaktionspartnern in Hinblick auf therapeutischen Erfolg oder Misserfolg untersucht.

Interpersonelle Komplementarität ist wichtig, um besser zu verstehen, wie die Verhaltensweisen von kommunizierenden Menschen sich wechselseitig bedingen und dynamisch miteinander interagieren. Die Bedeutung komplementärer Beziehungsaspekte spielt gerade bei Traumatherapien eine große Rolle, ob als Bedürfnis nach Kontrolle in Form von Macht und Dominanz oder als Bedürfnis nach Zugehörigkeit in Liebe und Freundschaft. Ich habe sehr viele sexuell ausgebeutete Frauen in Nachfolgetherapien gesehen, die in ihrer ersten Therapie ganz offensichtlich Erfahrungen gemacht haben, die auf eine unzureichende, oft destruktive Passung zurückzuführen waren, die häufig mit einem geschlechtsspezifischen Umgang mit den Themen Sexualität und Verführung zusammenhängt. Daraus entstanden tiefe Verletzungen, verursacht durch Grenzverletzungen, sexuellen Missbrauch in der Therapie und den Verrat des Vertrauens.

Traumatische Erfahrungen sind oft schädigende Beziehungserfahrungen, in denen das eigene Subjektsein nicht anerkannt wurde, was dazu geführt hat, dass auch die Subjektivität des anderen Menschen nicht wirklich anerkannt werden konnte. Das führt zu einer großen Ambivalenz, dem Wunsch nach Beziehung und der gleichzeitigen Angst davor. Die betroffenen Patientinnen suchen Nähe und Verbundenheit, haben Verschmelzungswünsche bei gleichzeitiger Angst vor Nähe und Intimität.

Ich muss mir als Therapeutin bewusst machen, wie groß die Vernichtungsangst meiner Patientinnen ist, wie sehr sie vor auch positiven überflutenden Gefühlen zurückschrecken und dass dementsprechend ihre interaktionellen Kommunikationsstrategien rasch zwischen Nähe und Distanz fluktuieren. Todesangst und Lebensangst gehen Hand in Hand. Oft zeigen meine Patientinnen generalisierte Schutzsstrategien; sie haben sich geschworen, nie wieder abhängig und ausgeliefert sein zu wollen, aber gleichzeitig ist das Bedürfnis nach Nähe, Vertrautheit und Anerkennung grenzenlos. Beides ist wahr, beides drängt nach Versöhnung miteinander und scheint sich doch nicht versöhnen zu lassen. Wurmser sieht eine solche Komplementarität gegensätzlicher Wahrheiten in den Konflikten der Neurose gespiegelt.[369]

Die Augenblicke der Begegnung, die Momente, sich in der Sitzung sicher und geborgen gefühlt zu haben, müssen anschließend oft brutal entwertet werden, wie ich am Beispiel des *Schredderns* schon erwähnt habe. Die Patientinnen hassen sich dann für ihre Bedürftigkeit und hassen mich dafür, diese Gefühle konstelliert zu haben. Zur Selbstabwertung kommt dann die Entwertung der Therapie und der Therapiefortschritte, was oft schmerzt. Es braucht viel Geduld und Empathie, mit Irritationen umzugehen, die kontrollierende Beziehungsgestaltung und das Misstrauen zu ertragen, nicht aufzugeben und daran zu glauben, dass die Seele sich ihren Weg der Heilung sucht.

In der modernen Ich-Psychologie wird oft auf die positive Komplementarität der Abwehrmechanismen verwiesen. Sie werden als Techniken verstanden, mit denen das Ich die Wirklichkeit abfedert, um eine innere Balance herzustellen und die Widersprüche des Lebens miteinander zu versöhnen.[370] Dieses »Immunsystem der Seele« funktioniert bei traumatisierten Menschen oft nicht mehr, denn das Ich reagiert bei traumatischem Schock mit einer Art »Notabschaltung«, da die Reizüberflutung anders nicht bewältigt werden kann. Reaktiv erfolgt ein Rückzug auf eine *vita minima* – das Gegenteil gesunder Balance.

Die Forschungen zu Spiegelneuronen und stellvertretender Traumatisierung der Helfenden *(vicarious traumatization*[371]*)*, haben auf die enge Verschränkung von Subjekt und Objekt aufmerksam gemacht. Wir wissen heute, dass ein Trauma ansteckend ist und diese Ansteckungsgefahr mit vergiftendem, psychischem Material ein Berufsrisiko der Traumatherapeuten darstellt. Der Gesundheitszustand von Therapeutinnen, die ständig in Einrichtungen arbeiten, die mit sexueller Gewalt oder verfolgten Flüchtlingen zu tun haben, ist oft Besorgnis erregend.

Die Traumaforschung hat mit schillernder Begriffsvielfalt diese Traumatisierungsprozesse beschrieben: *sekundäre Traumatisierung* (Stamm), Empathiemüdigkeit (*compassion fatigue,* Figley[372]). Wilson und Lindy sprechen vom Empathiestress *(empathic strain)* oder von traumaspezifischen Übertragungsprozessen[373]. Ich empfinde Wilsons Begriff »traumatoide Zustände« *(traumatoid states)* als besonders aussagekräftig. Er bezeichnet damit Verhaltensweisen, die wie Traumareaktionen aussehen, obwohl die Betroffenen selbst kein Trauma erlebt haben, sondern »nur« in Kontakt mit schwer traumatisierten Menschen gekommen sind, aber die gleichen Symptome wie die Patienten aufweisen,[374] eine *berufsbedingte Stressreaktion* (*Occupational Stress Response Syndrom,* OSRS, Wilson). Die traumaähnlichen Reaktionen sind auf verschiedenen Ebenen zu beobachten, sie sind von unterschiedlicher Dauer und Intensität, wirken sich aber unter Umständen dramatisch auf das Leben der Helfenden aus. Ich schätze dieses Konzept sehr und habe seine Validität in den vielen Jahren meiner supervisorischen Arbeit mit Helfenden in psychotraumatischen Arbeitsfeldern überprüfen können. Als besonders tiefgreifend sind mir aufgefallen: Veränderungen in Bezug auf Identität, Selbstfürsorge, Werte und Sinnfragen und gravierende somatische Reaktionen wie Schwindel, Herzrasen, Schlafstörungen, Kopfschmerzen und Muskelkontraktionen.

Traumatherapie hat einen verwundenden Charakter, und wir müssen uns unsere eigene Verwundbarkeit in diesem Prozess eingestehen. Zeuge zu sein, wie sich persistierende traumatische Introjekte als archaische, oft sadistische Über-Ich-Instanzen im Unbewussten gebärden, als selbstverletzendes Verhalten ausagiert und in der Beziehung zum Therapeuten aggressiv reinszeniert werden, ist oft schmerzlich. Es ist äußerst herausfordernd, mit den fehlenden Selbstgrenzen unserer Klientinnen umzugehen, die projizierten traumatogenen Phantasien auszuhalten und den Wunsch der Patientin, das »Objekt« – also mich – zu zerstören, wahrzunehmen, ohne selbst zum rächenden »Objekt« zu werden, wie es die Patientin erwartet. Die Psychoanalytikerin Diana Pflichthofer[375] hat sehr berührend beschrieben, dass wir von dem Ideal des vollkommenen, unverletzlichen Containers Abschied nehmen müssen. Als Therapeuten und Therapeutinnen sind wir komplementär verwundete und verwundende Heiler und Heilerinnen.

Die Komplementarität von Tun und Lassen in der Traumatherapie

Donald W. Winnicott[376] hat die beiden Seinsmodi des *Seins* und *Tuns* als komplementäre Aspekte unserer therapeutischen Kunst unterschieden und gab dem Modus des *Seins* eine weibliche Konnotation, das mütterliche Halten, *containing,* und dem *Tun* eine männliche des Handelns, des aktiven Sichverwickelns mit der Welt als ein mehr väterliches Moment.[377] Nach seiner Auffassung geht das *Sein* dem *Tun* immer voraus, ja das *Tun* entwickelt sich erst allmählich aus dem Sein. Der Psychoanalytiker H. Shmuel Ehrlich teilt diese Auffassung nicht. Für ihn handelt es sich um komplementäre Modalitäten, die von Geburt an miteinander in Interaktion treten und auch nicht geschlechtsspezifisch konnotiert sind.[378]

In der Therapie gehören das Halten, *containing*, und das Spiegeln, die fein abgestimmte Resonanz, zum Seinsmodus, während Deutung, Konfrontation und Konfliktanalyse auf die Tun-Modalität verweisen. Ähnlich wie eine Mutter zwischen diesen beiden Modi flexibel wechselt, um dem Säugling das zu geben, was er gerade braucht, müssen meiner Meinung nach auch wir als Therpeutinnen und Therapeuten flexibel beide Modi einsetzen, um die größtmögliche Übereinstimmung und Resonanz zu erreichen. Schon Sandor Ferenczi, dessen Bedeutung für die Traumatherapie zunehmend erkannt wird, hat die Komplementarität von vater- und mutterspezifischem therapeutischen Verhalten beschrieben. Bereits in den Anfängen der Psychoanalyse hatte er mehr »primäre Mütterlichkeit« und »liebevolle Präsenz« gefordert, jene Funktion des Haltens, die in der Traumatherapie unabdingbar ist, von Freud aber gegenüber Ferenczi warnend und spöttisch als gefährliche »Mutterzärtlichkeit« abgetan wurde.[379] Ferenczi ist durch seine Betonung der »Mutualität«[380] unserem heutigen Verständnis von Intersubjektivität viel näher als die einseitige, abstinente spiegelnde Haltung Freuds, die in der Chirurgenmetapher ihren Ausdruck fand. Auch Jung hat die Therapie als einen Prozess gegenseitiger Beeinflussung gesehen und die Bedeutung der Persönlichkeit als prägender eingeschätzt als das Wort: »Das Zusammentreffen von zwei Persönlichkeiten ist wie die Mischung zweier verschiedener chemischer Körper: tritt eine Verbindung überhaupt ein, so sind beide gewandelt.«[381]

Kathrin Asper hat ebenso für den Umgang mit Selbstwertstörungen zwischen zwei Paradigmen des therapeutischen Zugangs unterschieden, die sie als mutterspezifisch und vaterspezifisch beschreibt.[382] Das vaterspezifische Paradigma sei mit dem Pol des Tuns verbunden, denn hier geht es um einen mehr kognitiven Zugang, in dem Deutung, Konfrontation und Konfliktbewältigung der primäre Modus sind, während die mutterspezifische analytische Haltung die affektive Feinabstimmung, das Zeugesein, das Nachnähren und die Sinnorientierung umfasst.

In der Schicksalsanalyse Szondis halte ich die sogenannte »Hammerschlagmethode des Assoziationsverfahrens« (auch Psychoschocktherapie genannt) für eine extreme Variante der therapeutischen Tun-Modalität, während die Analytische Psychologie im existentiellen Dualismus von Sein und Tun mehrheitlich den Seinsmodus betont, den ich für besonders heilungsfördernd halte, der aber für die Traumatherapie modifiziert werden muss. Grundsätzlich sind analytisch arbeitende Therapeutinnen und Therapeuten stärker auf die organismische Selbstregulierung, den Symbolisierungsprozess und nicht primär auf Symptomreduzierung bezogen. Der Seinsmodus des Begleitens und der Präsenz ist unabdingbar, damit die Patientinnen ihr beschädigtes Grundvertrauen wieder aufbauen und im Lebensganzen lernen können, sich mit der traumatischen Erfahrung anzunehmen. Das Fragen nach Sinn und Werten, die existentielle Auseinandersetzung mit Leben und Sterben stehen an diesem Schnittpunkt von Tun und Lassen, wo sich eine Tür zum sprachlosen Raum hin öffnet. Mein therapeutisches Tun hat dann nichts mehr mit Intervenieren zu tun, sondern nur mit dem Bereitstellen des intersubjektiven Raums, in dessen Schweigen sich die archetypischen Grenzthemen konstellieren können.

Im Rahmen der Bewusstseinsforschung und der Transpersonalen Psychologie hat Wilfried Belschner[383] als Bewusstseinspsychologe Tun und Lassen als komplementäres Konzept der Lebenskunst beschrieben, das auch als eine Form der Überlebenskunst für die Traumatherapie gelten kann. Er geht von der These aus, dass in der westlichen Kultur und im westlichen Alltagsbewusstsein die Lebensform des Tuns mit ihrer Leitidee der Kontrolle überwertig ist und das Selbstverständnis der Person als selbstbestimmtes Subjekt mit Kontrollüberzeugungen und Selbstwirksamkeit dominiert. Er plädiert hingegen für ein komplementäres Bezogensein auf die Lebenspraxis des Lassens, die einem erweiterten Bewusstsein entspricht. Dazu gehört die Leitidee des Vertrauens, der unauflösbaren Verbundenheit mit etwas Größerem und der Hingabe an ein organismisches Geschehen. In diesem Modus des Lassens gibt das Ich seine führende Rolle auf, tritt zurück und stellt sich in den Dienst von etwas Größerem. Beide Lebensformen müssen miteinander versöhnt werden, damit ein Mensch sich gesund entwickeln kann, denn zur Lebenskunst gehört ein flexibles Handhaben dieser beiden Kompetenzen.

Belschner hat dazu empirisch geforscht und zwei Skalen entwickelt: die Skala »transpersonales Vertrauen«, mit der ein Modus des Lassens erfasst wird, und die Skala »Selbstvertrauen«, die den Modus des Tuns misst. Beide Instrumente wurden zur Überprüfung in der Fachklinik Heiligenfeld eingesetzt, einer Klinik, die ausgewiesen ist für psychotherapeutische Behandlung speziell auch von Traumafolgestörungen und für psychiatrische Rehabilitation. Die Analysen zeigten deutlich, dass die besten Behandlungseffekte bei den Menschen zu beobachten waren, die ihre Lebenssituation mit beiden Lebensformen flexibel zu handhaben lernten. Dort, wo die Modi des Tuns und des Lassens wie in einem Gewebe einander durchwirkten, wo flexibel mit Kontrolle und Vertrauen, mit Tun und Nicht-Tun umgegangen wurde, waren die Patienten besser in der Lage, ihre Lebenssituation zu gestalten.

Ich möchte den Modus des Lassens auch mit dem Begriff des »Verweilens« amplifizieren. Die Psychologin und Malerin Brigitte Wanzenried[384] plädiert dafür, sich Zeit zu nehmen und innezuhalten, um besser wahrzunehmen – Zeit für das Auftauchen von Imaginationen, die Möglichkeitsräume eröffnen, für das Spielen mit Einfällen, Zeit für das Gestalten der Beziehung, aber auch, um Fragen zu formulieren, vorschnelle Antworten und Einschätzungen zu suspendieren, Einsichten reifen zu lassen, Zeit zum Verdauen, »Brachzeit«.

Wenn ich in einer Therapiesitzung im Seinsmodus bin, dann kann ich mit meinem Patienten innehalten, entschleunigen, und wir werden uns bewusst, wie wir atmen, was wir fühlen und denken. Es ist ein Zustand der Wachheit und Aufmerksamkeit, des umfassenden Gewahrseins, der uns hilft, die Realität dessen, was gerade in diesem Moment ist, genau wahrzunehmen und zu akzeptieren.

Diese Haltung brauchen wir für den traumatherapeutischen Prozess: ein kreatives Oszillieren zwischen abgrenzender Strukturierung und stützendem *containing*, zwischen Ich-Stärkung, Einsicht fördernden Interventionen, Fokussieren, Verbalisieren einerseits und Innehalten, Besinnung, Raumgeben, Geschehenlassen andererseits. Welcher Pol jeweils betont ist, hängt davon ab, mit welchem Leidensbild ich als Therapeutin konfrontiert bin und mit welcher speziellen Traumapopulation ich arbeite, denn der traumatherapeutische Prozess bedarf einer differentiellen, prozessualen Diagnostik und Indikation, damit ein flexibler therapeutischer Wechsel zwischen aktivem Intervenieren, Strukturieren, Reflektieren und Präsenz, Imagination und Reverie möglich wird. Bion und Jung vertrauten auf die Kraft der Reverie, auf das, was sich zwischen

Analytiker und Patient ereignet und in einem Prozess gleichschwebender Aufmerksamkeit entfaltet und beide transformiert. Dazu gehört auch, dass wir uns nicht rigide an schulenspezifische Behandlungspläne halten, sondern mit dem Menschen, der uns gegenübersitzt, in Resonanz gehen, das Ungewisse und die Zweifel ertragen, dem Unerwarteten gegenüber aufgeschlossen sind und dem Prozess vertrauen.

Traumatische Erfahrungen stören die Balance zwischen Sein and Tun durch den Verlust von Offenheit und Empfänglichkeit und bewirken eine Haltung der Verschlossenheit, in der Misstrauen und Verengung überwiegen. Entspannte Zustände der Ruhe und Gelassenheit sind selten anzutreffen. Die Angst vor der Stille dominiert, Intrusionen durch Flashbacks werden gefürchtet, und die Patienten neigen eher defensiv zur Flucht in einen übertriebenen Modus des Tuns. Beide Pole der existentiellen Grundkomplementarität sind gestört: Abgrenzung geschieht häufig zwanghaft als Schutzmechanismus: in Form misstrauischen Rückzugs und durch eine aufgrund des traumatischen Komplexes eingeschränkte Tunnelsicht sowie eine verzerrte Wahrnehmung. Statt des flexiblen dialektischen Lebensprozesses von Tun und Lassen begegnen wir der Totenstarre eingefrorener Konditionierungen oder hypervigilanter Alarmbereitschaft. Schöpferische Aktivität ist blockiert, der Energiefluss gehemmt, die Empathiefähigkeit oft durch Identifikation mit dem Täterintrojekt eingeschränkt.

Wegen dieses gestörten Gleichgewichts der komplementären Pole von Sein und Tun bedarf es in den unterschiedlichen Phasen des therapeutischen Prozesses differenzierender komplementärer Zugangsweisen, um dissoziierte emotionale Erlebnisanteile zu reintegrieren und multidimensionale Spaltungsphänomene aufzulösen. Der Verlust der kognitiv-affektiven Verbundenheit wird oft als ein Verlust dessen empfunden, was Menschsein ausmacht; darum werden die Dissoziationsprozesse der zerbrochenen Körper-Seele-Einheit wie ein Seelenverlust erlebt und spirituelle Ansätze zur Heilung dieses Bruchs besonders wichtig.

Ich verstehe den analytischen Raum als *temenos*, als heiligen Raum, in dem die Transzendente Funktion wirkt, wie in einem *sacred cauldron*, einem heiligen Gefäß (L. Corbett[385]). Diese größere, nicht bewertende Präsenz, in der Analytikerin und Patientin eingebunden sind, erinnert mich an Rumis Einladung zu einer Begegnung in diesem Beziehungsfeld: »Jenseits der Vorstellung von Richtig und Falsch ist ein Feld. Da will ich mich mit dir treffen.«[386]

Der Modus des Lassens, der Absichtslosigkeit und Nichtaktivität berührt einen Bewusstseinsraum, der in den verschiedensten spirituellen Traditionen beschrieben worden ist. Zustände, in denen das kontrollierende, wollende Ich in den Hintergrund tritt, Zustände der Hingabe, des absichtslosen Sichanvertrauens, des achtsamen Innehaltens, gehören in die Erfahrungswelt der Mystikerinnen und Mystiker und zum Alltag der meditativen Praxis. Die Überwindung des Ich-Bewusstseins, das »Entwerden« von allem »Was«, berührt sich mit der mystischen Forderung, sich nach innen zu wenden, weil im Inneren die Wahrheit wohnt. Die Mystiker haben gelehrt, dass unsere Seele nicht durch Hinzufügen wächst, sondern durch Wegnehmen von allem, was das wahre Wesen verbirgt.

Bei den Mystikerinnen und Mystikern lernen wir, dass man der Seele aus dem Weg gehen muss, dass wir uns bereit machen müssen zu empfangen. Für Jung war Meister Eckhart und seine Haltung des Geschehenlassens, des Tuns im Nicht-Tun, der Schlüssel zum Weg. Er war davon überzeugt: »Man muß psychisch geschehen lassen können«[387], statt ständig helfend oder korrigierend einzugreifen. Vertrauen in das Werden ist gefragt, in das Raumgeben für das, was sich entfalten will in einer gelassenen, geduldigen, vertrauenden Haltung. Jung integriert die Lebensweisheit des Laotse, dass der Weise nichts macht und doch etwas vollendet und so alles in Ordnung kommt, in seine Auffassung von der analytischen Begegnung. Die spirituelle Komponente, die dieser Ethik Laotses eingewoben ist, liest sich in Jung'scher Sprache als Ermutigung, dem Selbst eine Chance zu geben, zu wirken, und nicht vom Ich her zu handeln, das planende Ich zurücktreten zu lassen, die Kontrolle aufzugeben und sich absichtslos anzuvertrauen – eine Form des Sichlassens, begründet in der Erfahrung der unauflösbaren letztlichen Verbundenheit mit allem.

Das Loslassen des Ich-Bewusstseins und eine Form der kenotischen Selbstentleerung, wie sie in der Mystik und im Zen praktiziert wird, spielt für mich auch in der therapeutischen Haltung eine Rolle. Das Verschwinden der Subjektgrenzen zwischen mir und dem anderen, zwischen mir und der Welt, lässt mich ein Stück durchlässiger werden. Das ist eine wesentliche Voraussetzung für die intersubjektive therapeutische Beziehung, weil es meine Möglichkeit zu Resonanz und intuitiver Wahrnehmung von Fremdpsychischem fördert.

In der Jung'schen Psychologie wird das Freud'sche Konzept der »gleichschwebenden Aufmerksamkeit« mit dem paradoxen *wu-wei*-Prinzip verbunden, das Jung von der taoistischen Kultur gelernt hat. Es geht um das Nicht-Tun, das Lassen, bei dem Wandlung und Ordnung der Dinge durch das Nichteingreifen in das »Dao«, das alles durchwaltende kosmische Wirkprinzip, bewirkt wird. *Wei wu wei* (Tun des Nicht-Tun) ist ein weibliches Prinzip, das im Taoismus eine zentrale Stellung einnimmt und auf ein spontanes Handeln aus der eigenen Mitte heraus verweist, ein Handeln, das nicht dem Ich entspringt, sondern den schöpferischen Instinktkräften. Es beschreibt die Kunst zu warten und geschehen zu lassen, eine Hingabe an das, was geschieht, ohne sich zu widersetzen, ein achtsames Nicht-Tun. Das *wei wu wei* erhellt die Paradoxien unserer therapeutischen Kunst, oder wie Heidegger formuliert: »Das Lassen tun! Wenn wir das tun, dann wird die Zeit uns wieder vom Sein erzählen.«[388] In dieser Bewusstseinshaltung des Wirkens ohne Handeln sind wir viel offener für Imagination, Intuition und sinnliche Wahrnehmung und können mit vertiefter Achtsamkeit den therapeutischen Prozess begleiten.

Je nachdem, wie das Trauma eines Patienten bzw. einer Patientin gelagert ist, wähle ich einen ganz spezifischen Fokus, der das Mischungsverhältnis der Interventionen bestimmt: mehr symbolisch, archetypisch, intrapsychisch, interpersonal, sozialpsychologisch, kulturell oder spirituell. Das dialektische Zusammenspiel von Tun und Lassen hängt nicht nur von der »persönlichen Gleichung« des Therapeuten, seiner Persönlichkeit ab, sondern auch ganz allgemein vom eigenen Menschenbild, Wertesystem, der Einstellung zur Spiritualität und der schulenspezifischen therapeutischen Sozialisierung. Zu meinem eigenen Erfahrungshintergrund gehören die interdisziplinären Säulen meiner Identität und das damit verbundene Wertesystem (Achtsamkeit, Wert der inneren Erfahrung, nicht wertendes Seinlassen, Orientierung am Hier und Jetzt, organismische Selbstregulation, Körperbewusstsein), die mein Verhältnis zur Komplementarität von Tun und Lassen prägen. Die Bedeutung des Hier und Jetzt, die Aufmerksamkeit für diesen »Gegenwartsmoment« hat durch die Forschungen von Daniel Stern[389] noch eine Vertiefung für die therapeutische Praxis erfahren.

Daneben habe ich auch von der »stoischen Therapeutik«[390] für die Praxis der Traumatherapie lernen können.

Traumatherapie bedarf eines mehrperspektivischen Ansatzes, in dem auch *empowerment* und »handlungsbasierte Ansätze«, wie sie in der Integrativen Therapie[391] beschrieben worden sind, eine wichtige Rolle spielen. Menschen, die Unrechtserfahrungen gemacht haben, brauchen von ihren Therapeutinnen und Therapeuten eine anerkennende, parteiliche und solidarische Haltung, die sie unterstützt, nach Identitätszusammenbrüchen ihre Würde zurückzugewinnen und wieder handlungsfähig zu werden. Die Psychotraumatologie ist interventionsorientiert und fordert von den Therapeutinnen und Therapeuten aktives Engagement, die Opfer zu unterstützen, ihnen beizustehen, ihnen in ihren Versuchen, das Trauma zu überwinden, mit Zuspruch zur Seite zu stehen, damit sie sich innerlich wieder aufrichten können. Das therapeutische Tun lässt sich umschreiben mit: fördern, ermächtigen *(empower)*, präzisieren, strukturieren, anregen, ermutigen, konfrontieren, ordnen, umgestalten, unterstützen. Es bedarf übender Elemente, beim Verlebendigen zu helfen, Aggressionen zu bändigen, Grenzen aufzurichten und neue Verhaltensweisen auszuprobieren. Intervenieren ist dort sinnvoll, wo es darum geht, dysfunktionale Denkmuster aufzudecken und kognitiv umzustrukturieren, abgespaltene Körperteile zu integrieren und blockierte Energien und fixierte Stressmuster zu transformieren. Die traumatherapeutischen Ansätze von Peter A. Levine[392] zum Beispiel versuchen, seelische und körperliche Blockaden zu lösen, indem sie das Gewahrsein auf die Körperempfindungen lenken, um eine behutsame schrittweise Entladung der blockierten Energien anzustoßen.

Erfahrungsgemäß erfordern akute Extremtraumatisierungen verhaltensmodifizierende Vorgehensweisen, die in der Analytischen Psychologie mit ihrer Ontologie der Hoffnung und des Sinns weniger verankert sind. Traumata beschädigen ja nicht nur die spirituelle Seinsdimension, sondern sie müssen auch als bio-psycho-soziale Ereignisse verstanden werden, die sowohl die individuelle Ich-Identität als auch die kollektive, soziale Identität verletzen und integratives therapeutisches Tun notwendig machen. Ich muss in der Therapie mit traumatisierten Menschen dabei helfen, die traumatische Erfahrung in die subjektiven Sinnstrukturen zu integrieren und durch Parteilichkeit und aktive Stellungnahme die durch Folter zerstörte Perspektive wieder zurechtrücken. Dazu gehört, dass ich keine Berührungsängste entwickeln darf, mich mit den Strukturen politischer Gewalt auseinanderzusetzen und, wenn notwendig, die soziopolitische Realität der Folter als traumatisierend zu benennen und zu entlarven. Eine Abstinenz in Bezug auf Sinn- und Wertfragen kann in diesen Arbeitsbereichen für die Patientinnen retraumatisierend wirken.[393] Es braucht eine Balance zwischen empathischer Parteilichkeit, mitfühlendem Halten und kritischer Reflexion, einer Komplementarität von Nähe und Distanz. Strukturbildende und reflexiv-interpretierende Zugänge sind immer dann angebracht, wenn es um die Stabilisierung der Selbstorganisation geht, wenn ein »Nachnähren« bei Ichstruktur-Defiziten früh traumatisierter Menschen angezeigt ist.

Der therapeutische Pol des Tuns spielt bei der Bahnung neuronaler Schaltkreise und Erregungsmuster eine wichtige Rolle, denn es gilt, wieder eine Balance zwischen den beiden Hirnhälften und zwischen den Grundbedürfnissen nach Differenzierung und Integration herzustellen. Neurobiologische Erkenntnisse haben mein Verständnis für die gestörte Informationsverarbeitung traumatischer Erfahrungen und für die Unterschiede zwischen dem expliziten und dem impliziten Gedächtnissystem erweitert. Ich habe gelernt, dass Traumata einen organismischen Ausnahmezustand bewirken, in dem die unterschiedlichen Reize (kognitiv, sprachlich, affektiv und perzeptuell) nicht zu einem Ganzen integriert und verarbeitet werden können, sondern nur fragmentarisch bleiben. Relevant für die begrenzten Möglichkeiten einer reinen »Redekur« ist auch das neurobiologische Forschungsergebnis, dass Traumata das linkshemisphärische Sprachzentrum (Broca-Areal) blockieren und rechtshemisphärisch überfluten, Versprachlichung also verhindern. Dysfunktionale neuronale Programme müssen erkannt und aufgelöst werden, und auch die Ressourcenmobilisierung erfordert aktives therapeutisches Tun, damit Stressmanagement und Affekttoleranz geübt und erlernt werden können. Ich gehe davon aus, dass diese Ressourcen wiederbelebt und Resilienz gefördert werden können, wenn ich lange genug suche und zu den tieferen, verschütteten psychischen Strukturen Zugang finde. Das kann den Boden für sinnorientiertes Arbeiten bereiten und kognitiv und emotional einen wesentlichen Beitrag zur Integration des Traumas leisten. Auch körpertherapeutische Ansätze, Bottom-up- oder Top-down-

Interventionen zur Ableitung eingefrorener Erregungsmuster prägen das therapeutische Tun.

Zum Pol des Tuns[394] zählt auch die traumafokussierte kognitive Verhaltenstherapie zur Behandlung Posttraumatischer Belastungsstörungen. Aufgrund ihrer als hoch eingeschätzten Wirksamkeit bei der kognitiven Umstrukturierung traumaspezifischer dysfunktionaler Kognitionen gilt sie manchen als der »Goldstandard« der Behandlungsmethoden. Für mich ist aber ein holistischer Ansatz, der den Körper und die Emotionen[395] mit einbezieht und die Bedeutung der Sinndimension wertschätzt, der hilfreichste Zugang in der Traumatherapie.

Im Wissen darum, dass ein Trauma die psychische Struktur auseinanderbrechen lässt und Seele, Selbst und Identität fragmentiert, geht es darum, gemeinsam neue soziale Netzwerke aufzubauen. Traumatisierte Menschen brauchen auch viel mehr an stützenden Interventionen, zu denen auch psychoedukative Maßnahmen, traumaspezifische Methoden der Entspannung, leibtherapeutische Zugangsweisen und das ganze Spektrum imaginativer, die Symbolisierungsfähigkeit fördernder Methoden gehören.

Hass und Petzold haben die Bedeutung von »Netzwerktherapie«[396] zur Bewältigung und Gestaltung schwieriger Lebenssituationen erforscht und ein breites Spektrum an Interventionstechniken mit Einsatz kreativer Medien beschrieben. Ähnlich hat der Traumatologe John P. Wilson darauf hingewiesen, dass Trauma-Überlebende das in ihnen liegende Potential verwirklichen können und adversive traumatische Zustände transzendieren, wenn Unterstützung für die organismische Selbstheilungstendenz der Psyche vorhanden ist.[397]

Ich bin davon überzeugt, dass wir für eine ganzheitliche Psychotherapie die komplementären Aspekte des Tuns im Sinne der Empirie und die des Lassens als intuitive Schau brauchen. Nur mit der komplementären Zugangsweise des Tuns und des Lassens kann Identität neu konstituiert und das fragmentierte Selbst wieder integriert werden. Die oszillierende therapeutische Anwendung der komplementären Wirkprinzipien fördert durch das Reflektieren des widersprüchlich Zusammengehörigen Einsicht und Verstehen, um seelisches Leiden zu verändern oder das Faktum des Leidens und die Unausweichlichkeit des Todes als *conditio humana* zu akzeptieren.

Präsenz und Reflexion

Präsenz meint Gegenwärtigkeit, die Kraft der Gegenwart, voll, leibhaft zentriert anwesend zu sein, sich zu zeigen. Shari M. Geller und Leslie S. Greenberg[398] benennen Präsenz als eine wesentliche Eigenschaft erfahrener Analytiker, eine Eigenschaft, die auch auf dem Zen-Weg geübt wird und von dem buddhistischen Meditationslehrer Thich Nhat Hanh in seiner Achtsamkeitspraxis beschrieben wird. Wenn wir uns in Präsenz versammeln und uns mit unbedingter positiver Wertschätzung und Aufmerksamkeit auf die Patientin beziehen, dann erzeugt diese Haltung ein Energiefeld der Akzeptanz, in dem es ihr leichter fällt, mit sich selbst in Kontakt zu treten, sich willkommen geheißen zu fühlen und in die eigene Präsenz zu gelangen. Präsenz ist ein Zustand nicht bewertender Bewusstheit, hat mit Achtsamkeit zu tun, dem Akzeptieren aller gegenwärtigen Erlebnismomente, und spielt eine wichtige Rolle im Focusing, wie es von Eugene Gendlin entwickelt worden ist.

Carl Rogers hat im Alter Vermutungen über eine zusätzliche wichtige Therapievariable angestellt, die er »Präsenz« nannte. Auch er verweist auf den Bereich des Mystischen und Spirituellen,[399] in dem dieser Begriff seine Wurzel habe. In dem Buch *A Way of Being* beschreibt Rogers, was in einer helfenden Beziehung geschieht, wenn er sehr eng bei seinem »inneren intuitiven Selbst« ist:

> »[...] wenn ich irgendwie in Berührung bin mit dem Unbekannten in mir, wenn ich vielleicht in einem leicht veränderten Bewusstseinszustand bin, dann scheint mir, was immer ich tue, voll heilender Kraft zu sein.«[400]

Rogers beschreibt hier einen der Meditation verwandten Zustand der Bewusstseinsveränderung, der für mich zur zenbuddhistischen Kultur der Präsenz gehört und letztlich nicht »machbar« ist, sondern ein spontanes Geschehen darstellt, wie Rogers beschreibt:

> »Es gibt nichts, was ich tun könnte, um diese Erfahrung zu erzwingen, aber wenn ich mich entspanne und dem transzendentalen Kern in mir nahe bin, [...] scheint es, dass meine innere Psyche sich ausstreckt und die Seele des anderen berührt. Unsere Beziehung transzendiert sich und ist Teil von etwas

> Größerem geworden. Tiefgreifendes Wachstum, Heilung und Energie sind gegenwärtig.«[401]

In solchen Erfahrungen erfüllt eine Heilungsenergie den therapeutischen Raum, die unserem jungianischen Verständnis entspricht, dass Heilung nur aus der Bezogenheit auf das Selbst und *Deo concedente* geschieht. Ähnlich hat Rogers am Ende seines Lebens gesagt, dass er die Bedeutung dieser mystischen, spirituellen Dimension lange unterschätzt habe.[402]

Für Jung ist das Unbewusste wirklich:

> »Es ist eine *Präsenz*. Es ist eine *Tatsache*. Es ist da. Es *geschieht*.«[403]

Diese Präsenz des Unbewussten gilt es zu reflektieren, seine Sprache verstehen zu lernen und in »menschliche Ausdrucksformen [zu] übersetzen«[404]. Das Unbewusste zeigt sich uns, und beide, Analytiker und Patient, sind in das energetische Feld dieser Präsenz eingebunden und herausgefordert, das, was geschieht, mit allen Sinnen wahrzunehmen und zu reflektieren, einen Blick zu werfen auf die Beziehung, auf das Zusammenspiel von innen und außen, Bewusstsein und Unbewusstem.

Zur Präsenz gehört die Offenheit für archetypische Erscheinungsformen, Offenheit für das, was die Patientin erlebt, aber auch dem eigenen inneren Erleben gegenüber offen und transparent zu sein. Präsenz ist ein Mitschwingen im Moment, ein gleichzeitiges Bei-mir- und Beim-Anderen-Sein, ein Sicheinlassen auf den »Gegenwartsmoment«[405]. Wenn ich mich in das Schweigen und die Körpersprache meiner Patientin einschwinge, kann ich in einen Zustand der Reverie geraten, in dem Bilder in mir aufsteigen, die aus unserem gemeinsamen intuitiven Dialog entstehen. Ich muss in der therapeutischen Begegnung mit ganzer Seele dabei sein; ich muss, wie Martin Buber formuliert hat, bei mir selbst gewesen sein, bevor ich zum Anderen ausgehen kann. Ich brauche die Offenheit zur vertikalen Dimension meines Unbewussten, um zur horizontalen Begegnung mit dem »Du« des Anderen fähig zu sein. Nur dann können sich Therapeut und Patient als Teil einer sie beide umfassenden Wirklichkeit begreifen. Im gemeinsamen Stillwerden entsteht die Aufmerksamkeit für das »Dazwischen«, das Dritte, auf das beide bewusst oder unbewusst bezogen sind.

Präsenz bedeutet immer auch ein Lauschen auf die feinen Zwischentöne jenseits der Worte. Der Psychoanalytiker Josef Dantlgraber[406] hat den Aspekt des »musikalischen Zuhörens« als einen Vorgang der unbewussten Kommunikation beschrieben, der für mich große Ähnlichkeit hat mit dem, was ich in Traumatherapien erlebe. Ausgehend von der Idee, dass Musik eine Art Metasprache der Gefühle sei, ähnlich wie auch Pina Bausch den Tanz als eine Metasprache bezeichnet hat, die der Zuschauer zu lesen habe, kann in der Analyse ein »Affekthören«[407] stattfinden. Damit meint Dantlgraber jenen komplexen affektiven Vorgang im analytischen Feld, bei dem mit dem Klang der Stimme des Patienten und der Melodie und dem Rhythmus seiner Narrationen auch im Analytiker Klang- und Hörassoziationen aufsteigen, die als intuitive Eingebungen erlebt werden. Das musikalische Zuhören sei eine Art Brücke, um die Gesamtbefindlichkeit des Patienten affektiv zu »erlauschen«, wodurch ein affektives »Aufeinander-Gestimmtsein« entsteht, wie Stern es für die Mutter-Kind-Beziehung beschrieben hat. Diese Feinabstimmung auf die Gefühlslage des Patienten ist natürlich ohne Empathie nicht möglich; gelingt dieser »affektive Einklang«, so wird damit die Containerfähigkeit des Analytikers beträchtlich erweitert[408] Dieses affektive Zuhören ist eine Vorstufe und Voraussetzung für den reflexiven Deutungsprozess.

Im Tibetanischen Totenbuch erfahren wir, dass rechtes Hören auf die leidenden Seelen schwer ist. In solchen Situationen sollen wir nicht dazwischenfahren, sondern ruhig verweilen und vorurteilslos mit dem Herzen zuhören. Nur wenn wir still werden und schweigen können, sprechen die »Geister« zu uns. Das Wahre und Wesentliche kann sich erst dann zeigen, wenn wir alles Laute zum Schweigen bringen.

Für mich ist eine sokratische Grundhaltung in der Therapie hilfreich, um einen »Spielraum« zu gestalten, in dem meine Patientinnen und Patienten es wagen können, sich neu zu entwerfen, gemäß dem Jung'schen Ziel der Analyse:

> »Die Wirkung, auf die ich hinziele, ist die Hervorbringung eines seelischen Zustandes, in welchem mein Patient anfängt, mit seinem Wesen zu experimentieren, wo nichts mehr für immer gegeben und hoffnungslos versteinert ist.«[409]

Zu diesem »Experimentieren« gehört, sich selbst, das Leben und das, was uns transzendiert, zu befragen, denn Fragen ist, wie Heidegger einmal formulierte, die »Frömmigkeit des Denkens«[410]. Es gehört für mich zur Kunst des Fragens, Möglichkeitsräume für dialogische Prozesse zu eröffnen, da jedes Fragen Ausdruck einer Reflexion ist und gleichzeitig die Offenheit für die Antwort beinhaltet. Mir fällt zum Experimentieren mit unserem Wesen das Spannungsverhältnis zwischen dem Möglichem und dem Unmöglichen ein, von dem Ingeborg Bachmann schreibt, es sei notwendig, um unsere Möglichkeiten zu erweitern und zu wachsen. Sie meint, es komme darauf an, unseren Blick auf das Unvollkommene, das Unmögliche, Unerreichbare zu richten, um Veränderungsprozesse anzustoßen.[411]

In der Traumatherapie eignet sich der Sokratische Dialog ganz besonders, um das Wechselspiel des Möglichen und des Unmöglichen zu betrachten, die dysfunktionalen kognitiven Schemata, die schuldbeladenen Attributionen und Fixierungen zu hinterfragen und heilungs- und wachstumsfördernde Ressourcen zu erschließen. Gerade in der Traumatherapie ist die reflexive Haltung ganz existentiell, denn dort, wo sich in der Beziehung die »Leere« konstelliert, ein »pathologischer Intermediärraum«[412], wie Küchenhoff ihn bezeichnet, dort ist *wuwei* und Lassen fehlindiziert. Dort, wo keine interpersonalen Beziehungsaspekte verinnerlicht werden konnten und namenlose Ängste die Interaktion prägen, braucht es Sprache, um das Unsagbare in einen sinnvollen Rahmen einordnen zu können. Die Erkenntnisse der Säuglingsforschung, die Bindungstheorie und die psychoanalytische Theorie der Intersubjektivität ergänzen meinen jungianischen symbolischen Ansatz. Traumatherapeutisches Arbeiten ist also nicht nur *good enough containing*, »Umgebungsmutter« sein, sondern ich versuche, im Prozess des Reflektierens die leidende Person wahrzunehmen, ihre Subjektivität anzuerkennen und ihre Bedürfnisse zu erfassen, zu bestätigen und zu deuten. Durch diesen reflexiven Akt deckt die Analyse auf, wie der andere seiner Subjektivität im traumatischen Geschehen beraubt und auf einen Objektstatus reduziert wurde. In der Analyse folgt auf die Erfahrung die Reflexion über das, was im Hier und Jetzt der analytischen Begegnung geschieht, die Reflexion des Gewordenseins, sei es der traumatisierenden Geschehnisse oder der Kindheitsmuster. Jung geht so weit, die Reflexion als einen der vier basalen menschlichen »Instinkte« zu bezeichnen.

Jung erläutert, dass der *Reflexionstrieb* zum Wesen und Reichtum der menschlichen Psyche gehört und ein *Kulturtrieb par excellence* ist, der natürliche Vorgänge in einen Bewusstseinsinhalt verwandelt.[413] Dabei betont er, dass Reflexion nicht ein reiner Denkakt sei, sondern eine *Haltung,* ein geistiger Akt, ein

> »Anhalten, Sich-Besinnen, ein Bild-Entwerfen und eine innere Bezugnahme auf und eine Auseinandersetzung mit dem Geschauten. Reflexion ist somit als ein Akt der *Bewusstwerdung* zu verstehen.«[414]

Die Reflexion hilft, Verschüttetes, nicht mehr Zugängliches wiederzuentdecken und leben zu lassen. In der Psychoanalyse ist der Reflexionsaspekt in Freuds behandlungstechnischer Formel »Erinnern, Wiederholen, Durcharbeiten« enthalten. Dieser reflexive Modus der analytischen Arbeit ist von Weischede und Zwiebel am bipersonalen Konzept des Durcharbeitens sehr differenziert dargestellt worden.[415] Beschrieben wird die Deutungspraxis von Verarbeiten, Durcharbeiten und Nacharbeiten und das notwendige komplementäre Oszillieren, »ein Oszillieren zwischen Primär- und Sekundärprozess, zwischen Traumdenken und diskursivem Denken, zwischen Aktivität und Passivität, zwischen Loslassen und Festhalten.«[416]

Je nach dem Stadium der Therapie geschieht dieses Oszillieren zwischen Erfahren und Reflektieren als ein gemeinsamer, cokreativer Prozess zwischen Analytikerin und Patientin. In der Traumatherapie ist die analytische Reflexion ein wichtiges Instrument, alles das, was reine Präsenz behindert, aufzudecken und dem Bewusstsein wieder zugänglich zu machen. Das Erkennen und die Einsicht in Abwehrmechanismen, die zu Vermeidung, Verleugnung, Abspaltung von Gefühlen und emotionaler Einengung führen, ist nicht nur als Behandlungsziel für meine Patientinnen relevant, es geht auch darum, meine eigenen Beziehungsmuster des Rückzugs, der Gefühlsabkoppelung und Selbstentfremdung zu reflektieren, die ich unbewusst aktiviere, um das archetypisch aufgeladene Feld zu bewältigen und die Kontrolle wiederzugewinnen.

Diesen transformativen Aspekt der Reflexion als »Bewusstwerdung« brauchen wir in der Psychotherapie, um nicht völlig auf der Stufe der *participation mystique* oder der totalen Verschmelzung steckenzubleiben. Begegnung ohne Verstehen, Erfahrung ohne

Erkenntnis greifen zu kurz. Es geht auch hier um die Komplementarität von Wahrnehmen und Reflektieren, Phänomenologie und Deutung, die exixtentielle Grundpolarität von Differenzierung und Integration, *separatio* und *coniunctio*; wir müssen uns auf einen analytischen und einen synthetischen Prozess einlassen. Traumatherapie setzt ein Zusammenwirken von Grenzen ziehender Reflexion und sich einlassender Präsenz voraus, das Paradox des Nebeneinanders von Verbundenheit und Getrenntheit. Gebraucht wird die Haltung der Präsenz, des reinen Gewahrseins, und die komplementäre, Einsicht fördernde Reflexion des intersubjektiven Geschehens, das manchmal mühselige, differenzierende Durcharbeiten und das gesammelte Lauschen auf die Stille, »die Mutter der Reflexion« (Eurich), als Ausdruck der Präsenz.

Ich gehe hier nicht spezifisch auf psychotraumatologisch modifizierte tiefenpsychologische Behandlungstechniken ein; auch beziehe ich mich nicht auf triebtheoretische, ichpsychologische, objektbeziehungstheoretische und selbstpsychologische Ansätze über Ursprung und Wirkung von Traumatisierungsprozessen. Es ist mir aber wichtig, darauf zu verweisen, dass die bekannten Konzepte des »Täterintrojekts«, der »Opfer-Täter-Dialektik«, der »transgenerationalen Weitergabe von Traumata«, des »Kreislaufs der Gewalt« ohne bindungstheoretische Überlegungen und das Konzept der *Mentalisierung,* das wesentlich mit der reflexiven Funktion verknüpft ist, nur unzureichend verstanden werden können.

Mentalisierung

Mentalisieren bezeichnet eine *reflexive Funktion*[417], die Fähigkeit, sich in die inneren Zustände eines anderen Menschen, seine Ziele, Wünsche und Überzeugungen einzufühlen und sich dadurch dessen Handlungsweisen zu erklären. Mentalisieren heißt, sich vorstellen zu können, was im Geist und in der Seele eines anderen Menschen vorgeht.[418] Dieses Konzept ist in der Forschungsgruppe von Fonagy, Allen und Bateman[419] entwickelt worden und wird im klinischen Diskurs besonders für die Behandlung von Borderline-Störungen empfohlen, da die Störung der Mentalisierung im Beziehungskontext als das Kernproblem bei Borderline-Persönlichkeitsstörungen gesehen wird. Das Konzept ist aus den Einsichten der Bindungsforschung und der Entwicklungspsychologie hervorgegangen und betont, wie eine scheiternde Spiegelung sich auf die Entwicklung des Selbst auswirkt.

Ich halte den Prozess des Mentalisierens für höchst relevant in der Traumatherapie, geht es doch darum, im intersubjektiven Prozess durch Spiegelung und *containing* die durch Traumata und Bindungsstörungen beschädigte Fähigkeit zu fördern, interpersonale Situationen adäquat einzuschätzen und Affekte zu kontrollieren, Projektionen aus verinnerlichten Missbrauchserfahrungen zu erkennen und Reinszenierungen früherer Beziehungstraumata zu vermeiden. Traumatisierte Menschen haben oft problematische Bindungsmuster, was sich auf die Mentalisierungsfähigkeit behindernd auswirkt.

Das Konzept der Deaktivierung des Mentalisierungssystems bei Bindungstraumatisierungen erhellt Phänomene wie die »Internalisierung des Verfolgers«, den »inneren Fremdkörper« – oder in Fonagys Terminologie: *»the torturing alien self«* – und die Verinnerlichung der destruktiven, sadistischen Affekte traumatisierender Bindungspersonen. Das Täterintrojekt als ein »Fremdkörper im Selbst«[420] (Sachsse) terrorisiert die Psyche von innen, führt zu Selbsthass und unerträglichen emotionalen Zuständen. Die Patientinnen versuchen dann, diesen störenden quälenden inneren Fremdkörper (verinnerlichte Missbrauchserfahrungen) auszustoßen und in andere Personen hineinzuverlegen – ein Phänomen, das als projektive Identifikation gut bekannt ist und als charakteristische Abwehrstrategie von Borderline-Patientinnen gilt. Die Einfühlung in andere Menschen ist blockiert, interpersonale Situationen werden nicht richtig eingeschätzt, potentielle Gefahren und Motive der Bezugspersonen nicht erkannt und das Erlernen von Resilienz ist erschwert. So erklärt sich das paradoxe Verhalten von missbrauchten Kindern, die ausgerechnet bei den Personen Schutz suchen (weil sie auf Trost und Schutz angewiesen sind), die für die Traumatisierung verantwortlich sind. Es ist ihnen nicht möglich, die wahren Absichten der Täter zu erkennen, und so sind sie auch im erwachsenen Alter besonders gefährdet, erneut missbraucht und zum Opfer zu werden.[421]

Die Mentalisierungsbasierte Therapie bei Borderline-Störungen (MBT) geht bei der Bearbeitung traumatischer Beziehungserfahrungen und bei der Förderung der Affektregulation auch von der

Komplementarität von Tun und Lassen, Präsenz und Reflexion, *containing* und deutendem Verstehen aus. Im Umgang mit intrusiven *Flashbacks* zum Beispiel wird ganz deutlich, dass die Patienten das Gefühl haben, sie seien wieder in der traumatischen Situation, das heißt eine Differenzierung von damals und jetzt ist nicht möglich, das Zeitgefühl ist wie eingefroren, und die innere Welt wird als deckungsgleich mit der äußeren Realität erlebt und nicht als eine innere Repräsentation eines mentalen Zustands. Therapeutisch arbeite ich dann daran, die überwältigenden Affekte im Hier und Jetzt in eine zwar immer noch leidvolle und erschütternde Erfahrung der Vergangenheit zu verwandeln, aber in ein *erinnertes* Geschehen, das aushaltbar ist. Es geht darum, Phantasie und traumatische Realität zu differenzieren. Mentalisieren im Rahmen der sicheren therapeutischen Beziehung stabilisiert und verhilft zu einer Art Puffer gegenüber überwältigenden rohen Emotionen. Durch meine empathische, spiegelnde Präsenz, aber auch durch das Bereitstellen eines Verstehensrahmens, wird es in einem manchmal lange währenden Prozess möglich, über die traumatische Erfahrung nachzudenken, darüber zu sprechen und dosiert Gefühle, die damit zusammenhängen, zuzulassen. Das BASK-Modell der Dissoziation[422], *Behavior* (Verhalten), *Affect* (Gefühl), *Sensation* (Körpererleben), *Knowledge* (Gedanken und Bewertungen), das manchmal sehr strukturierendes, fokussiertes Vorgehen und eine transparente Beziehungsgestaltung erfordert, ist für dieses integrative und nicht kathartische Vorgehen eine hilfreiche Konzeption, um Sprache, Bild, Affekt und Körperempfindung zu einer Traumasynthese zu vereinigen.

Fonagy und Target[423] erklären die innere Welt von Borderline-Patientinnen mit den Begriffen des »Als-ob-Modus« und des »psychischen Äquivalenzmodus«[424], der Art und Weise wie eigene Gedanken und Gefühle sich in der Wahrnehmung der kindlichen Gedankenwelt manifestieren. Für das Kind wie für Borderline-Patientinnen ist die innere Wirklichkeit identisch mit der äußeren Wirklichkeit; Realität und Phantasie sind nicht voneinander getrennt, innere Bilder und Überzeugungen werden als wirklich betrachtet und haben Macht über die äußere reale Welt. Es findet eine Art Regression auf Omnipotenzvorstellungen statt und es gibt eine Tendenz, negative Gefühle auf die Außenwelt zu projizieren.

Aufgrund eingeschränkter Mentalisierungsfähigkeit durch frühe

Traumatisierungen entwickeln sich oft dissoziative Störungen, in denen die Phantasie von der realen Welt völlig abgekoppelt ist, um sich z. B. gegen eine traumatisierende äußere Realität abzugrenzen. Die therapeutische Aufgabe ist dann, mit unterschiedlichen Interventionen die Mentalisierung zu fördern, zum Beispiel durch Fokussierung auf die gegenwärtigen Gedanken und Gefühle, durch Anbieten alternativer Erklärungsweisen, durch Perspektivenwechsel und durch die Reflexion von Spiegelungsprozessen, sodass Unterschiede und Zusammenhänge zwischen damals und heute, innerer und äußerer Welt erkannt werden können.

Mentalisierung ist nicht in erster Linie eine Technik, sondern eine innere Haltung und Einstellung den Patienten gegenüber, die durch größtmögliche Offenheit charakterisiert ist, eine Bereitwilligkeit, gemeinsam die komplizierte eigene Innenwelt und die der anderen zu erforschen und die Beziehungsmuster, die sich auch im therapeutischen Prozess abbilden, mit Einfühlung und Sensibilität zu durchleuchten. Die Grundhaltung intuitiver Offenheit ist für mich die Voraussetzung dafür, mich auf eine Ebene einzuschwingen, die möglichst große Resonanz ermöglicht. Tun und Intervenieren in der Traumatherapie bedeuten für mich also nicht nur eine Unterstützung der organismischen Selbstregulation, sondern auch eine gezielte Förderung der Mentalisierungsfähigkeit.[425]

8. Heilung durch Beziehung: die Transzendente Funktion

Jungs Konzept der Transzendenten Funktion ist eng verbunden mit seiner Auffassung, wie sich in der Psyche etwas verändern kann. Jung hat die erneuernde Kraft der Transzendenten Funktion in der Zeit seiner großen Krise in den Jahren 1913–1914 entdeckt und 1916 erstmals darüber geschrieben. Durch die Konfrontation mit den dunklen Bereichen seiner eigenen Psyche, eine Form initiatischer Krise, erlebte er eine seelische Wandlungskraft, die er später als die Transzendente Funktion bezeichnete. Obwohl ihn diese Krise an den Rand des Wahnsinns trieb, war es genau dort, an den Rändern seiner vertrauten Denkgewohnheiten, dass die Transzendente Funktion aktiviert wurde und er in Kontakt mit seelischen Kräften kam, die sein persönliches Ich überstiegen – ein Kontakt mit dem bewusstseinstranszendenten Anderen. Die schöpferische Lösung, die durch die Transzendente Funktion bewirkt wird, besitzt »jene zwingende Autorität, welche nicht zu Unrecht als ›vox Dei‹ charakterisiert wird«[426]. Wir können durch traumatischen Schock mit dieser Erfahrung von Transzendenz als einem mächtigen Gegenüber in Berührung kommen oder durch die kostbaren Momente der Begegnung im analytischen Prozess, die das Herz öffnen. Psychotherapie ist ja ganz wesentlich Heilung in der Begegnung, sei es im Entdecken des inneren Heilers oder in der Erfahrung der heilenden Beziehung von Selbst zu Selbst. Ein afrikanisches Sprichwort besagt: »Der Mensch ist die Medizin für den Menschen.« So vermögen auch traumatische Wunden in einem resonanten Beziehungsfeld zu heilen.

Das ist der Grund, warum das Konzept der Transzendenten Funktion trotz all seiner Widersprüchlichkeit und der Kritik, die es auch von jungianischer Seite erfahren hat, für mich im Kontext der Traumatherapie nichts an Bedeutung verloren hat.[427]

Jung beschrieb die Transzendente Funktion in seinem Werk sehr unterschiedlich, aber er betonte immer wieder, dass es sich nicht um ein metaphysisches Konzept handle, sondern eher um eine organismische Funktion, obwohl der numinose Aspekt der Transzendenten Funktion auch immer wieder durchscheint, besonders im Kontext des analytischen Beziehungsfeldes. Er schrieb:

> »Unter dem Namen transzendente Funktion ist nichts Geheimnisvolles, sozusagen Übersinnliches oder Metaphysisches, zu verstehen, sondern eine psychologische Funktion [...]. Die psychologische ›transzendente Funktion‹ geht aus der Vereinigung *bewußter* und *unbewußter* Inhalte hervor.«[428]

Diese selbstregulierende Funktion vollzieht sich über die Prozesse der Differenzierung und Integration, durch dialektische und dialogische Kommunikation mit den unbewussten Inhalten, aber auch durch die Resonanz, die in der therapeutischen Beziehung erfahren wird und diese selbstregulierenden Funktionen des komplexen psychischen Systems unterstützt.

Jung machte sehr deutlich, dass die kreativen seelischen Kräfte uns zu Wandlung und Transzendenz drängen, zu *»ordinary transcendence«*[429], ganz gewöhnlicher Transzendenz, wie Polly Young-Eisendrath formulierte. Für sie ist Psychotherapie die Praxis des Transzendierens, ein Prozess, in dem es darum geht, unsere Isolation, unsere vermeintliche Omnipotenz, unsere Leiden und Verstrickungen zu transzendieren und zu dem Bewusstsein zu erwachen, dass wir alle miteinander verbunden sind. Ich verstehe diesen Transzendierungsprozess als das Übersteigen einer Grenze, einen Wechsel der Perspektive auf eine höhere Ebene, oder in der Terminologie Ken Wilbers: Es findet ein Emergieren zu einem höheren »Holon« statt, zu einem Ganzen, das mehr ist als die Summe seiner Teile.

Wenn sich ein Mensch festgefahren oder durch traumatischen Rückzug in sich selbst eingekapselt fühlt, dann bringt die Energie der Transzendenten Funktion als prozessorientierte Energie wieder Bewegung in die Psyche, und die Lebensenergie kann sich neuen Zielen zuwenden. Es geht um eine Energie die sowohl intrapsychisch, interpersonal, aber auch transpersonal wirkt und ermöglicht, zwischen verschiedenen Perspektiven hin- und herzupendeln. Sie gibt Spielraum zur Reflexion und kann darum auch mit Winnicotts *play space*, dem Möglichkeitsraum, der in der therapeutischen Beziehung entsteht, verglichen werden.[430] Sie lässt uns Gegensätze überwinden und in eine neue innere Haltung hineinwachsen, die jenseits eines Entweder-oder das paradoxe Miteinander des Sowohl-als-auch umspannt.

Mit Hilfe der Transzendenten Funktion entsteht Offenheit für das, was sich zeigen will, wird es möglich, mit neuen Einsichten und Blickwinkeln zu experimentieren und die Unsicherheit und scheinbare Richtungslosigkeit der energetischen Prozesse besser zu ertragen. Ich sehe in dieser analytischen Einstellung dem Unbewussten gegenüber, in dem Nichtwissen, wohin sich ein Prozess entwickeln will, das Spezifische der Jung'schen Analyse, die darum mit dem gegenwärtigen Fokus auf Effizienz, Symptombeseitigung und Kurzzeittherapien – Stichwort: *»instant cure«* – wenig gemeinsam hat. Die analytische Haltung seelischem Geschehen gegenüber ist eine größtmögliche Offenheit für die Möglichkeit tiefer Wandlungs- und Heilungsprozesse.

Die Transzendente Funktion ist menschlichem Erleben inhärent. Der Prozess beginnt oft mit einem Abstieg in gefährliche, unergründliche Tiefen, nachdem haltgebende Sinnstrukturen und Ordnungselemente zusammengebrochen sind. Groß ist die Angst, dass nach dem Sturz in den gähnenden Abgrund kein Grund mehr gefunden werden kann, dass es nach dem Abstieg kein Zurück mehr gibt. Die Nachtmeerfahrt eines traumatherapeutischen Prozesses ist eine Reise mit ungewissem Ausgang, denn nicht immer führt der Kontakt mit der Tiefe zu einer seelischen Vertiefung der Persönlichkeit, nicht immer wandelt sich Finsternis in Licht.

In den Augenblicken der gemeinsam auszuhaltenden Not erfahre ich das Wirken der Transzendenten Funktion manchmal wie eine Rettung. Sie löst die energiegeladene Spannung auf und erzeugt eine neue Situation. Jung nennt sie »eine lebendige Geburt, die eine neue Stufe des Seins«[431] herbeiführt. Dieses Konzept ermöglicht ein tieferes Verständnis seelischer Wandlungsprozesse. Eine seelische Neugeburt überwindet innere Spaltung und schafft Raum für mögliche kreative Lösungen von Konflikten.

In der Therapie mit traumatisierten Menschen kann die Transzendente Funktion als eine drängende zielorientierte Kraft, als selbstaktualisierende Tendenz lebender Systeme erfahren werden, die strukturverändernd in der Seele wirkt und ehemals überwältigende, fragmentierende Affekte in neue bewältigbare Emotionen ordnet. Das Wissen um ihre archetypische Kraft ist für mich in diesem Arbeitsbereich wie ein Nordstern, der mich leitet. Gleichzeitig bleibe ich mir bewusst, dass diese Veränderungsprozesse dialektische Prozesse sind – nichts ist für immer erledigt und bearbeitet. Das Trauma reinszeniert sich in den verschiedensten Lebensphasen oft neu, und der Prozess von Desintegration und Reintegration wird kontinuierlich auf dem Individuationsweg wiederholt, da es ja darum geht, mit dem Bedrohlichem, dem Unbekannten, dem Unbewussten in einem lebendigen Dialog zu bleiben. Die erkenntnisfördernde Wirkung der Transzendenten Funktion ist ein kontinuierlicher dialogischer Prozess, sodass immer weniger ausagiert werden muss. Heilungsprozesse im Kontext von Traumata haben keinen klaren Anfang und kein klares Ende.[432]

Die Numinosität des Beziehungsgeschehens

So schwer es zu fassen ist, was Heilung bedeutet, so sehr geht es bei der Arbeit mit traumatisierten Menschen immer um Zustände der Heillosigkeit, die nur dann heilen können, wenn der ganze Mensch in seiner Einheit von Psyche, Geist und Körper ins Blickfeld rückt. Existentielle Krisen führen ja dazu, dass die Inhalte des Unbewussten so drängend werden, dass sie die Schwelle zum Bewusstsein überwinden und dieses überfluten. Die Frage nach dem, was heilt und aus der Seelenverfinsterung rettet, ist in diesen Therapien immer präsent und rückt die analytische Begegnung in die Nähe des Heiligen, Numinosen. Jung hat den analytischen Raum als *temenos* bezeichnet, einen »heiligen Bezirk«, ein energetisch aufgeladenes Feld, das beide, Therapeutin und Patientin, umfasst und sich mitunter in subtilen Körpererfahrungen manifestieren kann. Die von der Transzendenten Funktion konstellierte Erfahrung des Numinosen kann auch in dem analytischen Paar und ihrem gemeinsamen Beziehungsfeld zu veränderten Bewusstseinszuständen führen, zu einem schicksalhaften Miteinander jenseits von Raum und Zeit, Subjekt und Objekt.[433] Jung war sich der energetischen Aufladung unbewussten seelischen Materials, das ins Bewusstsein einbricht und beide verwandelt, sehr früh bewusst. Die archetypische Übertragung, falls sie nicht auf bloßes Wiederholen von Kindheitsmustern reduziert wird, ist eine solche energetische, die Individuation fördernde Kraft. Sie steht im Dienst der Sehnsucht, »ganz« zu werden und die fragmentierten Teile zu vereinigen. Das Heilungspotential liegt aber nicht primär in den Übertragungsinhalten, sondern in der Aktivierung des Beziehungsfeldes, das sein eigenes *telos* hat.

Das Konzept eines Feldes hat nicht nur im Rahmen der Quantenphysik oder durch Rupert Sheldrakes Arbeiten zu morphogenetischen Feldern Bedeutung gewonnen. Auch in der Komplementärmedizin und der Homöopathie als moderner Alchemie ist der Feldgedanke zentral. Schon Marie-Louise von Franz hat in ihren Arbeiten auf die archetypische Idee eines Feldes aufmerksam gemacht. Sie versteht das kollektive Unbewusste als ein Feld-Kontinuum, das durch den Rhythmus der Archetypen geordnet ist.[434] Es gibt viele jungianische Beiträge zur klinischen Relevanz dieses Konzeptes. Ich verweise hier nur auf die wichtigen Arbeiten von Nathan Schwartz-Salant[435], Michael Conforti[436], Murray Stein[437], Marvin Spiegelman und Victor Mansfield[438] sowie einige kreative Dissertationen vom Pacifica Graduate Institute zu diesem faszinierenden Thema.[439] In der Sprache der Intersubjektivisten um Robert Stolorow[440] wird vom »intersubjektiven Feld« gesprochen, Schwartz-Salant[441] nennt es »interaktives Feld«, das für ihn einen sehr autonomen Charakter besitzt und nicht unbedingt an die Subjektivität von Patient und Therapeut gebunden ist. Er beschreibt auch die sehr subtilen Körperphänomene, die im Kontext der Liminalität meiner Patientinnen und ihrer Offenheit für den psychoiden Raum so bedeutungsvoll sind.

Winnicott beschreibt den »intermediären Raum«, einen »Übergangsraum« oder »Möglichkeitsraum« als einen Ort des Spiels und der Kreativität, in dem die Übergänge von Ich zu Nicht-Ich fließend sind. Thomas Ogden[442] spricht von *»the analytic third«*, dem geheimnisvollen intersubjektiven analytischen Dritten des gemeinsam erschaffenen Beziehungsfeldes, das Neues ermöglicht. Man muss sich dieses Dritte als etwas vorstellen, das gemeinsam erschaffen wird, aber gleichzeitig geht von diesem Dritten eine Wirkung aus, die Patientin und Analytikerin umfasst und beeinflusst.[443] Ich erlebe mich mit meinen leidenden Patientinnen und Patienten als eingebunden in ein konstelliertes Feld von Leben und Tod, das Leben gebären und Sinn erzeugen kann.

Die reziproke Energie, die Patientinnen und Analytikerinnen durchpulst, wenn sie sich auf das Risiko von Nähe und Verbundenheit eingelassen haben, hat ein großes Veränderungspotential. Der energetische Austauschprozess der interagierenden emotionalen Welten von Analytiker und Patient konstituiert ein gemeinsames dynamisches psychisches Feld. Jung hat immer wieder betont, dass der Arzt genauso in Analyse ist wie der Patient:

> »Er ist ebensosehr Bestandteil des seelischen Vorgangs der Behandlung wie dieser und darum ebensosehr den verwandelnden Einflüssen ausgesetzt wie jener.«[444]

In diesem Veränderungsprozess werden Energien umgewandelt, Kontraktion und Verengung in Ausdehnung und Öffnung überführt. Die liebende Haltung der Analytikerin unterstützt den Prozess, sich innerlich auszuweiten und begrenzende Fesseln zu sprengen, seien es innerpsychische, familiäre oder kollektive. Ziel therapeutischen Arbeitens ist ein energetischer Fluss, ist das Erreichen größtmöglicher Freiheit in der Begegnung, in der ein Anderer als Anderer erkannt und respektiert werden kann, gleichzeitig aber Nähe und intimes Verbundensein zugelassen wird; Ziel ist zu üben, sich nach innen zum Seelenraum zu wenden, und zu lernen, sich nach außen, zur Welt hin zu öffnen.

Das Bewusstsein für dieses Feld und seine somatische Resonanz ist für beide am Prozess Beteiligten von grundlegender Bedeutung. Obwohl ich die Auffassung Jungs teile, dass die analytische Beziehung ein *mixtum compositum* zweier verschiedener Substanzen ist,[445] bleibe ich mir doch mit Emmanuel Levinas bewusst, dass in meiner Beziehung zum Anderen und seinem *Antlitz* eine bleibende Fremdheit bleibt, dass *die Spur des Anderen*[446] letztlich ein Geheimnis und unergründbar ist. Levinas' Menschenbild verweist auf unsere persönliche Verantwortung für den Anderen und auf die Liebe als die Matrix, die schöpferisch sein lässt.

Eros als Heilungsenergie

Diese zwischenmenschliche Energie, die uns als Lebensenergie durchpulst, hat mit Eros zu tun. Für mich ist Eros ein Energiepotential, das zu Resonanzphänomenen führt und Wandlungs- und Heilungsprozesse einleiten kann. Ich fühle mich in der Analyse wie in einen energetischen Stromkreis der Liebe eingebunden, eine zwischenmenschliche Verbundenheit, die Annie Berner-Hürbin so differenziert in ihrem Buch *Eros – Die subtile Energie*[447] beschrieben hat. Ich denke hier auch an den Blickdialog, die einfühlsame empathische Spiegelung, den »Glanz im Auge der Mutter«, wie Kohut dies nannte, der auch im analytischen Raum stützende, ermutigende und bestätigende Funktion hat. Das Auge ist ein Spiegel der Seele und der Austausch subtiler Energieprozesse ist schon bei Platon beschrieben worden.[448] In der Analyse geschieht über den Blickkontakt eine besondere Intensität der Begegnung. Darum halte ich, auch wenn ich mit der Couch arbeite, immer den Augenkontakt aufrecht. Eine meiner Patientinnen, die mich in den ersten Stunden nie anschauen konnte, immer nur zur Seite schaute, beschreibt, was bei diesem Kontakt der Augen, dem Blickdialog, in ihr vorgeht und was sich später dadurch gewandelt hat:

»Dieses Eintauchen in die Augen, es ist, als ob da ein Kosmos in den Augen lebte, der mich eintreten lässt in eine Liebe, die mir Trost, Ruhe, Vertrauen, Zuversicht, Glauben, vor allem Glauben – nicht **schenkt**, das wäre zu kurz; es ist mehr ein Durchfließen, als ob ich mit dem Eintreten in diese Augen in ein Energiefeld trete, das auf mich überfließt, mich durchströmt und die Möglichkeit bietet, mit genau dieser Energie an mein Umfeld anzudocken. Es ist wie ein Katalysator, der meine Teilchen zum Schwingen bringt, neu durchwirbelt, klingen lässt, lockert, in Fluss bringt. Ihre Augen sind Zugang zu diesem Bewegtsein, sind Durchgang zu den Sternen, zu einer Geborgenheit, die mich und all meine Teile umfasst und leise zusammen wie Blätter schwingen lässt.«

Es ist die dynamische Potenz des Eros, die sich hier ausdrückt, ein Lebensprinzip, das belebt und bewegt und zutiefst schöpferisch ist.

In der Traumatherapie ist die liebende Zuwendung die Kraft, mit der das Eingefrorene auftauen, das Vernachlässigte sich entfalten und die Finsternis der Selbstdestruktion erhellt und transformiert werden kann. Ohne eine liebende und mitfühlende Haltung gegenüber unserer Verwundbarkeit durch das Böse können wir diesen Seelenwüsten nicht begegnen. Es braucht den liebenden Blick auf alles Unerlöste, traumatisch Fixierte; es bedarf auch der Liebe, um das durch die Täterintrojekte kontaminierte psychische Energiefeld und »die Pforten der Wahrnehmung«[449], wie William Blake das formulierte, zu reinigen.

Die liebende Haltung ist eine spirituelle Wandlungskraft, eine Seinsweise der Begegnung, keine therapeutische Technik. Sie spürt verschüttete Ressourcen auf, fördert Herzensöffnung, das Abstreifen von einengenden Persona-Hüllen und ein Entwickeln von allem, was sich in einem schmerzlichen Lebensprozess verwickelt und eingewickelt hat. Ich habe oben schon Ferenczi erwähnt, der als Erster darauf verwies, dass ohne Sympathie – heute würden wir den buddhistischen Begriff *compassion*, Mitgefühl, gebrauchen – keine Heilung möglich ist. In diesem Sinn ist Ferenczi ein Vorreiter der Intersubjektivitätsdebatte, die Heilkunst und Liebe als Wesensberührung miteinander verknüpft. Auch die modernen Wirksamkeitsstudien der Psychotherapie halten daran fest, dass Beziehung und Begegnung die relevanten Wirkfaktoren sind, um Möglichkeitsräume zu eröffnen und die quälende Daseinsverlorenheit zu transzendieren.

Die Arbeit der Analyse ist für beide Beteiligten unauflöslich mit Schmerzen verbunden, mit Anstrengung und Erschöpfung, mit Warten, auch mit Angst, Mutlosigkeit und manchmal sogar mit Hass. Diese unheilige affektive Mischung – wenn bewusst gemacht und reflektiert – bewahrt uns als Analytikerinnen und Analytiker vor inflationären Grandiositätsphantasien. Wir sind, auch wenn wir lieben, immer nur *»good enough«*, wie Winnicott sagen würde. Die liebende Zuwendung zu eigenen und fremden schattenhaften Seelenbewegungen, das unerschrockene In-den-Spiegel-Schauen und Gespiegeltwerden, das gemeinsame Sicheinlassen auf einen wechselseitigen Veränderungsprozess, all dies ist ohne Eros, den »Seelenreiniger«, wie er in der Antike genannt wurde, nicht möglich.

Ich denke bei meiner Arbeit oft an das Motto Vergils *Labor omnia vincit*[450], harte Arbeit besiegt alles. Aber bei Vergil heißt es auch: *Omnia vincit amor*[451], die Liebe besiegt alles. In berührender Weise hat eine meiner Analysandinnen, ich nenne sie Paula, im Rückblick auf ihren siebenjährigen Therapieweg mit mir die herkulische Arbeit ihrer Transformation mit dieser Metapher der Arbeit der Liebe beschrieben:

»Ich finde, Liebe hackt den Boden auf, jätet Unkraut, bereitet das Beet, damit die Transformation geschehen kann, und es ist eine verbindende Arbeit, da wird gemeinsam gehackt und gelockert an der Alma Mater oder der Muttererde oder dem Boden, auf dem die Seele wächst. Die Liebe in diesem Sinn hat auch einen Aspekt des Nebeneinanders, des fast beschützenden Zuzweitseins: Da ist noch jemand, der macht die Arbeit mit mir, da ist jemand, der oder die sich um mich, um mein Innerstes kümmert, eine, die mir Mut macht, wenn wieder aus einer tiefen Quelle die Scheiße nach oben quillt, eine, die sich mit mir die Hände dreckig macht und dabeibleibt, auch wenn alles voller Dornenbüsche ist und kriechendes Getier hervorkommt.

Diese Liebe braucht aber ein besonderes Setting, denn es ist entscheidend, wie und wo das gemeinsame Ackern, Beackern, Pflügen und Jäten und Säen stattfindet. Entscheidend ist, dass es auf einer Art Insel des therapeutischen Settings stattfindet, als Zeitinsel im Alltag, die, wenn's chaotisch wird, zum »Promised Land« wird. Es braucht gar kein ganzes Archipel von solchen Inseln, sondern nur so viele, damit das Leben daneben nicht zum Stillstand kommt und die Seele gut atmen kann. Auf dieser Insel hat die Seeleneignerin das Sagen, ihr gehört das beackerte, bearbeitete Land, es ist ihre Scheiße, die die jungen Pflänzchen düngt oder verdorren lässt, auf der Insel der Seeligen.

Es wird eine Zeit kommen, in der sich das Leben der Seeleneignerin um diese Insel zu drehen beginnt, auch ihre anderen Ländereien auf dem Festland werden von ihr begutachtet und zur Insel in Beziehung und Verbindung gebracht. Sie wird darüber nachdenken, was an dieser Liebe anders ist, warum sie so viel transformiert, sie wird versuchen, diese Insel ewig werden zu lassen, weil sie so glücklich ist, endlich eine solche überblickbare Zweierinsel, die ihre eigene ist, gefunden zu haben. Sie wird berührt sein, dass es ihr gelungen ist, die Insel zu teilen und sie dennoch ganz für sich zu haben. Irgendwann wird sie versuchen, die ersten Pflänzchen von der Insel auszugraben und sie in ihre Handtasche zu stecken, um sie anderswo einzupflanzen; wenn sie gedeihen, wird sie die Insel verlassen können, sich bedanken und ihrer eigenen Wege gehen mit einer Tasche voller Samen und Pflanzen und der Gewissheit, dass dort auf der Insel im Verborgenen ein kleines, großes Wunder passiert ist, das sie hat wachsen lassen.«

Die Metapher des Ackers als Bild für den inneren Seelenbereich, den es in der Therapie zu bearbeiten gilt, ist auch von Regine Alegiani[452] in ihrem Rückblick auf die in spätem Alter begonnene analytische Psychotherapie gewählt und sehr stimmig entwickelt worden. Sie erlebte ihre innere Welt zu Beginn der Analyse als karstiges, vernachlässigtes, mit Unkraut überwuchertes Gebilde, das erst in der Therapie bearbeitet wurde. Es galt, Unkraut auszureißen, den Boden zu bewässern, durchzupflügen, zu düngen und eine neue Saat in diesen Acker auszubringen. Auch diese Arbeit des »Beackerns« ist nicht frei von Scheitern und Rückschlägen, denn Missernten und mögliches Unwetter zerstören immer wieder das sorgfältig bearbeitete Land. Da heißt es aushalten, immer wieder von vorn beginnen, nicht aufgeben und Neues probieren, bis sich der eigene Acker als verlässlicher, fruchtbarer Boden erweist. Analytisches Arbeiten und die liebende Präsenz der Therapeutin fördert das Preisgeben unfruchtbarer Daseinsräume, das Zurückgewinnen von verlorenem Boden und das Erwerben größerer Freiheitsgrade in der Lebensgestaltung und Schicksalsbewältigung.

Ich möchte anhand von zwei Fallvignetten skizzieren, wie eine innere Kraft, eine Art *elan vital* (Henri Bergson), vom wahren Selbst gespeist, in der analytischen Beziehung wirkt und einen symbolischen Raum eröffnet, der aus den Engführungen bisherigen Denkens befreit und ein Drittes, eine neue Einstellung, entstehen lässt. Die beiden Beispiele aus meiner Praxis beleuchten den Transformations- und Transzendenzprozess sowohl unter dem Aspekt der Beziehung vom Ich zum Du, von meiner Patientin zu mir als Analytikerin, als auch vom Ich zum Selbst, zu einer Dimension des Numinosen.

Destruktion im Dienst des Werdens: Wege zum Selbst

Die folgende Vignette bebildert auch das alchemistische Wandlungsprinzip der Destruktion im Dienste des Werdens, der Zerstückelung und Neuschöpfung, das sich spontan in der Psyche meiner Patientin konstellierte.

Meine Patientin, ich möchte sie Vera nennen, war schon als Kind zum Opfer sexueller Übergriffe in der Familie geworden. Frühe Störungen in der mütterlichen Affektspiegelung hatten zu einer Bindungsstörung mit eingeschränkten Mentalisierungsmöglichkeiten geführt. In ihrem Selbst hatten sich die häufig entwertenden Botschaften der unmittelbaren Bezugspersonen als ein fremdes Selbst *(alien self*[453]*)* abgebildet, sodass Verhöhnung und Selbstverachtung zu wesentlichen Bestandteilen ihrer inneren Welt wurden. Insuffizienzgefühle und die Unfähigkeit, ihr Selbstwertgefühl zu regulieren, belasteten sie schwer.

Die anderen, die soziale Welt, wurden als bedrohlich erlebt, da das eigene Selbst vulnerabel und gefährdet war. Kompensatorisch perfektionierte sie ihre Anpassungsmechanismen, ihren Gehorsam und Leistungswillen. Im häuslichen Umfeld verkroch sie sich als Kind meist unter den Tisch, um nicht zu »stören«. Die frühen Traumatisierungen hatten ihre Selbstwahrnehmung und ihr Vertrauen in sich und die Welt stark beschädigt; sie fühlte sich in der Gegenwart von Menschen ängstlich gehemmt. Es war ihr nicht möglich, interpersonale Situationen angemessen einzuschätzen; rasch fühlte sie sich bedroht und entwertet und vermochte auch die leiseste Kritik nicht zu ertragen. Die erhöhte Anfälligkeit für Kritik und Selbstzweifel offenbarten die tiefe narzisstische Wunde. Der immerwährende Wunsch nach Anerkennung machte sie äußerst tüchtig im Beruf, verdeckte aber nur unzureichend Gefühle der Selbstentfremdung, inneren Leere und des Selbstverlustes.

Sie kam zu mir in die Analyse wegen suizidaler Impulse, selbstbeschädigender Handlungen, zunehmender Panikattacken und Angstzuständen; sie fühlte sich in ihrer Entwicklung steckengeblieben und wollte aus den paralysierenden Zuständen heraus, in denen sie sich früher zu betrinken pflegte oder Drogen nahm, um sich »wegzumachen«. Diese dysfunktionalen Versuche der Selbstmedikation, um nichts spüren zu müssen, hatte sie bereits vor zehn Jahren »geopfert«, aber die seelische Not hatte nicht aufgehört.

Vera brachte in die erste Sitzung ein kleines rotes Köfferchen mit; sie sprach nur wenig, konnte keinen Blickkontakt halten und stellte sich mit einer Figur vor, die sie diesem Koffer entnahm. »Das bin ich«, sagte sie mit zarter Stimme und gab mir ein kleines Holzfigürchen in die Hände, nackt, das vor allem aus einer Hülle bestand, die ihren Körper, besonders den Bauchbereich, umfing, ein Drahtgestell mit Pergament bezogen.

In den folgenden Stunden erkundete dann diese nackte Holzfigur eine eierschalenähnliche Kugel aus Pappmaché, ein Symbol für ihr Lebensgefühl, nur eine Hülle zu sein.

Unsere therapeutische Arbeit begann mit einer *circumambulatio* des »Hülleseins«, der Leere, des Nichtwissens, was in diesem Innen ist, das sich so oft mit Schwärze füllte. Es war eine Suche nach Iden-

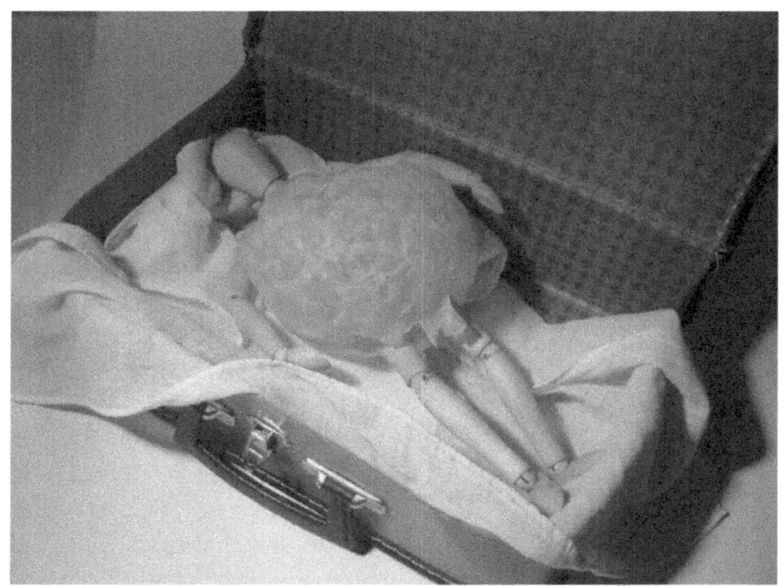

Abb. 4.1

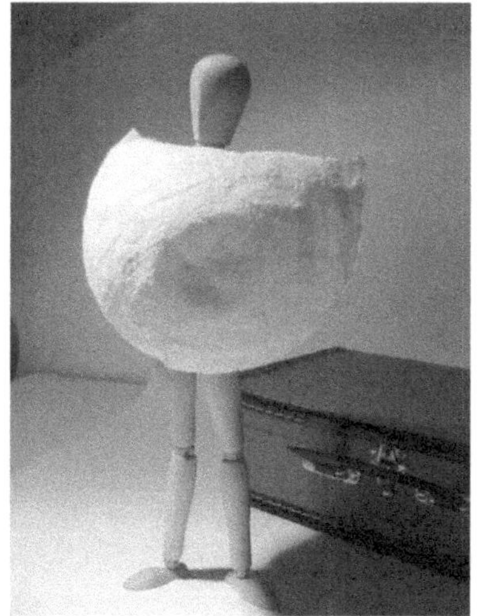

Abb. 4.2

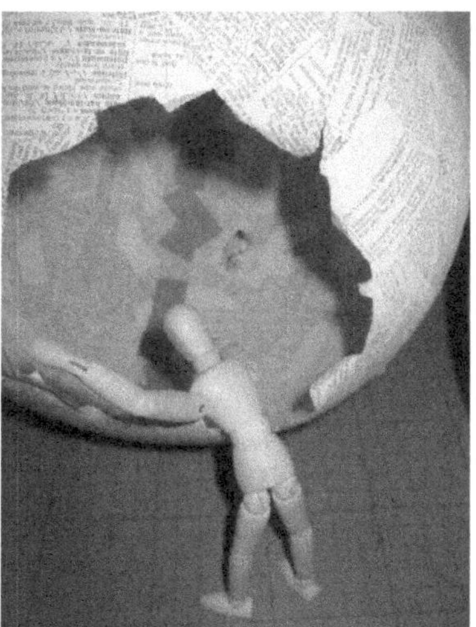

Abb. 4.3

tität, nach ihrem Herzensraum, wer sie denn jenseits der Hülle überhaupt wäre, was ihr Wesen ausmache, denn den sexuellen Missbrauch hatte sie als eine Reduzierung auf Objektsein erlebt.

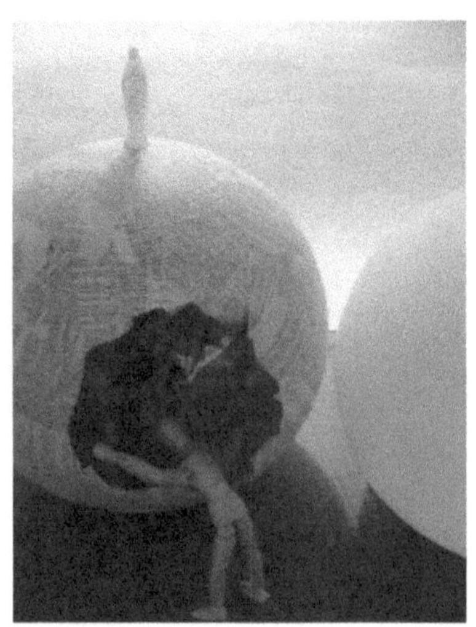

Abb. 4.4

Ein Gefühl für ihre eigene Subjektivität konnte sie als Kind nicht entwickeln. Sie gestaltete die Hülle, explorierte ihr Inneres und wagte ängstlich diesen Blick nach innen in die Leere. Zum Schutz gestaltete sie eine Figur von Maria-Sophia, die wie ein Schutzengel auf der runden Hülle stand und über ihren Prozess wachte (Abb. 4.4).[454]

In der nächsten Stunde brachte sie im Koffer wieder Gegenstände mit: einen Roboter, einen Krieger mit Schwert, eine Clownsnase und einen Zitronenfalter in einer Schachtel. Sie erklärte nicht, welche symbolische Bedeutung diese Dinge in ihrem Lebenskontext hatten. Ihr war nur wichtig, dass ich alles anschaute. Die Welt der persönlichen Dinge, ihr »Lebensstrandgut«, wie sie es nannte, erschloss sich mir erst allmählich. Sie erfand und gestaltete sich Figuren, schlüpfte in diese Formen und Objekte wie in Kleider, um sich in ihnen zu finden; alle Dinge und Objekte hatten ein Eigenleben, waren Hüter der Erinnerungen und beschützten sie vor dem Verlorengehen in quälenden Gedankenwelten. Für sie waren die Dinge nicht einfach leblose Gegenstände, nein, sie sprachen zu ihr, blickten sie an, vermittelten ihr durch ihre Materialität eine sichernde Erdung, eine Anbindung an die Wirklichkeit, zu der sie ein gespaltenes Verhältnis hatte. Sie konnte mit Rilke sagen:

> »Die Dinge singen hör ich so gern. Ihr rührt sie an: sie sind starr und stumm. Ihr bringt mir alle die Dinge um.«[455]

Ich habe mich schon oft gefragt, ob das Fehlen introjizierter guter Objekte, die mangelnde Verinnerlichung positiv besetzter Beziehungserfahrungen mit Menschen, kompensatorisch die Besetzung von realen Objekten fördert und einen speziell beseelten Bezug zur Materie und zum kollektiven Unbewussten ermöglicht. Für Vera und ihre Sammelleidenschaft schien mir das sehr deutlich, aber ich erinnere mich auch an andere traumatisierte Patienten, die ebenfalls eine auffällige Beziehung zu den Dingen entwickelten und eine subtile psychische Durchlässigkeit besaßen, ohne klare Trennung zwischen Subjekt und Objekt.

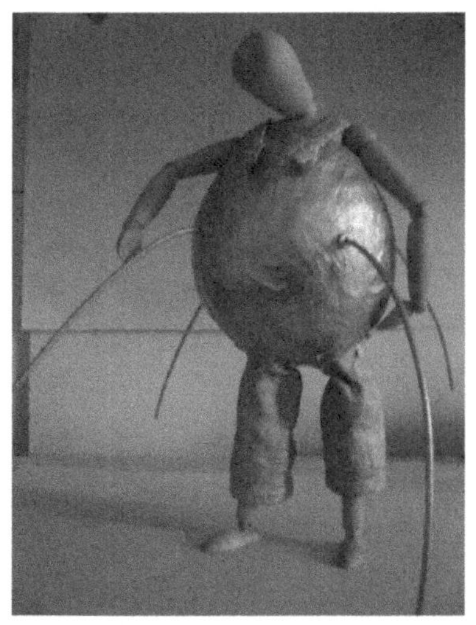

Abb. 4.5

Manchmal hatte ich den Eindruck, dass Vera wie ein Schattenwesen durch eine Dämmerungszone schwebte, ein menschlicher Sputnik, verloren zwischen den Welten. Sie selbst gestaltete sich auch in ihrem grenzgängerischen Sein als »Sputnik« und erklärte:

»Der Sputnik ist ein steuerloses Geschöpf, erschaffen aus Traummetall, verloren zwischen Erde und Himmel, nirgends herkommend, nirgends hingehend; Zeit und Raum existieren in dieser Galaxie nicht – ein großes Verlorengehen in einem Meer von leuchtenden, bedeutungsbesitzenden Punkten, welche das Schlingern dieses Sputniks traurig begleiten.«

Sie beschreibt ihre Innenwelt als ein All, in dem Fragmente, die einmal ein Ganzes bildeten, nun zersplittert herumschweben. Die Metapher des unendlichen leeren Raumes war in der Analyse oft ein Thema, das Wechselspiel von Form und Leere (auch ein Kernthema des buddhistischen Herzsutras), von »schaukelndem Nichts«, in dem sich das Leben nicht fassen lässt. Ich dachte oft an Jerome S. Bernsteins[456] Beschreibungen von *»Borderlanders«*, Grenzgängern, die das Schicksal in eine transrationale Realität hineingestoßen hat. Diese transrationale Realität war für Vera wirklicher als die Alltagsrealität, in der sie zwar roboterhaft funktionierte, aber nicht wirklich angekommen war.

Vera erlebte sich wie ausgespannt zwischen unvereinbar scheinenden Gegensätzen, oft in einem Zustand höchster Anspannung und Unsicherheit. Sie fühlte das als ein In-der-Mitte-Auseinanderbrechen, ein Gefühl, als wenn sie von Himmel und Hölle gleichzeitig an beiden Enden gezogen würde. Ihre Angst, völlig zu fragmentieren, war groß, und in ihrer abgrundtiefen Verzweiflung blieb ihr keine andere Wahl, als sich allem, was aus dem Unbewussten andrängte, zu überlassen. Mich hat immer wieder erstaunt, wie tief verankert das Wissen um eine *enantiodromia* in ihr war.

»Wenn dieses absolute Verloren- und Verlassensein so tief in mich greift, der Schmerz unerträglich wird und ich mich fallen lasse in dieses Unbegreifliche, werde ich aufgefangen von einer Entschlossenheit, einer Energie, die aus tiefster, unergründlicher, unauffindbarer Quelle kommt und mich mir zurückgibt, nackt, unverfälscht, unbestechlich, unangreifbar, zutiefst überzeugt und ausgerichtet.«

Sie beschrieb dieses Erleben, als ob sie innerlich geführt würde, und in mir tauchte das Bild von Hermes auf, dem Götterboten, Schutzgott der Reisenden und *Psychopompos* (Seelenführer). Hier sorgte er dafür, dass Vera wieder eine innerpsychische Balance fand und die Verwirrung sich ordnete.

Vera ist eine Grenzgängerin; Liminalität gehört zu ihrem Wesen, und im Medium der mythopoetischen Imagination ist sie zu Hause. Ihr Problem bestand darin, Worte für ihr Erleben zu finden. Da sie sich niemandem bisher anvertraut hatte, fragte sie sich oft, ob sie verrückt sei. Sie war wie getrieben von einem unglaublichen inneren Drang, Bilder und Skulpturen von diesem Schwellenzustand zwischen den Welten zu gestalten. Für mich war ganz offensichtlich, dass für diese drängende kreative Schöpfungskraft nicht das Ich verantwortlich war, sondern das Selbst.

Die Analyse wurde für sie ungeheuer wichtig. Wir arbeiteten sehr intensiv miteinander, denn ihr Heilwerden hing davon ab, dem Symbolischen Raum zu geben, es in unser Beziehungsfeld einzuladen. Erst wenn sie innere Bilder in dreidimensionale Formen umsetzen konnte, erst dann konnte sie das Ausmaß ihrer Traumatisierung spüren und zu den verschütteten Emotionen Zugang finden, die sonst nur als flüchtige schemenhafte Erinnerungsfetzen durch ihre Psyche geisterten.

Oft musste sie bei der Arbeit an ihren Skulpturen heftig weinen, aber sie verstand nicht, was in ihr vorging. Die Reflexion des Gestalteten war ihr erst möglich, wenn sie das Objekt in die Analyse brachte und wir es gemeinsam betrachteten. Erst durch die empathisch-introspektive Erforschung des Gestaltungsprozesses kamen Denken und Fühlen zusammen, und sie konnte sich wieder als ein »Ganzes« fühlen. Sie beschrieb das so:

»Es ist, als ob Ihr Annehmen der dargebrachten Objekte, Ihr vertrauensvolles Hinnehmen dieser Objekte, mich zeitgleich zu den wahren Teilen in mir führt, mir diese zu schauen gibt und ich sie benennen kann.«

Vera hatte nicht nur Einsichten in ihre eigene Komplexlandschaft und den Zusammenhang ihrer verschiedenen Emotionen, Denkmuster und affektiven Ausbrüche gewonnen, sie ließ sich, noch zögernd, aber mutig, auf vorsichtige Kontakte mit den Menschen ihrer Umwelt ein, um ihre schmerzliche soziale Isolation zu durchbrechen.

Im Laufe dieser mehrjährigen Analyse wandelte sich Veras starre Hülle »zu einer dehnbaren Membran, einer dünnen Haut«, wie sie das formulierte. Das Opfern der rigiden Persona-Hülle und der Prozess des Werdens machten aber große Angst. Sie fühlte sich plötzlich schutzlos und verloren ohne die vertraute Hülle. »Was, wenn dieses unbekannte Innen doch nur Leere, ein Nichts ist?«, fragte sie zweifelnd. Dann aber glomm wieder ein Funke Hoffnung auf. Vera sprach vom Fluidum »Zuversicht«, das sie aus dem Gleiten in bodenlose Verlorenheit erlöste.

In dieser Analyse erlebte ich besonders deutlich, wie heilungsfördernd die kopernikanische, relationale Wendung der Psychoanalyse ist. Erst die resonante ganzheitliche affektive Erfahrung macht es möglich, wieder in Einklang mit sich selbst zu kommen. Verständnis und Einsicht ohne das Feuer der Liebe vermögen nicht zu heilen – das war schon die Botschaft von Ferenczi. Erst die Resonanzbeziehung, ein Beziehungsmodus der auf Gegenseitigkeit – trotz des asymmetrischen Charakters der analytischen Situation – und wechselseitiger Antwortbereitschaft gründet, ermöglicht Wandlungsprozesse im analytischen Paar. Ohne *Eros* und das Wirken der Transzendenten Funktion wären das achtsame Verweilen in Resonanz, die zaghafte Herzensöffnung Veras nicht möglich geworden.

Vera schaute mich mit großen Augen an, wenn ich ihr eine Decke reichte, zeigte sich berührt und erlebte das Zudecken als

Schutz, damit keiner der Seelenteile verloren gehe. Ich war erschüttert und trauerte mit ihr, wenn sie unter heftigem Weinen von ihrer tiefen Sehnsucht sprach, ein »richtiger Mensch« werden zu wollen. Sie wagte langsam, sich das Wünschen zu erlauben, und begann ganz aufgeregt, über »die Möglichkeit des Unmöglichen« zu sprechen, erzählte von einem Augenblick, in dem sie mutig »mit grandioser Geste alle Zweifel vom Fragenhimmel wischte; in diesem Moment war ich ganz ›ich‹ und ›alles‹ gleichzeitig«.

Nach solchen Quantensprüngen wachsenden Lebensmuts wollte sie sich hinauswagen auf ihren noch gefrorenen Lebenssee; nach Erfahrungen des in der Tiefe Gesehen- und Angenommenwerdens fühlte sie sich bereit, den Abstieg in die Dunkelheiten ihrer Seelenlandschaft zu wagen. Sie riskierte das Zusammenbrechen aller Strukturen, die sie bis jetzt zusammengehalten hatten, einen *nigredo*-Zustand der *putrefactio.*

Vera begann, ihre Träume zu erinnern. Sie träumte, dass sie eine blutige Babyleiche in der Tasche trage und sie die Mörderin sei. Heimlich schreibt sie das Mordgeständnis auf einen Notizzettel, hat dann aber Angst vor dem Entdecktwerden. Noch im Traum wächst plötzlich eine große Verunsicherung, ob sie einen Mann umgebracht habe oder ein Baby. Nach Träumen, in denen es immer um Leben und Tod ging, wachte sie auf mit dem Gefühl des Unheimlichen, als ob jemand im Zimmer sei, eine Präsenz von etwas Bedrohlichem, und sie musste sich vergewissern, das sich weder im Schrank noch unter dem Bett eine gefährliche Gestalt verberge. Sie begann, sich intensiv mit ihrer eigenen Schattenwelt auseinanderzusetzen, beobachtete ihren Körperschatten, wie er sie lautlos begleitete, und verkörperte diesen Schatten in einer lebensgroßen schwarzen Figur, die ihr verfolgend »aufhockte«.

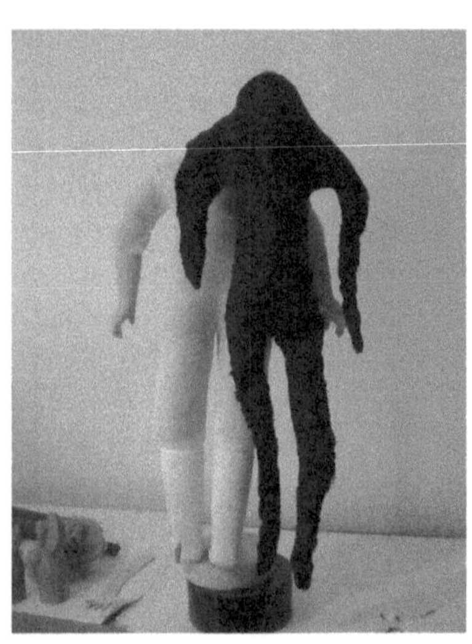

Abb. 4.6

Das Eintauchen ins Schattenland hob schmerzliche Erinnerungen aus dem Dunkel des Vergessens: Kellerszenen, Gefangensein im gierigen, lüsternen Blick des Missbrauchers und den begehrlichen Händen, die nach ihr greifen. Sie erklärte: »Das Fleisch wurde weggegriffen, Knochen sind mir geblieben, tragen mich durch mein Leben. Ich bin nur noch fleischlose Hülle, ein Knochengerüst, das verzweifelt versucht, aus der beengenden Hülle herauszukrabbeln.«

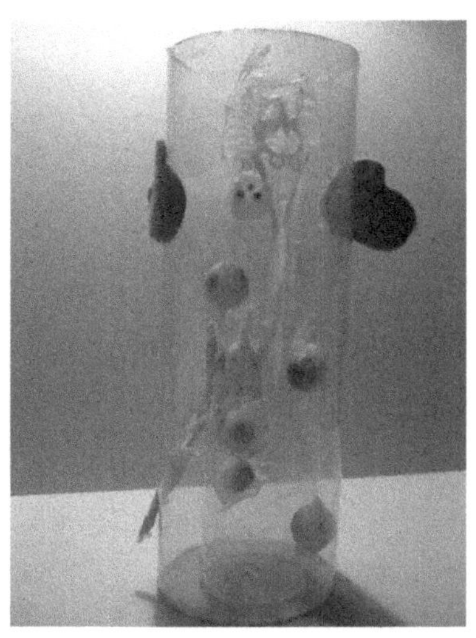

Abb. 4.7

Nach solchen Flashbacks zog es sie wie getrieben in den Keller, sie riss einer Puppe alle Glieder heraus, zerschnitt die Arme und Beine und zertrümmerte mit einem Hammer zuletzt noch den Kopf. Gewesenes zu zerstören und zu zerreißen, war für sie Rache, Beschämung und Befreiung in einem, und als sie auf die Verlorenheit dieser Fragmente, die einmal ein Ganzes waren, schaute, weinte sie. Sie sprach in der Therapie von ihrer ohnmächtigen Wut über die eigene Versehrtheit, davon, wie sie sich selber schlug, bis ihre Arme so sehr schmerzten, dass sie nichts mehr halten konnten. Und dann kam ihr der Einfall, dass sie im Zerstückeln und Zerschneiden die Glieder von ihrem Schmerz erlöste, dass sie diese beweglich machte und aus ihrer langen Gefangenschaft der Paralyse endlich befreite. Dann nahm sie im Keller einen Faden und mit großer Sorgfalt, fast ungläubig, was sie da tat, reihte sie vorsichtig die zerstückelten Puppenglieder auf den Faden, ihren Lebensfaden, und fügte wieder zusammen, was eins werden wollte, hörte förmlich den Aufschrei der ungeliebten Teile, dass sie wieder zusammengehalten werden wollten. Vera erklärte, dass sie sich auf diese Reinszenierung des Grausamen erst einlassen, selber zur Zerstörerin werden müsse, um das Zerstörte zu »begreifen«, Kontakt damit aufzunehmen, es anzusehen, zu befühlen und als Wirklichkeit anzunehmen. Sie müsse zuerst noch einmal zusammen mit diesen Fragmenten zerfallen, um sie dann im liebevollen Beschauen und Berühren, im mühseligen Zusammenfädeln wieder »heil«, wieder ganz zu machen.

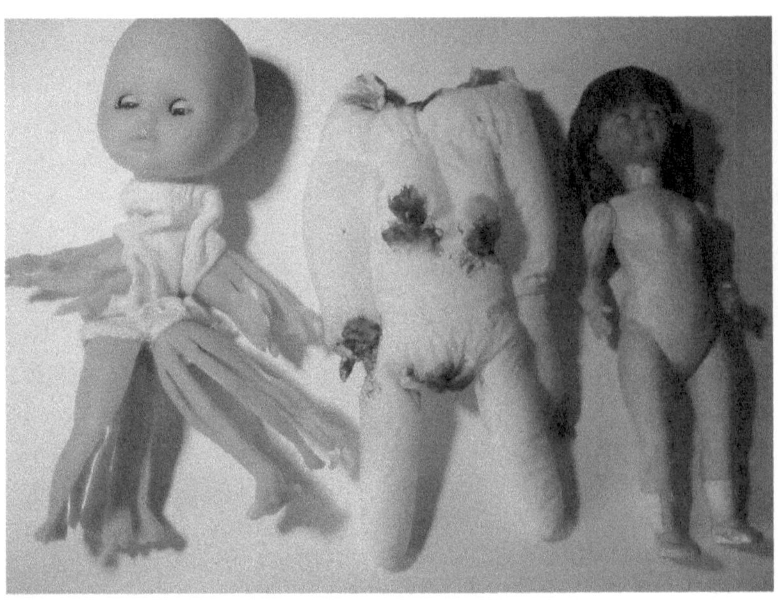

Abb. 4.8

In der nächsten Stunde brachte sie im roten Köfferchen das verkrüppelte Püppchen mit und legte es mir in den Schoß, ganz sachte, damit ich es ansehe und annehme in seinem Sosein. In diesem mir Anvertrauen der Dinge, in dieser Art, sich zu zeigen und in den Prozess einzubringen, konnte sie Vergangenes aufheben und bewahren. Auf diese Weise konstellierte sich für ihre zerschundene Seele Heilendes. Nach dieser Stunde formulierte sie:

»Erst in diesem Zusammenspiel von Schrecken und Trost kann mein leidendes-brüllendes Leersein-Tier ruhig werden. Es wird in wahrhaft schrecklicher Geburt, in Todeskampf, in hilflosem, abgrundtiefem Zerschlagenwerden angenommen, befreit, ins Dasein entlassen.«

Erst jetzt gelang es ihr, die selbstzerstörerischen Hass-Impulse in einen empathischeren Selbstbezug zu verwandeln und das verletzte, verängstigte einsame Kind aus den furchtbaren Szenen im Keller und auf dem Dachboden zu befreien, es in die Arme zu nehmen, zu wärmen, ihm zuzusprechen und Schutz zu gewähren. Von diesen inneren Bildern ging eine große Energie aus, die ihr half, deutlicher zu sehen, was ihre Seele brauchte, um die dissoziativen Zustände zu überwinden. Die Bilder verwiesen nicht nur auf die traumatische Vergangenheit, sondern auch auf eine Zukunft, wie sie werden könnte.

Zu einem späteren Zeitpunkt ihrer analytischen Reise tauchten numinose Bilder von großer emotionaler Intensität auf, die sie nicht in Worte fassen konnte und darum ihren inneren bewegenden Erfahrungen Materialität verschaffen musste. Sie gestaltete die »Pelzmadonna« mit dem blausamtenen Marienmantel, nähte einen Rosenkranz um den Samt und legte in ihre Arme die geflickte Puppe, eingewickelt wie ein wundes »Fatschenkind«[457]. In Veras archetypischer Übertragung verkörperte ich für sie die Pelzmadonna (auf meiner analytischen Couch liegt eine Pelzdecke), die ihr verletztes Selbst liebend und schützend umfing. Wenn sie auf mich als Analytikerin den Archetyp des Selbst übertrug, wurde unser Beziehungsfeld numinos aufgeladen. Der auftauchende Madonna-Archetyp wurde für sie zu einem transpersonalen Gefäß, in dem ihr verwundetes Selbst heilen konnte. Eine reduktive Interpretation dieser Symbolbildung im Rahmen der Objektbeziehungstheorie (als eine Kompensation für die abwesende Mutter) würde der spirituellen Dimension dieses Prozesses nicht gerecht.

Vera machte eine zutiefst erschütternde Erfahrung, als in unserer gemeinsamen Arbeit an den Themen Leiden, Opfer, Erlösung, Sehnsucht nach Transzendenz das Symbol des Kreuzes auftauchte und sie die Vision entwickelte, den Christus vom Kreuz zu nehmen, weil sie sein starres Aufgehängtsein nicht ertragen konnte. Zu sehr spiegelte der Christus am Kreuz ihre eigene Erstarrung. Seit sie ein Kind und alt genug war, um mit der Mutter in die Kirche zu gehen, hatte sie nicht verstehen können, wie man einen Menschen an ein Kreuz nageln kann. Die Frage nach dem »Warum« quälte sie auch heute noch. Sie ging in eine Brockenstube, eine Art Flohmarkt, und kaufte dort ein großes massives Kruzifix, löste den gekreuzigten Christus vom Kreuz und zersägte ihn in viele kleine Stücke. Dann bohrte sie feine Löcher in die Glieder, führte einen Faden hindurch und fügte schließlich alle zerstückelten Teile wieder zu einem beweglichen Ganzen zusammen.

Vera berichtete mir, dass sie vor dem Zersägen, als die Christus-Figur vor ihr auf einem weißen Blatt Papier lag, einen unbeschreiblichen Moment inniger Identifikation mit dem toten Jesus empfand, fast wie ein Déjà-vu. Sie sprach mit sanfter Stimme:

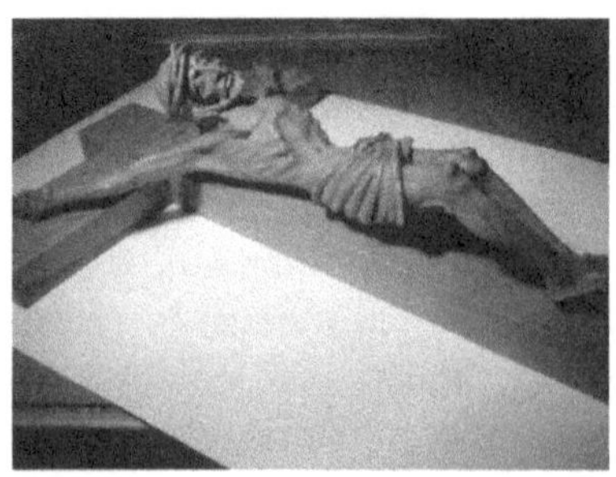

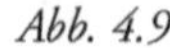

Abb. 4.9

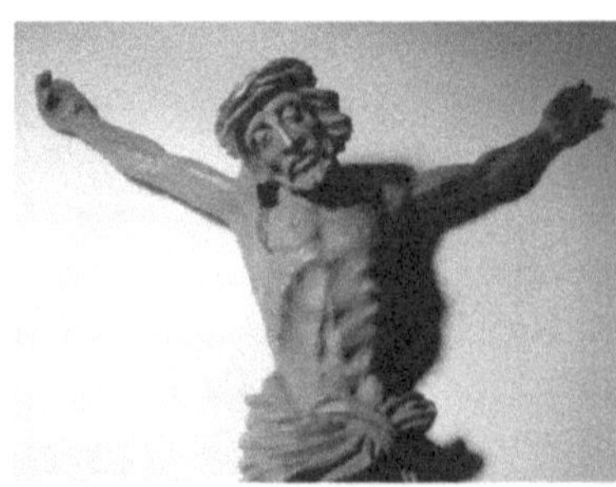

Abb. 4.10

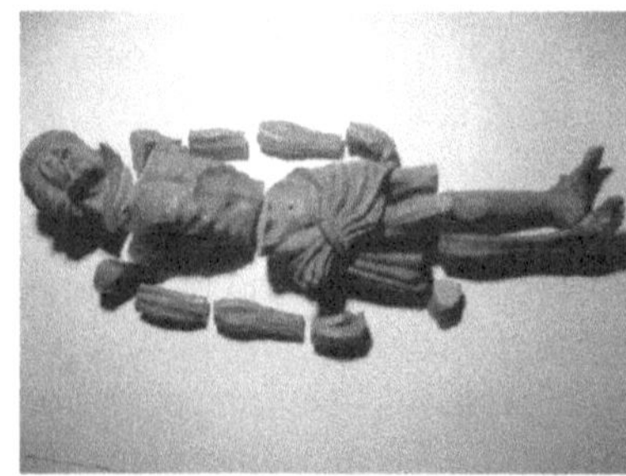

Abb. 4.11

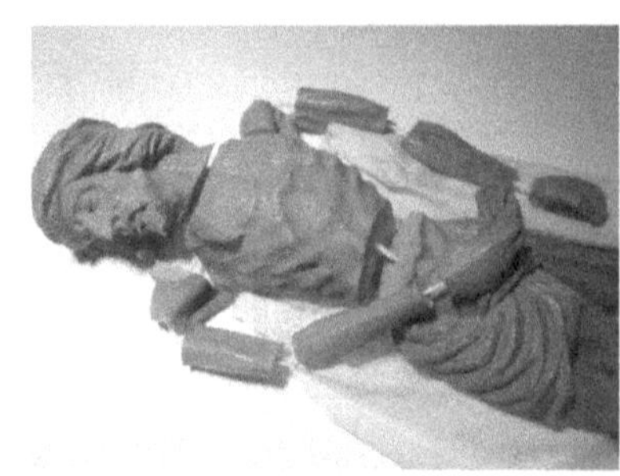

Abb. 4.12

»Wir haben beide trotzdem große Angst vor dem, was kommen muss. Ich beschaue ihn mit schmerzerfülltem Weinen, ich zersäge mit zittrigem Vertrauen und größter Ehrfurcht und binde zusammen in tiefstem Alleinsein. Zwei Nächte lang, menschenfernes, ergebenes, besinnliches, sicheres Handwerkeln. Welch überwältigende Bestürzung, als dann die beweglichen Holzglieder voller Leben in meinen Händen liegen.«

Mit Blick auf diesen anderen, »lebendigen« Jesus sagte sie: »Erst jetzt ist er erlöst, kann endlich umarmen und hat das Kreuz überwunden.«

Dies war Veras Art und Weise, mit den archetypischen Energien umzugehen, die durch ihre Konfrontation mit dem Schatten freigesetzt wurden. Ich erlebte, wie ihre Auseinandersetzung mit den Inhalten ihres Unbewussten sie mit kreativen spirituellen Kräften ihrer Seele in Berührung brachte, zu denen sie vorher keinen Zugang gehabt hatte. Ihre seelische Entwicklung verdeutlichte, dass Ganzheit, Selbsterkenntnis und Bewusstseinserweiterung einen Differenzierungsprozess voraussetzen.

Die archetypische Energie, die unseren Beziehungsraum durchpulste, umfasste uns beide und eröffnete einen Möglichkeitsraum, reich gefüllt mit Bildern, Metaphern und Symbolen. Das energetische Feld war dicht, fast vibrierend. In dem gemeinsam geteilten imaginativen Raum stiegen in uns spontan die gleichen Bilder auf. Das Durcharbeiten dieser Imaginationen war eine große Hilfe im Reflexionsprozess. Ich erinnere mich an eine Sitzung, in der sie zu erklären versuchte, warum sie in Zuständen großer innerer Verlassenheit das unwiderstehliche Bedürfnis verspürte, meine Stimme zu hören, dass ich nur einen einzigen Satz sagen müsse und sie könne sich wieder beruhigen. Während sie sprach, kamen mir die Worte aus der römisch-katholischen Liturgie in den Sinn: »Aber sprich nur ein Wort, so wird meine Seele gesund.« Bevor ich diesen Gedanken zu Ende denken konnte, zitierte sie nicht ohne eine gewisse Scham und Scheu genau diesen Satz, weil ihr bewusst wurde, welch numinoses Heilungsvertrauen sie auf mich übertrug und auszusprechen wagte.

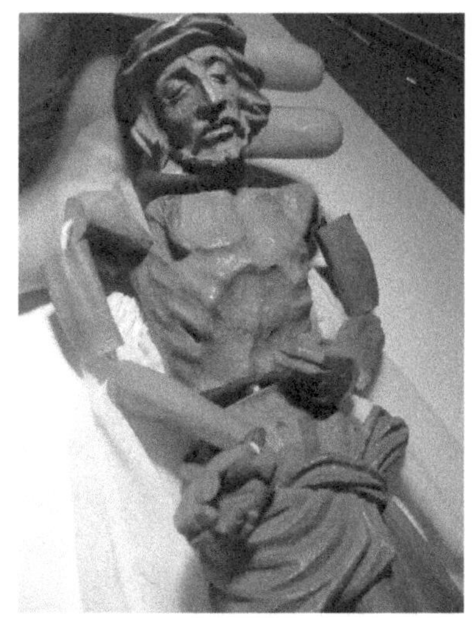

Abb. 4.13

Nach meinem Verständnis war die konstellierte Transzendente Funktion eine Wegbahnung zum Selbst. Wir erlebten viele synchronistische Momente und resonantes, empathisches Mitschwingen. Ich fühlte mich aber auch traumatisch infiziert, wenn ich mit dem in Berührung kam, was Schwartz-Salant die *»mad parts of sane people«*[458], die verrückten Teile gesunder Menschen, nannte, wenn ich in ihren Verzweiflungsstrudel geriet und ihre suizidalen Phantasien mich schreckten. Tröstend fand ich hier Jungs Aussage, dass immer dann, wenn wir uns der seelischen Not unserer Patienten annehmen, wir uns auch den bedrängenden Inhalten des Unbewussten und deren Induktionswirkung aussetzen.[459] Jung schreibt: »[…] mit der unbewußten Infektion ist eine nicht zu unterschätzende therapeutische Möglichkeit gegeben […].«[460] Ich bin davon überzeugt, dass mein emotionales Affiziertsein unsere Arbeit nährte, die Beziehung vertiefte, sodass Vera sich der archetypischen Welt auf heilsame Weise öffnen konnte. Sie vermochte immer mehr, mit ihrem unverletzten, wahren Kern in Kontakt zu kommen, und aus dieser Quelle sprudelten durch das Wirken der Transzendenten Funktion eine Fülle von archetypischen Wandlungssymbolen, die den Heilungs- und Integrationsprozess abgespaltener Persönlichkeitsanteile unterstützten.

Die Transzendente Funktion manifestierte sich auf ähnliche Weise in meiner therapeutischen Arbeit mit Kathy, auf die ich weiter unten noch ausführlicher eingehen werde.

Unsere langjährige Arbeit war von Anfang an durch eine traumatische Bindungsthematik (Verlassenheit, Missbrauch, Krieg, Verfolgung, Verlust der Heimat) geprägt. Als sie mit mir Kontakt aufnahm, befand sich Kathy, wie ich sie nennen möchte, in einer seelisch so desolaten Situation, dass sie glaubte, ohne eine enge Bindung an mich als ihre Analytikerin nicht weiterleben zu können. Intuitiv wusste sie aufgrund ihrer massiven Deprivationserfahrungen, dass es für sie Heilung nur *durch Beziehung* geben könnte.

Kathy hatte massive Abhängigkeitsbedürfnisse, die dem Anklammern eines Kleinkindes ähnelten. Ich dachte an Jungs Beschreibungen dieses »verzweifelten Anklammerns« an den behandelnden Arzt, das »wie die Fangarme eines Octopus«[461] sei. Für Kathy war diese Form von Bindung überlebensnotwendig, denn in ihrer Mutterbeziehung hatte sie kein wirkliches »Halten« erleben können. Sie klammerte sich in der Übertragung an mich, weil sie unter einem großen Zwang stand, eine veränderte Einstellung zum Leben und zu ihrem Körper zu gewinnen. Jung hat die Abhängigkeit vom Analytiker als »einer unentbehrlichen und zum Leben absolut notwendigen Figur«[462] nicht konkretistisch-reduktiv als infantil gedeutet, sondern konstruktiv, als metaphorischer Ausdruck einer Notlage. Erst die Frage nach Sinn und Zweck des der Übertragung zugrunde liegenden Veränderungswunsches verschafft Einsicht in das Wirken der Transzendenten Funktion, die sich in diesem Beziehungsgeschehen manifestiert. Ich spürte, dass Kathy ihre heftigen Übertragungsgefühle aushalten musste, bis sie sich von mir gehalten wusste. Auch ihre Idealisierungen hatten Sinn und mussten respektiert statt abgewehrt werden. Kathy hatte aufgrund ihrer sequentiellen Traumatisierungen nie verlässliches Dasein, Geborgenheit und Sicherheit erleben dürfen.

Auf die Idealisierung folgte eine extrem negative Übertragungsphase, die vor allem durch Aggression, Wut und Entwertung geprägt war und mich oft an die Grenze des Aushaltbaren brachte. Kathys Hin- und Herpendeln zwischen Idealisierung und Dämonisierung meiner Person – charakteristisch für die Dynamik der Transzendenten Funktion – vermochte ich besser zu ertragen, wenn ich mich auf meine Überzeugung verließ, dass die leidenschaftlichen, gegenläufigen Emotionen im intersubjektiven Feld Voraussetzung für den Wandlungsprozess sind. Der Prozess stabiler Vertrauensbildung war ungeheuer lang, steinig und schmerzlich für uns beide, aber die Transzendente Funktion hatte einen Reifungsprozess angestoßen, der ihrem Selbst- und Weltbezug eine neue Tiefendimension gab. Kathy hat sich der schwierigen und bedrohlichen Aufgabe gestellt, lieben zu lernen. Die Analyse ist, wie die Liebe, ein Reifungsprozess und lieben lernen eine schwierige Aufgabe, wie Rilke es so berührend im Brief an einen jungen Dichter beschrieben hat: »Liebhaben von Mensch zu Mensch: das ist vielleicht das Schwerste, was uns aufgegeben ist, das Äußerste, die letzte Probe und Prüfung […].«[463]

Manchmal steckten wir beide fest in einem *nigredo*-Zustand, in dem sich nichts zu bewegen schien, aber wir hielten durch – im Vertrauen darauf, dass die Stagnation sich auflösen und die Heilungsenergie wieder in Fluss kommen würde. So entstand in den langen Jahren unserer Arbeit ein verlässlicher *container*. Seelische *container* haben eine elastische, flexible Membran und ermöglichen mehr als nur »korrektive emotionale Erfahrungen«. Kathy und ich haben uns bewusst dieser anderen Dimension, dem sogenannten »Dritten«, ausgesetzt, die auf uns beide prägend wirkte. Ich erlebte es als hilfreich, meine Aufmerksamkeit nicht nur auf den Inhalt dessen, was verbal ausgedrückt wurde, zu richten, sondern auch das konstellierte Feld und die in mir auftauchenden Phantasien und körperlichen Reaktionen genau zu beobachten, zu symbolisieren und für unseren Prozess durch Spiegelung fruchtbar werden zu lassen. Es war nicht immer leicht, die richtige Balance zu finden zwischen verbindlichem Sicheinlassen, Nähe, ohne zu verschmelzen, und reflektierendem Beobachten ohne emotionale Distanziertheit. Über lange Strecken in dieser Analyse durfte ich kein Wort sprechen, musste aber immer wach und präsent bleiben, eine Zeugin ihrer »Inszenierungen«. Sie saß nämlich immer auf dem Boden und

»baute« mit Gegenständen aus meinem Praxisraum ihre innere Welt, erfand sich Rituale zum Ausagieren ihrer Trauer und Wut, »spielte« Begegnungen mit verschütteten und begrabenen Persönlichkeitsanteilen im imaginativen Dialog.

Ich habe in dieser Therapie sehr viel über desorganisierte Bindungsmuster gelernt, aber auch über das intersubjektive Feld, in das wir bewusst oder unbewusst eingebunden sind und das den gegenseitigen Wandlungsprozess mitgestaltet. Die Arbeit mit den archetypischen Kräften, die Kathys Innenwelt terrorisierten und unser Beziehungsfeld manchmal zu vergiften drohten, war extrem herausfordernd. Meine therapeutische »Nierenfunktion« war gefragt, das toxische Material in meiner eigenen Psyche zu entgiften, um es Kathy in gereinigter Form zur Integration zurückzugeben. Ich war für supervisorische Begleitung in dieser schweren Zeit sehr dankbar, denn traumatherapeutische Arbeit bedarf der supervisorischen Unterstützung, um mit dem aufgeheizten Beziehungsfeld gut umzugehen und nicht vom Feuer der Emotionen verbrannt zu werden. Durch unsere gemeinsame dornenreiche Arbeit gelang es Kathy, ihre Seelenwüste in einen Garten zu verwandeln und andere Menschen einzulassen, ohne Verlassenwerden zu fürchten.

Die Prozessverläufe meiner Traumatherapien machen deutlich, dass die Transzendente Funktion nicht nur intrapsychisch wirkt, sondern auch im analytischen Beziehungsfeld durch Übertragungsprozesse evoziert und aktiviert wird.[464]

9. Wandlungsprozesse

Vom Chaos zu neuer Ordnung

> *... es scheint, daß alles Wahre sich wandelt und daß nur das Sich-Wandelnde wahr bleibt.*
> C. G. JUNG[465]

Posttraumatische Zustände sind Ungleichgewichtszustände, und die drängende Frage, wie solche Zustände wieder stabilisiert werden können, ist zentral in der Traumatherapie.

Wandlung, Veränderung, Erneuerung, Neustrukturierung – Transformation und Transmutation – sind wichtige Themen, wenn es darum geht, ein Trauma nicht nur zu *über*leben, sondern nach den Einengungen und Fixierungen wieder Schritte ins Offene zu wagen und der Seele Raum zu geben. Dabei interessierte mich besonders die Frage, wie es nach den selbstquälerischen Konflikten in der *nigredo* zu den manchmal zu beobachtbaren eruptiven Bewusstseinssprüngen kommen kann, in denen die Grenzen des bisherigen traumatisierten Zustands überschritten, überstiegen (transzendiert) werden können. Ich habe in der langjährigen Begleitung von leidenden Menschen erfahren, dass wir zu Selbsttranszendenz fähig sind, zu einer Ausweitung unseres Ich zugunsten einer freieren und über uns hinausweisenden Sicht auf uns selbst und das Ganze.

Meine analytische Haltung gründet in der Auffassung, dass selbst am dunkelsten Pol der *nigredo* die Dialektik von Sein und Werden wirken kann. Für Jung rührt die notwendige psychische Energie, die es für solche Wachstumsprozesse braucht, von der Spannung und Oszillation der Gegensätze her. Transzendierungsprozesse sind mythologisch als Wiedergeburt und Erneuerung beschrieben worden und auch in den symbolischen Prozeduren alchemistischer Prozesse aufzufinden. Alte Strukturen und Seinsweisen zerfallen und neue Muster entstehen. Im alchemistischen

Stadium der *calcinatio* wird alles Unwesentliche verbrannt – ein Prozess notwendiger Reinigung, der als Voraussetzung gilt für die späteren Stadien der *solutio, sublimatio* und *albedo.*

In meinem Bemühen, das Unverstehbare dieses Wandlungsgeschehens zu verstehen, habe ich mich den Erkenntnissen der »Chaostheorie«, der »Emergenztheorie« und der »Theorie komplexer, adaptiver Systeme« zugewandt, in der Hoffnung, plötzliche unerwartete seelische Wandlungsprozesse, die sich linearem Denken entziehen, in anderem Licht zu sehen. Wichtig geworden ist mir auch die Theorie der Selbstorganisation von nicht linearen Systemdynamiken offener Systeme, eine Form dynamischer Regulation, die Entwicklungsprozesse ermöglicht, die sich auch als Metamorphose beschreiben lassen. Angewandt auf traumatische Prozesse bedeutet dies, dass Systeme, die durch Reizüberflutung (zum Beispiel traumatischer Schock) zusammengebrochen sind und chaotisch handlungsunfähig werden, trotzdem in der Lage sind, sich zu reorganisieren, und zwar auf einer höheren Ebene. Es entstehen immer neue Organisationsformen, sobald ein System durch hohe Energiezufuhr zu einem »Bifurkationspunkt« gelangt, zu einem Punkt kritischer Instabilität.[466] Dann kippt das System in eine andere Form um, es erneuert und stabilisiert sich, was von Steven Johnson mit dem Begriff der Emergenz beschrieben wird: ein Wandel von einem niedrigeren zu einem höheren Funktionsniveau.[467]

Ich erinnere mich an einen Vortrag des jungianischen Kollegen George Hogenson[468] auf einer Konferenz in Barcelona zum Thema »Edges of Experience: Memory and Emergence«, der das Experiment eines Physikers beschrieb (Per Bak, 1996), der sehr langsam Sand auf eine Tischplatte rieseln ließ und auf diese Weise einen Sandkegel produzierte. Die Sandkörner rieselten seitlich herunter, in einer scheinbar geordneten Form auf den Tisch, und der Sandkegel wurde immer größer. Plötzlich aber, völlig unvorhersehbar, bewirkten die herunterrieselnden Sandkörner eine dramatische, kaskadenhafte »Lawine« an den Seiten des Sandkegels. Offenbar hatte der Sandhaufen den Punkt kritischer Instabilität erreicht, an dem die bisherige Ordnung zusammenbrach und das System sich abrupt und katastrophenhaft neu organisierte. Dieser »Phasenübergang« in eine neue Struktur, mit neuen Gesetzen, auf einem höheren Funktionsniveau wird *Emergenz* genannt.

Diese Gesetzmäßigkeit lässt sich auch auf den menschlichen

Organismus und seine Psyche übertragen. Aufgrund der Plastizität und Selbstorganisationsfähigkeit des menschlichen Gehirns sind wir zu Umformungsprozessen unserer Denk- und Verhaltensweisen fähig. Unser zentrales Nervensystem besitzt eine hochgradige Anpassungsfähigkeit an äußere Gegebenheiten und ist gleichzeitig in der Lage, neue neuronale Schaltkreise und Muster aufzubauen. Traumatherapie stützt sich auf die Erkenntnisse der Theorie komplexer adaptiver Systeme (*complex adaptive systems*, CAS), der Neurobiologie und der modernen Hirnforschung zur Flexibilität und Reorganisationsfähigkeit, wenn sie traumaspezifische Verhaltensmuster in lebensförderliche Weisen des Umgangs mit sich selbst und der Welt zu wandeln versucht.[469] Der Mensch ist ein lebendiges lernfähiges Netzwerk und das spontane Entstehen von neuer Ordnung durch Emergenz verkörpert eine Heilungschance und die Möglichkeit zu posttraumatischen Entwicklungen, die aufgrund der bisherigen Erfahrung nicht vorausgesagt werden können. Die Neuroplastizität des menschlichen Gehirns und die grundsätzliche Regulationskompetenz, die uns als Menschen zu eigen ist, verweisen auf das menschliche Potential emergenter Prozesse, neue Denk- und Verhaltensweisen zu erschließen, auf die Fähigkeit, Bewusstseinsgrenzen zu transzendieren und Sinn immer wieder neu zu schöpfen und aufzufinden. Diese Erkenntnisse sind gut mit der Analytischen Psychologie zu verbinden, die von einer inhärenten seelischen Selbstheilungsenergie ausgeht, die bestrebt ist, sich mit dem zu verbinden, was fehlt, um wieder »ganz« zu werden. Jungianisches Denken basiert auf dem Vertrauen in die menschliche Möglichkeit des »Stirb und werde«, in die Heilungsenergie, die aus der Auseinandersetzung mit dem Lebensfeindlichen erwächst. Das Numinose findet ja oft Eingang durch unsere Wunden, denn erst dort, wo wir aufgebrochen sind, kann sich Neues, Heilendes einen Weg bahnen.[470]

Joseph Cambray hat das mythopoetische Phänomen der Emergenz und die Selbstorganisation komplexer adaptiver Systeme nicht nur für das Phänomen der Synchronizität beschrieben, sondern auch die vielfältigen Anwendungsbereiche für die Analytische Psychologie aufgezeigt.[471] Seine Arbeiten bestätigen meine Auffassung, dass es sich bei der Erfahrung des Transzendierens von Traumata um emergente Phänomene handelt. Er verweist darauf, dass psychotische Menschen, Borderline-Patienten und extrem traumatisierte Personen (die sogenannten *»liminals«*[472]) für synchronistische, numinose Erfahrungen und Bewusstseinserweiterungen empfänglicher sind. Ich erinnere mich auch an eine Diskussion mit Jerome Bernstein in St. Petersburg, wo wir uns darüber einig waren, dass traumatisierte Personen oft viel stärker im primordialen Urgrund verankert sind, mehr zu primärprozesshaftem Denken neigen und viel offener sind für intuitive Wahrnehmungen.

Von Einstein habe ich gelernt, dass nichts existieren kann ohne Ordnung, dass aber auch nichts entstehen kann ohne Chaos. In der Analytischen Psychologie gehören chaotische Zustände unauflöslich zum Individuationsprozess dazu. Wir brauchen Chaos auf unserem Individuationsweg, obschon wir die Begegnung mit chaotischen Zuständen fürchten und zu vermeiden versuchen; wenn chaotische Zustände in eine neue Ordnung umgewandelt werden, vollzieht sich ein Prozess, der über Zusammenbruch und Aufbruch zum Durchbruch führt.

Es gibt die Vorstellung, dass Chaos und Ordnung fruchtbar nebeneinander existieren können und sich die Waage halten. Dee W. Hock hat einen Neologismus geprägt, »chaordisch«, der die Komplementarität von Chaos und Ordnung bezeichnet.[473] Dieses chaordische Prinzip sei für alle lebendigen Organismen gültig und öffne den Geist für die Möglichkeit, unser dualistisches Denken zu transzendieren. So habe ich mit größter Aufmerksamkeit beobachtet, welche emergenten Muster aus dem Unbewussten hervorgebracht werden, um nach Zeichen zu suchen, in welche Richtung die Seele gehen will.

Auch Jung hat archetypische Konstellationen und die Struktur symbolischer Prozesse von Verlust und Gewinn beschrieben, die eine »wundersame« Veränderung der Situation bewirken:

> »Sein Anfang ist fast stets charakterisiert durch eine Sackgasse oder sonstige unmögliche Situation; sein Ziel ist, allgemein ausgedrückt, Erleuchtung oder höhere Bewußtheit, womit die Ausgangssituation auf einer höheren Ebene überwunden wird.«[474]

Ich benutze für diese Veränderungsprozesse in meiner Arbeit das Bild der Spirale, die auf unterschiedlichem Niveau die gleiche Mitte umkreist. Von Patientinnen wird dieses ständige Umkreisen der gleichen Inhalte oft als ein Entwicklungsstillstand erlebt, ein Nichtweiterkommen, weil sie an lineare Denkweisen gewöhnt sind. Der Weg der Seele erscheint dann als chaotisch und nicht geradlinig auf ein Ziel zuführend. Es wird aber nur scheinbar der gleiche Kreis umgangen, in Wirklichkeit umkreisen wir das Zentrum immer auf einer anderen Ebene und gelangen auch mit jeder *circumambulatio* zu einem unterschiedlichen Niveau der Einsichten.

Mit einem rein rationalen Zugang sind die transformatorischen Reifungsprozesse nach existentiellen Grenzerfahrungen nicht zu verstehen, es braucht die Offenheit für das Geheimnis des Werdens und der Heilung. Nie kann ich wirklich wissen, warum manche Traumatisierte in den destruktiven Zyklen von Fragmentierung und Dissoziation gefangen bleiben, während für andere die traumatischen Grenzerfahrungen zu einem Katalysator für Wachstumsprozesse werden. Diese Unsicherheit gehört zu unserer therapeutischen Kunst, zu akzeptieren, dass wir nicht wissen können, wann und wie sich ein solcher Bewusstseinssprung vollziehen kann, was den Umschlagspunkt bewirkt von einem nicht mehr aushaltbaren Leiden, von dem Gefühl, nicht mehr heimisch zu sein in der Welt, zu einem inneren Aufbruch, sich neu zu entwerfen und »trotzdem Ja zum Leben [zu] sagen« (Frankl). Auch die Betroffenen stehen oft staunend vor dieser unerwarteten *metanoia.* Sie haben nicht das Gefühl, sich etwas erarbeitet zu haben, sondern empfinden, dass ihnen etwas geschehen ist, über das sie keine Kontrolle hatten.

Es gilt aber auch das Umgekehrte: Nie können wir wissen, wann ein therapeutischer Prozess auf einen gefährlichen Bifurkationspunkt zusteuert. Oft braucht es nur ein einziges falsches Wort, eine ungeschickte Formulierung oder unsensible Deutung, ein Gähnen, ein Stirnrunzeln, ein Verweis auf den zeitlichen Rahmen, und die Kränkungslawine des nicht Gesehen- und Verstandenwerdens bricht los. Ich kann nie im Voraus sicher wissen, welches »Sandkorn«, welche Deutung, welcher Blick dazu führt, dass das System kollabiert, der Kontakt abreißt und das Vertrauen wegbricht. Die Erfahrung lässt mich aber um die Möglichkeit eines solchen Bergsturzes oder eines Schneebretts, das plötzlich in nicht aufhaltbarer Geschwindigkeit losgetreten wird, wissen und an kritischen Stellen besondere Vorsicht walten lassen.

Doch auch die erfahrensten Alpinisten kommen manchmal in Lawinen um und verlieren ihre angeseilten Gäste, wie eine Klientin einmal kritisch anmerkte und auf ihre Angst verwies, dass durch ihr inneres Chaos ein Riss in ihrer psychischen Erdkruste entstehe und unbewusstes Material lavagleich hochkochen und ihre Seelenlandschaft in ein Pompeji verwandeln könne. »Werden Sie mich aushalten, wenn Sie neben so einem brodelnden Geysir sitzen?«, fragte sie mich, und: »Glauben Sie, dass ich mögliche Erdrutsche überleben kann, können Sie mich halten?« Es sind Vertrauensfragen, die hier ganz drängend werden, denn es braucht enormes Vertrauen, um überhaupt dieses Chaos zulassen zu können. Eine andere Patientin hat im Rückblick auf ihre eigene Seelenlandschaft beschrieben, wie diesem Chaos eine lange Latenzphase vorausgegangen sei, eine Zeit des scheinbaren Totseins. Sie entwickelte dazu das Bild des Reaktors in Tschernobyl, der zubetoniert ist und inmitten eines Geländes steht, das von Lebendigen nicht betreten werden sollte, auch weil die Früchte aus der Umgebung ungenießbar wären. Es sei wie eine unsichtbare Verstrahlung, eine sinnlich nicht wahrnehmbare Zerstörung, die nur den Anschein von Leben habe. Der Weg in die Therapie entspringt aus der Not des Menschen, dieses Scheinleben nicht mehr aushalten zu können, oder aus seinem totalen Zusammenbruch. Wir arbeiten dann zusammen an der Wandlung dieses Scheinlebens in eine sinnlich verkörperte, lebendige Wirklichkeit.

Den Prozess der Vertrauensbildung bebildere ich gern mit der berührenden Begegnung des Kleinen Prinzen mit dem Fuchs, wie Saint-Exupéry sie so schön beschrieben hat.[475] Der Kleine Prinz lernt, wie man einen Fuchs zähmt und was zähmen überhaupt bedeutet. Er müsse sich mit ihm vertraut machen, sehr geduldig sein, zuerst auf Distanz bleiben, um dem Fuchs Gelegenheit zu geben, ihn aus den Augenwinkeln zu betrachten, und er müsse verstehen, dass es Zeit brauche, bis er näher kommen dürfe. Er erfährt auch, wie wichtig es ist, schweigen zu können, denn die Sprache sei die Quelle aller Missverständnisse, und er lernt, wie wesentlich im Prozess des Zähmens Rituale sind.

Auch die Analyse ist für mich ein solches Ritual des Sich-vertraut-Machens. Ich muss ganz vorsichtig sein, darf mich nur zögernd nähern, muss Raum geben und Zeit lassen, schweigen können, still, unerschütterlich und mitfühlend präsent sein. Erst dann kann, fast flüsternd, gewagt werden zu flehen: »Ich bitte Sie, lassen Sie mich nicht allein, wenn diese große quälende zerstörende Angst, diese einengende vernichtende Alleinsein-Angst kommt, wenn ich in immer kleinere Teile zerfalle und im Spiegel all das Viele sehe, das in mir ist, und so hilflos treibe, mal auf dieser, mal auf jener kleinen Scholle im Eismeer Leben. Ich fürchte die Schlünde, die sich auftun und die mich verfolgen und in die ich zu stürzen drohe. Ich stehe am Rande dieses Vulkans und starre in die glühende, brodelnde Masse. Um Himmel willen, bitte, verlassen Sie mich nicht!«

So klingt es, wenn eruptive unbewusste energetische Prozesse sich in Bilder des durch Lawinen tödlich Verschüttetwerdens kleiden, in Bilder von Zersplitterung in tausend Stücke, von Erdbeben und vulkanischen Ausbrüchen. Spätestens dann wird deutlich, wie gefährlich und grenzwertig traumatherapeutische Gratwanderungen sein können. Inflationäre Heilungsphantasien haben hier keinen Platz, denn die Gefahr des Scheiterns ist omnipräsent. Ich habe in meiner Arbeit schmerzlich erfahren, dass nicht jedes Trauma transzendiert und »überwachsen« werden kann. Ich habe Respekt entwickelt vor den unheimlichen archetypischen Kräften des Unbewussten, wie sie sich in traumatisierten Menschen manifestieren können.

Die neurobiologische Perspektive in Bezug auf massive Gewalterfahrungen hat mich gelehrt, welche Rolle unkontrollierbare traumatisierende Stressreaktionen für die Selbstorganisation neuronaler Verschaltungsmuster haben. Gerald Hüther[476] hat beschrieben, dass die durch neuroendokrine Reaktionen ausgelösten Destabilisierungen neuronaler Verschaltungsmuster in den limbischen und kortikalen Hirnregionen zu Reorganisationsprozessen führen können, die entweder zu grundsätzlichen positiven Veränderungen im Denken, Fühlen und Handeln führen oder zu unkompensierbaren Verlusten und Einbußen von Fähigkeiten. Nicht alle meiner Patientinnen und Patienten erleben den Zusammenbruch ihrer Struktur als einen Durchbruch, als ein Tor zu neuem, sinnerfülltem Leben; nicht alle können eintauchen in den Zyklus von Zerstörung und Wiedergeburt; nicht immer entsteht Ordnung aus Chaos. Der sich aus der Asche erhebende Phoenix bleibt manchmal schmerzhaft abwesend, wie Jung schreibt:

> »Unsere Gefängnisse und Spitäler sind voll von Leuten, mit denen die Natur – mit unglücklichem Ausgang – experimentiert hat.«[477]

Das gilt auch für die Theorie der Emergenz: Nicht immer ist Emergenz hilfreich für das System, und eine Voraussage ist auch nicht möglich. Es gibt keinen garantierten Ausweg aus diesen liminalen Zuständen. Manchmal bleiben Patienten in einem tödlichen, gefährlichen Niemandsland stecken, ohne jede Hoffnung auf Integration der traumatischen Erfahrung, ohne jeden Funken von Sinn in diesem Eingekerkertsein. Wenn die überwältigende Macht des Traumas die Fähigkeit zur Bewältigung auslöscht und die selbstregulierende Funktion der Psyche versagt, kann es geschehen, dass eine letzte verzweifelte Lösung im Suizid gesucht wird.

Enantiodromie: Neuorganisation nach traumatischer Erschütterung

Jung benutzt den Begriff *Enantiodromie,* um eine Seelenbewegung zu bezeichnen, die mit dem Umschlag in das Gegenteil zu tun hat. Er bezieht sich auf Heraklit, der davon ausging, dass alles, was ist, in sein Gegenteil übergeht.[478] Für Jung provoziert jedes Extrem sein Gegenteil und kann plötzlich in das andere Extrem umschwingen. Die heilende Neuorganisation nach traumatischen Erschütterungen des Auseinandergerissenseins, die »katastrophische Reorganisation« der Persönlichkeit, ist ein solcher Prozess der Enantiodromie. In der Traumatherapie ist es wichtig, sich intuitiv für die Erfahrung des Umschlags ins Gegenteil, wie er sich im spontanen Auftreten heilender Symbole zeigen kann, offen zu halten. Die ungeheure Spannung, die in der Auseinandersetzung mit den Gegensätzen von bewusst und unbewusst, gut und böse, Liebe und Hass, Leben und Tod entsteht, drängt nach einer Befreiung aus diesem Kampf, nach der Geburt einer neuen Einstellung. Dieser heilende Umschwung in das Gegenteil geschieht in der Regel erst aus der völligen »Verlorenheit im ›Heillosen‹«[479], dann, wenn man glaubt, völlig am Ende zu sein, und gänzlich verzweifelt und hoffnungslos ist.

Spirituelle Traditionen provozieren einen solchen Zusammenbruch beispielsweise durch die Arbeit mit den Koans. Die Paradoxie dieser Koans stürzt in Verzweiflung: die Hoffnungslosigkeit, eine richtige Antwort auf eine unlösbare Frage zu finden, zermürbt das Ich bis zum Punkt der Desintegration, an dem ein »Phasenübergang« entsteht. Das Ergebnis ist dann ein Erwachen, eine maximale Klarheit der Einsicht und Durchsicht, eine Form der *metanoia*, eine neue Seinsweise, die mehr ist als eine andere Sichtweise. Solche enantiodromischen Erfahrungen des Transzendierens sind charakteristisch für extreme Stresssituationen. Der Trauma-Archetyp, der traumatischen Komplexen und veränderten Bewusstseinszuständen zugrunde liegt, birgt in sich auch die Möglichkeit zu spirituellem Erwachen und einen potentiellen Zugang zu heilenden Energien. Wilson hat in seinem Beitrag über das posttraumatische Selbst diesen Zusammenhang zwischen dem Traumakomplex und transzendenten Erfahrungen besonders hervorgehoben.[480]

In den Träumen und Imaginationen von traumatisierten Menschen, die ihre Symbolisierungsfähigkeit erhalten konnten, finden sich oft transformative, verbindende Symbole des Übergangs, etwa das der Brücke. Das Hinübergehen über eine schmale, wacklige, gefährlich anmutende Brücke ist oft von Furcht und Schrecken begleitet; manchmal scheint die Brücke nicht bis zum anderen Ufer zu reichen, und die Angst, in den bodenlosen Abgrund zu stürzen, lässt die Träumenden aufschrecken und erwachen. Manchmal erscheinen auf der Brücke helfende Wesen, die ein Opfer verlangen und sicher ans andere Ufer hinübergeleiten. Das Brückensymbol als Beziehungssymbol verweist auf die Möglichkeit, zwischen Bewusstsein und Unbewusstem einen neuen Weg zu finden, von traumatischem Gefangensein in einem verengten Seinszustand zu einem neuen, offeneren In-der-Welt-Sein zu kommen.

In der Arbeit mit kriegstraumatisierten Menschen ist mir oft das Traumsymbol des Tunnels begegnet; diese Menschen bewegen sich ja zutiefst in seelischen Dunkelbereichen, aus denen sie einen Weg heraus suchen. Im Balkankrieg erlebte ich auch den konkreten Hintergrund dieses Traummotivs: Der geheime Tunnel war ein Fluchtweg, durch den die Flüchtlinge zur Freiheit strebten. Der Tunnel symbolisiert auch die Sehnsucht nach dem Licht nach langer schrecklicher Dunkelheit, und sein Auftauchen in den Träumen hat oft eine neue Phase unseres therapeutischen Prozesses eingeleitet. Meine Patienten haben ihn als ein hoffnungsvolles Bild für den ersehnten Übergang in ein anderes Leben gesehen, vergleichbar mit dem Bild eines Geburtskanals.

Besonders berührt mich, wenn gegen Ende der Therapie der Regenbogen in den Träumen auftaucht, oft im Zusammenhang mit dem Thema der Versöhnung. Dieses archetypische Bild ist meist von intensiven numinosen Gefühlen des Ergriffenseins begleitet, und der Schauder beim Erzählen solcher Träume ist im *temenos* der analytischen Begegnung für uns beide körperlich spürbar. Die Schönheit des Regenbogens, der überwältigende Anblick einer harmonischen Berührung von Himmel und Erde, kann tief erschüttern und eine intuitive Ahnung von der Vereinigung der Gegensätze wecken, von den möglichen Früchten schmerzhafter Integrationsarbeit »am Verdorbenen«.

Das I-Ging-Hexagramm Nr. 18, *Ku*, verweist auf das förderliche, wenn auch gefährliche Durchqueren des großen Wassers und verheißt, dass in der Auseinandersetzung mit dem Verdorbenen die Zeit der Stockung überwunden werden kann. Traumatherapie ist meist »Arbeit am Verdorbenen«, an den »Würmern« in der Schüssel, wie das chinesische Zeichen *Gu* das Verdorbene darstellt. In den Träumen taucht immer wieder – ekelbesetzt – das Wurmmotiv auf. Meine Patientinnen haben den Mund voller Würmer, ersticken fast daran; es würgt sie, sie ziehen und ziehen und immer länger wird der Wurm und immer mehr Würmer müssen herausgezogen, herausgespuckt werden, bis zu völligen Erschöpfung. Die Wandlungsprozesse in den Träumen korrespondieren oft mit Wandlungsprozessen, wie im I Ging, dem Buch der Wandlung, beschrieben, wenn die Verfinsterung des Lichts (Nr. 36), die Stockung (Nr. 12), das Hemmnis (Nr. 39) und das Abgründige (Nr. 29) nach Zersplitterung (Nr. 23) und Durchbeißen (Nr. 21) umschlagen, wenn ein Durchbruch (Nr. 43) geschieht und die Bedrängnis (Nr. 47) zur Fülle (Nr. 55), zum Brunnen (Nr. 48) und zur inneren Wahrheit (Nr. 61) führt und die Arbeit am Verdorbenen das Schöpferische (Nr. 1) im Menschen freisetzt.

Besonders eindrucksvoll sind die Wandlungsmotive und Symbole, wenn man sie im Kontext einer Traumserie betrachtet. Ich denke an die langjährige Analyse mit der oben schon erwähnten Kathy, die im fortgeschrittenen Alter erstmals zu mir kam. Sie hatte große Rückenprobleme, ihr war schwindlig und übel. Diese Symptome ließen sie einen Chiropraktiker aufsuchen und die Arbeit mit ihm löste einen Flashback aus, und sie erinnerte sich daran, wie ihr Stiefvater sich ihr das erste Mal sexuell näherte. Eine innere kritische Stimme sagte: »Wie konntest du das zulassen? Es war so demütigend. Du hättest von zu Hause weggehen sollen!« Eine Woche später stolperte sie in einem Buchladen über mein Buch *Seelen-*

mord[481]. Sie las es, kontaktierte mich und begann die Nachtmeerfahrt einer langjährigen Analyse.

Ihr Initialtraum ängstigte mich:

»Da ist ein Spitalzimmer mit Betten, die an einer Wand aufgestellt sind. Da ist eine Frau mit Babys und ein Mann mit einer Pistole. Ich bin der Mann und erschieße die Babys, eins nach dem anderen.«

Ich empfand den Traum wie eine schaurige Initiation in Kathys Leiden der Seelenentfremdung. Kathy war eine extrem intellektuell ausgerichtete Frau, die sich in ihrem Beruf erfolgreich in einer männlich dominierten Welt behauptet hatte, aber innerlich quälte sie ein überwältigender negativer Mutterkomplex. Hinter der scheinbar perfekt funktionierenden Erwachsenen verbarg sich ein bedürftiges Kind mit dem zwanghaften Bedürfnis, sich anzuklammern und nie wieder loszulassen. Ihr Lebensgefühl war geprägt von der Vorstellung, dass sie sich um jeden Preis festhalten müsse, um irgendwie »ganz« zu bleiben. Loslassen würde bedeuten, in tausend Stücke zu zerfallen. Sie erlebte dieses grenzenlose Bedürfnis, sich festzuhalten, als einen unausweichlichen Zwang und erklärte das mit einem beängstigenden inneren Bild, in dem sie sich als Kind in einen bodenlosen, unendlichen Schacht hineinstürzen sieht.

Sie begann die Analyse mit dem Ziel, nicht eines Tages »im Gefängnis oder in der Psychiatrie« zu landen, denn sie fürchtete »verrückt« zu werden. In ihrer Familie gab es Suizid und Psychose. Kathy hatte Angst, dass ihre eigene mörderische Wut sie eines Tages völlig verschlingen würde. Sie fand eine gewisse Spannungsabfuhr, indem sie Dinge zertrümmerte oder herumwarf, aber sie hatte große Angst vor diesen Wutausbrüchen und fürchtete völligen Kontrollverlust und Fragmentierung. Ich befand mich in der Arbeit mit ihr auf einer Achterbahn heftiger Emotionen, aber ihr reiches Phantasieleben, ihre Fähigkeit, zu reflektieren und bildhaft symbolisch zu denken, half uns, den Abgrund zu überbrücken und sanft die Wunden zu berühren, die aufgebrochen waren. Als sie das erste Mal zu mir kam, war sie in einem hochgradigen Erregungszustand, sehr nahe daran zu fragmentieren. Sie hatte viele Jahre alle Emotionen abgeblockt, sich verpanzert und war innerlich mit dem introjizierten Missbraucher kontaminiert. Die Körperarbeit mit dem Chiropraktiker und die getriggerten Flashbacks hatten sie völlig aufgebrochen. Sie beschrieb ihren Gefühlszustand, als wäre sie auf der Titanic, die mit voller Geschwindigkeit geradewegs auf den Eisberg zusteuert.

Wir arbeiteten langsam und geduldig an ihrer Fähigkeit, überschießende Affekte zu kontrollieren und die destruktive psychische Energie in konstruktive, symbolische Gestaltungen umzuwandeln. Ich möchte ihren Prozess der Suche nach den verlorenen und abgespaltenen Seelenteilen mit einigen Traummotiven bebildern.

»Zwei Elefantenköpfe, in Puppenformat, schwimmen in einem Bassin wie in einem Küchenspülbecken. Sie müssen entfernt werden. Ich versuche, einen mit einem Essstäbchen herauszuheben, und stelle mit Entsetzen fest, dass er tot ist, und erwache.«

Im Verlauf der Analyse tauchten extrem schmerzhafte Erinnerungen an ihre Kindheit und die Beziehung zur Mutter auf: Sie habe ihrer Mutter nichts bedeutet, und weinend stammelte sie, dass sie besser nicht geboren wäre; sie sei nur ein überflüssiges Missgeschick, das ihre Mutter niemals gewollt hatte. Sie fühlte sich, als sei etwas Verfaultes in ihr, sie sei nichts als Müll, und ihre innere Seelenlandschaft bezeichnete sie als Abfallhalde. Intellektuelle Leistung und Anerkennung im Beruf waren für sie die einzigen Kompensationsmöglichkeiten für dieses lähmende, trostlose Daseinsgefühl.

Die Vorstellung, dass es ein Leben gäbe, das nicht ein lebendiges Totsein wäre, sei eine schöne Fiktion, aber entbehre jeder Wirklichkeit. Sie sagte:

»Es ist, als wären in Auschwitz die Öfen abgestellt worden, damit es weniger Lärm gibt, und die Türen sind geöffnet worden, sodass man hinausgehen kann, aber man kann nicht sicher sein, dass es wirklich ist und dass sie nicht wieder angestellt und die Menschen wieder hineingeschleift und die Türen verriegelt werden.«

Kathy hatte große Mühe, Vertrauen in den analytischen Prozess zu entwickeln. Die quälende Angst, vernichtet zu werden, war ihr ständiger Begleiter. Die Übertragungs- und Beziehungsdynamik in den ersten Jahren war äußerst schwierig und herausfordernd. Lange Jahre testete sie meine Fähigkeit, ein *container* zu sein und sie halten und aushalten zu können, trotz ihrer Aggressionen und Entwertungen.

Kathy war Jüdin und hatte als Kind mit ihren Eltern aus Nazi-Deutschland fliehen müssen. Ihre Flucht führte sie in die verschiedensten Länder. Sie war gezwungen gewesen, alles hinter sich zu lassen, ihre Sprache, ihr Elternhaus, ihr »Alles«. In keinem der Länder durfte sie Deutsch sprechen – Anpassung, nicht auffallen, war das Gebot der Stunde. Sie entwickelte sich zu einem polyglotten Mischling ohne Wurzeln, nicht wissend, wer oder was sie eigentlich sei.

Langsam veränderte sich ihre innere Seelenlandschaft. Sie träumte:

»Ich versuche, meine große Birkenfeige umzutopfen, sie jedenfalls aus dem Topf herauszuheben. Dabei fallen die meisten Wurzeln ab. Nur ein kleiner Teil ist erhalten geblieben. Ich pflanze den Baum in frische Erde. Er steht, aber ich weiß nicht, ob er wachsen und überleben kann.«

Sie hoffte, dass der Baum es schaffen würde, aber sie war beunruhigt, nicht sicher sein zu können, dass er tatsächlich trotz der verfaulten, abgefallenen Wurzeln überleben würde.

In einem weiteren Traum befindet sie sich auf einem Schiff auf hoher See; das Meer ist grau, es ist neblig, und irgendein Dokument wird unter den Passagieren verteilt, in dem jedem Menschen eine bestimmte Rolle zugeteilt wird, da es um den Ausbruch eines Krieges oder den Umsturz eines Regimes geht. Als sie erwachte, fragte sie sich, was Menschen eigentlich befähige, ihre Persona und Rolle abzustreifen und »wirklich« zu werden, ins Eigene zu kommen. Eines Tages hatte sie das innere Bild, sie würde ihre Haut abstreifen. Sehr viel später hörte sie förmlich, wie Teile einer metallenen Panzerung von ihr abfielen. Dann wandelte sich das Bild, und sie sah sich als einen schmelzenden Eisberg und fürchtete, dass nichts mehr von ihr übrig bliebe als eine Pfütze. Sie strengte sich an, das Positive in diesem Bild zu sehen, das Wasser sei ja lebensspendend und wachstumsfördernd, während ein Eisberg erstarrt sei in seiner Massivität. Ein anderes Mal sah sie sich als kleines eingefrorenes Tier in einem Eisblock. Über lange Strecken unserer Arbeit dominierten Bildmotive eines eisigen, eingefrorenen Seelenzustands – dann folgten immer häufiger Traummotive des Auftauens. Auch unsere Beziehung erlebte allmählich eine »Tauwetterperiode«.

Die meiste Zeit ihres Lebens war Kathy obsessiv damit beschäftigt, belanglose Aufgaben mit größter Präzision zu erledigen, ein Zwang, den sie später als »Aufgabenmanie« bezeichnete, der sie aber davor bewahrte, die innere Seelenwüste zu spüren. Sie konnte sich so völlig in das einseitige Abarbeiten von Aufgaben verlieren, dass sie nichts mehr um sich herum wahrnahm. Später vermochte sie zu erkennen, dass dieser Seinsmodus, zum braven, angepassten, lieben Kind zu werden, das alles richtig macht, und immer zu tun und zu sein, was ihrer Meinung nach von ihr erwartet wurde, ein sehr dysfunktionaler Weg der Erlösung aus ihrem Elend war. Eine lange Serie von Träumen mit »Krüppeln« brachte sie in Kontakt mit dem Archetyp des Invaliden und Bettlers; die Botschaft dieser Träume half ihr, abgespaltene Seelenanteile wahrzunehmen und sich ihnen mitfühlend zuzuwenden. Durch die Symbolik der Träume geschah eine Öffnung hin zu bisher völlig unbewussten seelischen Bereichen.

»Ich bin an einem dunklen Ort, außerhalb einer Kirche – in Spanien? Ein kleines blindes verkrüppeltes Mädchen sitzt, umhüllt von einer Decke, angelehnt an eine Wand. Es sagt etwas. Ich kann es nicht verstehen. Ich denke, es will Geld. Ich versuche, ihm etwas zu geben, dabei fallen mir einige Münzen herunter. Ich bücke mich, um sie aufzuheben, und sehe, dass ich ihm nur 2 Cent gegeben habe. Ich schaue noch einmal, und finde einen Schweizer Franken. Ich beuge mich runter zu ihm und sage: ›Hier ist ein Franken.‹ Es antwortet, obwohl ich es nicht ganz deutlich hören kann: ›Umarmen Sie mich, Madame.‹ Also bücke ich mich. Ich kann immer noch nicht gut sehen und umarme zuerst eine Art Statue, die ein bisschen hinter ihm ist. Die Statue ist eine braune ›Lumpenstatue‹, eine Mischung aus einer Flickenpuppe und einem Lumpenkreuz, kleiner als ein Baby. Dann erst finde ich das Mädchen, das auch etwa die Größe eines Babys hat, aber es ist zu klein, um es umarmen zu können, und sehr sanft lege ich meine Wange an seine. Es zittert und fällt quasi nach hinten. Ich denke, dass ich es verletzt habe, aber es sagt, es sei nicht wegen mir, es sei ein Wachstumskrampf. Sein Wachstum ist schmerzhaft, weil es ein Krüppel ist. Nie habe ich sein Gesicht oder seinen Körper gesehen.«

Es dauerte viele schmerzerfüllte Jahre, bis Kathy deutlich sehen und hören konnte, was das Unbewusste ihr zeigen und mitteilen wollte. Sie litt sehr und lernte unter großen Qualen, sich ihren verkrüppelnden Komplexen achtsam zuzuwenden und den Weg zu ihrem Selbst zu suchen. Es war ein sehr berührendes Heimkommen nach Jahren des seelischen Exils, eine anspruchsvolle Aufgabe, das eigene Kreuz zu tragen und ihre jüdischen Wurzeln wiederzufinden, die sie ihr ganzes Leben lang hatte verleugnen müssen.

Jung formulierte das Prinzip der Enantiodromie für seelische Prozesse, weil er sah, wie jedes psychologische Extrem im Geheimen seinen Gegensatz schon in sich trägt, wie es der Yin-Yang-Lehre der klassischen chinesischen Philosophie entspricht. Es gibt nichts, was sich nicht auch in das totale Gegenteil verkehren könnte. Das Wissen um diese Gesetzmäßigkeit ist mir eine große Hilfe, wenn ich mich in der Traumatherapie mit abgründig Bösem auseinanderzusetzen habe, wenn sich mir unsere menschliche Fähigkeit zu Brutalität und Grausamkeit offenbart, an der wir zerbrechen können, aber auch die menschliche Möglichkeit, das Gute zu wagen. Nie können wir mit Sicherheit wissen, »welches Böse notwendig ist, um durch Enantiodromie ein Gutes herbeizuziehen, und welches Gute zum Bösen verführen wird.«[482]

Nicht alle Trauma-Überlebenden erfahren aber diese Enantiodromie, nicht immer wird traumatisches Erleben zu einem Katalysator für seelisches Wachstum. Ich habe Folterüberlebende klagen hören: »Es gibt keine Heilung. Es gibt nichts, was mich von dieser Qual erlösen kann. Es gibt keinen Gott, der mich hört, und kein Beten, das hilft. Ich bin auf ewig zu dieser seelischen Hölle verdammt.«

Wenn ich die bewegenden Zeugnisse von Überlebenden des Regimes der Roten Khmer lese, fallen mir auch zwei gegensätzliche Reaktionen auf: Auf der einen Seite gibt es Menschen wie Ou Seng Thy, die sich nach dem Prinzip des »Auge um Auge, Zahn um Zahn« rächen wollen für die Grausamkeiten, die von den Soldaten Pol Pots begangen worden waren. Er war 18 Jahre alt, als sie seinen Vater umbrachten. Er war so wütend und wurde Soldat, um sich zu rächen. Er wünschte, dass die Verantwortlichen gerichtet und gefoltert würden, dass man ihnen das Gleiche antäte, was den Opfern widerfahren war: schlagen, verbrennen, in Stücke schneiden bis ans Lebensende.[483] Eine andere Haltung hat Qouch Sun Lay, ein ehemaliger Lehrer und Musiker, der sich auf der Gitarre begleitet, wenn er in Klageliedern Verlust und Tod besingt und in Gedichten von den dunklen Zeiten erzählt. Seine Frau und seine Kinder waren ermordet worden, und er fürchtet auch, dass sie vorher vergewaltigt wurde, wie auch die beiden anderen toten Frauen, die er im Wald gefunden hatte, nackt und mit langen Bambuspfählen, die man in ihre Vagina gestoßen hatte. In seinen Liedern drückt er den Wunsch nach Frieden aus, Frieden sei das Wichtigste, Frieden in der eigenen Seele, in der Familie und im ganzen Land.

Die Vorstellung von Gerechtigkeit ist für das Transzendieren von Traumata extrem wichtig. Ich war zutiefst erschüttert von dem Zeitzeugenbericht des Kambodschaners Yun Bin. Als ein Soldat mit einer Axt auf seinen Kopf schlug, wurde er ohnmächtig. Er spürte, wie seine Seele ihn verließ, als er in das Massengrab auf einen Haufen toter Körper stürzte. As er wieder bei Bewusstsein war, hatte er seine Seele verloren, wie er sagte. Er lag auf einer stinkenden, blutenden Masse von toten Leibern; er versuchte sie aufzuschichten, um über sie zu steigen und aus der Grube herauszuklettern. Es gelang nicht. Er betete zu seinen Ahnen, zu Buddha und … Er betete und versprach, wenn diese toten Körper ihm helfen würden, herauszukommen, würde er für sie Gerechtigkeit suchen. Langsam begannen die Körper zu verwesen und aufzuquellen, sodass der Leichenhaufen sich erhöhte und er schließlich über die toten Leiber steigend aus der Grube emporklettern konnte. In seinen posttraumatischen Zuständen erlebt er an wichtigen Jahrestagen, wie die Seelen der toten Körper ihn besuchen. Er muss sie nähren, ihnen Speisen bereitstellen, damit sie ihn wieder loslassen, aber er hält sein Versprechen, für Gerechtigkeit einzutreten.

Die Transkulturelle Psychosoziale Organisation von Kambodscha *(Transcultural Psychosocial Organization Cambodia,* TPO*)* hat eindrucksvolle Arbeit geleistet, die Wunden der traumatisierten Menschen und Folteropfer zu heilen. Sie integrieren klinische und spirituelle Zugänge in die therapeutische und psychiatrische Behandlung, fördern mit *Testimonial Therapy* (eine narrative Therapie des Zeugnisablegens) Erinnerungsarbeit und geben den Opfern ihre Würde zurück, wenn sie für Wahrheit und Gerechtigkeit öffentlich eintreten und als Zeuge aussagen. Mit verschiedensten kulturspezifischen Ritualen – Trauerritualen für die Toten und Reinigungs- und Läuterungsritualen – arbeiten Psychologinnen, Sozialarbeiter und buddhistische Mönche gemeinsam an der Verarbeitung und Transzendierung der Traumata.

Die heilende Funktion von Trost und Trauer

Trauern und Klagen sind kreative, emotionale Prozesse, die eine heilsame Funktion haben. Ohne die Fähigkeit zu trauern bleiben wir dem Toten in uns selbst verhaftet, und wir können keine weiteren Entwicklungsschritte zu persönlichem Wachstum machen. Trauern und Klagen bedeuten, sich dem Wissen, dass unser Sein ein »Sein zum Tode«[484] ist, zu stellen und der Wunde und Kränkung, die der Tod für den Menschen oft darstellt, nicht auszuweichen. Im Klagen über den Tod des Ich oder den physischen Tod wird die Erschütterung sichtbar, dass Leben Vergehen bedeutet, dass von allem Anfang an Leben und Tod wie Geschwister zusammengehören.

Menschen, die in Grenzsituationen dem Tod begegnet sind, haben etwas Tiefes über sich und das Geheimnis des Lebens erfahren. Die Klage und die Verzweiflung, die Leere, die Stummheit und Dumpfheit des Schmerzes, die Tränen und die Wut, das ganze Spektrum der Trauerreaktionen sind Teil des Lebens und des Sterbens. Im Prozess der Klage, wie wir sie aus den verschiedensten Trauerkulturen kennen, nimmt der ganze Mensch Abschied von Verlorenem, das heißt, es wird mit allem getrauert, was uns ausmacht, mit körperlicher Bewegung, mit Stimme, Ton und Klang. Der ganze Organismus antwortet auf die Verlustsituation, auch wenn es sich nur um einen symbolischen Tod handelt.

Trauern hat viele Facetten, und die Formen des Trauerns sind kulturspezifisch sehr verschieden. Gemeinsam ist den meisten Trauerprozessen das Gefühl von Verlust von dem, was als wertvoll betrachtet wurde, seien es Menschen, mit denen man sich verbunden fühlte, oder materielle Güter, die identitätsstiftend waren, wie Haus, Hof und Land. Traumatische Verluste beschädigen das Selbstwertgefühl und zerstören die Sinnhaftigkeit des Lebensvollzugs. »Es gibt nichts mehr, wofür es sich zu leben lohnt«, sagten mir die Flüchtlinge in den Lagern des kriegsverwüsteten Ex-Jugoslawiens. Trauerarbeit kann dann heißen, gemeinsam den Werten nachzuspüren, die verloren gegangen sind, den Gefühlen des Schmerzes, der Verzweiflung und der Wut Raum zu geben, das Geschehen aber auch kognitiv zu verstehen suchen, Ursachen zu ergründen, Folgen zu betrachten, Sinnzusammenhänge herzustellen oder den Unsinn und die Ungerechtigkeit zu benennen.

Bei solchen kollektiven Traumata braucht es gemeinschaftliches, solidarisches Trauern, die Suche nach kollektiven Ritualen und Symbolen als *container* für die Wut und die Tränen, um wieder Beruhigung und Entlastung zu erreichen. Alle Kulturen haben Rituale entwickelt, um diese Schwellensituationen besser bewältigen zu können. Sie sollen uns daran erinnern, dass mit dem Schließen der einen Tür sich eine andere Tür öffnen kann. So kann das gemeinsame Trauern mit dem Rückgriff auf Mythen, die vom Leben und vom Sterben handeln, erleichtert werden, denn Mythen sind bildhafter Ausdruck des Archetyps der Wandlung und Erneuerung des Lebens; sie spenden Trost und Hoffnung, weil sie das eigene Sein in größere kosmische Zusammenhänge einbetten und mich teilhaben lassen am Sein derer, die vor mir waren.

Ich habe für meine eigene Trauer um den Verlust geliebter Menschen und für das Begleiten therapeutischer Trauerprozesse von dem griechischen Psychologen und Gestalttherapeuten Jorgos Canacakis gelernt. Wir hatten uns 1989 auf der Frankfurter Buchmesse kennengelernt, weil wir beide im gleichen Verlag publizierten. Sein Buch *Ich sehe Deine Tränen. Trauern, Klagen, Leben können*[485] handelt von der Kunst des Trauerns und Abschiednehmens, von Ritualen als Wegweisern durch die Trauer und von den kreativen Energien, die im Prozess des Klagens geweckt werden. In seinem Trauerseminar wurde geweint, geschrien, gehadert, gefleht, gejammert und gegrollt. Das Kaleidoskop der Gefühle von Schmerz, Wut, Resignation und Verzweiflung einer ganzen Gruppe trauernder Menschen, aber auch die Erfahrung von Trost und Geborgenheit in der Solidarität der Mittrauernden, war oft grenzwertig und aufwühlend. Diese Erfahrungen haben mich aber sehr gut vorbereitet und ausgerüstet dafür, mit den extremen Leiderfahrungen meiner Patientinnen und Patienten umzugehen, sie auszuhalten und durchzutragen.

Canacakis hat ein kreatives Interventionsmodell für Trauerkrisen entwickelt, einen zutiefst dynamischen Prozess, in dem alle Sinne mobilisiert werden und durch den Einsatz unterschiedlicher Medien (Musik, Malen, Arbeit mit Ton, Rollenspiele, Märchen- und psychodramatische Inszenierungen, Briefeschreiben, Dichten, Imaginationen, Arbeit mit Träumen und Tagträumen) die Trauer in Fluss kommt und im Gestalten ihren schöpferischen Ausdruck findet. Es geht immer um Metamorphose, um Wandlungsprozesse von Chaos in Kosmos, um heilsame Strukturierung und Erdung, damit die drohende Entstrukturierung im überflutenden Trauerschmerz ein Gegengewicht findet. Unterstützend in diesem Prozess des Loslassens von Verlust und Trennungsschmerz sind Rituale und Symbolarbeit. Die Elemente von Feuer und Wasser spielen eine bedeutende Rolle beim energetischen Umwandlungsprozess, z. B. wenn etwas dem Feuer oder dem Wasser übergeben wird, damit es in eine andere Form übergeht. Es gibt imaginative Übungen des Loslassens, bei denen der Schmerz, die Trauer und die Toten dem Fährmann des Seelenschiffes übergeben werden und das Schiff ganz langsam zum Horizont gleitet, bis es ins Unendliche verschwindet.

Trauern zu können bedeutet dann ein Zurückfinden zu sich selbst, ein Bewältigen dessen, was einst überwältigt hat, ein Aufweichen des Erstarrten. Im Trauern und Klagen liegt ein großes Wandlungspotential, da ich mir im Benennen und Identifizieren meiner Verluste das Verlorene als mir zugehörig wieder aneigne und blockierte Energien erneut ins Fließen kommen. Wenn es mir gelingt, das Leiden und die Trauer ganz anzunehmen, sie zu durchleben und hindurchzugehen, statt sie mit Abwehrmechanismen zu verdrängen, können sich neue Lebens- und Sinnperspektiven erschließen.

Ohne Zuspruch und Trost kann ein solcher Trauerprozess, der meist von heftigen Emotionen begleitet ist, jedoch retraumatisierend wirken. Meine Weiterbildungen in Integrativer Gestalttherapie haben mich für die Bedeutung der »Trostarbeit«[486] sensibilisiert, die als ein ubiquitäres Entlastungs- und Unterstützungsprogramm in allen Kulturen aufzufinden ist. Sie ist neurowissenschaftlich gut abgesichert und vermeidet die durch kathartische Trauerarbeit häufig auftretenden amygdaloiden Übererregungen und toxischen Hypercortisolsteuerungen. So vertraut es uns ist, abreaktive Trauerarbeit als eine wichtige Phase im Prozess des Durcharbeitens traumatischer Geschehnisse zu betrachten, so wenig vertraut sind wir mit der Bedeutung von Trost im klinisch-praktischen und psychotherapeutischen Kontext. Trost ist aber bedeutsam in der Begleitung, weil er anders als die Trauer nicht primär Vergangenes ins Blickfeld rückt, sondern Hoffnungsperspektiven eröffnet, Schmerzen lindert, Erschütterungen auffängt. Petzold hat in seinen grundlegenden Arbeiten zur Trauer- und Trostarbeit[487] in der Therapie überzeugend dargestellt, wie durch eine tröstende Haltung Resilienz gefördert und der Boden bereitet werden kann für ein sinnorientiertes Arbeiten, das kognitiv und emotional einen wesentlichen Beitrag zur Integration des schmerzlichen Ereignisses, auch eines Traumas, leistet. Trost zu spenden ist nicht nur den Seelsorgern vorbehalten, sondern kann auch als eine empathisch stimmige, therapeutisch wirksame »Herzensintervention« verstanden werden.

Die tröstende Beziehung ist ein hilfreiches Moment bei der Bewältigung von Trauerprozessen, wie die Traumaforschung bestätigt hat. Ein verlässliches Mitgehen, ein gemeinsames Aushalten im Sprechen und im schweigenden Blickdialog, eine »Dualisierung« der leidvollen Schrecknisse wirken wie ein Hoffnungszeichen in der Einsamkeit traumatischer Öde. Hier ist nicht die klassische analytische Abstinenz gefordert, sondern das engagierte, solidarische Dasein, das zu einem protektiven Faktor werden kann, wenn die Therapeutin als Hilfs-Ich oder als innerer Beistand verinnerlicht werden kann und so zur erweiterten Ressource wird.

Trostarbeit wird von Petzold als »Intersubjektive Beziehungsarbeit« verstanden, als Unterstützung des Trauerverarbeitungs- und Überwindungsprozesses. Die heilsame Wirkung des Tröstens setzt zunächst auf der physiologischen Ebene an, um den Hyperstress, die Übererregung herunterzuregulieren. Sie greift dann auf die psychologische Ebene über, arbeitet negativen Gefühlen der Selbstentwertung, der Entscheidungsunfähigkeit, Verbitterung und Resignation entgegen und erfasst die soziale Dimension, um wieder vertrauensvoll Kontakt und Beziehung aufzunehmen und aus Isolation und Menschenverachtung herauszuwachsen. Selbstberuhigung und Selbsttröstung erfolgen nicht nur auf der Ebene psychophysischer Übererregtheit, sondern es geht viel grundsätzlicher um neue Hoffnungshorizonte, emotionale Resonanzfähigkeit und den Mut, im Leben weiterzuschreiten. Die Zuversicht der Therapeutinnen und Therapeuten, das Zusprechen von Trost, das Bereitstellen eines Schutzraums, in dem Geborgenheit erlebt werden kann, vermag den Schmerz zu lindern und den Mut zu stärken, über Unaussprechliches zu sprechen, das vorher nie symbolisiert werden konnte. Die Fähigkeit der Selbstregulierung wird durch die verlässliche Präsenz der helfenden Person gestärkt. Hier wirkt das eigene Berührtsein der Therapeutinnen und Therapeuten als Brücke zu den Erfahrungen der Traumatisierten und berührt deren Wunden. Trost und Beistand bereichern die Ressourcen, verhelfen zur Beruhigung und eröffnen Perspektiven der Aussöhnung mit sich selbst und dem Schicksal. Die Ebene des Bedeutungs- und Sinnverlustes ist ein ganz zentraler Bereich der Trauerarbeit. Ohne das Wiedergewinnen einer sinnvollen Lebenskontinuität, in die ich den Unsinn der traumatischen Erfahrung integrieren kann, ist es nicht möglich, sich eine neue Identität zu entwerfen.

Nur wenn wir eine *Holding*-Funktion übernehmen, wenn wir zulassen können, dass Patientinnen und Patienten uns »benutzen«, damit durch unsere eigene Integrität und Solidarität Strukturen sichtbar werden, die sie an ihre eigenen verlorenen und zerstörten Strukturen erinnern, nur dann können sie ihre Subjekthaftigkeit wiedergewinnen. Trauer- und Trostarbeit versucht, durch kohärente und strukturierende Antworten auf die Inkohärenz und Fragmentierung einzuwirken.

Von den Existenzphilosophen, besonders von Heidegger, habe ich gelernt, dass wir einen Menschen nicht heilen können, wenn wir nicht zuvor daran arbeiten, sein »Verhältnis zum Sein« wiederherzustellen. Dieser Bezug zum Sein ist bei traumatisierten Menschen gerissen. Darum schlägt die Daseinsanalyse, wie Medard Boss sie praktiziert hat, vor, dass wir als Analytikerinnen unseren Patienten im Miteinandersein für eine gewisse Zeit die eigene, größere menschliche Freiheit ausleihen, bis diese selber wieder über ihre eigenen Verhaltensmöglichkeiten frei verfügen können. Ich leihe auch die Fackel der Hoffnung aus, wenn meine Patientinnen selbst keine Hoffnungshorizonte in ihrem Leben mehr entdecken können. Manchmal können sie die Hoffnung noch nicht annehmen, der Weg scheint versperrt. Dann sage ich, dass ich auch ihre Hoffnungsfackel tragen werde, bis sie selbst den Hoffnungsschimmer in sich wieder wahrnehmen können, der auf dem Weg in der Dunkelheit Licht bringt. Die Daseinsanalyse kennt die »beispringende« oder »vorausspringende Fürsorge«, die wir auch in die Traumatherapie integrieren müssen. Durch unsere empathische Haltung wecken wir die Hoffnung, sich wieder an das eigene ursprüngliche Bild des Menschseins vor der Traumatisierung anzuschließen.

Ich habe in der Therapie von Menschen mit Psychosen und von Opfern sexueller Gewalt gelernt, wie wichtig eine klare, integre Haltung ist, die sich nicht scheut, die traumatisierenden objektiven Verhältnisse zu benennen. Auch bei Folteropfern und Kriegstraumatisierten kann eine abstinente, neutrale Haltung therapeutisch retraumatisierend wirken, und es wird verunmöglicht, dass durch die Parteilichkeit und klare Stellungnahme des Therapeuten die zerstörten Perspektiven des Menschlichen wieder zurechtgerückt werden. Es kommt in der Begleitung dieser Menschen vor allem auf die Qualität der intersubjektiven Beziehung an, wenn verlorene Würde wiederhergestellt werden soll.

In der Therapie müssen wir uns das Gesagte »zu Herzen nehmen« und mit dem Herzen hören und sehen, weil wir nur auf diese Weise einen Menschen in seinem Möglichkeitsraum wahrnehmen können und durch diese Art des bezogenen, liebenden Blicks »mit dem Glanz im Auge« ein Feld konstellieren, in dem sich unsere Patientinnen und Patienten umgestalten können, um wieder das zu werden, was sie im Innersten sind und immer schon waren. Diese Form liebender, tröstender Begleitung durch Zuhören, kreatives Gestalten und leibtherapeutische Interventionen verhindert das Chronifizieren in Somatisierung und Verbitterung. Als hermeneutisches Unterfangen hilft ein solcher therapeutischer Ansatz über Aufklärung, Deutung, Trauern und Trost, sich wieder in einer Welt zurechtzufinden, die aus den Fugen geraten ist, Sinnzusammenhänge zu erschaffen, die wieder Handlungsspielräume eröffnen, und damit nicht nur eine neue Sichtweise auf die Welt, sondern auch eine potentiell veränderte Seinsweise in der Welt möglich zu machen.

Trauer- und Trostarbeit sowie die vielfältigen Reinigungsrituale und symbolischen Verarbeitungen traumatischer Verluste haben auch die Funktion, eine Enantiodromie einzuleiten, wenn diese nicht spontan auftritt. Die Erfahrung zeigt, dass nicht jeder Mensch diesen heilsamen Umschwung in das Gegenteil erfährt, sondern manche Traumatisierte auf ewig in Seelenwüsten verloren gehen. Vielleicht ist es hilfreich, diese Unterschiede der Traumaverarbeitung mit dem Konzept der Transzendierungsfähigkeit zu erläutern.

Transzendenzfähigkeit

Im Rahmen der Bewusstseinsforschung hat Cornelius von Mitschke-Collande[488] den Versuch gemacht, die »Kompetenz der Transzendenzfähigkeit«[489] empirisch zu untersuchen und der Frage nachzugehen, was Menschen dazu befähigt, auch in existentiellen Krisen offen und lebendig zu bleiben und neue, mehr integrale Perspektiven auf das Leben auch mit seinen traumatischen Aspekten zu entwickeln. Im Rückgriff auf die systemisch-holistische Evolutionsforschung wird Transzendenzfähigkeit als eine auf allen Stufen des Bewusstseins auftretende Wachstumsdynamik beschrieben. Sie kann erlernt und entwickelt werden und stellt in der therapeutischen Praxis einen wirkrelevanten Faktor des Therapiegeschehens dar. In seiner Dissertation zum Thema Transzendenzfähigkeit[490] bezieht sich von Mitschke-Collande auf das gestaltpsychologische Prinzip, dass den Gestalten eine Tendenz innewohnt, Widersprüche, Disharmonien und Unvollkommenheiten zu überwinden und Ungleichgewichte in höhere Ordnungen zu verwandeln, was nicht ohne Unsicherheiten und Krisen möglich sei. Transzendenzfähigkeit wird in diesem Kontext als eine Fähigkeit zur Bildung vollständiger und umfassender Gestalten verstanden.

Eine komplementäre Konzeptualisierung, wie Transzendenzerfahrungen entstehen, findet sich bei Wilson in seinen Forschungen zur Entwicklung des posttraumatischen Selbst. Er erklärt, dass die Wucht traumatischer Ereignisse so mächtig ist, dass Hemmnisse, Widerstand, Zensur und Abwehr gegen bisher unbewusste Inhalte außer Kraft gesetzt werden und das psychische Material nun neu bewertet und mit veränderter Bedeutung umgestaltet werden kann.[491]

Diese plötzliche Auflösung der Beschränkungen und Einengungen wird wie eine Befreiung und Öffnung zu Transzendenzerfahrungen erlebt, in der sich Schwäche in Stärke und Dunkelheit in Licht umwandelt. Ich habe diese neue Öffnung dem Leben gegenüber, die nach traumatischen Schrecknissen geschehen kann, als ein Sprengen des inneren Käfigs verstanden, ein Transzendieren zu einer vertieften Einsicht in die menschliche Natur, zu einem tiefen Mitgefühl und einer Sorge um das Wohl der ganzen Menschheit. Diese Wandlungserfahrungen verändern das Bewusstsein und öffnen Weisheitsdimensionen, die vorher nicht zugänglich waren. Eine solche transzendente Öffnung und Kristallisation von Einsichten ist charakterisiert durch Attribute, die sich auch in den Beschreibungen der Mystiker und Mystikerinnen nach ihren traumatischen Erfahrungen der dunklen Nacht der Seele finden lassen und als eine Form der Lebenskunst, eine Art »säkulare Mystik« (Petzold) betrachtet werden können. Es sind: Hingabe, Herzensöffnung, geistige Weite, Geduld, Liebesfähigkeit, Loslassenkönnen, Akzeptanz, Demut, Dankbarkeit.

Auch im Rahmen der Humanistischen Psychologie, bei Abraham Maslow zum Beispiel, ist die Fähigkeit zur Selbsttranszendenz ein hoher Wert. Transzendenzfähigkeit ist dabei nicht nur auf den metaphysischen Bereich bezogen, sondern meint ganz allgemein die Möglichkeit zur Selbstüberschreitung, ein Über-sich-selbst-Hinauswachsen, ähnlich wie der Begriff der Transzendenten Funktion auch jenseits von einer metaphysischen Betrachtungsweise Bedeutung hat. In seiner Psychologie der Selbstverwirklichung menschlicher Potentiale spricht Maslow von »Spitzenerfahrungen« *(peak experiences)* und »Gipfelerlebnissen«[492]. Solche Erfahrungen haben eine einschneidende Wirkung auf die Betroffenen und sind charakterisiert durch eine Klarsicht und ein Erfassen der Wirklichkeit, die über das Gefangensein in einer Ich-Perspektive hinausgehen und den Sinn des Ganzen wahrnehmen, als Relativität von Raum und Zeit und das letztliche Zusammenhängen von allem mit allem. Diese aufrüttelnden Erfahrungen initiieren eine andere Sinn- und Wertausrichtung, machen bescheiden und demütig, wecken aber auch ein Bewusstsein ethischer Verantwortung und tiefer Menschlichkeit im Individuum. Diese »Spitzenerfahrungen« können unter traumatischen Bedingungen spontan auftreten, aber auch ein Ergebnis gezielter Bemühungen und lebenslangen Arbeit an sich selbst sein.

Es ist in meinen Augen ein großes Verdienst von Wilson, dass er die Ergebnisse von Maslows Forschungen sowie Petersons und Seligmans Arbeiten[493] zur Positiven Psychologie zu resilienten Trauma-Überlebenden mit Transzendierungserfahrungen in Beziehung setzt. Im Modell von Peterson und Seligman gehört Transzendenzfähigkeit zu den Charakterstärken und Tugenden, die selbstaktualisierte Menschen mit einem höheren Bewusstseinsniveau auszeichnen: Weisheit, Mut, Menschlichkeit, Sinn für Gerechtigkeit und Spiritualität. Zum Menschenbild der Humanistischen Psychologie gehört die Vorstellung der Selbstaktualisierung; damit ist eine ganzheitliche, zielstrebige Tendenz des menschlichen Organismus gemeint, die auf die Entfaltung des Menschen ausgerichtet und letztlich für Entwicklung und »Heilung« verantwortlich ist.

Nach Wilson vermittelt eine positive Psychologie traumatischer Erfahrungen und PTBS die Einsicht, dass das, was Menschen zerstören kann, sie auch zu Selbsttranszendenz und Bewusstseinsentwicklung zu treiben vermag.[494] Für Jung ist es geradezu der einzige Sinn der menschlichen Existenz, an der Bewusstwerdung unablässig zu arbeiten.

In ähnlicher Weise hat Viktor Frankl in seinen Arbeiten betont, dass der Mensch als einziges Wesen in der Lage sei, sich selbst zu transzendieren und damit sein Bewusstsein auf eine andere Ebene zu heben.[495] Durch ihn hat der Begriff der Selbsttranszendenz in die Fachliteratur Eingang gefunden, obwohl es eigentlich um eine Transzendierung des Ich geht, eine Weitung der Persönlichkeit zugunsten einer freieren und über das Ich hinausweisenden Sicht auf das umfassendere Selbst und das Leben als Ganzes. Er, der in den Konzentrationslagern mit menschlichen Abgründen von Hass und Sadismus konfrontiert war, Hunger, Durst, Kälte und unvorstellbare Brutalität und die Unsicherheit täglich drohender Vernichtung erfahren musste, er entwickelte in dieser Grenzsituation seine Theorie des Willens zum Sinn und lehnte sich an Nietzsches Leitsatz an: »Hat man sein warum? des Lebens, so verträgt man sich fast mit jedem wie.«[496] Frankl sieht die menschliche Fähigkeit, existentielle Grenzen zu überschreiten und über sich hinauszuwachsen, in der Fähigkeit zur Sinngebung auf drei Ebenen: im kreativen Schöpfungsakt, in der Haltung unabwendbarem Leiden gegenüber und in der inneren geistigen Freiheit, Werte zu schaffen, für die es sich zu leben lohnt. Frankl spricht von drei Wertkategorien, die er als »schöpferische, Erlebnis- und Einstellungswerte«[497] bezeichnet.

Prozesse nicht aushaltbarer Unsicherheit, der Verlust von Hoffnung, der Vertrauensbruch durch einen anderen Menschen und die totale Ausgrenzung erfahrener Traumata aus der Erinnerung erschweren oft das Transzendieren von Traumata und produzieren stattdessen Dissoziation und eine Form der *Dekarnation*, ein Heraustreten aus dem Körper. Barbara Jakel[498], Psychotherapeutin mit einem Schwerpunkt auf Prä- und Postnataler Psychologie, konzeptualisiert diese emotionale Überflutung des Organismus als einen Spaltungszustand in der psychosomatischen Identität, was zu einer Ich-Desintegration führe. Sie verweist aber darauf, dass die transpersonale Ebene ein Gefühl der Ich-Integrität bewahrt und im Sinne einer organismischen Regulation an den Körper eine Botschaft sendet, dass auf einer tieferen Ebene das Individuum als ein Ganzes trotz des Traumas noch heil sei. Auf diesen heilen »Grund«, den tiefsten unantastbaren Kern einer Person, den *»inviolable personal spirit«*[499] wie Donald Kalsched das nennt, beziehe ich mich in der Traumatherapie.

Ein berührendes Beispiel dafür, dass Transformation zum Wesensmerkmal des Lebendigen gehört, ist für mich Nargess Eskandari-Grünberg, die Politikerin, Stadträtin für Integration in Frankfurt und Psychotherapeutin, die im Oktober 2012 im Zusammenhang mit dem Iran-Tribunal in Den Haag über ihre eigenen Erfahrungen als Insassin des berüchtigten Evin-Gefängnisses Auskunft über ihre Inhaftierung gegeben hat.[500] Sie war gezwungen gewesen, Tag und Nacht die Schreie der Gefolterten zu hören, die Schüsse der Hinrichtungen im Hinterhof zählen zu müssen, nie zu wissen, wer als Nächster verhört, abgeholt und liquidiert wurde, ängstlich hoffend, nicht die Nächste zu sein, die vergewaltigt, entwürdigt, gedemütigt und dann ermordet wird. Die iranische Methode, Frauen zu foltern, war, sie kopfüber aufzuhängen, sie zu fixieren und mit Peitschen auf die Fußsohle zu schlagen, bis die Haut in Fetzen ging. So entstand in den iranischen Gefängnissen der Spruch: »Die Füße sind das zweite Gedächtnis.« Menschen, die andere während der Folter verraten haben, sagen, dass ihre Füße sie jedes Mal daran erinnern.

Es ist einfühlbar, dass Menschen, die diesem psychotisch anmutenden Kosmos der Gewalt ausgesetzt waren, sich nicht mehr erinnern können, dass die Affekte einfrieren und das Erfahrene nicht ins Ich integriert werden kann. Manche Gefolterte haben nach der Zerstörung ihrer Würde für immer die Illusionen über das, was Menschsein ausmacht, verloren und können nie wieder vertrauensvoll auf ein Du zugehen. Selbstanästhesierung, nichts zu fühlen, ist eine Strategie, sich selbst zu bewahren, um nicht als Persönlichkeit völlig zu zerbrechen. Die Folter hat ja zum Ziel, einen Menschen so zuzurichten, dass er kein Mensch mehr ist, keine Identität und keinen Willen mehr hat. Wie also ist es angesichts so massiver Verletzung des Körpers, der Seele und der Menschenwürde möglich, nicht zu zerbrechen? Nargess Eskandari-Grünberg, die gewungen worden war, ihr eigenes Todesurteil zu unterschreiben, ist nicht zerbrochen, sondern hat diese Erfahrungen transzendiert; sie wurde eine engagierte Politikerin, um für Menschenrechte, Freiheit und Demokratie zu kämpfen. Der iranischen Regierung ist es aber gelungen 30.000 bis 50.000 Gefangene so zu traumatisieren, dass sie noch nach vielen Jahren von der Folter und den Horrorszenarien träumen und die Stimmen der Folterer nicht mehr loswerden können. Eskandari-Grünberg, die durch Verrat ins Gefängnis geworfen wurde, erzählt, wie überlebenswichtig es für sie war, niemanden zu verraten, damit niemand ein solches Horrorszenario erleben musste wie sie: Als 17-Jährige im Gefängnis, schutzlos ausgeliefert, war sie gezwungen worden, mit verbundenen Augen ihr Kind zur Welt zu bringen.

Auch die syrische Schriftstellerin, Filmemacherin, Aktivistin und Bürgerrechtlerin Samar Yazbek[501] legt Zeugnis ab von der menschlichen Fähigkeit zum Bösen, aber auch von der Fähigkeit, das Ungeheuerliche des Traumas zu transzendieren. Mit ihren aufwühlenden Berichten führt sie uns in das Innere der syrischen Revolution, verleiht den Toten und Vertriebenen eine Stimme und kämpft mutig gegen die Grausamkeit und Unterdrückung des Regimes. Gleichzeitig macht sie deutlich, dass die Kunst, sich selbst im Exil neu zu definieren, immer wieder in harter Arbeit erkämpft werden muss.

Beide Frauen haben dem Bösen ins Antlitz geschaut, beide wissen vom Sein auf der Grenze und von der Zerbrechlichkeit aller Konstrukte, die wir uns von uns selbst, der Welt und dem, was die Welt im Innersten zusammenhält, gemacht haben. Trotzdem haben sie ihren Glauben an Veränderungsprozesse und die menschliche Möglichkeit, das Gute zu wählen, nicht aufgegeben, sondern selbst ihr Leben und ihre Sicherheit riskiert, anderen in größter Not zu helfen. Ich habe großen Respekt vor traumatisierten Menschen, die Überwindungsleistungen vollbringen und den »Mut zum Sein« (Tillich) nicht aufgeben. Sie haben daran gearbeitet, Schmerzen, Ohnmacht und Verzweiflung zu bewältigen und über Hass und Vergeltungswünsche hinwegzukommen, die letztlich einen Neuanfang verhindern, da sie zu Chronifizierung und seelischer Lähmung führen können.

Als ich Dachau und Auschwitz besuchte und die sechs Millionen Menschen betrauerte, die während des Nationalsozialismus ermordet wurden, als ich in Peking über den Tiananmen-Platz und in Kambodscha über die *Killing Fields* in der Nähe von Phnom Penh ging und vor dem Monument mit den Schädeln von 8985 Hingerichteten des Pol-Pot-Regimes stand, da fragte ich mich, wie wir solche kollektiven Traumata transzendieren können. Umso mehr haben mich Einzelpersonen, zum Beispiel Dissidenten wie Liao Yiwu beeindruckt, die gefoltert und mit dem Tod bedroht wurden, sich aber dennoch den verstörenden Blick auf die Wahrheit eines grausamen Systems erlaubten. Ihm zuhörend, als er den Friedenspreis des Deutschen Buchhandels erhielt, als er mit Klangschalen sein Lied für die Mütter von Tiananmen sang und die Flötenklänge hörte – das Instrument, das er im Gefängnis zu spielen gelernt hatte –, da gewann ich Vertrauen, dass die unglaublichen Transzendierungsfähigkeiten des Einzelnen auch für eine ganze Gesellschaft von Bedeutung sind.

Die Integrative Therapie hat die subjektiven Überwindungsleistungen oder notwendigen Überschreitungen zu größerer Souveränität, Perspektivenwechsel und erweiterten Freiheitsgraden und Handlungsspielräumen mit Verzicht in Verbindung gebracht. Es muss bewusst etwas überwunden und hinter sich gelassen werden, um sich aus Fixierungen und Selbstzerstörungen zu befreien und stattdessen fähig zu werden, Selbstempathie zu üben. Erforderlich für die Entwicklung der Transzendenzfähigkeit ist der Verzicht auf das Festhalten am unwiederbringlich Verlorenen, ein Akzeptieren unabänderlicher Verluste, ein Loslassen von Bitterkeit und perpetuierender Klage, ein Weiterschreiten auf dem Lebensweg.[502]

10. Transzendieren und Opfern

Die Vorstellung, dass es notwendig ist, etwas zu opfern, um ein Trauma transzendieren zu können, mag befremden und sich unserem Verständnis auf den ersten Blick entziehen. Und doch scheint ein Opfer die Voraussetzung zu sein, um von einem paralysierten Zustand des Eingefrorenseins zu einer lebendigen und reiferen Daseinsform gelangen zu können. Das Trauma der Gewalt erzwingt das Opfern der Vorstellungen von Unverwundbarkeit, von Kontrolle und Ich-Stärke, von der Illusion, sich bewahren zu können vor Hoffnungslosigkeit, Verzweiflung und Verlusten. Für Jung war klar, dass es kein sinnvolles Leben gibt, das nicht irgendwelche Opfer verlangt. Durch ein Opfer entstehen neue Lebensmöglichkeiten. Im Verständnis der Analytischen Psychologie verlangt das Selbst vom Ich Opfer, denn es gibt keine psychische und keine Bewusstseinsentwicklung ohne Opfer.

> »Die menschliche Natur selber hat eine ausgesprochene Scheu vor der Bewußtwerdung. Was aber den Menschen doch dazu treibt, das ist eben das Selbst, welches Opfer verlangt, indem es gewissermaßen sich uns opfert. Einesteils ist die Bewußtwerdung, als eine Zusammenführung abgesplitterter Teile, eine bewußte Willensleistung des Ich, anderenteils aber bedeutet sie auch ein spontanes Hervortreten des Selbst, das von jeher war.«[503]

Der Archetyp des Opfers ist nicht nur für Anthropologie, Soziologie und Theologie von weitreichender Bedeutung.[504] Mir scheint die Metapher des Opfers in der Behandlung von traumatisierten Menschen besonders hilfreich, da sie die Dialektik zwischen Opfer und Opferer erhellt und viel dazu beiträgt, besser zu verstehen, warum etwas Lebensnotwendiges geopfert wurde. Etwas zu opfern ist ein archetypisches Geschehen, es geschieht nicht immer freiwillig, sondern ist eine psychische Notwendigkeit, die uns vom Schicksal auferlegt worden ist.

Jungs Beschäftigung mit dem energetischen, transformativen Charakter des Opferarchetyps hat früh begonnen.[505] Aber in all seinen Schriften über das Opfer bleibt er immer auf der symbolischen Ebene: das Opfern der instinktiven Libido, das Opfern unserer Tiernatur und das Aufgeben der kontrollierenden Macht des Ego, um eine bewusste Beziehung zum Selbst herzustellen. Im Roten Buch spricht er von der Forderung des Geistes der Tiefe: »Niemand kann oder soll Opfer hindern. Opfer ist nicht Zerstörung. Opfer ist Grundstein des Kommenden.«[506] Im Roten Buch beschreibt er auch die Notwendigkeit, das Heldenideal mit der Vorstellung von Stärke und Tüchtigkeit zu opfern[507] und auch die Götter zu töten, »denn sie bedürfen der Erneuerung«[508]. Manchmal müsse auch der Intellekt geopfert und die Hauptfunktion entthront werden, damit es »eine Chance für andere Seiten der Persönlichkeit gibt, zum Leben geboren zu werden«[509]. In seinem Verständnis setzt das Opfern der dominanten Funktion psychische Energie frei, die für die Befreiung der minderwertigen Funktion aus dem Unbewussten notwendig ist. Diese Wandlungsenergie ermöglicht das Überwinden von Einseitigkeiten und ist von zentraler Bedeutung, wenn wir das Transzendieren von Traumata verstehen wollen. Es müssen Teile des Selbst geopfert werden, damit andere Teil des Selbst gerettet werden können. So wird der traumatisierte Mensch sowohl zum Opfer als auch zum Opferer. Diese Dialektik wurde erstmals im Roten Buch entwickelt und später wieder aufgegriffen: »Was ich opfere, das ist mein egoistischer Anspruch, womit ich zugleich mich selber aufgebe. Jedes Opfer ist daher mehr oder weniger Selbstopfer.«[510]

Ich habe mich oft gefragt, warum die Opferthematik in Jungs Werk eine so zentrale Rolle spielt. Ich erinnere mich an seine Aussage, dass psychologische Theorien immer ein subjektives »Bekenntnis«[511] der je persönlichen Psychologie des Psychologen sind: »Man sieht, wie man ist«[512], sagt Jung in Anlehnung an den Talmud: »Wir sehen die Dinge nicht so, wie sie sind, sondern so, wie wir sind.« Solche subjektiven Bekenntnisse sagen immer auch etwas über die blinden Flecken des Menschen aus, der die Theorie begründet hat. So habe ich mir Gedanken darüber gemacht, welches die blinden Flecken Jungs im Kontext seiner frühen Opfererfahrungen für die Hypothesen seiner Psychologie sein könnten. Mir scheint, als habe die Geburt der Analytischen Psychologie als eine von der Freud'schen Psychoanalyse abgegrenzten, eigenen psychologischen Theorie bereits mit einem traumatischen Opfer begonnen. Jung beschreibt in seinen Erinnerungen, dass er sich in einem furchtbaren Konflikt befunden habe und zwei Monate lang nicht mehr schreiben konnte, weil er wusste, dass er mit seiner Auffassung und Abkehr vom phallozentrischen Standpunkt Freuds seine Freundschaft und Arbeitsbeziehung mit seinem Mentor geopfert hatte. Mit der Publikation von *Wandlungen und Symbole der Libido* (1911–1912), das die Opferthematik ausführlich behandelt, war der Bruch mit Freud besiegelt. Mit dieser Schrift hat er seinen Status als Freuds Nachfolger und »Kronprinz« geopfert, und damit opferte er auch seinen Wunsch nach Anerkennung, Bestätigung und »Trost«. Im Roten Buch, in dem Kapitel »Die Gabe der Magie«, ist ein langer Dialog mit seiner Seele aufgezeichnet, in dem deutlich wird, was alles geopfert werden muss, um sich selber treu zu bleiben: die Angst, den eigenen Weg zu gehen, und die Angst vor der großen Einsamkeit: »Es gibt nur einen Weg, und das ist dein Weg, nur eine Erlösung, und das ist deine Erlösung.«[513]

In *Wandlungen und Symbole der Libido* hat sich Jung vom Freud'schen Dogma von der sexuellen Ätiologie neurotischer Störungen abgewandt und ein völlig anderes Libido-Verständnis vorgeschlagen, das weitreichende Auswirkungen für seine Haltung dem Inzestgeschehen gegenüber hat. Ich sehe darin aber auch den Anfang eines Opfers, das ihm letztlich den Zugang zu den verletzten Teilen seiner eigenen Seele versperrte. Jung hat das Ausmaß und die Häufigkeit realen Inzests völlig unterschätzt und dessen gravierende psychische Folgen heruntergespielt, wenn er behauptet, dass »der Inzest nur in den allerseltensten Fällen eine persönliche Komplikation«[514] bedeute. So hat Jung gern den Eindruck vermittelt, als sei ihm als Landkind die Sexualität nur natürlich und Inzest und Perversitäten keiner besonderen Erklärung wert. Seine vehemente Ablehnung sexueller Kindheitstraumata als Grund für neurotische Entwicklung steht für mich im Dienste der Abwehr. Ich sehe darin eine Schutzstrategie, mit der Erfahrungen aus dem Bewusstsein ausgegrenzt werden, die nicht integriert werden können, weil sie in das eigene Selbstbild nicht hineinpassen. Zwar geht die Erinnerung an das traumatisierende Geschehen nicht verloren, aber das Trauma wird in seiner Bedeutung für die eigene psychische Entwicklung und im Falle Jungs auch für die Entwicklung seiner theoretischen Positionen nicht reflektiert.

Ich möchte hier nicht auf das in meinen Augen komplexhafte Verständnis von Jungs Inzestarchetyp eingehen,[515] sondern nur hervorheben, dass mit der Veröffentlichung dieses Buches bei Jung ein Prozess begann, sexuelles Erleben und die Bedeutung, die es für die psychische Entwicklung und das Verhalten hat, zu spiritualisieren und zu mythologisieren, vielleicht, um sein persönlich erfahrenes sexuelles Trauma zu transformieren.

Sein Anliegen war, wie er in seinen Erinnerungen beschrieb, die Sexualität in ihrem »numinosen Sinn zu erforschen und zu erklären«[516], was dazu führte, dass er sofort nach dem archetypischen symbolischen Hintergrund des Phänomens Inzest bzw. sexuellen Missbrauchs suchte, ohne das reale, auch ihn selbst betreffende traumatisierende Geschehen und die in der Folge einsetzenden dissoziativen und oft selbstzerstörerischen Abwehrmechanismen genauer zu untersuchen. So wesentlich mir der symbolische und mythologische Zugang zum Verständnis psychischer Phänomene ist und sosehr ich die teleologischen, synthetischen Auffassungen Jungs einem reduktiven Ansatz vorziehe, so sehe ich doch in seinem Umgang mit realen sexuellen Traumata eine Schwäche, die ich mir mit einer strukturellen Spaltung in seiner eigenen Psyche erkläre. Zwar hat Jung in verdienstvoller Weise schon früh die Arbeiten Pierre Janets zur Dissoziation in die Diskussion eingeführt, aber die real sexuell missbrauchten Kinder und ihre Traumatisierungen wurden in gewisser Weise Jungs eigener Verdrängungstendenz und Abwehr geopfert. Diese Dynamik der Abwehr kann vielleicht auch im Zusammenhang mit Jungs Verlassenheitskomplex gesehen werden, der seinen ambivalenten Umgang mit Nähe und Distanz von früh auf geprägt hat. Die Ergebnisse der Bindungstheorie zeigen ja deutlich, wie Kinder Strategien entwickeln, um mit der Unberechenbarkeit und Unverlässlichkeit ihrer Bezugspersonen umzugehen. Ich habe oben bereits erwähnt, dass Jung seine Mutter als so unberechenbar erfahren musste, dass es sein Verhältnis zu Frauen empfindlich überschattete.

Auch Kalsched hat 2010 auf dem internationalen Jungianer-Kongress in Montreal von Jungs Spiritualisierungstendenz gesprochen und ganz allgemein bei den Jungianern eine unzulängliche Auseinandersetzung mit Abwehrstrukturen festgestellt, besonders, wenn es um die pathologischen Abwehrstrategien im Kontext von Traumata geht. Was mir an seiner Kritik aber fehlte, war ein Hinweis auf die biographische Verknüpfung mit diesem blinden Fleck von Jung. An diesem Punkt hat auch die scharfe Kritik von Renate Höfer[517] angesetzt, die als These vertritt, dass sexueller Missbrauch und die »frühe sexuelle Erniedrigung eines Kindes – wenn nicht befreiend bearbeitet – lebenslang masochistisch oder sadistisch virulent bleibt und sich gesellschaftlich in der Fortsetzung der Geheimnisse und kompensatorisch etabliert«[518]. Sie geht den Spaltungsvorgängen in Jungs Biographie und seiner Werkgenese nach und zeigt anhand des Phallustraums[519], der Männchen-Episode[520] und des Basler Münstererlebnisses[521], wie Jung in einem Prozess der Verdrängung unverarbeiteter traumatischer Kindheits- und Jugenderlebnisse ein mythologisches und symbolisches Entlastungssystem geschaffen hat, das auch mit seinen eigenen »Triebgrenzüberschreitungen«[522], seinem Ausagieren in der Beziehung zu Sabina Spielrein und Toni Wolff, in Zusammenhang stand. Dabei geht sie davon aus, dass der Phallustraum, den Jung erst am Ende seines Lebens preisgab, »die verschleierte Darstellung einer sexuellen Mißbrauchszenerie ist«[523]. Sie verknüpft den Traum mit der Erscheinung des Jesuiten, des in schwarzen Frauenröcken verborgenen Mannes,[524] der ihm »Todesschrecken«[525] einflößte und von dessen Erscheinen Jung in seiner Autobiographie als seinem »ersten bewussten Trauma«[526] spricht. Mir geht es hier nicht um die Frage, ob Hofers Deutungen im Einzelnen korrekt sind, sondern darum, dass Jung, ebenso wie Freud, der seine Verführungsthese aufgrund eigener Abwehrmechanismen geopfert hatte, sich den realen Traumata nicht wirklich empathisch zuwenden konnte. Vielleicht lassen sich auch die symbolischen und religiös-mythischen Überhöhungen als konstruktive, imaginative, sinnstiftende Narrationen verstehen, um mit Erfahrungen fertigzuwerden, die intrusiv, affektiv hoch besetzt und angsteinflößend sind. Murray Stein hat bezüglich Jungs charakteristischer Bewältigungsmuster und Abwehrstrategien, die er in krisenhaften Zuspitzungen seiner seelischen Affektlage unternahm, auf sein Verhältnis zu Gott verwiesen:

> »Zuerst drohte eine heftige innere Attacke die Vernichtung an, dann wurde das ihn drangsalierende innere Objekt mittels paranoider Gedanken und Phantasien, mit denen dieses Objekt externalisiert werden konnte, abgewehrt, worauf die Krise von einem Gefühl der Erleichterung und Erneuerung abgelöst

> wurde. Der letzte Schritt bestand dann im Versuch, die guten und bösen Seiten des Selbst zu integrieren, was oft auf symbolische Weise geschah (Malen von Mandalas, Konzepte von Gott als *unio oppositorum*, psychologische Theorien).«[527]

Jean Knox hat überzeugend argumentiert, dass Abwehrphantasien die Funktion haben, sich gegen das demütigende Gefühl der Hilflosigkeit und der narzisstischen Verwundung zu schützen.[528] Vielleicht lassen sich manche Leerstellen in Jungs Theoriegebäude zu Aspekten der Retraumatisierung, Analysen des Wiederholungszwangs, Einsichten in die Täterpsychologie, Überlegungen zur psychosexuellen Entwicklung frühtraumatisierter Kinder und zu den zerstörerischen selbstdestruktiven Abwehrmechanismen unter diesem Blickwinkel besser verstehen.

Andrew Samuels hat bereits 1999 in seinem Buch *Jung und seine Nachfolger*[529] kritisiert, dass kein Konzept der Abwehrmechanismen vorliegt, was er sich so erklärt, dass für Jung das Ich nur als ein völlig bewusstes Ich gedacht wird, die Abwehrmechanismen des Ich aber unbewusst operieren.[530] Das eigentliche Problem sieht Samuels aber darin, dass der *Angst* als primärer Verursacherin dieser Abwehrmechanismen nicht genügend Bedeutung geschenkt wurde. Ich sehe eine kausale Verknüpfung dieser Leerstellen in Jungs Theorie mit seinen unverarbeiteten traumatischen Erlebnissen. Es ist darum nicht verwunderlich, dass er symbolisch-spirituellen Interpretationen den Vorrang gab. Das bedeutete aber, die Ich-Perspektive zu opfern und sich von der objektiven Realität traumatischer Erfahrungen abzuwenden.

Ich gehe davon aus, dass das Motiv des Opferns zum Individuationsweg unabdingbar dazugehört. Wie qualvoll diese Notwendigkeit, etwas opfern zu müssen, ist, wissen wir aus der biblischen Geschichte. Abraham ist gerufen, das Ungeheuerliche zu tun: seinen Sohn Isaak zu opfern. Wir begegnen hier dem Geheimnis des Opfers, dem paradoxen Vertrauen und Glauben, durch den Akt des Opferns eine Wandlung zu erleben. In der Traumaliteratur ist beschrieben worden, dass es manchen Überlebenden möglich wurde, durch ihre Bereitschaft, etwas zu opfern, das Trauma zu übersteigen und eine Art »tragischer Weisheit« zu erreichen, wie sie von Nietzsche und in den griechischen Tragödien beschrieben wurde, ein Ja zum Leben, das Leiden und Tod als zum Leben zugehörig versteht.[531] Selbst in den Vernichtungslagern der Nazis gab es Menschen, die nicht zum Muselmann wurden und nur noch als gefühllose Maschine funktionierten, sondern die solidarisch und mit großem Mitgefühl zur Selbstaufopferung bereit waren, um menschliche Werte und Würde zu verteidigen.

Ich bin häufig in meiner Arbeit mit Menschen, die sexuelle Gewalt erlebt haben, mit extremen Formen der Selbstverachtung und Selbstbeschuldigung konfrontiert worden, die sich in selbstdestruktiven Denk- und Verhaltensweisen äußern. Im Rahmen der Psychoanalyse und der Freud'schen Triebtheorie ist diese Selbstdestruktivität als eine Form des Todestriebes diskutiert worden. Oft sind die traumatisierten Menschen bereit, einen Teil von sich selbst zu opfern, damit der Rest von ihnen weiterleben kann.[532] Es gibt aber auch das Gegenteil, dass manche traumatischen Erfahrungen in ein unfreiwilliges Opfer zwingen, weil, wie Christopher Bollas beschrieben hat, ein Teil der Seele von einem anderen Menschen gestohlen wurde. Bollas konzeptualisiert Traumata als »intersubjektive Gewalt«, bei der ein Teil des psychischen Lebens vom Täter entrissen wurde und das Opfer durch diesen »Raub« so hilflos und anästhesiert ist, dass es sich seinen eigenen Seelenteil nicht zurückholen kann.[533] Dann kann es Jahre dauern, bis in der Therapie die geopferten Seelenanteile wieder zurückgeholt werden können. Dieser »Raub« ist auch eine Form von Opfer: Der Täter opfert die psychische Integrität des Opfers, um seine eigenen Wünsche zu befriedigen.

Manche meiner Patientinnen haben das Gefühl, dass ihre Unschuld geopfert wurde. Gefolterte leiden darunter, dass ihre Würde und Menschlichkeit geopfert wurde. Viele von ihnen identifizieren sich mit dem Kreuzesopfer Christi und mit der Hoffnung auf Erlösung. Manchen erscheint als letzter Ausweg aus der quälenden traumatischen Situation, sich dieser Macht, die sie in Bann hält, zu opfern und hinzugeben. James S. Grotstein beschreibt den Fall eines Mannes, der von seinem Vater als Kind missbraucht worden war.[534] Dieser Patient sprach von dem toten Kind in sich. Grotstein führt aus, wie dieses tote Kind sich in ein verfolgendes inneres Kind verwandelte, das ihm den »faustischen Pakt« vorhält, den er mit der dunklen bösen inneren Macht geschlossen hätte, um zu überleben. Hier wird dieses Selbstopfer von Grotsteins Patienten als ein Pakt mit dem Teufel verstanden, um sich vom Terror und der Angst loszukaufen.

Ich halte die von Bloomfield[535] beschriebene Metapher des Teufelspaktes (ein häufiges Märchenmotiv) für sehr geeignet, um Traumatisierte besser zu verstehen, die völlig versteinert und gefühllos geworden sind. Auf der Beziehungsebene kann der Abwehrmechanismus der inneren Selbstverurteilung und Schuldzuschreibung als eine kreative und nicht als eine destruktive Weise, ein Problem anzugehen, verstanden werden, das eine sofortige Lösung verlangt. Das missbrauchte Kind bleibt auf die Betreuungspersonen angewiesen, und um sich deren weitere Präsenz und Zuwendung zu sichern, nimmt es eher selbst die Schuld auf sich, opfert sich selbst und seine eigenen Entwicklungsmöglichkeiten, weil es keinen anderen Weg des Überlebens sieht. Lieber opfern die Überlebenden ihre eigene Integrität und das Gefühl, ein Ganzes zu sein, als die tödliche Bedrohung durch seelische Vernichtung und Entfremdung auszuhalten. Unterwerfung und Aufgabe der eigenen Wünsche erscheinen als ein absolut notwendiges Opfer, allerdings nur aus der Perspektive der gegenwärtigen Situation. In Wahrheit wird mit diesem faustischen Pakt ein hoher Preis für das Überleben gezahlt und der innerste Kern der Persönlichkeit, die eigene Identität, auf dem Altar des Überlebens geopfert.

In der psychoanalytischen Literatur wird das Opferthema in der Regel im Zusammenhang mit primitiven Abwehrmechanismen diskutiert sowie mit der Objektbeziehungstheorie und Bindungsforschung. Dissoziation, Spaltung und Identifikation mit dem Aggressor werden nicht länger als Behandlungswiderstand interpretiert, sondern in ihrer Funktion gesehen, das Überleben angesichts großer Bedrohung und hochgradig instabiler Selbst-Objekt-Beziehungen zu sichern. Durch diese Abwehrmechanismen wird aber auch die reflexive Funktion geopfert, was eine ganze Kaskade von negativen Folgen nach sich zieht. Traumatisierte Menschen können häufig keine Metaperspektive einnehmen, die notwendig ist, um sich selbst und andere besser zu verstehen oder sich empathisch in andere und in das eigene Erleben einzufühlen. Auch die Selbstverletzungen können im Licht der fehlenden reflexiven Fähigkeit gesehen werden. Das fehlende Gewahrsein für die Bedeutung des eigenen Verhaltens behindert dramatisch die Fähigkeit zu Wachstum, Reifung und Transformation.

Wenn ich mir vergegenwärtige, wie sehr eine dissoziative pathologische Selbstorganisation die Autonomie und Vitalität einer Person beeinträchtigt, dann verstehe ich auch die tragischen Auswirkungen von all dem, was geopfert wurde, auf die Beziehungsfähigkeit im Bereich von Liebe und Freundschaft, aber auch, welchen Einfluss diese Opfer auf die therapeutische Beziehung haben. Trotzdem bleibt wahr, was Forscherinnen und Forscher angesichts kollektiver Extremtraumata festgestellt haben: Dass ein Mensch sein unmittelbares Überleben von Katastrophen einem psychischen Totstellreflex und dem Opfern seiner emotionalen und seelischen Lebendigkeit verdanken mag.[536]

Die Trauma-Membran

Menschen, die ein Trauma erlitten haben, sind – nach dem Konzept von Erin Martz und Jacob Lindy[537] – von einer »Trauma-Membran« umgeben. Darunter verstehen sie eine Art Pufferzone oder Hülle, die sich bildet, um traumatisierte Menschen nach katastrophalen traumatischen Erlebnissen während ihrer Heilungsphase zu schützen. Mit Hilfe dieser biologischen Metapher wird ein Prozess assoziiert, wie sich über der Wunde eine feine Schutzschicht bildet, die heilungsfördernd ist, aber aufgrund ihrer sehr dünnen Substanz besonders in der frühen Heilungsphase rasch wieder aufreißen kann. Ähnlich wie bei physischen Wunden, muss eine Art Kompromiss geschlossen werden: Wenn sich eine Kruste über der Wunde bildet, wird der Heilungsprozess verzögert, und neue Haut kann sich nur ganz langsam über der Wunde bilden. Zwar wird sie durch die Kruste geschützt, aber es besteht das Risiko, dass sich die Wunde darunter entzündet. Das ist der Preis, der bei der Wundbehandlung zu zahlen ist. Ähnliches gilt für die Schutzfunktion der fragilen Trauma-Membran: Sie schützt vor noch nicht integrierbaren toxischen Affekten und überflutenden Erinnerungen, aber sie verhindert auch neue Erfahrungen.[538]

Die Forscher beschreiben einen intrapsychischen Mechanismus, der die traumatischen Erinnerungen versiegelt und auf diese Weise der Person erlaubt, nach dem traumatischen Ereignis weiterzuleben. In den Zeugnissen Holocaust-Überlebender habe ich die Funktion dieser Trauma-Membran oft wahrnehmen können: im Leben weiterzuschreiten, ohne die destabilisierenden Erfahrungen »erinnern, wiederholen und durcharbeiten« zu müssen. C. Fred

Alford, der in den Fortunoff-Video-Archiven für Holocaust-Zeugnisse an der Yale-Universität geforscht hat, schrieb in seinem Buch *After the Holocaust*, dass die Überlebenden es fertiggebracht haben, Teile ihrer Seele so auszulöschen, dass ein Weiterleben möglich wurde. Ihre Seele blieb dabei zwar nicht völlig intakt, aber sie haben doch ein Stück Seele behalten können.[539]

Ich halte das Konzept der Trauma-Membran für außerordentlich hilfreich, um nicht Gefahr zu laufen, dissoziative Prozesse und Verdrängungen vorzeitig zu konfrontieren oder als Widerstand und Abwehr zu diagnostizieren. Es kann sich bei diesen Symptomen auch um natürliche oder hart erarbeitete funktionale Bewältigungsmuster handeln, die einen wichtigen intrapsychischen und interpersonalen Schutzschild darstellen, der nicht vorzeitig abgelegt werden sollte, ähnlich wie wir auch eine Kruste über der Wunde nicht zu früh abreißen dürfen, sonst blutet sie wieder. Mit der Trauma-Membran schützt sich das Ich vor Retraumatisierung und ermöglicht Anpassungsprozesse und Heilung. Lindy beschreibt, dass der psychische Organismus den Einfluss der traumatischen Stressoren langsam entschärft, den Traumakomplex gewissermaßen zuerst in verdaubare Teile zerlegt, damit ein allmähliches intrapsychisches Verarbeiten möglich wird.[540] Das schrittweise langsame Vorgehen ist für diesen Prozess von größter Bedeutung, um den Riss in der psychischen Struktur nicht noch zu vergrößern und die Verarbeitungskapazität des traumatisierten Menschen nicht zu überfordern. Im heutigen Verständnis wird der durch Traumata entstehende Kontrollverlust als eine »Informationsüberflutung mit aversiven Reizen«[541] verstanden. Es bedarf einer gut funktionierenden, halb durchlässigen Trauma-Membran, um im *temenos* der Therapie dosiert mit den überwältigenden Affekten und Erinnerungsfragmenten umzugehen.

Die Trauma-Membran hat aber nicht nur intrapsychische Funktion, sie hat auch eine interpersonale Komponente, die dazu dient, das Trauma-Opfer von der Außenwelt abzuschirmen. Vor allem aber kontrolliert die Membran, wie weit ich mich als Therapeutin dem innersten Kern meiner Patientin nähern darf. Ist diese Membran sehr dick und rigide, wirkt sie wie eine Wand zwischen Patient und Analytiker. Viele Traumatisierte opfern Beziehungen und die Hoffnung auf Heilung, weil sie große Angst davor haben, dass jemand ihre Membran durchlöchern, ihren Schutzschild durchbohren könnte und sie ohne Kontrolle ausgeliefert wären. Voraussetzung für das Loslassen dieser panzerähnlichen interpersonalen Trauma-Membran ist eine nährende, stützende therapeutische Beziehung mit einem geduldigen und vertrauenswürdigen Therapeuten. Der Therapeut darf auf die lebenserhaltenden Abwehrstrategien nicht mit »analytischer Aggression«[542] antworten. Es braucht ein empathisches *holding*, sodass allmählich der natürliche Heilungsprozess seinen Lauf nehmen kann, die Membran sich langsam auflöst und der Patient Nähe zulassen und Einsicht in seine Situation gewinnen kann.

Das Konzept der Trauma-Membran funktioniert nicht nur in der Traumatherapie auf der intrapsychischen und interpersonalen Ebene, es ist auch auf die gesellschaftliche und soziale Ebene übertragbar. Ich empfand dieses Konzept als ein hilfreiches Instrument bei meiner Arbeit mit NGOs im Rahmen der Kriegstraumastiftung. Dort sah ich, wie die Anstrengungen zu Versöhnung, Wiedergutmachung und die Bemühungen um Frieden Trauma-Membrane um entwurzelte, kriegsverwüstete und verfeindete Gemeinschaften entstehen ließen.

Die Dialektik von Opfer und Täter

Das Entstehen einer Trauma-Membran in Individuen und Gesellschaften verdeckt aber oft eine ganz spezifische, dialektische Spannung, die durch ein Trauma ausgelöst wird: die Spannung zwischen der Identität der Trauma-Überlebenden als Opfer und gleichzeitig auch als Täter, als Verfolgte und Verfolger. Das beschriebene Modell der Membran-Bildung fokussiert aber einzig auf die Opferrolle und vernachlässigt den Aspekt, dass Opfer häufig auch zum Täter werden. Gustav Dreifuss[543] hat in einer Studie zum Opferarchetyp und seiner Präsenz im modernen Bewusstsein auf diese weit verbreitete Vernachlässigung hingewiesen. Er spricht davon, dass das jüdische Volk durch seine lange Leidensgeschichte mit dem Opferaspekt identifiziert ist und sich selbst als »ewiges Opfer« sieht. Er macht aber darauf aufmerksam, dass auch der verdrängte Täteraspekt der Opfer ins Bewusstsein integriert werden müsse, ein Aspekt, der für die gegenwärtige politische Debatte zum Verhältnis zwischen Israel und Palästina von besonderer Brisanz ist.

Meine deutsche Herkunft hat mich für diese Dialektik in Bezug auf Gewalt und Täterschaft besonders sensibilisiert, habe ich doch kollektiv erfahren müssen, wie häufig sich Nazi-Täter als Opfer präsentierten, wie verschleiernd und verzögernd in Bezug auf die Verantwortung und das Schuldeingeständnis sich die Aufklärung in Familien gestaltete, wenn Söhne und Töchter ihre Eltern auf eine mögliche Komplizenschaft mit den Nazis befragten. Die Opfer-Täter-Dialektik gehört zu einem Abwehrmechanismus, der sowohl individuell als auch in einer Gesellschaft als Vertuschungsstrategie wirksam ist.[544]

Traumatisierte Menschen sind in der Regel Opfer und Täter zugleich, wie dies auch im Englischen mit dem gleichen Wortstamm von *victim* und *victimizer* zum Ausdruck kommt; es besteht ein komplementäres Verhältnis zwischen diesen beiden Seinsweisen. Opfer und Opfernder/Täter bilden eine Einheit und verkörpern beide Aspekte desselben Archetyps, das passive Erleiden von Gewalt und Unrecht und das aggressive Zufügen von Gewalt: Verwunden und Verwundetwerden, Überwältigen und Überwältigtwerden. Das Paradox des Opferarchetyps und des traumatischen Geschehens besteht darin, dass diese bipolaren Aspekte beide in einer Person enthalten sind.

Als feministische Therapeutin bin ich mir dessen nur zu sehr bewusst, dass die Diskussion um Opfer und Zum-Opfer-Werden heftige Abwehrmechanismen hervorruft. Dem Feminismus, der die Tendenz der patriarchalen Gesellschaft angeprangert hat, Frauen auch durch strukturelle Gewalt zu Opfern zu machen, ist sogar angekreidet worden, eine Art »Opferkultur« zu propagieren, in der Frauen sich über die Opferrolle einen moralischen Status sichern wollten. Ich habe lange in Kommissionen gearbeitet, die sich mit der Hilfe für Opfer von Straftaten beschäftigt haben. Das schweizerische Opferhilfegesetz (seit 1993 in Kraft) definiert »Opfer« als eine Person, die durch eine Straftat in ihrer körperlichen, psychischen oder sexuellen Integrität unmittelbar beeinträchtigt worden ist. In den männlich dominierten juristischen Gremien sind mir die typischen Schuld- und Verantwortungzuweisungen an die Opfer besonders aufgefallen. Auch in den Beratungsstellen, die ich über meine supervisorische Tätigkeit kennengelernt habe, sind die Mitarbeitenden nicht immer solidarisch mit den Opfern. Sie leiden unter dem, was sie als manipulatives Verhalten der gewaltbetroffenen Frauen erleben, und kritisieren häufig deren mangelnde Bereitschaft, ihre Opferidentität aufzugeben. Diese Haltung ist auch im politischen Diskurs über Opfer und Täter sichtbar, die Abwehrmechanismen sind hier ähnlich wie im Traumadiskurs: Projektion, Schuldzuweisung, Spaltung.

Es ist nicht immer leicht zu verstehen, dass die Opfer sich an Vertrautes, Identitätgewährendes anklammern, statt sich dem Neuen, Unbekannten zu öffnen. Oft haben sie sich in ihrer Opferrolle eingerichtet und darin Zuflucht und Identität gefunden. Gerade für sexuell traumatisierte Frauen ist die Doppelrolle, zugleich Opfer und Täterin zu sein, schmerzliche Realität. Diese Frauen, oft Opfer unvorstellbarer Gewalt, üben auch sich selbst gegenüber Gewalt aus; sie tun nun als Täterin ihrer eigenen Psyche Gewalt an, indem sie durch vielfältige Akte selbstdestruktiven Verhaltens die Dialektik von Opfer und Täter in der eigenen Seele ausagieren.

Sowohl individuell als auch kollektiv ist der Opferarchetyp unauflösbar mit dem Schattenkonzept verbunden. In der Auseinandersetzung damit müssen wir Projektionen zurücknehmen und unsere Tendenz, nach Sündenböcken zu suchen, kritisch hinterfragen. Es geht vielmehr darum, selbst für den Zustand, in dem sich unsere Kultur befindet, Verantwortung zu übernehmen. Damit möchte ich aber nicht den Opfern die Verantwortung für ihr Opferwerden und ihr Leiden zuschreiben. Wir assoziieren mit Opfer ja oft Unschuld und unverdientes Leiden. Die Berichte vom Anschlag in München 2016, bei dem ein achtzehnjähriger Schüler acht Jugendliche und eine Frau tötete und anschließend sich selbst umbrachte, haben uns aufgerüttelt zu fragen, welchen archetypischen Kräften der junge Täter zum Opfer fiel. Auch er ist Opfer und Täter zugleich. Wir können uns fragen, ob nicht in unserer Zeit die archaischen Opferriten – zum Beispiel die Rolle des Sündenbocks – in der Gestalt von terroristischen Akten, von Massenerschießungen und Genozid sichtbar werden.

In archaischen Gesellschaften gab es ausgeprägte Opferrituale, um die Götter gnädig zu stimmen; die Moderne kennt keine solchen Rituale, produziert aber viele Opfer. Früher wurde durch die kultischen Opfer die Gewalt in der Gesellschaft geheilt. Heute wird alles, was der Einzelne und die Gesellschaft als eigenen Schatten verdrängen, den Gewaltakteuren stellvertretend als Sündenbock aufgebürdet und von ihnen ausgelebt. So spiegelt sich in den Tätern der Teil wider, für den wir als Gesellschaft unzureichend Verantwortung übernehmen. Vielleicht drängen sich die verstummten Götter auf diese gewaltsame Weise unserem Bewusstsein auf und sprechen in der Sprache der Gewalt zu uns. Und unsere Gesellschaft versucht, dadurch Konflikte zu bewältigen, dass sie Sündenböcke produziert und diese dann opfert. Wir sind aber dazu aufgerufen, diese archetypischen Muster zu durchschauen und in einem Prozess der Bewusstwerdung unsere ethische Verantwortung für den Umgang mit dem Bösen, der eigenen Abgründigkeit und der Dialektik von Opfer und Täter wahrzunehmen, indem wir an unserer individuellen und kollektiven Vermenschlichung arbeiten.

Das Selbstopfer

In der Regel versteht man unter Opfern einen Prozess, der mit schmerzlichem Verzicht zu tun hat und im Dienst des Lebens oder im Dienst von etwas noch Größerem steht; das Ziel des Opferns ist, etwas herzugeben, etwas Wertvolles aufzugeben, um etwas Lebensförderliches, etwas, dem ich einen noch größeren Wert beimesse, zu gewinnen. Mit Opfern ist immer ein Sinn verbunden.

Im Traumakontext hingegen wird der Anspruch, Teile des Selbst opfern zu sollen, nicht als lebensförderlich, sondern als eine tödliche Bedrohung empfunden, als Identitätsverlust, der entsprechend abgewehrt werden muss. Wenn in der Therapie beispielsweise ansteht, selbststabilisierende psychische Spaltungsmechanismen und Dissoziationen zu opfern, die bisher das Überleben garantiert und vor einem psychotischen Zusammenbruch geschützt haben, so wird dies als extrem gefährlich erlebt, als ob es um Leben und Tod gehe. Für die traumatisierte Psyche, die bereits daran gewöhnt ist, sich selbst immer wieder erneut zu sabotieren, um zu überleben, ist es extrem schwierig, dysfunktionale, selbstzerstörerische Muster aufzugeben. Das Opfern bisheriger Schutzmechanismen geschieht daher oft gegen einen großen inneren Widerstand, so als würde man einen vertraut gewordenen Verbündeten nicht verraten wollen. Wenn sich jemand in den Jahren nach der Traumatisierung mit großen Anstrengungen eine Überlebensidentität erschaffen und sich durch überkontrollierende, zwanghafte, kompensierende

Abwehrrituale quasi »über Wasser gehalten hat«, kann und will dieser leidende Mensch seine schmerzlich errungene Identität und seine Überlebensmechanismen nicht opfern. Die Libido klammert sich an das Vertraute, das einst das Überleben garantiert hat. Für den Prozess des Werdens ist aber das Selbstopfer, die »Selbstdarbringung«[545], wie Jung es nennt, eine unabdingbare Voraussetzung.

Sexuell traumatisierte Frauen haben jedoch oft ihren Körper und ihr Begehren geopfert, um nichts mehr zu spüren, was an die sexuelle Gewalt erinnert, aber auch, um die eigenen ambivalenten Gefühle der Sexualität gegenüber nicht wahrnehmen zu müssen. Zutiefst beunruhigend und irritierend sind oft die bedrängenden Fragen nach der eigenen Erlebnisbereitschaft beim traumatischen Geschehen, die Verunsicherung, inwieweit sie selbst durch provozierendes Verhalten die Übergriffe evoziert hätten, und die Selbstverachtung, wenn in Masturbationsphantasien Szenen der erfahrenen Gewalt visualisiert werden. Dieser quälenden Verwirrung konnte oft nur durch Abspaltung aller erotisch-sexuellen Gefühle verlässlich entgegengewirkt werden. Das Opfern des sexuellen Begehrens bedeutet aber gleichzeitig ein Abschwören der Lebenslust, ein Opfern der Lebensenergie.

Kinder, die aus der bedrohlichen sexuellen Ausbeutungssituation physisch nicht entkommen können, versuchen, innerlich, psychisch zu entfliehen und sich selbst und den Zustand, in dem sie sich befinden, unwirklich zu machen, den eigenen Körper als fremd und nicht mehr zugehörig wahrzunehmen, wie ein dreckiges, abgestreiftes Kleid. Das ist mit einer Art »Totstellreflex« verbunden, bei dem das traumatische Geschehen ganz unwirklich wird und sie sich in der Phantasie an heile Orte zurückziehen, in eine Welt, in der alles gut und rein ist. Diese Verhaltensweise führt aber zu einem roboterhaften Funktionieren ohne Affekte, einer todähnlichen Mischung aus Lähmung und Müdigkeit, einer Art innerlichem und äußerem Versteinern. Meine Patientin beschreibt das so:

»Ich liege auf dem Bett, steif wie ein Brett, wie angewurzelt. Alle meine Glieder sind schwer. Ich schleppe mich mit einer ungeheuren Müdigkeit durch den Tag. Es ist, als würde mein Körper stillstehen. Und dann überfällt mich diese Schlafsucht. Ich kann nichts mehr aufnehmen. Bin wie ein Stein.«

Häufig gibt es auch eine Spaltung zwischen einem Teil, der sich selbst affektlos beobachtet und garantiert, dass die überwältigenden körperlichen Wahrnehmungen, zum Beispiel Schmerz oder überflutende Emotionen von Angst und Wut, ausgegrenzt bleiben, und einem Teil, der in einem angepassten Funktionsmodus operiert. Der Preis, den die Patientinnen für diesen adaptiven Mechanismus zahlen, ist Realitätsverlust, Erleben von Depersonalisation, Derealisation, Seelenverlust. Dissoziation, Depersonalisation und psychische Gefühllosigkeit sind Abwehrmechanismen mit sehr paradoxem Gehalt: Sie schützen und haben dadurch eine lebenserhaltende Funktion, aber sie sind auch destruktiv und dysfunktional, da sie Lebensenergie blockieren und verunmöglichen, das Trauma zu transzendieren. In der Therapie geht es dann darum, ein neues Verständnis zu erarbeiten von dem, was geopfert werden muss, eine neue Einstellung zum Opfern zu finden, um im Leben weiter voranschreiten zu können. An die Stelle der Abwehrmechanismen tritt die Therapeutin als vertrauenswürdige und vertrauensvolle Verbündete im Kampf gegen die traumatischen Komplexe. Jung beschreibt diese Heilwirkung eines menschlichen Gegenübers für den Patienten so:

> »Er steht nicht länger allein im Kampf gegen diese elementaren Mächte, sondern ein Mensch, dem er Vertrauen entgegenbringt, steht ihm zur Seite und verleiht ihm dadurch die moralische Kraft, deren er bedarf, um die Tyrannei der unkontrollierbaren Emotionen zu bekämpfen.«[546]

Aus Sicht der Analytischen Psychologie bewirken traumatische Einflüsse eine Spaltung in der Psyche, und die abgespaltenen, inkompatiblen Teile fallen ins Unbewusste, wo sie sich zu autonomen Komplexen formieren, die dem Bewusstsein und dem Willen nicht zugänglich sind. Diese psychischen Fragmente erzeugen zum Beispiel Gedächtnisstörungen, beeinflussen das Verhalten und stören durch ihr Eigenleben die Persönlichkeit bis hin zu krankhaften Veränderungen.[547] Solche traumainduzierten Komplexe können über Jahre hinweg unerkannt im Unbewussten existieren, aber plötzlich durch äußere Trigger und Stimuli »anspringen«, ins Bewusstsein einbrechen und zu heftigen Reaktionen führen. Traumatische Komplexe sind also *»abgesprengte Teilpsychen«*[548], die aufgrund eines traumatischen Schocks entstanden sind, aber auch ein moralischer

Konflikt kann die Ursache sein, »welcher seinen letzten Grund in der anscheinenden Unmöglichkeit hat, das Ganze des menschlichen Wesens zu bejahen«[549]. Traumatisierte Menschen leiden unter diesem moralischen Konflikt, denn sie können oft nicht voll Ja zu sich sagen; sie opfern den Teil von sich selbst, den sie verachten und nicht akzeptieren können, aber es liegt in der Natur der Komplexe, dass sie das Bewusstsein tyrannisieren, bis ihre Botschaft endlich erkannt und integriert werden kann. Die traumatischen Komplexe führen zu einem dermaßen gestörten Bewusstseinszustand, dass Willensimpulse außer Kraft gesetzt werden und ein Zustand von Unfreiheit die Seelenlage charakterisiert, was sich oft in zwanghaftem Denken und Handeln manifestiert. Zwar sagen wir in der Alltagssprache, dass wir »einen Komplex haben«, aber die Realität ist, dass die Komplexe »uns haben«: Sie besetzen uns und sind stärker als das Ich.

Traumatische Komplexe sind massive seelische Mächte, die als konstante innere Bedrohung, als feindliche Kräfte erlebt werden und die Freiheit des Ich beschränken. Die therapeutische Aufgabe besteht dann darin, das fragile Ich zu stützen und die Ich-Kräfte der Patientin zu entwickeln und zu stabilisieren, damit sie dem inneren Dämon des Komplexes ins Auge sehen kann. Den aggressiven Kräften der Spaltung, hervorgerufen durch den Traumakomplex, muss mit den verbindenden Kräften des Eros und des Mitgefühls begegnet werden. In der therapeutischen Beziehung muss das wachsen, was sich aufgrund des Traumas nicht ausreichend entwickeln konnte und unterdrückt wurde. Erst dann kann sich Affekttoleranz entwickeln und eine Beziehung zu den inneren verdrängten Teilen aufgenommen werden.

Zu den verzweifelten Bemühungen, das in Auflösung begriffene Ich wiederherzustellen, gehört oft der paradoxe Mechanismus, psychische Schmerzen durch das Erzeugen von physischen Schmerzen abzutöten. Das ritualisierte Sichritzen, Schneiden, Ausdrücken von brennenden Zigaretten auf der Haut, Sichschlagen gehört oft zu den heimlich gehüteten kostbaren, weil pervers wirksamen, Abwehrmechanismen, die zu opfern große Angst und Panik hervorruft. Rituale der Selbstverletzung werden häufig als die einzige Form geschätzt, sich physisch zu spüren und dem vernichtenden Gefühl der Leere und des Totseins entgegenzuwirken. Aber Selbstmutilation, das Opfern der physischen Integrität, ist nicht das

Opfer, um das es geht. Das Selbstopfer, zu dem Trauma-Überlebende aufgerufen sind, ist, das Verlangen nach Sicherheit um jeden Preis aufzugeben. Das rigide, festhaltende Selbst muss geopfert werden, damit seelische Wandlungsimpulse wirksam werden können und eine neue, posttraumatische Identität sich entwickeln kann.

Das Opfern des falschen Selbst

Winnicott[550] hat in seiner psychoanalytischen Praxis zwischen dem wahren und dem falschen Selbst unterschieden, eine Differenzierung, die für mich auch im Traumakontext von großer Bedeutung ist. Für Winnicott bedeutet das wahre Selbst eine überaus wertvolle Lebendigkeit, die einen Menschen zu dem macht, was er in seinem tiefsten Wesen ist, was sich aber nicht in Sprache fassen lässt. »Im Zentrum jeder Person ist ein Element des ›incommunicado‹, das heilig und höchst bewahrenswert ist.«[551] Dieser Ursprungsort des wahren Selbst muss unter allen Umständen geschützt werden; wird dieser Kern verletzt, löst das unvorstellbare Vernichtungsängste aus.

Das falsche Selbst übernimmt eine Schutzfunktion, es soll das wahre Selbst verbergen, vor Destruktion und Vernichtung bewahren, führt aber paradoxerweise zu mangelnder Authentizität, Selbstentfremdung und dem Gefühl der Leere. Auch Kalsched beschreibt das falsche Selbst als einen Teil des »archetypischen Selbstschutzsystems«[552]. Es ist, als müsste das falsche Selbst jenen stummen, einsamen Kern der Persönlichkeit verbergen, damit dieser nicht durch eine traumatisierende Umwelt zerstört wird. In der Haltung des falschen Selbst fühlen sich die Menschen nicht wirklich lebendig und real, die rigide Abwehr lässt sie unecht wirken, und Kreativität wird verunmöglicht. Die Spaltung zwischen falschem und wahrem Selbst bewirkt auch eine Verringerung der Symbolisierungsfähigkeit, ein Problem, dem wir bei schwer traumatisierten Menschen häufig begegnen.

Im Zustand des falschen Selbst werden primäre Lebensbedürfnisse aus Überlebensgründen geopfert, was mit einem Gefühl der Unwirklichkeit, dem Verlust der Vitalität und Sinnhaftigkeit der eigenen Existenz einhergeht. Es handelt sich dabei um einen Anpassungserfolg des Kindes an eine versagende Umwelt, eine Notlösung, um Unbewältigbares zu bewältigen. Es soll verhindern, dass die eigene Ich-Schwäche wahrgenommen wird, garantiert eine Scheinsicherheit und lässt Gefühle von Angst, Scham und Demütigung einfrieren. Die äußere Anpassung dominiert die innerseelische Realität.

Jung hat sein Konzept der Persona mit dem falschen Selbst in Beziehung gebracht. Mit Persona ist das gemeint, als was jemand sich selbst und seiner Umwelt *erscheint*, nicht aber das, was einer *ist.*[553] Die Persona ist *»eine Maske, die Individualität vortäuscht«*[554]. Persona bedeutet Einseitigkeit und Schein, eine gespielte Rolle und ist darum für die individuelle Entwicklung ein Hindernis. »Die Auflösung der Persona, ist daher unerlässliche Bedingung der Individuation.«[555] Trauma-Opfer sind aber oft so identifiziert mit dem falschen Selbst, einer »Opfer-Persona«, dass diese nicht leicht aufgegeben werden kann.

Ein Trauma zu transzendieren, bedeutet ein Weitervoranschreiten im Leben, ein Überwinden, Übersteigen und Sichtransformieren. Manchmal erweist sich das scheinbare Transzendieren traumatischer Erfahrungen als ein *»spiritual bypassing«*[556], ein pseudospirituelles Ausweichen und Umgehen, das nichts anderes ist als eine Vermeidungsstrategie, um sich nicht mit schmerzlichen Gefühlen und ungelösten traumatischen Wunden auseinandersetzen zu müssen. Die Sehnsucht, das Trauma auf der spirituellen Ebene zu transzendieren, kann zu einer neurotischen Form der Abwehr führen, um sich nicht dem schmerzlichen Durcharbeiten traumatischer Erfahrungen zu stellen. Ich habe sowohl in meiner therapeutischen Praxis als auch bei Menschen, die einen spirituellen Übungsweg gehen, die Erfahrung gemacht, dass unerledigte traumatische Erfahrungen letztlich eine spirituelle Entwicklung und ein Transzendieren blockieren können.

Ich denke besonders an eine junge Frau, ich möchte sie Elisabeth nennen, die nach der sexuellen Gewalt, die sie in ihrer Kindheit durch den Vater erfahren hatte, in einem Versuch, sich von diesen beschämenden und seelisch verkrüppelnden Erfahrungen zu distanzieren, dem Leben entsagte, eine asketische Lebensform wählte und sich in ein Kloster zurückzog, um dort einen Zufluchtsort für ihre Seele zu finden. Sie legte ein Schweigegelübde ab, wurde Nonne und rang um einen spirituellen Weg, in der Hoffnung, die Missbrauchsvergangenheit zu transzendieren. Sie zwang sich, dem Vater zu vergeben, glaubte, dies geschafft zu haben, aber sie konnte weder

Seelenfrieden noch ihr psychisches energetisches Gleichgewicht finden. Retraumatisierende Übergriffe eines Beichtvaters und projizierte Schuldvorwürfe verstärkten ihr seelisches Elend. Elisabeth entwickelte auffällige psychosomatische Symptome, fiel oft in Ohnmacht, litt unter Schwindelgefühlen und Angstzuständen. Sie kämpfte mit einer Essstörung, symbolisch für ihr emotionales Ausgehungertsein, bis sie schließlich zusammenbrach. Über die Lektüre meines Buches *Seelenmord* fand sie den Weg in meine Praxis.

Elisabeth fühlte sich von bedrängenden Gefühlen der Sündhaftigkeit verfolgt, sie hielt sich für böse und glaubte sich von Gott gestraft. Diese Überzeugung wurde noch durch Priester verstärkt, die sie einem Exorzismusritual unterwarfen, um sie zu »reinigen«. Verständlicherweise intensivierte das ihr Gefühl der Wertlosigkeit und Selbstverachtung und führte zu Fragmentierung und Dissoziation. Ihr Lebensgefühl drückte sie so aus: »Ich bin lebensmüde«, oder: »Mir ist ein Strick um den Hals gebunden. Ich warte nur noch, bis ich gehängt werde.« Schon als Kind wünschte sie sich inständig, leukämiekrank zu sein und sterben zu können. In Anbetracht ihres frühen Beziehungstraumas und der sexuellen Gewalterfahrung fiel es ihr schwer, sich vertrauensvoll auf die therapeutische Beziehung einzulassen.

Die Träume begannen oft mit: »Es ist sehr dunkel, stockdunkel. Ich stehe am Rande eines Abgrunds. Alles ist Schwarz um mich herum.« Oder: »Es ist Nacht. Überall herrscht große Dunkelheit. Ich will gar nicht, dass es hell wird.« In solchen Träumen verläuft sie sich oft im dunklen Wald, irrt durch beklemmende, öde Landschaften, steigt über Trümmer wie nach Kriegsverwüstungen, ist völlig orientierungslos. Häufig taucht das Bild des Tunnels auf, durch den sie hindurchmuss, aber große Angst davor hat. In einem dieser Tunnelträume sieht sie am Ende des Tunnels einen Fluss, aber sie kann kein Ufer erkennen und hat Angst zu ertrinken. In anderen Träumen irrt sie durch eine Wüste, oder sie befindet sich eingesperrt in einem Gefängnis. Sie versucht zu entkommen, kann aber nicht um Hilfe rufen, ist wie gelähmt und verstummt. Ihr Bewusstwerdungsprozess hat sie an all die inneren Orte geführt, die sie im Leben krampfhaft vermieden hat. Alles, was sie nicht wahrhaben wollte, drängte sich ihr auf und forderte sie heraus. So musste sie sich auch ihrem Verhältnis zur Spiritualität auf eine neue Weise stellen. Sie träumt, dass sie sich in einem Kreuzgang mit vielen Säulen, Skulpturen und Bildern befindet: »Ein Bild war in der Form eines Kreises, ganz dunkel, in schwarzem Rahmen. Nichts war sichtbar, nur die Dunkelheit. Ich bekam Angst und so ging ich weg.« Ihre Beziehung zum Göttlichen war von Angst geprägt, und der bedrohliche Dunkelaspekt des Selbst überschattete ihre gesamte Existenz. Ihre Träume waren reich an Symbolik und archetypischem Material; die Übertragungsbeziehung war zuerst sehr ambivalent und geprägt von der Angst, fallen gelassen zu werden, wenn ich ihr wahres Gesicht erkennen würde. Sie träumt:

»Wir standen vor einer Kathedrale mit einem großen eisernen Tor. Sie wollten, dass ich es öffne. Ich hatte aber Angst, weil ich wusste, dass Sie es nicht verkraften. Ich öffnete das Tor, weil Sie darum baten, und wir beide traten ein. Darin war es ganz dunkel und ein ekliger Modergeruch. Sie sind hin- und hergegangen und haben sich alles angeschaut. Ich blieb am Tor stehen. Nach kurzer Zeit sind Sie gekommen und wollten raus. Ich machte das Tor auf, und wir gingen beide wieder hinaus. Ich schaute Sie an und wartete. Sie haben sich zu mir umgedreht und schauten mich an von Kopf bis Fuß, mit Ekel und Abscheu im Gesicht; dann sind Sie weggegangen. Ich blieb mit Schmerzen im Herzen vor dem Tor stehen.«

Elisabeth war nicht nur vom Vater missbraucht worden, auch die Mutter war keine verlässliche spiegelnde Beziehungsperson gewesen, mit der sie eine sichere Bindung hätte entwickeln können. Sie war, wie Winnicott sagen würde, keine *»good enough mother«*, keine »ausreichend gute Mutter«, das heißt, sie konnte in Elisabeth kein wahres Selbst und kein starkes Ich zum Leben erwecken, konnte auf die Bedürfnisse des Kindes nicht adäquat eingehen und dadurch Sicherheit vermitteln. Wir wissen aus der Entwicklungspsychologie, dass ein Kind erst dadurch existiert, weil die Mutter bzw. die primäre Bezugsperson es sieht. Der Augenkontakt zwischen der Mutter und ihrem Baby ist das Urmuster für alle späteren Beziehungen und Kommunikationen. Selbsterfahrung geschieht über den »Glanz im Auge der Mutter«, die für den Säugling sein erster Spiegel ist.

Wenn eine Mutter nicht ausreichend gut ist und das Kind nicht spiegelt, führt das zur emotionalen Deprivation, die bei Elisabeth sehr deutlich spürbar war. Ihre namenlosen Ängste wurzelten in dieser emotional nicht verfügbaren Mutter. Der sexuelle Missbrauch durch den Vater verstärkte das Gefühl, ein schwarzes Loch in sich zu haben, und die Angst, dass jeder, der ihr nahe käme, sich voll Abscheu von ihr abwenden würde. Ich fragte mich, ob die eisernen Tore ein Bild für ihre Abschottung waren, eine Abwehr von allem, was unbedingt vermieden werden musste. Zwar ließ sie mich eintreten, um ihr Inneres anzuschauen, aber sie war noch nicht fähig, sich von ihren Projektionen zu desidentifizieren und sie als solche zu erkennen und zurückzunehmen.

Es brauchte eine lange Zeit, bis Elisabeth mir vertrauen und glauben konnte, dass ich ihr verlässlich zur Seite stehen und nicht erschrecken würde, wenn sie mir ihr wahres Selbst enthüllte. Es dauerte auch lange, bis sie sich selbst mit den abgespaltenen, verleugneten Aspekten ihrer Persönlichkeit konfrontieren konnte, die hinter dem eisernen Tor ihres falschen Selbst verborgen waren. Geduldig und respektvoll begegnete ich ihren Bedürfnissen nach Nähe und Distanz, und wir gestalteten gemeinsam einen Raum, in dem sie vorsichtig Schritte ins Offene wagen konnte und den Mut fand, hinter ihren Verletzungen und ihrer Scham ihr wahres Selbst zu suchen. Es wurde zu einer *queste,* einer Suchwanderung nach ihrem wahren Wesen und ihren wirklichen Wünschen.

Elisabeth hatte ihre Instinktseite völlig geopfert. An diese Stelle trat eine für das falsche Selbst charakteristische perfektionistische, ehrgeizige, kontrollierende Lebenshaltung, angetrieben von dem Wunsch, es immer und allen recht zu machen. Sie war davon überzeugt, dass sie diese Einstellung brauche, um zu überleben und den göttlichen Zorn Seines alles sehendes Auges zu besänftigen. Sie hoffte, mit ihrem Perfektionismus Gott gnädig zu stimmen. Ihre Träume, die sie äußerst gewissenhaft aufschrieb, brachten ihr aber die geopferten Instinkte in so drastischer Weise zurück, dass sie diese abgewehrten Anteile nicht länger ausgrenzen konnte. Verletzte, struppige, stinkende Hunde tauchten in ihren Träumen auf. Gefährliche Wölfe, Löwen, Bären, Tiger und dreckige Schweine bevölkerten ihre Träume. Eine Entwicklung zeichnete sich ab – sie reagierte nicht länger mit ängstlichem Rückzug oder dem typischen Muster von flüchten, kämpfen, versteinern und fragmentieren, sondern sie übte sich in einem lebensförderlichen Umgang mit den herausfordernden Instinkten: sich befreunden, Sorge tragen und sich zuwenden.

Immer wieder träumt sie sich auf Toiletten sitzend, die völlig verdreckt sind und fast überlaufen. Elisabeth versucht, sie zu reinigen, und einmal sieht sie in der Toilettenschüssel eine große widerliche Krabbe, die plötzlich hochschnellt und unter ihr Hemd kriecht. Sie erwacht in Panik. In einem anderen Traum versucht sie, ein verstopftes Waschbecken zu reinigen, indem sie das Rohr abschraubt. Das Motiv der Reinigung und die Bemühung, den stockenden Lebensfluss wieder ins Fließen zu bringen, hat uns lange begleitet.

Das allmähliche Bewusstwerden ihrer inneren Konflikte erlebte sie wie ein durch viele Tode Hindurchgehen, ein Brennen im Feuer aufbrechender Affekte. Jung hat diesen Bewusstwerdungsprozess durch die Erweckung der Emotionen sehr bildhaft beschrieben:

> »Konflikt erzeugt das Feuer der Affekte und Emotionen, und wie jedes Feuer, so hat auch dieses zwei Aspekte, nämlich den der Verbrennung und den der Lichterzeugung. Die Emotion ist einerseits das alchemistische Feuer, dessen Wärme alles zur Erscheinung bringt und dessen Hitze [...] alle Überflüssigkeiten verbrennt – andererseits ist die Emotion jener Moment, wo der Stahl auf den Stein trifft und ein Funke herausgeschlagen wird: Emotion ist nämlich die Hauptquelle aller Bewußtwerdung. Es gibt keine Wandlung von Finsternis in Licht und von Trägheit in Bewegung ohne Emotion.«[557]

Elisabeth hatte bei ihrem Eintritt ins Kloster all ihre Emotionen geopfert, um das kontemplative Leben im absoluten Schweigen aushalten zu können, aber auch, um mit ihrem früheren Leben zu brechen und die Erinnerungen und Affekte, die mit dem sexuellen Missbrauch verknüpft waren, aus dem Erleben auszugrenzen. Jetzt begann die schmerzliche Suche nach den zurückgelassenen Emotionen, eine innere Reise des »Stirb und werde«. Sie träumt:

»In einem Schlosskeller ist eine junge Frau gefangen. Ich war zuerst Beobachterin, spürte aber, dass ich zum Teil auch in ihr drin war. Eine Wächterin gibt ihr ein Kleid und sagt, es sei ihr Hochzeitskleid. Die Frau bekommt Angst, denn sie weiß, dass sie sterben muss, und zwar durch das Feuer. Als sie das Kleid angezogen hat, ist sie von Angst und Panik erfüllt. Sie geht zu einer Stelle, wo viel Asche liegt, und ihr ist bewusst, dass sie durch dieses Feuer hindurchmuss. Dann bin ich draußen, außerhalb des Kerkers und sehe, dass die Frau in strahlend weißem Kleid aus dem Kamin herausgekommen ist, und ich wusste, dass sie durch das Feuer geläutert worden war. Vor dem Kamin wartet ihr Lieblingspapagei, der vorher gestorben war, und sie ruft überglücklich seinen Namen und beide laufen weg. Ich bin froh, dass sie es schafft, und beneide sie, dass sie die Vergangenheit hinter sich gelassen hat.«

Dieser reich bebilderte Traum verweist auf Elisabeths Wandlungsprozess, ein gefürchtetes, aber notwendiges symbolisches Verbrennen. Sie muss durch den Kamin hindurch, wie durch einen Geburtskanal – ein Prozess des »Stirb und werde«. Das festliche Hochzeitskleid evoziert eine Dimension der seelischen Beziehung, die mit der Integration von Erotik und Sexualität zu tun hat. Das Feuer der Leidenschaft, durch das sie hindurchmuss, macht Angst und Panik, eine sehr verständliche emotionale Reaktion vor dem Hintergrund ihrer sexuellen Übergriffserfahrungen. Verbrennen und sterben durch das Feuer müssen auch die einkerkernden Erlebnisse der Vergangenheit. Elisabeth scheint um die elementare Wandlungskraft des Feuers zu wissen; sie versteht das Hindurchgehen durch das Feuer als Reinigung und Läuterung. Dann begegnet sie ihrem Lieblingspapagei, dem farbigen Seelenvogel; Verstorbenes wird wieder lebendig, und in glücklicher seelisch-geistiger Gestimmtheit genießen beide das neu gewonnene Leben in Freiheit (außerhalb des Kerkers).

Im intersubjektiven Feld unserer Therapie konstellierte sich die Transzendente Funktion, und Wandlungsimpulse wurden nicht nur in ihren Träumen manifest, sondern auch in der Art und Weise, wie Elisabeth mit mir Beziehung aufnahm. Sie brachte in die Sitzung Musik mit, Stücke, die ihre innere Seelenlandschaft in Wort und Ton abbildeten und die wir uns gemeinsam anhörten. Sie war äußerst schüchtern und gehemmt im Ausdruck, sprach nur mit ganz leisem kleinen Stimmchen, ein Wispern fast, so als dürfe das Brechen des Schweigegelübdes nur ganz sanft geschehen; als ob sie hinter den Worten unsichtbar sein müsse. Die ausgewählten Musikstücke gaben ihrem inneren Aufruhr, ihrer Einsamkeit, ihrer Sehnsucht und ihrem Schrecken eine Stimme. Der strukturierte Rahmen einer musikalischen Komposition gab ihr die Möglichkeit, Emotionen zu erleben, ohne davon überwältigt zu werden. Durch die Musik verkörperten sich im sicheren *temenos* unserer Beziehung ursprünglich rohe, abgespaltene Affekte.

Als Elisabeth eine engere Beziehung zu ihrem innersten Kern, ihrem wahren Selbst, entwickelte, wagte sie auch, ihre Sehnsucht nach spiritueller Transzendenz zu hinterfragen. War ihr spiritueller Weg eine Suche nach einem vertieften Erwachen oder eine regressive Sehnsucht nach einem Zustand der Unbewusstheit, eine Angst und Abwehr, sich auf das Leben einzulassen, eine Flucht vor den Herausforderungen eines mit allen Sinnen gelebten Lebens? Das Infragestellen von dem, was sie bisher für ihre wahre Identität gehalten hatte (ihr falsches Selbst), stürzte sie in eine spirituelle Krise. Sie fühlte sich verloren, bodenlos und heimatlos, hatte sie doch bis auf die Kindheit alle Jahre als junges Mädchen und junge Frau in der sicheren Abgeschiedenheit und Stille eines Klosters verbracht. Ihre Trauminhalte spiegelten diesen dramatischen Verlust von Sicherheit und Orientierung wider: Kirchen stürzten ein, das Kreuz fiel von der Spitze der Kathedrale und Jesus stürzte vom Kreuz herab. Sie klagte, ihre einzige Zuflucht verloren zu haben, und fand sich nun in einer Art von Ödland wieder, ein Niemandsland ohne Sinn und Hoffnung auf eine Zukunft. Sie empfand Schmerz und große Trauer über den Verlust ihrer bisherigen Identität, und die Begegnung mit dem missbrauchten Kind, das sie einst war, erschütterte sie.

Ich spürte eine starke Verantwortung, diesen Abstieg in die Tiefe nicht allein zu begleiten. Elisabeth war bereit, für ihre spirituelle Krise auch die spirituelle Begleitung eines weltoffenen Seelsorgers anzunehmen, den ich ihr vermittelte. Meine Aufgabe als Therapeutin war die einer mitfühlenden Zeugin; meine spiegelnde Präsenz wurde ihr zu einem Anker, der sie verlässlich hielt, wenn sie fürchtete, in ihren Ängsten zu versinken. Mit dem Auge des Mitgefühls eines menschlichen Anderen gesehen zu werden, war für sie ein Antidot zu dem bedrohlichen göttlichen Auge, von dem sie sich ein Leben lang verfolgt fühlte. Oft beschrieb sie, dass sie sich von dämonischen Kräften gefangen fühlte, die verhindern wollten, dass sie je »ganz« würde. Diese archaischen machtvollen psychischen Energien, denen sie bei ihrem Abstieg ins Unbewusste begegnete, machten ihr Angst.

In diesem *nigredo*-Zustand offenbarte sich ihre eigene Wahrheit anfangs in schrecklichen Traumbildern der Zerstückelung und

Fragmentierung. Später konnte sie diese reflektieren und das Schreckliche in einen Sinnzusammenhang einordnen. Allmählich zeichnete sich eine Veränderung in ihrer Selbstwahrnehmung ab: Nicht länger war sie ein schicksalhaft ausgeliefertes Opfer, sondern sie erwachte zunehmend zu der Möglichkeit, ihr Schicksal in die eigenen Hände zu nehmen und zu versuchen, es aktiv zu gestalten. In Jung'scher Terminologie lässt sich dieser Prozess als Auflösung der Opfer-Persona beschreiben. Dazu gehörte ein mitfühlender Umgang mit sich selbst und ein Abstreifen der negativen Glaubenssätze und Selbstzuschreibungen, die ihr ganzes Wesen hatten verkümmern lassen. Erst als sie ihre Abhängigkeit von dem falschen Selbst bewusst opfern konnte, war der Weg frei, der Stimme des wahren Selbst Beachtung zu schenken. Mit zunehmender Bewusstheit des Ausmaßes ihrer Selbstentfremdung wuchsen ihre Trauer und Verzweiflung. Sie trug Schicht um Schicht ihres Seelenpanzers ab, bis sie schließlich so nackt war wie Inanna bei ihrem Abstieg in die Unterwelt. Auf dieser *Nachtmeerfahrt* kam sie in Kontakt mit ihrem Schatten, den geopferten Persönlichkeitsteilen, die mit der Persona einer Nonne nicht zu vereinbaren waren: Wut und Hass, die verachtete, verbotene Sexualität, die Zweifel an ihrem sterilem Glauben. In dieser chaotisch anmutenden Tiefe war sie mit einer Sicht auf das Leben konfrontiert, die in totalem Gegensatz zu ihrem bisherigen Leben stand. Es begann eine andere Form des Leidens: Nicht länger litt sie physisch, weil sie sich geschlagen und ihren Körper malträtiert hatte, jetzt stand ihr Leiden im Dienst von etwas Größerem, ein Leiden, das Sinn machte und den Weg zu einem gewandelten Gottesbild ebnete.

Die Auseinandersetzung mit dem Schatten leitete auch eine Neukonfiguration ihrer Identität ein. Sie träumte:

»Meine Oberin fragt mich, ob ich sterben will. Ich erkläre ihr, dass es nicht eine Sache des Wollens ist. Ich spüre einfach und habe eine Ahnung: Ich werde bald sterben.«

In einem anderen Traum befindet sie sich in ihrer Geburtsstadt. Auf der Straße steht ein Sarg, in dem sie liegt, um zu schlafen, aber sie kann nicht einschlafen. Später träumt sie, es sei nur noch eine kurze Frist bis zu ihrem Tod; sie hört eine Ermahnung, dass sie bald an einem Herztod sterben werde. Eine lange Serie von Todesträumen ängstigte sie so sehr, dass sie sich kardiologisch untersuchen ließ. Erst die ärztliche Versicherung, dass es keinen Krankheitsbefund gebe, ermöglichte ihr, die Todesträume symbolisch zu betrachten und ihre Botschaft zu reflektieren.

Als Therapeutin erlebe ich oft, dass Menschen, die sich an einem Scheideweg befinden, in Situationen, die eine schwierige Umstellung ihrer Lebenssituation erfordern, von ihrem eigenen Tod träumen. Elisabeths Todesträume verstand ich als eine tiefe, innere Notwendigkeit, ins Leben hineinzusterben. Ihr Unbewusstes hat sie eine drastische seelische Wandlung ahnen lassen, verkörpert im Traumbild des Herztodes, denn das Herz gilt als Symbol für Seele, Persönlichkeit und Lebenskraft. Sie »weiß«, dass das Leben von ihr eine tiefgehende Wandlung im Innern ihrer Seele verlangt, die ihr Todesangst macht.

Nachdem Elisabeth sich in der Therapie mit den zuvor verleugneten Gefühlen der Wut und des Hasses auf den Vater, auf sich selbst und ihren Körper auseinandergesetzt hatte, veränderte sich auch ihr patriarchales Gottesbild. Die schraubstockähnliche Umklammerung durch ihre Komplexe löste sich und gab den Weg frei für eine lange Serie von Geburtsträumen. Zuerst wurde sie Zeugin von Geburten, dann war sie es selbst, die unter heftigen Wehen neues Leben gebar. Vielleicht symbolisieren die Geburtswehen die schmerzhafte Konfrontation und das Ringen mit den Inhalten des Unbewussten, die das Opfern des falschen Selbst ermöglichten. Das Wirken der Transzendenten Funktion hat zum Sichtbarwerden ihres wirklichen Wesens geführt, gegen alle ihre ursprünglichen Widerstände und Ängste, sich selber fremd zu werden, wenn sie Vertrautes opfern müsse. Jungs Ausführungen zum Wesen der Transzendenten Funktion erhellen Elisabeths Wandlungsprozess:

> »Die transzendente Funktion verläuft nicht ziellos, sondern führt zur Offenbarung des wesentlichen Menschen. […] *Der Sinn und das Ziel des Prozesses sind die Verwirklichung der ursprünglich im embryonalen Keim angelegten Persönlichkeit* mit all ihren Aspekten. Es ist die Herstellung und Entfaltung der ursprünglichen, potentiellen *Ganzheit.*«[558]

Elisabeth war immer mehr in der Lage, ihre inneren Ressourcen anzuzapfen: Sie imaginierte, führte einen Dialog mit den Symbolen und Figuren ihrer Träume und gestaltete sie mit Ton. In der gemeinsamen Arbeit des *reframing* hörte sie zunehmend deutlicher ihre innere, ursprüngliche »Stimme« und vermochte ihren Erfahrungen neue Bedeutung zuzuschreiben. Ihr verlässlichster und hilfreichster Seelenführer war ein Delphin, der sie als ein lebhafter Bote aus einer anderen Welt in ihren nächtlichen Träumen und in ihren Tagträumen besuchte. Es schien, als würde seine fluide Energie und Präsenz ihre eigenen blockierten Energien lockern und befreien.

Zu diesem Wandlungsgeschehen gehörten auch numinose Begegnungsmomente in der Sitzung, in denen wir beide einen Schauder spürten, eine Präsenz von etwas Drittem, das Ich Übersteigendem. Ihr menschlicher und spiritueller Reifungsprozess verhalf ihr zu einer veränderten Einstellung zu sich selbst und der Welt. Ihr strafendes, verfolgendes Gott-Introjekt wandelte sich zur Erfahrung eines liebenden Gehaltenseins von Kräften einer transpersonalen Wirklichkeit. Die Integration und Durcharbeitung ihrer traumatischen Erfahrungen bewirkten eine Bewusstseinserweiterung und eine innere Freiheit, sich neu zu entwerfen. Das Opfern des falschen Selbst, zuerst als physischer Tod gefürchtet, wurde zur Geburt einer neuen Identität. Sie konnte sich mit neu gewachsenem Vertrauen auf das Leben einlassen, trat aus dem Kloster aus, erlernte einen Beruf, der ihr im Tiefsten entsprach, und gewährte Eros einen Platz in ihrem Leben. Schließlich heiratete sie – in weißem Brautkleid – wie in ihrem frühen Traum.

Frauen und Männer, die in ihrer Kindheit aus Überanpassung an die Bedürfnisse der Eltern oder aus der brennenden Sehnsucht, den Glanz im Auge der Mutter oder Vaters zu sehen, Teile ihres wahren Selbst opferten, haben oft einen langen, schwierigen Leidensweg vor sich, um das Verlorene wieder zurückzugewinnen. Winnicott hat beschrieben, wie er diesen therapeutischen Prozess versteht:

> »Psychotherapie hat im weitesten Sinne die Funktion des Gesichts, das widerspiegelt, was sichtbar ist. Ich betrachte meine Arbeit gern als einen solchen Vorgang und glaube, daß der Patient, wenn mir diese Arbeit gelingt, sein eigenes Selbst finden, leben und sich als real erleben kann.«[559]

Ich erinnere mich an eine Patientin, die im Waisenhaus jahrelang sexuell missbraucht worden war. Als Kind hatte sie, in einem symbolischen Ritual, in der Natur das vergraben, was für sie ihren innersten Kern, ihr Herz, darstellte. Das Vergraben eines lebendigen Teils ihres Selbst war wie ein Opfer an eine höhere Macht. Die Jahre vergingen, und das Wissen um das Versteck ihres wahren Selbst war ihr total abhandengekommen, da sie so identifiziert war mit ihrem falschen Selbst, das sie entwickelt hatte, um im Heim zu überleben. Erst in der Therapie stiegen Bilder in ihr auf, wie sie einst das ihr Kostbarste vergraben hatte. Dann begann eine schmerzhafte Suche nach dem Verlorenen. In großer Not suchte sie, dieses fühlende Herz wiederzufinden, um aus den quälenden Empfindungen der Entfremdung und Depersonalisation herauszukommen und wieder eine fühlende, lebendige, kreative Frau zu werden. Dieses Ziel erschien ihr wie eine ferne Sehnsucht nach Leben. Sie sagte:

»Ich möchte in meinem Körper wohnen können. Vielleicht ist es jetzt reichlich spät dazu, doch die Spaltung ist jetzt so bestimmend geworden wie mein Wunsch und Ziel, sie aufzuheben. Es geht irgendwie um die Frage: Wo ist der Rest von mir? Die Ausgrabung wird wahrscheinlich ziemlich archäologischen Charakter haben.«

Der analytische Prozess hat oft den Charakter einer gemeinsamen Suchwanderung; es geht darum, das Geopferte aufzuspüren und ins Leben zu integrieren. Das ist aber gleichbedeutend mit dem Aufgeben des als lebensnotwendig empfundenen Selbstschutzsystems, das zum Opfern des wahren Selbst geführt hatte, ein Opfer, um der Vernichtung zu entgehen.

Ich denke an meine jüdische Patientin Kathy, auf deren Geschichte ich oben schon näher eingegangen bin. Nach einem bewegenden Traum teilte sie mit mir ihre Erfahrung von der Notwendigkeit des Selbstopfers in ihrem Leben. Sie schrieb diesen Traum auf, in dem sie von sich selbst in der 3. Person als »K.« spricht:

K. ist ein junges Mädchen zur Zeit der Nazis. Sie trifft Hitler. Er weiß, dass sie Jüdin ist. Er spricht zu K., die große Angst empfindet, obwohl er nichts Bedrohliches sagt oder tut. Sie weiß, dass er sie jederzeit, wann immer er Lust hat, »kriegen kann«. Er lässt sie gehen. Sie weiß, dass sie sich verstecken muss. Sie geht fort und kommt in einen großen, edlen Garten. Es ist Nacht. Sie geht durch ein Tor und landet in einem großen privaten Haus. Auf ihre Frage, was dies für ein Ort ist, sagt eine Frau: »Es ist privat.« K. streift durch verschiedene Wohnräume. Niemand sagt irgendetwas. Dann gibt eine Frau K. zwei kleine Papierzettel, auf jedem steht ein Name. Die Frau sagt, das könnte jemandem wie K. hilfreich sein. Jemand hat ihr auch ein Paar Schuhe gegeben, die sie anzieht, aber sie sind schlechter als ihre eigenen. Dann ist K. wieder draußen. Sie hat irgendwo ein Hotelzimmer, aber sie kann nicht dorthin zurück. Einige Leute scheinen ihr helfen zu wollen, aber sie schafft es nicht und erwacht.

Als sie den Traum mit mir bespricht, ruft sie plötzlich aus:

»Hitler, das war mein missbrauchender Stiefvater! Die Szene spielte in seinem Büro, als ich 14 war. Ich wusste, was K. unter allen Umständen verbergen musste. Ihre Gefühle, etwas gernzuhaben. Sie durfte ihn auf keinen Fall wissen lassen, was sie gernhatte. Etwas zu lieben, war gefährlich, er würde es besudeln, verachten, entweihen und zu Boden trampeln. Das war immer sein Spielchen, ob es meine Gefühle für einen Lehrer, eine Freundin, ein Hobby oder was auch immer waren. Zu verstecken, was ich liebte, war auch meiner Mutter gegenüber eine absolute Notwendigkeit, wenn auch aus anderen Gründen: Sie verachtete alle zärtlichen Gefühle. Sie wollte bewundert und gefürchtet werden, aber nicht geliebt. Meine Gefühle, ob positiv oder negativ waren wie ein Schmutz, den man abwischen musste.«

Kathy hatte große Schwierigkeiten, in Beziehungen sich selbst treu zu sein, sie konnte sich nicht spontan und natürlich verhalten. Im Nachdenken über den Traum erkannte sie schockiert, dass ihre Beziehungsprobleme daher rührten, dass sie sich nie erlaubte, jemandem zu zeigen, wie gern sie diesen Menschen hatte. Sie hatte sich jeden Gefühlsausdruck abtrainiert. Unter Tränen stammelte sie, dass ihre Wunde und ihr Fluch das Gefühl sei, nicht liebenswert, sondern toxisch zu sein, das Gefühl, dass es allen besser ginge, wenn es sie nicht gäbe.

»Jetzt zeigt mir mein Traum, dass das, was ich geopfert, begraben und verleugnet habe – sogar vor mir selbst –, nichts Hässliches und Schreckliches war, sondern meine Fähigkeit, zu lieben und offen auf Menschen zuzugehen.«

Es war quälend für sie, ihre Vergangenheit zu erinnern: das Gefühl zu haben, ein Niemand zu sein, keine Identität zu haben, nicht zu wissen, wer sie wirklich war, eine staatenlose Jüdin zu sein, die aber auf der Flucht, in England und Frankreich verschweigen musste, in Deutschland geboren zu sein, offiziell die Tochter des Stiefvaters zu sein, was aber gar nicht der Wahrheit entsprach. Wir arbeiteten jahrelang an ihrer Verzweiflung, von der Mutter nie geliebt worden zu sein, ihr lästig zu sein. Im Tollhaus ihrer Kindheit, sie nannte es »Fuck House«, gab es keine Liebe, »liebende Gefühle wurden systematisch zerstört, wie in einem Konzentrationslager«. Sie erlebte sich als dumm und schuldig, wenn sie sich wünschte, geliebt zu werden, und als wertlos und gestört, weil sie nie geliebt wurde. An die Stelle der geopferten Liebesfähigkeit traten der Hunger nach Anerkennung, ein perfektionistischer Anspruch, alles richtig machen zu wollen, ein weitgehendes Sichverkrümmen, um äußeren Ansprüchen zu genügen und irgendwie dazuzugehören.

Kathy hat es geschafft zu überleben, aber die schweren Verwundungen, die oft die Folgen wiederholter sexueller Gewalterfahrungen und chronischer emotionaler Deprivation sind, können auch zu einem völligen Zerfall der Ich-Strukturen führen. Ich denke an eine kumulativ traumatisierte 29-jährige junge Frau, ich möchte sie Christiane nennen, die an einer Dissoziativen Identitätsstörung litt. In den 80er Jahren erhielt ich oft telefonische Anfragen von Frauen, die mit leiser, fast unhörbarer Stimme flüsterten: *»Ich bin eine Multiple. Können Sie mit mir arbeiten?«* Ich hatte ursprünglich wenig Erfahrung mit diesem Störungsbild, das äußerst kontrovers diskutiert wurde, obwohl die Diagnose der *Multiple Personality Disorder* 1980 in das DSM-III Eingang gefunden hatte. Psychiater lachten mich aus, wenn ich versuchte, mich über diese Fälle auszutauschen. Sie hielten mich für überidentifiziert mit den Patientinnen, wenn ich einen Zusammenhang mit frühen sexuellen Gewalterfahrungen sah, während sie die auffällige Symptomatik als hysterische Inszenierungen abtaten. Inzwischen hat sich die Diagnose *Dissoziative Identitätsstörung* und ihr Zusammenhang mit frühem physischem, sexuellem oder gravierendem emotionalen Missbrauch fachlich erhärtet. Es gibt Fachgesellschaften, die sich primär mit Dissoziation und ihren Behandlungsmöglichkeiten befassen.

Mir waren damals Jungs Arbeiten und sein Rückgriff auf die Arbeiten von Pierre Janet eine große Hilfe. Janet hatte in Paris schon zu Beginn des zwanzigsten Jahrhunderts auf die traumatische Ätiologie als Wurzel von Bewusstseinsveränderungen hingewiesen und diese als Dissoziation bezeichnet. Jung hat mit seinen Konzepten des autonomen Komplexes, des fragmentierten Bewusstseins und der abgesprengten psychischen Teile auf Janets Erkenntnissen aufgebaut. Für ihn gab es keinen fundamentalen Unterschied zwischen einer fragmentierten Persönlichkeit und einem Komplex. Er hat besonders hervorgehoben, dass die dissoziativen Phänomene Spaltung, Depersonalisierung, das Gefühl, mehrere Personen zu sein, nicht notwendig pathologisch seien. Gewiss dachte er dabei auch an seine eigene Spaltung in zwei Persönlichkeitsteile. Entscheidend sei allein die Fähigkeit zur Integration dieser abgespaltenen Anteile, um wieder ein einheitlicher Mensch zu werden.

Meine Patientin Christiane hat in ganz einfacher Sprache beschrieben, wen ihre Seele beherbergte, wer sie schützte, welche Kämpfe innerlich auszutragen waren und was geopfert werden musste. Da gab es die kleine Chris, wie sie ihr inneres, ca. dreijähriges Kind nannte, das schwerelos und federleicht sein wollte und sich am liebsten unter die »Flügel« ihrer Therapeutin, die für sie die »große Störchin« war, bergen wollte. Sie wünschte sich, kein Wort sprechen zu müssen, wollte immer klein bleiben, festgehalten und herumgetragen werden. Sie verkörperte den Kindarchetyp, eine Kindpersönlichkeit, die häufig bei Identitätsstörungen auftritt, wie Frank Putnam in seinen Forschungen feststellt.[560] Christiane beschreibt das so:

»Die kleine Chris ist sanft, ängstlich und still; ihr fehlen die Worte; sie ist oft traurig und fühlt sich hilflos und versteckt sich hinter der beschützenden Jo.«

Jo ist der Persönlichkeitsanteil, der auf Anraten ihrer Ärztin die Therapie begonnen hat. Sie wurde mir als chronifizierte PTBS-Patientin, mit einer schweren Somatisierungsstörung und Anorexie, überwiesen. Ich erlebte sie in den ersten Sitzungen, als ob sie nicht ganz verkörpert und ein Teil ihrer Seele abgespalten und unzugänglich wäre. Sie sprach nie von sich in der ersten Person, konnte nicht »Ich« sagen, sondern sprach nur in der dritten Person über ihre Persönlichkeitsanteile. Über Jo sagte sie:

»Jo will immer stark sein. Sie fühlt sich verantwortlich für Chris, ist kämpferisch, funktionstüchtig und kann den Alltag bewältigen. Sie hat ihre Gefühle ›weggemacht‹, darum kann sie auch die kleine Chris nicht immer gut verstehen.«

In der Therapie spricht immer die starke Jo, die Gefühle abspaltet, Chris beschützt und sich überangepasst in der Welt bewegen kann. Niemand sieht ihr an, wie es in ihr drin aussieht, wie destruktiv sie mit ihrem Körper umgeht. Seit Jahren ist sie anorektisch, sticht und quält sich mit Nadeln. Jo verkörpert einen Schattenaspekt, der auch Täteranteile enthält und mit suizidalen Impulsen kämpft.

Wir haben lange miteinander gearbeitet und ich habe gelernt, mit Chris und Jo auf ganz unterschiedlichen Ebenen zu kommunizieren. Erst in einer viel späteren Therapiephase habe ich Ares kennenlernen dürfen, jenen bösen, destruktiven Teil, der Chris und Jo bedroht und sie beide in Schach hält.

»Ares ist wie ein böser Dämon, aber Jo beschützt Chris vor ihm und versucht, das Böse zu entschärfen. Jo muss Ares immer Opfer bringen, damit er Chris verschont.«

Ares war ein internalisierter grausamer Täter, der viele Züge des gewalttätigen Vaters und der Männer trug, an die er sie verkauft hatte, um seine Schulden zu bezahlen. Während vieler Jahre ihrer Kindheit war diese Patientin sexuell versklavt worden. Die verstörenden Bilder, die sie malte, legten von dieser Horrorkindheit Zeugnis ab. Ihre psychische Integrität und ihr Selbstwertgefühl waren zutiefst beschädigt, ihr Vertrauen zerstört und der Zugang zu seelischen Ressourcen über lange Zeit versperrt.

In ihren Träumen wurde Christiane von gefährlichen bösen Mächten verfolgt, die alle Lebensenergie in ein großes schwarzes Loch saugten:

»Chris hat oft den Verdacht, dass Jo wie Ares werden könnte. Dann fürchtet sie sich sehr.«

Ich habe schmerzlich gespürt, wie sehr die tiefe Seelenverletzung sich in Christianes Beziehung zu sich selbst und anderen Menschen reinszenierte, wie Macht und Kontrolle zu beherrschenden Verhaltensmustern wurden und die Identifikation mit dem Aggressor ihr Innenleben beherrschte. Die Aggression richtete sich nie gegen die Täter, sondern nur gegen sich selbst und manifestierte sich als drängende Todessehnsucht. In unserer Arbeit bewegten wir uns oft im Reich des Hades, des Todesdämons, von dem sie sich wie besessen fühlte. Christiane erlebte ihr inneres Totsein wie einen Seelenmord, und ihr blieb als einziger Rettungsanker des Überlebens die massive Dissoziation als Grundmuster ihrer Persönlichkeitsorganisation. Ihr hatte jedes schützende Umfeld gefehlt, und keine sichere Bindung an die Mutter hatte sich entwickeln können. Versuche der Selbstmedikation und selbstschädigendes Verhalten waren ihre Zuflucht, um die Überstimulierung ihres affektiven Systems zu regulieren. Für diese Überlebensstrategie bezahlte sie einen hohen Preis: Ihre seelische Entwicklung blieb blockiert, und die Internalisierung mörderischer Kräfte trieb sie zu einer selbstdestruktiven Seinsweise.

Manchmal brach bei ihr die totale Hoffnungslosigkeit durch, eine bleierne Müdigkeit vom häufigen Fallen, sich wieder Aufrichten und wieder Fallen. Sie war kein Sisyphos und wünschte sich nichts mehr, als den ewigen Kampf aufzugeben und in eine Welt der Phantasie zu flüchten. Und doch sah ich immer wieder einen letzten Funken Hoffnung in der Asche der Resignation aufglimmen. Diesen Impuls, sich doch wieder aufzurichten, hatte sie Jo zu verdanken. Jo lernte ich kennen als den kontrollierenden progressiven Teil der Persönlichkeit, der den regressiven schwachen, schüchternen Teil, Chris, zu beschützen versuchte. Diese »Arbeitsteilung« war aber teuer erkauft: Gefühle mussten betäubt werden, Toleranz für Komplexitäten fehlte, kreative Impulse wurden durch das Wirken von Ares erstickt. Ares zerstörte alles, was an Positivem aufzukeimen begann. Oft hatte ich das Gefühl, als sei Christiane jede Energie für eine konstruktive Ich-Entwicklung geraubt worden. So erklärte ich mir auch das auffällige Fehlen des Ich-Pronomens, wenn sie erzählte, was ihr geschehen war.

Extrem traumatisierte Menschen opfern nicht einem gütigen, liebenden Gott, sondern sie opfern ihre eigene Lebensenergie auf dem Altar des Selbst in seinem finsteren, bösen Aspekt, in der Hoffnung, so überleben zu können. Bei Christiane habe ich gesehen, wie ohnmächtig das Ich gegenüber diesen archetypischen selbsttraumatisierenden Kräften ist, wie schutzlos ausgeliefert an schreckliche Zwänge: sich unendlich oft waschen zu müssen, behindernden Zählzwängen unterworfen zu sein und ritualisierte Selbstverstümmelungen durchführen zu müssen. Für den neurotischen Menschen mag das gelten, was nach Jung passiert, wenn wir das Bewusstwerden verweigern: Wir werden

> »vom Schicksal zu jenem unvermeidlichen Ziele geschleppt, das wir aufrechten Ganges hätten erreichen können, hätten wir nur zuzeiten Mühe und Geduld darauf verwendet, die numina der Schicksalswege zu begreifen«[561].

Früh traumatisierte Menschen aber, die konstant mit Vernichtungsangst zu kämpfen haben, können weder mit Mühe noch mit Geduld die Schicksalswege begreifen, die sie als Opfer gebrandmarkt haben. Sie beschreiben sich oft, als seien sie die Gefangenen eines Dämons, dem sie bis zur völligen Willenslosigkeit auf Gedeih und Verderb ausgeliefert sind. Solche archetypischen bösen Kräfte erscheinen oft als unintegrierbar und können nur durch ein System von rigiden Abwehrmechanismen in Schach gehalten werden.

Das Vermeiden, Bagatellisieren, Distanzieren, Abspalten oder der Versuch, auch noch dem schmerzlichsten Erleben einen positiven Wert zu geben, mag wie eine schreckliche Selbsttäuschung aussehen, in Wirklichkeit aber kommt dieser Selbstregulation von negativen Gefühlen eine lebensrettende Funktion zu. Gerade darum wird verständlich, wie gefährlich und unmöglich es meinen Patientinnen oft erscheint, diese Überlebensstrategien und Selbstheilungsversuche opfern zu müssen, obschon sie das schöpferische Leben behindern und letztlich zu seelischer Versteinerung führen. Grundsätzlich hat zwar die Libido die Eigenschaft der Beweglichkeit; sie ist fluktuierend und kann sich an veränderte Bedingungen der Außenwelt anpassen, aber selbst der gesunde Mensch kämpft mit der Tatsache, »daß die Libido eine bedeutende Trägheit besitzt, die kein Objekt der Vergangenheit lassen will, sondern es für immer festhalten möchte«[562]. Um wie viel schwerer muss es traumatisierten Menschen fallen, das loszulassen, über das sie sich ihrer Identität mühsam vergewissert haben. Auch die unheilvolle Bindung an den Täter, die Identifikation mit seiner Aggression, ist schwer aufzugeben, da sie Teil der affektiven Selbststeuerungsfähigkeit ist und Schutz geboten hat, zu überleben. Ich denke oft an Jungs grundsätzliche Überlegung:

> »Der Mensch vergißt nämlich immer wieder, daß etwas, was einstmals gut war, nicht für immer und ewig gut bleibt. Er geht aber die alten Wege, die einstmals gut waren, noch lange, wenn sie schon schlecht geworden sind, und er kann sich nur mit den größten Opfern und unter unerhörten Mühen damit abfinden, daß das einstmals Gute heute vielleicht alt geworden und nicht mehr gut ist. Es geht ihm so im Kleinen wie im Großen.«[563]

Das Opfern des Selbstschutzes und das Lockern rigider Abwehrmechanismen ist ein ungeheuer schmerzhafter und bedrohlicher Prozess, bedeutet es doch, alte Wunden aufzureißen und der Wahrheit der eigenen Beschädigungen in den Bereichen von Sicherheit, Vertrauen, Selbstwert, Macht und Intimität zu begegnen, den Schmerz über diese Verletzungen aushalten zu müssen, um über das Überleben hinaus ins Leben hineinzuwachsen und neue Lebensmöglichkeiten zu entdecken. Vielen sehr früh traumatisierten Menschen ist das fast nicht möglich, und sie bleiben Opfer ihrer tyrannischen, destruktiven Seelenkräfte, die mächtiger sind als ihr Ich. In diesen Therapieverläufen habe ich viel über dissoziative Schutzreaktionen und strukturelle Dissoziation gelernt und einen großen Respekt vor der organismischen Selbstregulation und ihren Grenzen gewonnen.

Manche der inkohärenten desintegrativen Zustände meiner schwer traumatisierten Patienten und Patientinnen habe ich mit Bions Ansatz der »Angriffe auf Verbindungen«[564] besser verstehen können. Bion hat beschrieben, wie ein sadistischer Teil der Psyche das in Entwicklung begriffene Ego heftigst attackiert und Prozesse des Sich-miteinander-Verbindens zerstört, was Sinn und Bedeutungszuschreibung verhindert und es unmöglich macht, Erfahrungen zu integrieren. Dadurch bleiben Affekt, Erinnerungsbild, Wahrnehmung, Gedanken und körperliches Empfinden unverbunden. Auch das oben schon erwähnte BASK-Modell der Dissoziation beschreibt, wie Spaltung auf den verschiedenen Ebenen von Verhalten *(Behavior)*, Gefühlen *(Affect)*, Körperempfindungen *(Sensation)*, Gedanken und Bewertungen *(Knowledge)* geschieht. Das unfreiwillige unbewusste Opfern einer dieser Dimensionen führt zum Verlust der psychischen Integrität des Erlebens und des Handelns. Das Traumagedächtnis speichert diese zersplitterten Bereiche, was oft zu unterschiedlichen Teilpersönlichkeiten führt, wie das Beispiel von Christiane gezeigt hat. Jo war für die Erfüllung der Alltagsaufgaben zuständig, managte den Energiehaushalt, wehrte traumatische Erinnerungen ab bis zur phobischen Vermeidung von allem, was an das Trauma erinnern könnte. Chris verkörperte den isolierten emotionalen Persönlichkeitsanteil, ohne jedes Zeitgefühl, steckengeblieben in der traumatischen Situation, oft mit Totstellreflex reagierend. In Ares sehe ich den sadistischen, introjizierten Täteranteil, der in ihrem Seelenhaus zerstörerisch wütet.

Therapie im Rahmen dieser Konzeptualisierung bedeutet, die Einheit des seelischen Erlebens auf allen Ebenen wiederherzustellen und das wieder zu verbinden, was aus Überlebensmotiven geopfert worden war. Dieser idealtypische Integrationsprozess gelingt nicht immer – es gibt Erfahrungen, die unintegrierbar bleiben, die letztlich nur »versiegelt« werden können, damit ein Mensch im Leben weiterschreiten kann. Ich habe die Erfahrung gemacht, dass nicht alle, die sich in der Therapie auf die gefahrvolle Reise in die »Unterwelt« gemacht haben, auch wieder in die Alltagswelt zurückkommen. In diesem Bild ist der seelische Ort traumatischer Verfinsterung angesprochen, ein seelisches Ödland, einem Totenland vergleichbar. Manchmal warten wir als Therapeutinnen vergeblich auf das »Wunder der Heilung«, auf die Erfüllung des »Stirb und *werde*«. Für diesen Prozess, sich das Verlorene wieder anzueignen, braucht es Eros, die Kraft, die zusammenfügt, was einst auf Kosten der Totalität der Persönlichkeit geopfert werden musste, um das Überleben zu garantieren.

Traumatisierte müssen manchmal darauf verzichten, verstehen zu wollen, da es, vor allem in extremen Traumaerfahrungen nichts zu verstehen gibt – ich erinnere an Primo Levi: »Hier ist kein Warum.« Und dennoch ist es verständlich, dass die Suche nach einer Antwort auf die Warum-Frage die Hoffnung enthält, etwas abschließen zu können, die Erwartung, dass eine Antwort zum Heilungsprozess beiträgt oder verhindert, dass sich solche Gewalttaten wiederholen. Vielleicht darf die existentielle Frage nach dem Warum nie erlöschen, damit auch auf kollektiver Ebene die Gewalt sich nicht ewig weiter fortsetzt, sondern dass ein Bewusstsein und ein Verständnis wächst für den Umgang mit dem Bösen im Innen und Außen. Die Frage nach dem Warum ist oft ein Aspekt der Suche nach der Wahrheit und der Verantwortlichkeit, ein Bedürfnis nach Gerechtigkeit, wie ich in den Kriegsverbrecherprozessen immer wieder beobachtet habe. Die Wahrheit aber, die befriedigende Antwort darauf, warum gefoltert wird und was einen Menschen dazu bewegt, einen anderen Menschen zu zerstören, diese Frage ist wohl letztlich unmöglich zu beantworten, und die Unsicherheit und das Nichtverstehen auszuhalten bleibt eine schmerzliche Realität und Herausforderung.

Vielleicht müssen wir Suchende bleiben im paradoxen Wissen darum, wohl nie eine befriedigende Antwort finden zu können. Es gehört zu unserer *conditio humana*, diese Fragen zu stellen; geopfert werden müssen aber die endlosen Ruminationen, die meist in eine Sackgasse führen und energetisch schwächen. An dem Ringen um Antwort auf die Frage, warum ein Vater seine Tochter opfert, sie sexuell missbraucht, warum eine Mutter nichts wahrnimmt und nichts unternimmt, um die Tochter zu schützen, warum in jedem Krieg Kinder und Frauen getötet und vergewaltigt werden – an diesem »Warum« verzweifeln viele sexuell traumatisierte Frauen, obwohl es feministische und soziologische Theorien darüber gibt, welche Systeme struktureller Gewalt, welche Gender-Erziehung sexuelle Gewalt fördern. Vor einiger Zeit war Indien in großem Aufruhr, nachdem eine junge Medizinstudentin auf brutalste Weise von einer Gang vergewaltigt wurde und an ihren Misshandlungen starb. Auch hier ist die Warum-Frage ungeheuer virulent, aber nicht im Sinne von *ruminatio*, sondern als gesellschaftskritische Aufforderung, ein System zu hinterfragen und zu verändern, das die Tötung von weiblichen Föten fördert, die Verstümmelung, Vergewaltigung und Ermordung von Frauen unzureichend ahndet und ganz allgemein »das weibliche Prinzip« opfert.

Das Opfermotiv in Mythen und Märchen

Mythen, Legenden und Märchen bebildern, welche Opfer auf dem Individuationsweg gebracht werden müssen. Die Weisheit der Märchen und Mythen spiegeln in archetypischen Formen die Opferdynamik als mögliche Bedingung für die Individuation. Das Opfer – lat. *sacrificium*, »das, was geheiligt ist« – bezeichnet oft die Gabe an eine numinose Macht, eine Gottheit, sei es aus Liebe oder um eine Schwelle zu überschreiten. Etwas muss geopfert werden, um eine Gefahr zu bannen oder um in einen Wandlungsprozess einzutreten. Manchmal muss dem Drachen geopfert werden, um ihn zu besänftigen, oder dem Cerberus in der Unterwelt, damit man an ihm vorbeischlüpfen kann.

In Mythen und Märchen ist die Opferung der Tochter, ob für das Kriegsglück oder die sexuelle Lust der Väter, ein archaisches Motiv, wie es sich zum Beispiel auch in der biblischen Geschichte von Jephta und seiner Tochter findet. Für den Krieg gegen die Ammoniter hatte Jephta sich Gottes Segen erbeten und ein Gelübde getan, dass er ihm das Erste opfern wolle, was ihm daheim entgegenkomme. Es ist seine Tochter, sein einziges Kind, die ihn mit Musik zu Hause empfängt. Jephta ist außer sich und zerreißt sich die Kleider: »Weh, meine Tochter! Du hast mich tief gebeugt und du gehörst zu denen, die mich ins Unglück stürzen.«

Hier wird die Tochter zum Sündenbock erklärt und alle Schuld projektiv auf sie abgewälzt.

Der dämonische Aspekt der Vaterimago wird oft abgespalten und auf den Teufel projiziert, wie im Märchen *Der Teufel als Lehrer*.[565] Dort brachte eine Mutter, die drei Töchter hatte, diese jeden Morgen in die Schule. Ihr Lehrer war aber der Teufel, der sich in die jüngste Tochter verliebte, aber keinen Weg fand, sie in seine Gewalt zu bringen. Da baute er ihr einen Glaskasten, und eines Tages packte er sie und steckte einen Schlafring, den er gemacht hatte, an ihren Finger, und sofort verfiel sie in tiefen Schlaf. Dann steckte er sie in den Glaskasten und warf sie ins Meer. Das Schlafen im Glaskasten ist ein zutreffendes Bild für das seelische Erleben der Mädchen, die geopfert wurden und deren Libido ins Unbewusste gesunken ist. Alles Instinkthafte wurde als gefährlich abgespalten, ihre Emotionen eingefroren. Das Verharren in einem schlafähnlichen Zustand aufgrund der geopferten Lebensenergie ist ein Abwehrmechanismus, der das Ich schützt, nichts Traumatisches zu erinnern. Ich bin oft in den Träumen und Narrativen traumatisierter Frauen dem Motiv begegnet, wie unter einer Glasglocke zu leben, von allem Lebendigen getrennt, mit dem Gefühl der Entfremdung, hinter einer gläsernen Wand, die alles Wirkliche als unwirklich erleben lässt, indem die Glasglocke zwar vor der rauen Wirklichkeit schützt, aber gleichzeitig auch eine schmerzliche Isolation bewirkt.

Im Grimm'schen Märchen *Allerleirauh* kann sich die Tochter nach dem Tod der Mutter vor den Nachstellungen des Vaters auch nur durch Opfern retten. Sie opfert ihren Status als Prinzessin und künftige Königin, trennt sich vom königlichen Haushalt und versteckt sich. Sie opfert ihr bisheriges Leben, schwärzt ihr Gesicht, legt Tierkleider an und zieht sich auf ein Aschenputteldasein zurück. Ähnlich ergeht es der Tochter in einem anderen Märchen, wenn sie hört, dass sie ihren Vater heiraten soll. Sie schneidet ihre Haare ab, wirft das Brautkleid fort, zieht sich unscheinbar an und zerkratzt ihr Gesicht, bis es blutig ist. Sie opfert alles äußere Weibliche, um ihr zutiefst weibliches Selbst zu bewahren. Sie muss auch eine dysfunktional gewordene Beziehung zum Vater opfern, um für eine gesunde Beziehung zum Männlichen reif zu werden. Ein wichtiges Märchen zur Thematik des Opferns, das einen Individuationsweg vom Ich zum Selbst beschreibt, ist das Grimm'sche Märchen Nr. 31: *Das Mädchen ohne Hände*. Auch hier opfert der Vater, ein Müller, seine Tochter.[566] Er schließt einen Pakt mit dem Teufel und erkauft sich durch sein Opfer materiellen Wohlstand.

Das Lebendige wird geopfert. Der Vater verschreibt sich dem Teufel, der ihn dazu zwingt, sein Versprechen zu erfüllen, und er verstümmelt seine Tochter, indem er ihr die Hände abhackt. Die Tochter, gehorsam und willig, opfert ihre Hände. Dieses Verhalten der Tochter ist in der Gesellschaft oft zu beobachten: die weibliche Unfähigkeit, zwischen Selbsthingabe und Selbstbewahrung das rechte Maß zu finden. Geschlechtsspezifische Erziehungsmodelle haben lange verhindert, dass Mädchen sich zu selbstbestimmten Persönlichkeiten entwickeln. Sie opfern ihr eigenes Selbst und verharren in abhängigen Verhaltensweisen.

Es gibt viele Möglichkeiten, das Motiv der geopferten Hände zu verstehen. In einem lebenspraktischen Sinn geht es um den Verlust der Handlungsfähigkeit, ein ohnmächtiges Ausgeliefertsein, eine Unfähigkeit, in das Schicksalsrad einzugreifen. Sexuell traumatisierte junge Frauen erleben sich ähnlich verstümmelt und behindert, die Welt zu ergreifen und zu begreifen. In ihrer Not, sich die Illusion eines liebenden Vaters zu erhalten, opfern sie sich lieber selbst, geben die eigene Identität auf und verzichten auf eigene Wünsche, weil sie nur als Wunsch- und Willenlose, als Mädchen ohne Hände, vom Vater angenommen werden. Nur um den Preis des eigenen Seelenverlustes, in der totalen Opferung der eigenen Impulse und durch Verleugnung eigener Bedürfnisse, können sie ihrer Väter liebste Töchter bleiben. Das Mädchen opfert ihre Hände, um sich der väterlichen Wertewelt anzupassen. Ihr Leidensweg ist eine mühsame, leidvolle Suche, sich von diesem verkrüppelnden Vaterkomplex zu befreien.

Ich schätze besonders die Interpretation dieses Märchens seitens einer japanischen Jungianerin, Sonoko Toyoda[567]. Sie deutet die Hände als Symbol weiblicher Kreativität und Spiritualität. In berührender Weise beschreibt sie, wie das Motiv der Hände in den Träumen ihrer Patientinnen auftauchte, oft zerschnitten, verletzt, amputiert oder absterbend. Sie illustriert dies mit Bildern aus ihrer Praxis und stellt das Märchen auch in einen Bezug zu japanischen Volkserzählungen mit dem gleichen Motiv. Ihre zentrale Aussage ist, dass der Verlust der Hände gleichzusetzen ist mit dem Verlust der weiblichen Spiritualität.

In diesem Märchen weiß das Mädchen, dass sie bei diesem Vater nicht länger bleiben kann, dass ihr Individuationsweg nur über die Trennung von dieser väterlichen Welt möglich ist. Doch die Abhängigkeitsmuster der betroffenen Frauen sind nicht leicht aufzulösen, diese Wahrheit spiegelt auch das Mädchen wider. Zwar werden dem Mädchen vom König, der sie später zur Gemahlin nimmt, silberne Hände geschenkt, aber diese Prothesen verhelfen ihr auch nicht zu Eigenständigkeit und wirklicher Handlungsfreiheit, sondern binden sie nur durch Dankbarkeit und das Gefühl, etwas zu schulden. Im Märchen wird die gestörte Kommunikation des Paares an den vom Teufel vertauschten Briefen deutlich. Hier scheint der dämonische Aspekt des Vaters durch, der in das liebende Miteinander des Paares destruktiv eingreift.

Noch einmal macht sich das Mädchen auf, opfert Vertrautes und zieht hinaus, um sich selbst und ihr neugeborenes Kind »Schmerzensreich« zu retten. In einem »großen, wilden Wald« erscheint ihr »eine schneeweiße Jungfrau«, die sich als ein Engel, von Gott gesandt, zu erkennen gibt. Dieser Engel führt sie zu einem kleinen Häuschen, in dem sie von ihm sieben Jahre umsorgt und verpflegt wird und ihr die abgehauenen Hände durch Gottes Gnade wieder anwachsen. In der Einsamkeit des Waldes wendet sie sich ihrem inneren verletzten Kind zu, so wie im therapeutischen Prozess der Zugang zum inneren Kind gefunden werden muss. Der Weg der Selbstfindung, das Nachwachsen der Hände, ist nur über das Opfern von allem, was ursprünglich Halt zu geben versprach, möglich. Die Einsicht, dass letztlich kein anderer Mensch sie aus Abhängigkeiten erlösen kann, dass das Heilwerden nur von innen her möglich ist, in einem nicht nur im Märchen lange währenden Prozess, zu dem Trauern und Tränen unabdingbar dazugehören – diese

Erkenntnis befreit aus Seelenverlust und Seelenvergewaltigung. Im Märchen wird dieser Prozess als eine religiöse Erfahrung der Gnade beschrieben, als ob nur Gott heilen kann, was der Mensch zerstört hat. Der Engel ist ein spirituelles Symbol für die Transzendente Funktion und kann im tiefenpsychologischen Verständnis das Selbst verkörpern. Es ist diese spirituelle Dimension, die Erfahrung des Selbst, die manchen Patientinnen und Patienten hilft, die notwendigen Opfer darzubringen, die es ermöglichen, das Trauma zu transzendieren und sich selbst neu zu entwerfen.

Ich habe dieses Märchen in meinem Buch *Seelenmord* als den Individuationsweg aller jungen Frauen interpretiert, die sich von einem ambivalenten Vaterbild befreien müssen, um zu ihrer eigenen Weiblichkeit zu finden.[568] Von diesem Märchen gibt es eine Variante, in der ganz deutlich der Vater seine eigene Tochter zur Frau begehrt, und als diese sich weigert, ihr die Hände und Brüste abschneidet und sie nur mit einem weißen Hemd bekleidet in die Welt fortjagt. Ich habe oft mit diesem Märchen gearbeitet, wenn sexuell traumatisierte Frauen an auffälligen allergischen Hautsymptomen an ihren Händen litten oder ihre totale Handlungsunfähigkeit im Leben beklagten.

In meiner klinischen Praxis mit sexuell ausgebeuteten Frauen habe ich oft erlebt, wie stark das Schuldgefühl als ein Erbe der gestörten Vaterbeziehung das Leben verdunkelt und zu einem die ganze Existenz durchdringenden Gefühl, verkehrt zu sein, führt, denn gerade im Bereich größter Intimität, im Bereich von Eros und Sexualität, bricht die Vaterwunde sexuell traumatisierter Frauen immer wieder schmerzlich auf. Das Motiv des Opferns und Geopfertwerdens in den Mythen und Märchen und die Einsichten, die aus der Arbeit mit diesem Stoff gewonnen wurden, haben sich für den Heilungsprozess dieser Wunden als besonders hilfreich erwiesen.

11. Der Körper als Tor zur Lebensquelle

Traumatische Erfahrungen wirken sich nicht nur auf unseren Geist und unsere Psyche aus,[569] sie hinterlassen auch tiefe Spuren in unserem Leibgedächtnis, die allein über die »Redekur« nicht zugänglich sind.[570] »Habe ich meinen Körper verloren, so habe ich mich selbst verloren. Finde ich meinen Körper, so finde ich mich selbst.«[571] Wir erfahren uns, wie Vladimir Iljine hier formuliert, in unserem Leib. Er ist der Ausgangspunkt und das Ende unserer Existenz. Alle belastenden Erfahrungen werden auch verkörpert, *embodied,* und es ist das Ziel der verschiedenen Körpertherapien, dysfunktionale Verkörperungen zu verändern. Es ist nicht möglich, traumatische Erfahrungen umfassend zu transformieren, ohne die verletzte Beziehung zum Körper und zu unseren Instinkten zu heilen. Ohne eine Verbindung zu unserer Instinktwelt sind wir nicht an unseren Lebensquell angeschlossen. »Nur *unten* ist der feurige Quell des Lebens zu finden. Dieses Unten ist die Naturgeschichte des Menschen, seine Kausalverknüpfung mit der Instinktwelt.«[572] Erkenntnisse der Neurowissenschaften und der interpersonalen Neurobiologie sind für das Verständnis des Zusammenhangs von Körper und Seele genauso wesentlich wie Einsichten, die in der Auseinandersetzung mit unseren Energiemustern, dem Chakra-System, und den Weisheitstraditionen gewonnen wurden. Wir haben das Verhältnis von Geist und Materie neu zu betrachten gelernt; wir wissen, dass wir mit unserem Geist auf unsere emotionalen Zustände Einfluss nehmen können und dass unser Geist die Materie beeinflusst *(mind over matter).* Das bedeutet, dass wir auch auf die verschiedensten körperlichen Übererregungszustände, die durch traumatische Erfahrungen hervorgerufen werden, einwirken können. Die moderne Hirnforschung und die Neurobiologie haben den Körper-Geist-Dualismus von Descartes in Frage gestellt. Unser Denken und Fühlen ist vielmehr untrennbar mit unserem Körper verbunden. Die Forschungsarbeiten von Antonio R. Damasio[573] and Joseph LeDoux[574] beleuchten unser »emotionales Gehirn« und sein vom Bewusstsein unabhängiges Funktionieren. Damasios Arbeiten bestätigen Ergebnisse der Bindungsforschung, dass diejenigen Hirnstrukturen, die für Affektregulation relevant sind und emotionales Bezogensein ermöglichen, abhängig sind von Bindungsmustern, die sich in der frühen Kindheit mit den primären Bezugspersonen ausgebildet haben. Das bedeutet für die Traumatherapie, dass die Therapeutin ein Beziehungsangebot macht, welches neue Bindungsmuster erlaubt, sodass – aufgrund der Fähigkeit des Gehirns, ständig und immerfort neue neuronale Bahnungen zu schaffen – hirnorganische Veränderungen ermöglicht werden. Die Neuroplastizität des Gehirns besagt, dass es neue Hirnstrukturen ausbildet, dass das Hirn lernen kann und dass dadurch im Laufe einer Therapie früher überwältigende Affekte reguliert werden können. Es scheint, dass zu allen psychischen Vorgängen Entsprechungen in neuronalen, somatischen Strukturen existieren. Damasio vertritt die These, dass alle Erfahrungen, die ein Mensch in seiner Entwicklung macht, auch körperlich verankert werden, dass es sogenannte somatische Marker gibt.

Die Arbeiten von Pat Ogden und ihrem Team[575] erklären deutlich den Unterschied zwischen Top-down-Strategien (vom Geist zum Körper) und Bottom-up-Strategien (vom Körper zum Geist) bei der Bearbeitung eines Traumas. Top-down-Methoden des kognitiven Prozessierens sind nicht geeignet, innere Körperzustände zu beeinflussen. Hyper-Erregungszustände können nur mit Bottom-up-Methoden reguliert werden.[576] Im Rahmen der Integrativen Therapie hat sich Hilarion Petzold intensiv mit der dynamischen Regulationskompetenz nach traumatischen Erfahrungen auseinandergesetzt.

Für eine wirksame Therapie bedarf es der Integration dieser Methoden, um die Affektregulierung mit Einsicht und Verstehen zu verbinden. Traumatherapeuten sind sich längst einig, dass nur ein integrativer, ganzheitlicher Zugang in dieser Arbeit wirksam ist. Die Beratungs- und Therapieeinrichtungen in Europa, die gefolterte Menschen sowie Migranten behandeln, haben alle Körpertherapie als integrale Bestandteile ihrer Arbeit integriert. Im Kontext meiner supervisorischen Tätigkeit am *Ambulatorium für Folter- und Kriegsopfer SRK* in Bern habe ich die Arbeit der Physiotherapeutinnen, die mit dem Körpergedächtnis der gefolterten Menschen und deren chronifizierten Schmerzsyndromen konfrontiert waren, besonders schätzen gelernt. Sie behandelten traumatische Verletzungsfolgen nach Folter und körperlichen Misshandlungen und mussten äußerst vorsichtig an den Wahrnehmungs- und Empfindungsstörungen arbeiten, die die Lebensqualität der gefolterten Menschen auf so schmerzliche Weise beeinträchtigten. An den Ambulatorien für Folteropfer sind körpertherapeutische Interventionen zur Reduktion von Spannungszuständen, Schmerzbehandlung, Einüben neuer Bewegungs- und Reaktionsmuster und zu verbesserter Körperwahrnehmung eine große Hilfe.

Die ganzheitliche Methode der Basic *Body Awareness Therapy* (BBAT) zielt auch auf das Erlangen einer positiveren Einstellung zum eigenen Körper, auf einen besseren Umgang mit den eigenen Grenzen, eine verbesserte Bewegungsqualität und die Verstärkung des Gefühls der Kontrolle. Auch hier geht es immer um Sicherheit, Stabilisierung und Verankerung leiblicher Ressourcen.

Affektregulierung ist auch das Thema des Emotionsforschers Allan Schore[577], der für das Transzendieren traumatischer Störungen herausarbeitet, wie wesentlich es ist, dass sich die Therapeutinnen und Therapeuten als Resonanzkörper zur Verfügung stellen, weil sich allein auf der Deutungsebene keine Heilung ereignen kann. Wichtig für die Traumaforschung sind auch die Arbeiten von Gerald Hüther[578], der das Konzept des *embodiment* und den Einfluss von Stress- und Angstzuständen auf den Körper erläutert. Auch Daniel Siegel erforscht grundlegende Transformationsprozesse unserer körperlichen Verfasstheit und zeigt auf, wie die »Resonanzschaltkreise« unseres Gehirns durch achtsames Gewahrsein aktiviert werden können und ein Mensch dadurch resilienter wird. Die Arbeiten zur körperorientierten Traumaforschung versuchen, Bindungstheorie, Kognitions- und Emotionsforschung mit neurowissenschaftlichen Erkenntnissen in Beziehung zu setzen. Bessel van der Kolk hat mit seinem klinischen Zugang zur Traumatherapie einen Paradigmenwechsel eingeleitet, da er auch einen spirituellen Ansatz vertritt und neben EMDR auch Yoga zu den ganz wichtigen Behandlungsstrategien zählt.[579]

In der Analytischen Psychologie sind es vor allem Margaret Wilkinson[580] und Jean Knox[581] in England, die sich mit den klinischen Implikationen der neurowissenschaftlichen Forschung beschäftigt haben.

Der somatische Therapieansatz von Peter A. Levine[582] betont, dass die traumatischen Symptome nicht primär von dem Ereignis herrühren, sondern von der im Körper und im Nervensystem blockierten und eingefrorenen Energie. Die Symptome sind seiner Ansicht nach eine eingefrorene »unvollständige« biologische Reaktion auf eine akute Bedrohung, die im therapeutischen Prozess »aufgetaut« und vervollständigt werden muss. Er versteht Traumata primär als Dysregulation des vegetativen Nervensystems, ein Vorgang, der unbewusst abläuft und darum auch nicht allein kognitiv zu bewältigen ist. Die von ihm entwickelte Methode des *Somatic Experiencing* zielt auf eine Vervollständigung der unterbrochenen Abwehrreaktion, um eine Neuorientierung und Veränderung im Nervensystem zu ermöglichen.

Jung hat in seinen Überlegungen zum Wesen des Psychischen geäußert, es bestehe eine gewisse Wahrscheinlichkeit, »dass Materie und Psyche zwei verschiedene Aspekte einer und derselben Sache sind«[583]. Für ihn ist es wichtig, sich mit dem Mysterium auszusöhnen, »daß die Seele das innerlich angeschaute Leben des Körpers und der Körper das äußerlich geoffenbarte Leben der Seele ist, daß die beiden nicht zwei, sondern eins sind [...].«[584] Vor diesem Hintergrund wird deutlich, dass *embodiment* das Ziel jeder Traumatherapie ist; es bedeutet, eins zu werden mit seiner inneren Natur, lebendig und sicher verankert in der Wirklichkeit zu sein.

Körper und Bewusstsein

Die neurowissenschaftliche Forschung hat entdeckt, dass das Gehirn und seine neuronalen Schaltkreise durch gezielte Aufmerksamkeit restrukturiert und reorganisiert werden können. Diese Entdeckungen bestätigen die Einsichten alter Weisheitstraditionen, dass genaues Beobachten unserer Gedanken unseren Geist reinigen kann und wir durch das bewusste Wahrnehmen unseres Gedankenflusses die Identifikation mit überwältigenden Emotionen auflösen.

Östliche spirituelle Traditionen haben schon immer die Bedeutung körperlichen Wohlbefindens für die Bewusstseinsentwicklung betont. Der Körper und der Atem sind Königswege auf dem spirituellen Weg. Im Körper fest verankert zu sein, ist eine Voraussetzung für die spirituelle Übungspraxis; er wird darum oft auch als »Tempel der Seele« bezeichnet. Ziel meditativer Übung ist es, voll und ganz im Hier und Jetzt präsent sein, das heißt, wir müssen gut geerdet sein, unseren Körper bewohnen und in Balance mit ihm sein. Wir brauchen den Körper als einen *container*, um mit überflutenden Emotionen besser umgehen zu können. Ich erinnere mich, dass der Religionswissenschaftler, Zen- und Yogalehrer Michael von Brück in seinen Kursen immer wieder darauf hinwies: »Zen ist Körper!« Darum gehören Yoga-Übungen mit ihrem Fokus auf den Atem für ihn zu jedem Sesshin.

Der Atem ist ein Eckpfeiler der meditativen Praxis; zum Atem können wir immer wieder zurückkehren, wenn wir mit unseren Gedanken abschweifen, der Atem ist wie ein Anker, der uns physisch und spirituell wieder zentriert. Bewusstes Atmen ist ein Schlüssel zur Tiefenentspannung und damit zur Selbstregulation. Bewusstes Einatmen weckt das sympathische Nervensystem, bewusstes langsames Ausatmen aktiviert das parasympathische Nervensystem. Ist das innere Gleichgewicht durch traumatischen Stress verloren gegangen, kann die bewusste Atmung wieder eine Balance herstellen, indem negative Energien ausgeatmet und positive Energien mit jedem erneuten Einatmen aufgenommen werden. Der Atem ist eine Lebensenergie; im Sanskrit bezeichnet *prana* den Lebenshauch, den Lebensatem. Diese Lebenskraft, im Chinesischen *Chi/Qi* genannt, verbindet Psyche und Soma und ist darum für traumatisierte Menschen besonders wichtig. Qigong und Tai Chi sind mit ihrer bewussten Fokussierung auf den Atem und langsame Bewegungsabläufe im Kontext der Traumatherapie hilfreiche Methoden des Energieaustauschs. Sorgfältiges Beobachten, wie der Atem kommt und geht, Erkennen und Gewahrwerden der eigenen Atemmuster sind Aspekte von Achtsamkeit und haben einen beruhigenden Einfluss auf Körper und Geist.

Mein Jung'scher Kollege Bruno Rhyner, der auch häufig mit Trauma-Opfern arbeitet, verwendet die Techniken des bewussten Atems und des Bodyscans regelmäßig in seiner Praxis, besonders wenn er mit Patientinnen und Patienten arbeitet, die unter Angstzuständen und Panikattacken leiden. Ein differenziertes Körpergewahrsein verankert den Patienten im Hier und Jetzt und hilft ihm, sich von der traumatisierenden Vergangenheit zu lösen. Atemübungen trainieren auch das Nervensystem, mit energetischer Spannung umzugehen; sie balancieren die rechte und linke Hirnhemisphäre und öffnen den Zugang zu tieferen Schichten des Unbewussten. Gleichzeitig ist es aber auch wichtig, um die Gefahren der Atemarbeit zu wissen, denn durch sie können die psychischen Abwehrmechanismen unterlaufen werden, was besonders für traumatisierte Patienten, die mit Holotropem Atmen experimentieren, kontraindiziert sein kann. Diese kathartische Methode der Transpersonalen Psychologie mag zwar psychische Blockaden lösen und spirituelle Öffnung bewirken, aber bei sehr dissoziativen Patientinnen mit komplexen Traumatisierungen und Strukturdefiziten ist bei dieser Methode äußerste Vorsicht geboten.

Arnold Mindell hat in seiner Prozessorientierten Psychologie eine wichtige Methode entwickelt, die körperlichen Symptome symbolisch zu verstehen und mit ihnen mittels körperorientierter Amplifikationen so zu arbeiten wie mit den Symbolen eines Traumes.[585] Das sorgfältige Beobachten der somatischen Symptome ist ein wesentlicher Aspekt der Prozessarbeit. Die Symptome werden verstärkt und entfaltet, um die in ihnen verborgene Botschaft zu entschlüsseln. Da Somatisierungsstörungen als Komorbidität bei Traumatisierungsstörungen häufig anzutreffen sind, ist diese Zugangsweise hilfreich, um den Riss zwischen Körper und Seele, Ich und Selbst zu heilen.

Ich habe in der Weiterbildung in Integrativer Gestalttherapie mein Bewusstsein und meine Sensibilität für die Körpersprache und das *bodyreading* verfeinert, um besser zu verstehen, was der Körper und die Körperhaltung über die Erfahrung der Leere und der Bodenlosigkeit verrät. Ich versuche, meine Patienten dazu anzuregen, Bilder und Metaphern für ihre Leidenszustände zu finden, imaginativ Schutzkreise um sich zu ziehen, wenn sie sich bedroht fühlen, oder heilende, farbige Energieströme an die verletzten, schmerzenden Körperteile zu senden. Auch imaginative Übungen, die eine Erdung fördern – zum Beispiel sich selbst als Baum wahrzunehmen, der tief im Boden wurzelt und Licht vom Himmel empfängt –, können helfen, oben und unten, das Geistig-Seelische und das Körperliche, zu verbinden und sich von beidem genährt zu fühlen. Dialoge mit den abgespaltenen, verletzten Körperteilen oder mit Symptomen sind wichtig, etwa der Anorexie oder der Vagina eine Stimme zu geben, damit neue, heilsamere Körpernarrative entwickelt werden können. Die Auflösung jahrelang festgehaltener Spannung kann sich in spastischen Bewegungen, Zittern, Zucken, anfallsartigem Weinen oder Lachen äußern.

Es ist wichtig, sich ins Bewusstsein zu rufen, wie wichtig sinnliche Erfahrungen für unsere Entwicklung sind. Körpernähe und Berührungen sind unabdingbar für eine gesunde, ganzheitliche Entwicklung des Kindes. Körperkontakt und Berührung rufen Gefühle von Lebendigkeit hervor und sind wesentlich für ein gesundes Bindungsverhalten. Wird dieses urmenschliche Bindungsbedürfnis nicht erfüllt, kommt es zu physischen und psychischen Störungen. Es kann sich kein verlässliches Ich-Gefühl und Selbstbewusstsein, kein Gefühl für Körpergrenzen entwickeln, weil ich ohne Berührung nicht weiß, wo ich beginne und wo ich aufhöre, die Demarkationslinie zwischen mir und dem anderen fehlt, was zu eingeschränkter Beziehungsfähigkeit führt (*Tangor ergo sum* – ich werde berührt, also bin ich.)

Einer meiner Patienten war ein 55-jähriger Mann, der sich wie ein *»no-body«* fühlte, ein Niemand, ein Nichts im buchstäblichen und im symbolischen Sinn. Er erlebte sich als völlig selbstentfremdet, spürte sich nicht zu Hause in seinem Körper und litt unter einem geringen Selbstwertgefühl. Sein mangelhaftes Inkarniertsein beruhte auf dem Fehlen jeglicher Berührung seitens der Mutter, als er ein Säugling war. Seine Mutter hatte gelesen, dass die zärtliche Berührung des Säuglings eine frühzeitige Sexualisierung bewirke und unbedingt vermieden werden sollte. In ihrer Instinktlosigkeit befolgte sie diese Ermahnung und vermied jede zärtliche, tröstende Beruhigung des Säuglings. Spät erst erkannte mein Patient, dass seine Mutter selbst Opfer eines unverarbeiteten sexuellen Missbrauchs durch ihren Vater war.

Mein Patient entwickelte sehr dysfunktionale Bindungsmuster und litt unter Zuständen der Derealisation, einer Entfremdung, die er nicht verstehen konnte und die ihn in eine große innere Einsamkeit stürzte. Er hatte keinen Bezug zu einem vitalen inneren Lebenskern und versuchte zuerst mit zwanghafter Masturbation und sexuellem Ausagieren ohne seelischen Bezug, mit seiner Instinktseite in Kontakt zu kommen. Die quälende Spaltung zwischen Seele und Körper führten ihn in die Analyse. Am Ende einer jahrelangen Quest entdeckte er die Yoga-Praxis, die ihn schließlich mit seiner inneren Lebensenergie in Verbindung brachte.

Der Glaube an die heilende Funktion der Berührung hat eine lange Tradition. In der Bibel erfahren wir von Wundern, die Jesus durch Handauflegen und Berührung gewirkt hat. Die östliche Tradition kennt *shaktipat*, die Übertragung spiritueller Energie vom

Meister auf den Schüler, u. a. auch durch Berührung. *Healing touch*, therapeutische Berührung, ist auch eine alternativmedizinische Behandlungsmethode, die in andere körpertherapeutische Interventionen eingebettet ist. Berührung kann heilend, aber auch retraumatisierend sein, wie die vielen Fälle von Grenzverletzungen in der Therapie zeigen. Erfolgt die Intervention durch Berührung ethisch und professionell verantwortlich, halte ich sie für manche Trauma-Überlebende für äußerst heilsam. Ich verweise manchmal meine Patientinnen, die bereit sind, konkret mit dem Körper zu arbeiten, an eine Körpertherapeutin, Nel Houtman, die gleichzeitig auch Lehrerin für Vipassana-Meditation ist. Sie hat ihre ersten Erfahrungen mit der Tiefendimension von Berührungen bei Graf Dürckheim gemacht und erzählte mir:

»Ich erinnere mich, als wäre es gestern, an meine erste Begegnung mit Graf Dürckheim. Ich war 15, schwer traumatisiert durch verschiedene Unfälle und litt an einer Pubertätskrise. Als ich ihn traf, nahm er meine Hand in seine Hand und bedeckte sie mit seiner anderen Hand. So hielt er eine Weile meine Hand, während er mir ruhig in die Augen schaute. Ich konnte kein Wort sagen, so überwältigt war ich von meinen Gefühlen. Dann sagte er, meine Hand immer noch in seiner haltend: ›Ich sehe, dass du große Schmerzen hast.‹ Ich fühlte mich wie ein Vogel, der endlich, nachdem er lange aus dem Nest gefallen war, heim ins Nest gefunden hat. Diese Begegnung hat mein Leben von Grund auf verändert. Viel später erst habe ich bewusst realisiert, dass diese numinose Begegnung mir eine innere Heimat eröffnet hat, einen Raum jenseits von Schmerz und Leid.
Später wurde ich Körpertherapeutin und studierte schließlich einige Jahre mit Graf Dürckheim. Dann erkannte ich auch, dass die achtsame Art, in der wir berühren, schauen, zuhören und sprechen, ein Schlüssel zu den Toren der Seele ist. Ich erkannte, dass es eine spirituelle Haltung braucht, um die Dimension des Heiligen im therapeutischen Setting spürbar werden zu lassen.«[586]

In der personalen Leibtherapie Graf Dürckheims, die sich an der transpersonalen Ebene orientiert, geht es darum, die Mitte zwischen oben und unten zu finden, zwischen dem Hara, der »Erdmitte«, und der »Himmelsmitte« des Kopfes. Durch die verschiedenen Qualitäten der Berührung entsteht eine dialogische Begegnung und eine vertiefte Daseinsweise, eine Resonanz, wie sie Nel als ein tiefes Gemeint- und Erkanntsein empfand. So können auch bei traumatisierten Menschen abgespaltene, verdrängte Seelenräume ins Leibbewusstsein kommen.

Pierre Janet war einer der Ersten, der die zentrale Bedeutung des Körpers für die Psychotherapie und die Entwicklung der Persönlichkeit herausgearbeitet hat. David Boadella betrachtet ihn als Vorläufer der Körper-Psychotherapie.[587] Janet war davon überzeugt, dass es zwischen dem Physischen und dem Geistigen keinen grundlegenden Unterschied gibt. Jung hatte in Paris bei Janet studiert, und dessen Ausführungen zur Dissoziation hatten ihn sehr beeinflusst. Aber auch Jungs Individuationskonzept nimmt Bezug auf die Bedeutung des Körpers: Erst wenn wir unseren Körper wieder bewohnen, wenn wir geerdet sind, erst dann verwirklicht sich Individuation.[588] Die Entdeckung des Assoziationsexperimentes hatte bereits sein Interesse an den psychophysischen Wechselwirkungen geweckt, und in der Konzeptualisierung der Komplextheorie benennt er den Bezug zum Körper besonders deutlich: Ein Komplex »besitzt eine Art Körper, eine gewisse eigene Physiologie. Er kann den Magen durcheinanderbringen. Er stört die Atmung, das Herz – kurz, er benimmt sich wie eine Teilpersönlichkeit.«[589] All das, was in unserem Körper geschieht, kann nicht so leicht ignoriert werden. Wenn ein traumatisierter Mensch sich unter Hochspannung fühlt, dann hat dieser Komplex seine Wurzeln im Körper und beherrscht das Ich. Zwar haben wir von Jung keine konkreten Hinweise, wie mit dem Körper zu arbeiten sei, aber er verweist auf die Arbeit mit den Symbolen, die in der Tiefe des Körpers entstehen und seine Stofflichkeit, aber auch die Struktur des wahrnehmenden Bewusstseins ausdrücken. »Das Symbol ist lebender Körper, *corpus et anima.*«[590] Darum ist die Auseinandersetzung mit den Symbolen immer auch ein Auslöser für subtile Veränderungen im Körper. Auch die von Marion Woodman ins Leben gerufene Stiftung *Body-Soul Rhythms* geht von der Untrennbarkeit von Psyche und Körper aus und arbeitet darum mit beiden Dimensionen gleichzeitig. Bewegung, Tanz, Stimme und Imaginationen sind die Grundelemente dieses Konzepts, das auf der Weisheit des Körpers und der Verschränkung von Materie und Geist beruht.

Trotz des Stellenwertes, den Jung dem Körper für die dynamischen Prozesse der Psyche beigemessen hat, lässt sich bis heute in der jungianischen Welt, mit wenigen Ausnahmen, eine gewisse Ambivalenz gegenüber dem Körper und seiner Einbindung in die klinische Praxis feststellen.[591] Jung selbst hat den Körper als einen »sehr zweifelhaften Freund« bezeichnet, »denn er bringt Dinge zum Vorschein, die wir gar nicht schätzen [...]. Manchmal ist er der ›dunkle Punkt‹, den natürlich jeder gern loswerden möchte.« Für Jung gibt es »zu vieles, was den Körper trifft, worüber man nicht sprechen kann. Er ist die Verkörperung dieses Ich-Schattens.«[592] Mit dieser Auffassung vom Körper als Schatten ist das Nichtzugelassene, Verdrängte, Abgespaltene angesprochen. Vielleicht lässt sich diese Ambivalenz dem Körper gegenüber auch im Zusammenhang mit dem unverarbeiteten und immer verschwiegenen sexuellen Missbrauch verstehen, den Jung als Kind erfahren hatte und nur einmal Freud anvertraute. In der Auseinandersetzung mit unserem Körper als Schatten, kann aber etwas Wesentliches in uns heilen, wenn wir ihn vom Feind zum Freund werden lassen. Dann wird auch unser Ausgespanntsein auf das »Kreuz des Körpers« und der Krieg ein Ende finden, den missbrauchte Menschen gegen den Körper führen, der von so vielen Frauen als »Austragungsort der Macht« (Foucault) erlebt wird, ausgebeutet und geschändet.

Vom Osten können wir lernen, den Körper nicht länger als »Gefängnis der Seele« zu betrachten, wie dies im Christentum Jahrhunderte lang der Fall war und häufig noch ist, sondern als Medium zur Transzendenz. Viele mystische und esoterische Traditionen anerkennen die Existenz des *subtle body*, eines feinstofflichen, psychospirituellen Energiekörpers, der uns für Transzendenz öffnet. Jungianerinnen und Jungianer haben sich von diesem Konzept besonders angezogen gefühlt. Jungs Seminare zum Kundalini-Yoga und seine Studien der Yoga-Sutren von Patanjali, des Chakra-Systems und der buddhistischen Meditationspraktiken zeigen deutlich seine Faszination in Bezug auf das Konzept des Energiekörpers, den wir auch in der Gnostik und im Platonismus finden. Er schrieb: »Um des besseren Verständnisses willen war ich oft versucht, meinen Patienten zu raten, sich die Psyche als eine Art von ›subtle body‹ vorzustellen, in welchem feinstoffliche Tumoren wachsen können.«[593]

Er integrierte die Auffassung vom feinstofflichen Körper auch in seine Überlegungen zum psychoiden Archetyp, der sowohl seelisch als auch nicht seelisch, das heißt körperlich, ist. Dieses Konzept des psychoiden Archetyps ist besonders für das Verständnis des Beziehungsfeldes zwischen Analytikerin und Patientin relevant, für den Raum des Dazwischen, in den beide eingebunden sind. Die Bedeutung des feinstofflichen Körpers ist in der Folge auch von verschiedenen Jungianern herausgearbeitet worden: Marvin Spiegelman etwa versteht den *subtle body* als eine Einheit von Bewusstem und Unbewusstem und verweist darauf, dass diese subtilen Energiemuster durch tiefe analytische Arbeit aktiviert werden.[594] Für Nathan Schwartz-Salant verkörpert der feinstoffliche Körper »das somatische Unbewusste«, jenen Ort, an dem die Heilung der Körper-Geist-Spaltung geschieht.[595]

Auch Jungs Verhältnis zum Yoga ist nicht frei von Ambivalenzen. In seinem 1936 publizierten Essay »Yoga und der Westen«[596] äußerte er sich ziemlich pessimistisch über die Brauchbarkeit dieser Methode für den westlichen Menschen. Dies steht allerdings in Widerspruch zu seinem eigenen Verhalten während seiner großen Krise, als er Yoga-Übungen anwandte, um sich vor emotionaler Überflutung zu schützen und so weit zu stabilisieren, dass er mit seiner Auseinandersetzung mit dem Unbewussten fortfahren konnte. Offenbar hat er in dieser krisenhaften Zuspitzung seines seelischen Zustands intuitiv gespürt, dass Yoga-Übungen ihn wieder zu erden vermochten. Bedauerlicherweise äußerte er sich in seinem Essay aber »kritisch abkehrend gegenüber dem Yoga«, denn die geistige Entwicklung im Westen habe einen »für die Anwendung des Yoga denkbar ungünstigen Boden«[597] geschaffen.

In einem kritischen Artikel zu Jungs Dialog mit Yoga deckte Leon Schlamm auf, welchem Missverständnis Jung erlag, als er die großen Unterschiede zwischen der indischen spirituellen Übungspraxis und seinem Individuationsprozess so hervorhob. Schlamm glaubt, dass Jung die mystische Tradition Indiens unzureichend verstanden habe.[598] Ich habe die Arbeit von Judith Harris zum Verhältnis von Jung und Yoga als sehr hilfreich erlebt, weil sie sehr deutlich belegt, wie die energetischen Prozesse im Yoga Seele und Körper zusammenbringen und zu einem erweiterten Bewusstseinszustand führen.[599] Jung war ja primär an Bewusstseinserweiterung und der spirituellen Entwicklung der Persönlichkeit durch die Yoga-Praxis interessiert.

Für viele Yoga-Praktizierende ist die Chakrenlehre eine Art Kompass im Bemühen um die Wiedergewinnung von Energie.

Traumatische Erfahrungen des Verlustes von Sicherheit, Lebendigkeit, Handlungskompetenz und Beziehungsfähigkeit sind mit entsprechenden Yoga-Übungen und Arbeit an den Chakren wirksam zu behandeln. Regina Weiser und Angela Dunemann nennen als die zentralen Wirkprinzipien des Yoga in der Traumatherapie: »Handlungsfähig werden, zur Ruhe kommen, Affirmationen, neue Sinnhaftigkeit finden, Bewegung, Bewusstsein und Atem verbinden, Selbstbegegnung und Selbstregulation, Achtsamkeitsmeditation und Yoga als Erdungshilfe.«[600]

Die transformierende Kraft von Chi und Yoga

Die den Körper durchströmende Energie hat viele Namen: *chi, ki, prana, kundalini, libido*; diese Energie wirkt prägend auf die Identität und die Persönlichkeit. In der chinesischen Kultur wird *chi* als eine kreative, verbindende Lebensenergie verstanden, die das Universum durchpulst, beseelt und alle Gegensätze verbindet. Sie vermittelt zwischen Körper und Geist und macht unbewusste psychische Bilder bewusstseinsfähig. Ihre transformative Kraft wird für das Bearbeiten traumatischer Blockaden benötigt; umgekehrt kann durch traumatischen Schock die Lebensenergie gehemmt werden und nicht mehr ausreichend durch die Leitbahnen, die Meridiane, fließen. Da das Konzept der Meridiane eine Wechselwirkung von körperlichen und psychischen Zuständen impliziert, hat jede Blockade dieses Systems Auswirkungen auf Körper und Geist. Traumaheilung bedeutet dann die Wiederherstellung einer Balance, das ungestörte Fließen von *chi.*

In den letzten Jahren hat sich traumasensitives Yoga (TSY) als ein vielversprechender Behandlungsansatz bei Traumafolgestörungen erwiesen. Es handelt sich dabei um eine körper- und bewegungszentrierte Methode, welche von Bessel van der Kolk, David Emerson und Team entwickelt wurde.[601] Es ist ein achtsamkeitsbasierter, niederschwelliger Therapieansatz, dessen Wirkung auch bei chronischen Posttraumatischen Belastungsstörungen empirisch gut gesichert ist. Durch das achtsame, nicht wertende Wahrnehmen aller körperlichen Empfindungen, durch gezielte Atemübungen und langsame Bewegungen werden Übererregungszustände reguliert, und die Übenden kommen in einen inneren Zustand der

Ruhe. Wie andere östliche Übungswege, z. B. Tai Chi oder Qigong, geschieht die Veränderung nicht über Top-down-Prozesse des Verstehens und Deutens, sondern über Bottom-up-Prozesse, die im Gewahrsein des Körpers ihren Ursprung haben und ein ganzheitliches Spürbewusstsein fördern. Es geht immer um eine Integration von Atem, Bewegung und Bewusstsein, sodass die für Traumatisierungen typischen Spaltungen geheilt werden können.

Es ist wichtig darauf hinzuweisen, dass die Yoga-Praxis für traumatisierte Menschen modifiziert wurde und die möglichen Trigger mancher Bewegungsabläufe oder Yoga-Haltungen sorgfältig berücksichtigt werden, um Retraumatisierungen zu vermeiden. Eine entsprechende Ausbildung ist die Voraussetzung, um auch mit Geflüchteten und mit Menschen in Gefängnissen dieses traumasensitive Yoga zu üben, damit der Körper wieder als sicherer Ort der Kraft erlebt und Selbstwirksamkeit und die eigenen Ressourcen wiederentdeckt werden können. Wenn die heilenden Energien des *chi* wieder ausgeglichen werden und Blockaden sich auflösen, dann finden Körper und Seele wieder zu ihrer ursprünglichen Einheit zusammen.[602]

Schlussgedanken

Dunkel ist das Leben, ist der Tod.
Gustav Mahler, Lied von der Erde

Dieses Buch ist aus einer im weitesten Sinne spirituellen Perspektive heraus geschrieben worden. Ich habe versucht, einen Paradigmenwechsel in der Traumaforschung vorzustellen, der auf die Möglichkeit psychospirituellen Wachstums nach traumatischen Erfahrungen verweist und in der Überzeugung wurzelt, dass der Dunkelbereich der *prima materia*, das »Herz der Finsternis«, auch zu einer schöpferischen Quelle werden kann.

Mir ging es darum, der Stigmatisierung entgegenzuwirken, die häufig mit der Diagnose eines Traumas verbunden ist. Ich habe versucht aufzuzeigen, dass traumatische Erlebnisse auch initiatorisch wirken und einen Zugang zu anderen erweiterten Bewusstseinsbereichen öffnen können. Traumatische Verletzungen können für die Überlebenden zum Möglichkeitsraum einer gänzlich veränderten Sicht- und Seinsweise auf sich selbst, die Welt und das Leben werden.

Ich habe mich der paradoxen Natur des Unbewussten zugewandt, eines Unbewussten, das gefährlich und hilfreich zugleich ist und von Jung als eine Quelle höherer Weisheit betrachtet wurde, einer Weisheit, die ihn in einer Zeit eigener größter Angst und Bedrängnis geführt und letztlich das Entstehen des Roten Buches ermöglicht hat.[603]

Ohne mein eigenes Vertrauen in die alchemistische Weisheit, dass das Schöne, Gute und Wahre oft im größten Schmutz gefunden wird, ohne den Glauben an die Wandlungskräfte des Lebens und die grundsätzliche Möglichkeit des Werdens hätte ich diese Todeslandschaften der Seele nicht durchwandern können.

Das Buch beschreibt einen weiten Spannungsboden: Ausgehend vom Verständnis des Traumas als einer »existentiellen Gleichgewichtsstörung«, befasst es sich mit der Grundfrage traumatisierter Menschen: »Weiterleben, aber wie?«[604] nach dem Verlust von Weltvertrauen, nach Entmenschlichung und der Erfahrung eines zerbrochenen Sinnkosmos. Erweisen sich »An den Grenzen des Geistes«[605] all unsere Vorstellungen von menschlicher Würde und posttraumatischem Wachstum als Illusion? Wie können nach völliger Ent-selbstung Sinn, Integrität und Ganzheit eines »posttraumatischen Selbst« wiederhergestellt werden?[606]

Ich fühle mich einer humanistischen Denkweise verbunden, für die menschliche Verletzbarkeit und Fragilität angesichts traumatischer Schrecknisse ebenso wirklich und wahr ist wie menschliche Würde und die Größe, über sich selbst hinauswachsen zu können. Abgründig Böses und Dunkles gehören ebenso wie die Schönheit und Kostbarkeit des Lebens zu unserer *conditio humana*, zum »Drama der menschlichen Freiheit«[607]. Das Böse ist das Risiko und der Preis, den wir für diese Freiheit bezahlen.

Ich habe fast mein halbes Leben lang mit traumatisierten Menschen gearbeitet, aber es bleibt für mich ein nicht auflösbares Geheimnis, warum Menschen unter den extremsten, menschenunwürdigsten Bedingungen trotz ihrer Freiheit, das Böse wählen zu können, sich auf das Wagnis des Guten eingelassen haben. Es ist für mich ein Ausdruck von Weisheit, wenn angesichts von Destruktivität und im Antlitz des Bösen ein gewaltfreier, liebender Umgang mit sich selbst und der Schöpfung gewählt wird. »Die Stummheit des Bösen der Gewalt«[608] war das Koan, mit dem ich gekämpft habe auf der Suche nach der *metanoia* und der Herzensöffnung, die wir brauchen, um uns an Unveränderliches schöpferisch anzupassen und das Veränderbare mutig zu ergreifen und zu wandeln. Oft dachte ich an eine Weisheit, die Sri Ramakrishna zugesprochen wird: »Die Winde der Gnade blasen immer, es ist an Dir, die Segel zu setzen.«[609] Ich habe gelernt, dass die Paradoxien des Bösen, denen ich in meiner Traumaarbeit begegnet bin, ebenso unbegreiflich sind wie die Paradoxien der Liebe, von denen Jung schreibt:

> »Meine ärztliche Erfahrung sowohl wie mein eigenes Leben haben mir unaufhörlich die Frage der Liebe vorgelegt, und ich vermochte es nie, eine gültige Antwort darauf zu geben. [...] Es geht hier um Größtes und Kleinstes, Fernstes und Nahestes, Höchstes und Tiefstes, und nie kann das eine ohne das andere gesagt werden. Keine Sprache ist dieser Paradoxie gewachsen. Was immer man sagen kann, kein Wort drückt das Ganze aus.«[610]

»Das Sein ist das Mysterium«[611] schreibt der französische Philosoph André Comte-Sponville. Von diesem Mysterium handelt das Buch. Das ist der Grund, warum ich für das Titelbild ein Gemälde des russischen Malers Alexej Jawlensky gewählt habe: *Abstrakter Kopf: Mysterium.* Für mich ist dieses Gemälde ein Symbol der Ganzheit im Gebrochenen; es verweist darauf, dass das Ganze mehr ist als die Summe seiner Teile. Ich sehe darin eine Balance von Licht und Schatten, Fragmentierung und Integration. In dem Bild ist für mich die numinose Schönheit des *mysterium fascinans et tremendum* eingefangen, das Geheimnis des stummen Leidens einer verwundeten Seele, ein inneres Schauen, eine andere, meditative Art des Sehens – von einem Ort jenseits der Schwelle, aus einer anderen Dimension.

Wandlungsfähigkeit nach traumatischen Erfahrungen bleibt ein unergründliches Geheimnis des Lebens und letztlich unbeantwortbar. Seelische Wandlungsvorgänge lassen sich nie eindeutig bezeichnen »will man nicht das Lebendig Bewegte in ein Statisches verwandeln«[612]. So habe ich dieses Buch in der Haltung des »Anfängergeistes« geschrieben und Jungs Rat beherzigt, keinen Tag vergehen zu lassen, ohne mich demütig daran zu erinnern, dass es noch unendlich viel zu lernen gibt.[613] Ich blieb mir immer der Ambivalenz des *numen* bewusst, dem Ergriffenwerden von der numinosen Qualität des Trauma-Archetyps, der entweder die psychische Struktur völlig zerschmettert oder sie wandelt und dadurch einen Heilungsprozess einleitet.

Für das Sichvertiefen in den komplexen Veränderungsprozess der Ich-Identität und für den Weg heraus aus der bedrohlichen Dunkelheit der chthonischen Traumagefilde in Räume jenseits von Verbitterung und Hass braucht es Weisheit, ein kritisches Bewusstsein und eine Synthese von Kopf, Herz und Körper. Ich denke an eine Weisheit, die mehr ist als Wissen, praktische Lösungsfähigkeit und emotionale Reife; eine Weisheit, die sich der Vergänglichkeit alles Lebendigen bewusst und fähig ist, mit der Komplexität der Welt umzugehen; eine Fähigkeit zur Balance und zur Einsicht in das Wesen der Wirklichkeit. Weisheit lässt uns mit dem Besten in uns in Kontakt kommen, wie wir aus den erschütternden Berichten von Trauma-Überlebenden gelernt haben. Weiser werden ist sowohl ein prozesshaftes Geschehen als auch eine mögliche Folge traumatischer Erfahrungen.[614] Weisheit ermöglicht es uns, das Böse und traumatisierende Katastrophen in unser Weltbild zu integrieren, mit Paradoxien umzugehen und die Unsicherheit und Unverstehbarkeit der Welt auszuhalten. Wir brauchen Weisheit, um uns auch der Gewalt in uns selbst zu stellen, an ihrer Transformierung zu arbeiten und den Mut in uns weiterzuentwickeln, für Gerechtigkeit, Frieden, Versöhnung und Vergebung einzutreten.

Anders als Jung hatte ich keinen Philemon, der mich, während ich über diesem Buch brütete, auf meinen Spaziergängen im Garten begleitet hat. Ich wandte mich stattdessen an Sophia, deren Weisheit uns und die ganze Schöpfung umfasst und erhält. Ich bat auch Guanyin, mich in meinen Traumatherapien zu unterstützen, denn sie ist ein weiblicher Bodhisattva des allumfassenden Mitgefühls, der die Schreie und das Weinen der Notleidenden hört. Sophia und Guanyin verstehe ich als archetypische Personifikationen eines »weiblichen Prinzips«, einer Beziehungsweise, die, wenn sie mit dem zerstörerischen Drachen konfrontiert wird, ihn nicht erschlägt, sondern zähmt. Diese Seinsweise ermöglicht die Entwicklung unserer zutiefst innewohnenden Fähigkeit zur Liebe und Weisheit, eine Fähigkeit, die uns kreativer, mitfühlender und unserer universalen Verbundenheit bewusster werden lässt.

Ich hoffe und wünsche allen, welche »die dunkle Nacht der Seele« erfahren haben, und allen, die Seite an Seite mit den Traumata ihrer Patientinnen und Patienten gerungen haben, dass sie wieder auftauchen von diesen Nachtmeerfahrten, heimkehren von diesen Wüstenwanderungen mit der schwer zu gewinnenden Kostbarkeit, der Perle der Weisheit und der »Energie des Lichtes, die den Stein in Musik aufbrechen lässt«[615].

Dank

Dieses Buch hätte ohne die großzügige Unterstützung der *Susan Bach Stiftung* (Zürich) und der *Oswald Family Foundation* (USA), die die Publikation der amerikanischen Originalausgabe gefördert haben, nicht erscheinen können. Ich möchte diesen beiden Stiftungen meinen tiefsten Dank aussprechen.

Auch Alain Dussert, dem Direktor der Bibliotheksdienste des *Pacifica Graduate Institute,* bin ich dankbar, dass er mir als ISAP-Fakultätsmitglied den Zugang zu den Dissertationen des Institutes ermöglicht hat.

Besonders zu Dank verpflichtet bin ich all meinen Patientinnen und Patienten, von denen ich lernen durfte, dass auch in der tiefsten Dunkelheit ein Licht aufleuchten kann und selbst größtes Leiden die Möglichkeit von Hoffnungshorizonten und Bewusstseinserweiterung in sich birgt. Danken möchte ich, dass unsere gemeinsame Suche nach befreitem Denken, Fühlen und Handeln, nach Sinnfindung und Selbstgestaltung auch für mich als Analytikerin zu einem Geschenk für den eigenen Weg wurde.

Ich bin denjenigen Patientinnen und Patienten besonders dankbar, die mir mutig und aus Solidarität mit anderen traumatisierten Menschen erlaubten, ihre Träume, Bilder, Skulpturen und Reflexionen ihres Heilungsgeschehens zu veröffentlichen.

Mein Dank gilt auch der Ermutigung und anregenden Kritik meiner ersten jungianischen Leserin, Annemarie Moser. Ein herzliches, großes »Merci« gebührt meiner Freundin Annemarie Angst für ihre tatkräftige Mithilfe bei der zeitaufwendigen Suche nach korrekten bibliographischen Angaben, aber auch für ihre unermüdliche Unterstützung und liebevolle Sorge für unser Heim, unseren Garten und unser leibliches Wohl.

Zutiefst dankbar bin ich meinem Liebsten, Jürg Zöbeli, mit dem ich seit 37 Jahren auf dem Zen-Weg unterwegs bin. Er hat mich nicht nur in der dunklen Inkubationsperiode der Entstehung dieses Buches und meinem Versunkensein in die mehrjährige Arbeit daran geduldig begleitet, er war auch als neofreudianischer Psychoanalytiker immer zu einem inspirierenden Austausch bereit. Seine liebende Präsenz in meinem Leben macht mich glücklich und dankbar.

Anmerkungen

1 Angelus Silesius: *Cherubinischer Wandersmann. Sämtliche poetische Werke.* 3 Bde. Hg. und eingeleitet von Hans Ludwig Held. München: Hanser, 1952. Hier: Bd. 3, S. 130.
2 Jung, C. G.: *Gesammelte Werke (GW).* 20 Bde. Hg. von Lilly Jung-Merker / Elisabeth Rüf / Leonie Zander et al. Sonderausgabe. Ostfildern: Edition C. G. Jung im Patmos Verlag, 2011ff. Hier: *GW* 8, § 816.
3 Ders.: *GW* 12, § 441.
4 Ebd.
5 Ebd., § 442.
6 Zitiert von Cary Baynes in ihren Notizen, 30. Januar 1924, in: Jung, C. G.: *Das Rote Buch. Der Text.* Hg. und eingeleitet von Sonu Shamdasani. Vorwort von Ulrich Hoerni. Einleitung, Hinweise des Herausgebers zur Edition, Anmerkungsapparat und Danksagung aus dem Englischen übersetzt von Christian Hermes. Philemon Series. Ostfildern: Edition C. G. Jung im Patmos Verlag, 2017, S. 86.
7 Vgl. Bair, Deirdre: *Jung. A Biography.* Boston / New York / London: Little, Brown & Company, 2003, S. 297 (dt.: *C. G. Jung. Eine Biographie.* Aus dem Amerikanischen übersetzt von Michael Müller. München: Knaus, 2005).
8 Jung: *Das Rote Buch. Der Text*, S. 561.
9 Vgl. Wilson, John P.: *The Posttraumatic Self. Restoring Meaning and Wholeness to Personality.* London: Routledge, 2006, S. 188.
10 Vgl. Jung: *GW* 13, § 18.
11 Ebd., § 17.
12 Vgl. Hanson, Rick / Mendius, Richard: *Buddha's Brain. The Practical Neuroscience of Happiness, Love, and Wisdom.* Oakland, CA: New Harbinger, 2009.
13 Brief an Eugene Rolfe, 30. November 1960. Zitiert nach: Shamdasani, Sonu: *Jung and the Making of Modern Psychology.* Cambridge: Cambridge University Press, 2003, S. 351, Anmerkung 151. Siehe auch: Adler, Gerhard: Aspekte von Jungs Persönlichkeit und Werk. In: *Analytische Psychologie* 6 (1975), S. 205–217 [Übersetzung: U. W.].
14 Übersetzung der Inschriften auf den Köpfen: U. W.
15 Die Kupferhelme »All my faces« erhielten 1971 den New Yorker »Award of Excellence« für Emaille-Kunstwerke.
16 Horowitz, Mardi J.: *Stress Response Syndromes. PTSD, Grief, Adjustment, and Dissociative Disorders.* 5. Aufl. Lanham, MD: Aronson, 2011.
17 Janoff-Bulman, Ronnie: *Shattered Assumptions. Towards a New Psychology of Trauma.* New York: The Free Press, 1992.
18 Ogden, Thomas H.: *The Primitive Edge of Experience.* Lanham, MD: Rowman & Littlefield Publishers, 2004, S. 39.
19 Krystal, Henry: Trauma und Affekte. Posttraumatische Folgeerscheinungen

und ihre Konsequenzen für die psychoanalytische Technik. In: Bohleber, Werner / Drews, Sibylle (Hg.): *Die Gegenwart der Psychoanalyse – die Psychoanalyse der Gegenwart.* Stuttgart: Klett-Cotta, 2001, S. 197–207.

20 Kernberg, Otto F.: Persönlichkeitsentwicklung und Trauma. In: *Persönlichkeitsstörungen – Theorie und Therapie (PTT)* 3.1 (1999), S. 5–15.

21 Winnicott, Donald W.: *The Maturational Process and the Facilitating Environment.* New York: International Universities Press, 1965.

22 Kohut, Heinz: *The Restoration of the Self.* New York: International Universities Press, 1977.

23 Lifton, Robert Jay: *The Life of the Self. Toward a New Psychology.* New York: Simon and Schuster, 1976; ders.: *The Broken Connection. On Death and the Continuity of Life.* New York: Simon and Schuster, 1979.

24 Kalsched, Donald: *The Inner World of Trauma. Archetypal Defenses of the Personal Spirit.* London: Routledge, 1996.

25 Jung, C. G.: Brief an Dr. Kristine Mann vom 1. Februar 1945. In: *Briefe. Bd. I: 1906–1945.* Sonderausgabe. Ostfildern: Edition C. G. Jung im Patmos Verlag, 2012, S. 443.

26 Ders.: *Erinnerungen, Träume, Gedanken.* Aufgezeichnet und hg. von Aniela Jaffé. Korrigierte Sonderausgabe. 19. Aufl. Ostfildern: Patmos, 2016, S. 192.

27 Jaspers, Karl: *Einführung in die Philosophie.* München: Piper, 1971, S. 20.

28 Vgl. Herman, Judith L.: *Trauma and Recovery. The Aftermath of Violence – From Domestic Abuse to Political Terror.* New York: Basic Books, 1992, S. 96 (dt.: *Die Narben der Gewalt. Traumatische Erfahrungen verstehen und überwinden.* München: Kindler, 1993).

29 Jung hat diesen griechischen Begriff von Heraklit entlehnt, er bedeutet wörtlich: eine Umkehr der Richtung. Er bezeichnet für Jung das Prinzip ständigen Wandels.

30 Hogenson, George B.: The Self, the symbolic, and synchronicity. Virtual realities and the emergence of the psyche. In: *Journal of Analytical Psychology* 50.3 (2005), S. 271–284.

31 Vgl. Wirtz, Ursula: Die spirituelle Dimension der Traumatherapie. In: Galuska, Joachim (Hg.): *Den Horizont erweitern. Die transpersonale Dimension in der Psychotherapie.* Berlin: Leutner, 2003, S. 136–153.

32 Jung: *GW* 8, § 800.

33 Ders.: *GW* 7, § 112.

34 Bonhoeffer, Dietrich: Letzte Worte, 9. April 1945. Überliefert durch Payne Best an Bischof George Bell. In: ders.: *Werke.* 17 Bde. Hg. von Eberhard Bethge et al. München/Gütersloh: Kaiser, 1986–1999. Hier: *Bd. 16: Konspiration und Haft: 1940–1945.* Hg. von Jørgen Glenthøj. Gütersloh, Kaiser, 1996, S. 468.

35 Herman: *Trauma and Recovery.*

36 Vgl. Jung: *GW* 6, § 877f.

37 Ders.: *GW* 12, § 14.

38 Brutsche, Diane Cousineau: Lady Soul. In: *Spring* 82 (2009), S. 101–113.

39 Jung: *Das Rote Buch. Der Text*, S. 137.

40 Ebd., S. 139, Anmerkung 39.

41 Vgl. Otto, Rudolf: *Das Heilige. Über das Irrationale in der Idee des Göttlichen und sein Verhältnis zum Rationalen.* München: Becksche Verlagsbuchhandlung, 1936.

42 Aus einem Interview, das Jung wenige Tage vor seinem Tod einem Journalisten der Zeitschrift *Good Housekeeping Magazine* gab. Zitiert nach: Edinger, Edward: *Ego and Archetype. Individuation and the Religious Function of the Psyche.* Baltimore: Penguin Books, 1974, S. 101 [Original auf Englisch. Übersetzung: U. W.].

43 Vgl. Corbett, Lionel: *The Religious Function of the Soul.* London: Routledge, 1996.

44 Vgl. Mogenson, Greg: *God is a Trauma. Vicarious Religion and Soul-Making.* Dallas: Spring, 1989.

45 Vgl. Shengold, Leonhard: *Soul Murder. The Effects of Childhood Abuse and Deprivation.* New York: Ballantine Books, 1991.

46 Vgl. Wirtz, Ursula: *Seelenmord. Inzest und Therapie.* Stuttgart: Kreuz, 1989.

47 Vgl. Niederland, William G.: *Folgen der Verfolgung. Das Überlebenden-Syndrom Seelenmord.* Frankfurt am Main: Suhrkamp, 1980.

48 Vgl. Schatzman, Morton: *Soul Murder. Persecution in the Family.* London: Allen Lane, 1973.

49 Vgl. Shengold: *Soul Murder.*

50 Jung: *GW* 11, § 746.

51 Wiesel, Elie: *Die Nacht. Erinnerung und Zeugnis.* Aus dem Französischen von Curt Meyer-Clason. 5. Aufl. Freiburg im Breisgau: Herder, 2008, S. 10.

52 Levi, Primo, zitiert in: Lowe, Keith: *Der wilde Kontinent. Europa in den Jahren der Anarchie 1943–1950.* Stuttgart: Klett-Cotta 2014, S. 34.

53 Vgl. Kalsched: *The Inner World of Trauma*, S. 4.

54 Vgl. Améry, Jean: *Jenseits von Schuld und Sühne. Bewältigungsversuche eines Überwältigten.* 7. Aufl. Stuttgart: Klett-Cotta, 2012, S. 71.

55 Jung: *GW* 6, § 457.

56 Jung: *Das Rote Buch. Der Text*, S. 288.

57 Vgl. Drewermann, Eugen: *Heimkehrer aus der Hölle. Märchen von Kriegsverletzungen und ihrer Heilung.* Ostfildern: Patmos, 2010.

58 Ebd., S. 78.

59 Bastiaans, Jan: Das Phasensystem des KZ-Syndroms. In: *Psychologie Heute* 1 (1978), S. 71–77.

60 Vgl. Arendt, Hannah: *Men in Dark Times.* New York: Harcourt, Brace & World, 1968; dies.: *On Violence.* New York: Harcourt, Brace & World, 1970.

61 Schweizer, Albert: *Der erschreckende Gott. Tiefenpsychologische Wege zu einem ganzheitlichen Gottesbild.* München: Kösel, 2000, S. 218.

62 Für eine vertiefte Diskussion zum Problem des Bösen und Jungs Debatte mit Victor White vgl. Lammers, Ann Conrad: *In God's Shadow. The Collaboration of Victor White and C. G. Jung.* Mahwah, NJ: Paulist Press, 1994.

63 Vgl. Arendt, Hannah: Über das Böse. Eine Vorlesung zu Fragen der Ethik. Aus dem Nachlass hg. von Jerome Kohn. Übersetzt aus dem Englischen von Ursula Ludz. München: Piper, 2006.

64 Vgl. Kant, Immanuel: Idee zu einer allgemeinen Geschichte in weltbürgerli-

cher Absicht (1784). In: ders.: *Werke. In sechs Bänden*. Hg. von Wilhelm Weichedel. Darmstadt: WBG, 2011. Hier: Bd. 6: Sechster Satz, S. 41.

65 Vgl. Safranski, Rüdiger: *Das Böse oder Das Drama der Freiheit*. Frankfurt am Main: S. Fischer, 2008, S. 330.

66 Vgl. Chhim, Sotheara: Baksbat (Broken Courage). A trauma-based cultural syndrome in Cambodia. In: *Medical Anthropology* 32.2 (2013), S. 160–173; ders.: Baksbat (Broken Courage). The development and validation of the inventory to measure Baksbat, a Cambodian trauma-based cultural syndrome of distress. In: *Culture, Medicine, and Psychiatry* 36.4 (2012), S. 640–659.

67 Zitiert nach: ebd., S. 644. Chhim erklärt, dass das Wort *bak* »brechen« oder »gebrochen« bedeutet; und das Wort *sbat* heißt so viel wie »Körper« oder »Form«. So bedeutet *baksbat* »gebrochener Körper« oder »gebrochene Form«.

68 Chhim: Baksbat (Broken Courage). A trauma-based cultural syndrome, S. 167 [Übersetzung: U. W.].

69 Jung: *GW* 16, § 358.

70 Jung: *Das Rote Buch. Der Text*, S. 137.

71 Langegger, Florian: *Doktor, Tod und Teufel. Vom Wahnsinn und von der Psychiatrie in einer vernünftigen Welt*. Frankfurt am Main: Suhrkamp, 1983.

72 Vgl. Kees, Hermann: *Totenglauben und Jenseitsvorstellungen der alten Ägypter. Grundlagen und Entwicklung bis zum Ende des Mittleren Reiches*. Berlin: Akademie-Verlag, 1956, S. 60; Hornung, Erik: *Ägyptische Unterweltsbücher*. Zürich: Artemis, 1972, S. 417.

73 Langegger: *Doktor, Tod und Teufel*, S. 30.

74 Ebd., S. 34.

75 Zitiert nach: ebd., S. 39.

76 Ebd.

77 Ebd., S. 36

78 Hornung: *Ägyptische Unterweltsbücher*, S. 43.

79 Vgl. Vergil: *Aeneis*. 6. Buch, Vers 435, und Dante: *Die Göttliche Komödie, Inferno* I, XIII. Gesang. Zitiert nach: Langegger: *Doktor, Tod und Teufel*, S. 37.

80 Vgl. Vergil: *Aeneis*, Verse 135 und 261. Zitiert nach: ebd., S. 171.

81 Zitiert nach: Peuckert, Will-Erich: *Theophrastus Paracelsus*. Hildesheim: Georg Olms Verlag, 1991, S. 206.

82 Hollis, James: *Swamplands of the Soul. New Life in Dismal Places*. Toronto: Inner City Books, 1996, S. 8 [Übersetzung: U. W.].

83 Jung: *Erinnerungen*, S. 200.

84 Vgl. Meador, Betty De Shong: *Uncursing the Dark. Treasures from the Underworld*. Wilmette, IL: Chiron Publications, 1992.

85 Perera, Sylvia Brinton: *Der Weg zur Göttin der Tiefe. Die Erlösung der dunklen Schwester. Eine Initiation für Frauen*. Interlaken: Ansata, 1985.

86 Vgl. Kampusch, Natascha / Milborn, Corinna / Gronemeier, Heike: *3096 Tage*. Berlin: List, 2010; Pelz, Martin: *Der Fall Natascha Kampusch. Die ersten acht Jahre eines einzigartigen Entführungsfalles im Spiegel der Medien*. Marburg: Tectum, 2010.

87 Zitiert nach: Dietrich, Ronny: Ariadne auf Naxos. Eines der »aller-heikelsten Gebilde«. Text im Programmheft des Zürcher Opernhauses: Ariadne auf Naxos. 2006.

88 Ebd.

89 Vgl. Zingsen, Vera: *Lilith. Adams erste Frau.* Stuttgart: Reclam, 1999.

90 Vgl. Hurwitz, Siegmund: *Lilith – die erste Eva. Eine Studie über dunkle Aspekte des Weiblichen.* Mit einem Vorwort von Marie-Louise von Franz. Zürich: Daimon, 1980; Maaz, Hans-Joachim: *Der Lilith-Komplex. Die dunklen Seiten der Mütterlichkeit.* München: Beck, 2003.

91 Vgl. Walker, Barbara: *Die geheimen Symbole der Frauen. Lexikon der weiblichen Spiritualität.* München: Hugendubel 1997, S. 573f.

92 Jung: *Das Rote Buch. Der Text*, S. 578.

93 Vgl. Kinsley, David R.: *Hindu Goddesses. Visions of the Divine Feminine in the Hindu Religious Tradition.* Berkeley: University of California Press, 1988, S. 124–125.

94 Vgl. Gupta, Roxanne Kamayani: Kāli Māyī. Myth and Reality in a Banaras Ghetto. In: McDermott, Rachel Fell / Kripal, Jeffrey J. (Hg.): *Encountering Kali. In the Margins, at the Center, in the West.* Berkeley: University of California Press, 2003, S. 140.

95 Vgl. ebd., S. 141.

96 Vgl. Simmer-Brown, Judith: *Dakini's Warm Breath. The Feminine Principle in Tibetan Buddhism.* Boston: Shambala Publications, 2002.

97 Vgl. Kripal, Jeffrey J.: Why the Tāntrika is a hero. Kāli in the psychoanalytic tradition. In: McDermott /Kripal (Hg.): *Encountering Kali*, S. 197.

98 Vgl. Caldwell, Sarah: *Oh Terrifying Mother. Sexuality, Violence, and Worship of the Goddess Kāli.* Oxford: Oxford University Press, 1999.

99 Vgl. Kripal: Why the Tāntrika is a hero, S. 211–212.

100 Vgl. ebd., S. 217.

101 Jung: *Erinnerungen*, S. 17.

102 Vgl. Edelman, Sandra: *Turning the Gorgon. A Meditation on Shame.* Woodstock: Spring Publications, 1998.

103 Vgl. Schierse Leonard, Linda: *Meeting the Madwoman. Empowering the Feminine Spirit.* New York: Bantam Books, 1993.

104 Vgl. Diorio, Cathy Ann: *The Silent Scream of Medusa. Restoring, or Re-storying, her Voice.* Carpinteria, CA: Pacifica Graduate Institute, 2010.

105 Vgl. Montijo, Mark: *Medusa's Gaze. What the Ancient Greeks Knew about Acute Psychological Trauma.* Carpinteria, CA: Pacifica Graduate Institute, 2006.

106 Auch Linda Leonard verweist in ihrem Buch auf das Gedicht von Maya Angelou mit dem Motiv des Vogels im Käfig (vgl. Schierse Leonard: *Meeting the Madwoman*, S. 71).

107 Vgl. Apollodorus: *The Library of Greek Mythology*. Übersetzt von Robin Hard. Oxford: Oxford University Press, 1997, S. 119. Siehe auch Garber, Marjorie / Vickers, Nancy J. (Hg.): *The Medusa Reader.* New York: Routledge, 2003, Kapitel 4: Euripides from *Ion* (c. 413 B. C. E.), translated by Ronald Frederick Willetts: *The Power of Gorgon's Blood*, S. 16–19.

108 Vgl. ebd., Kapitel 22: Vincenzo Cartari from *Images of the Gods* (1556), translated by Walter Hryshko: *Imaging Medusa*, S. 66.

109 Vgl. Garber/Vickers: *The Medusa Reader.*

110 Vgl. Freud, Sigmund: Das Medusenhaupt. In: *Gesammelte Werke*, Bd. XVII. Hg. von Anna Freud. Frankfurt am Main: S. Fischer, 1951, S. 47–50.

111 Vgl. Montijo: *Medusa's Gaze*, S. 17, S. 25, S. 98.

112 Montijo macht auf S. 40 seiner Arbeit eine interessante Anmerkung: Es sei nicht Medusas Blick, der in Stein verwandle; vielmehr hätten ihr alle, die erstarrten, (gleichsam aktiv) ins Gesicht geschaut. Es ist also die Art und Weise, wie ich das Trauma (Medusa) betrachte; es ist meine Wahrnehmung des Traumas, die verantwortlich ist dafür, wie ich das Gesehene und Erlebte integriere (vgl. ebd., S. 20).

113 Vgl. Pearlman, Laurie Anne / Saakvitne, Karen W.: *Trauma and the Therapist: Countertransference and Vicarious Traumatization in Psychotherapy with Incest Survivors.* New York: W. W. Norton, 1995; McCann, Lisa / Pearlman, Laurie Anne: Vicarious traumatization. A framework for understanding the psychological effects of working with victims. In: *Journal of Traumatic Stress* 3.1 (1990), S. 131–149.

114 Siehe auch Beach, Brewster Y.: God as Trauma. http://www.cgjungpage.org/learn/articles/analytical-psychology/602-god-as-trauma (Internetseite von *The Jung Center* in Houston, Texas) [Zugriff: 24.1.2018].

115 Fromm, Erich: *Gesamtausgabe*. Hg. von Rainer Funk. Open Publishing Rights. 2016, Kapitel 6: Weitere Aspekte von Haben und Sein, o. S.

116 Jung: *GW* 11, § 746.

117 Vgl. Walach, Harald: *Spiritualität. Warum wir die Aufklärung weiterführen müssen.* Klein Jasedow: Drachenverlag, 2011; Wilber, Ken: *Integrale Vision. Eine kurze Geschichte der integralen Spiritualität.* München: Kösel, 2009; Quekelberghe, Renaud van: *Grundzüge der spirituellen Psychotherapie.* Eschborn: Klotz, 2007.

118 Zum Bedeutungsspektrum und den Definitionen von Spiritualität siehe auch: Bucher, Anton: *Psychologie und Spiritualität.* Basel: Beltz, 2007.

119 Vgl. Quekelberghe: *Grundzüge der spirituellen Psychotherapie*, S. 32.

120 Schleiermacher, Friedrich: *Über die Religion. Reden an die Gebildeten unter ihren Verächtern.* Nachdruck. Stuttgart: Reclam, 1969, S. 36.

121 Jung: *Erinnerungen*, S. 354.

122 Dürckheim, Karlfried: *Der Alltag als Übung. Vom Weg zur Verwandlung.* Bern u. a.: Huber, 1970, S. 20f.

123 Ebd.

124 Rahner, Karl: Frömmigkeit heute und morgen. In: *Geist und Leben* 39 (1966), S. 335.

125 Jung: *GW* 11, § 747.

126 Ebd., § 600, Anm. 28.

127 Ebd., § 8.

128 Wertenschlag-Birkhäuser, Eva: Fenster zur Ewigkeit. Die Malerei von Peter Birkhäuser. Eine tiefenpsychologische Deutung. Küsnacht: Verlag Stiftung für Jung'sche Psychologie, 2001.

129 Horx, Matthias: *Das Megatrend-Prinzip. Wie die Welt von morgen entsteht.* München: DVA, 2011, S. 15.
130 Zulehner, Paul M.: *Christenmut. Geistliche Übungen.* München: Gütersloher Verlagshaus, 2010, S. 69.
131 Jung: *GW* 9/I, § 455.
132 Ders.: *Das Rote Buch. Der Text*, S. 79.
133 Ders.: *Erinnerungen*, S. 355.
134 Brück, Michael von: Spiritualität. Personale oder transpersonale Entwicklung? In: *Existenzanalyse* 28.2 (2011), S. 6–10.
135 Walach, Harald: Bausteine für ein spirituelles Welt- und Menschenbild. In: *Transpersonale Psychologie und Psychotherapie* 7.2 (2001), S. 63–77.
136 Petzold, Hilarion G.: Philosophie Clinique, Thérapeutique philosophique, Philopraxie. Antrittsvorlesung anläßlich der Berufung zum Professor für »Psychologie Pastorale« am Institut St. Denis, Paris. 1971.
137 Teresa von Avila: *Die Innere Burg.* Hg. u. übers. v. Fritz Vogelsang. Zürich: Diogenes, 1979, S. 137f.
138 Johannes vom Kreuz: *Sämtliche Werke.* Vollständige Neuübertragung. 5 Bde. Hg. und übersetzt von Ulrich Dobhan / Elisabeth Hense / Elisabeth Peeters. Freiburg im Breisgau u. a.: Herder, 1995. Hier: Bd. 1: *Die dunkle Nacht.*
139 Vgl. Tauler, Johannes: *Predigten. Gotteserfahrung und Weg in die Welt.* Hg. und übersetzt von Louise Gnädinger. Olten u. a.: Walter, 1983.
140 Vgl. Wirtz: Die spirituelle Dimension der Traumatherapie.
141 Jung: *GW* 16, § 99.
142 Vgl. Dürckheim, Karlfried: *Meditieren, wozu und wie? Die Wende zum Initiatischen.* Freiburg im Breisgau u. a.: Herder, 1976, S. 89f.
143 Ders.:Überweltliches Leben in der Welt. Der Sinn der Mündigkeit. Weilheim: O. W. Barth, 1972, S. 36.
144 Ders.: Ton der Stille. Die Wendung zur Initiatischen Therapie. In: Petzold, Hilarion G. (Hg.): *Psychotherapie, Meditation, Gestalt.* Paderborn: Junfermann, 1983, S. 11.
145 Mandela, Nelson: *Der lange Weg zur Freiheit.* Frankfurt am Main: S. Fischer, 1994, S. 832.
146 Dürr, Peter: Wissenschaft und Transzendenz. In: Galuska: *Den Horizont erweitern*, S. 26.
147 Vgl. Erich Frieds Gedicht »Was es ist«. In: ders.: *Als ich mich nach dir verzehrte. Gedichte von der Liebe.* Berlin: Wagenbach, 1990, S. 35.
148 Weigelt, Gela: *Quantensprünge des menschlichen Bewusstseins. Vom Ego zum »Ich bin…«.* Petersberg: Via Nova, 2008, S. 14.
149 Wilber, Ken: *Naturwissenschaft und Religion. Die Versöhnung von Wissen und Weisheit.* Frankfurt am Main: Krüger, 1998, S. 28.
150 Jung: *GW* 8, § 43.
151 Vgl. Walach: Bausteine für ein spirituelles Welt- und Menschenbild, S.70.
152 Jung: *GW* 12, § 6.
153 Mandela: *Der lange Weg zur Freiheit*, S. 833.
154 Jung hat diesen Satz in den Türbogen seines Hauses in Küsnacht eingemeißelt.

155 Jung: *GW* 11, § 631.
156 Ders.: *GW* 10, § 150.
157 Zöbeli, Jürg: Sinnfindung oder Sinngebung? Ein gemeinsames Wirkprinzip von Psychotherapie und Meditation. In: *Transpersonale Psychologie und Psychotherapie* 1 (1998), S. 68–82.
158 Vgl. Beisser, Arnold: The paradoxical theory of change. In: Fagan, Joen / Shepard, Irma Lee (Hg.): *Gestalt Therapy Now. Theories, Techniques, Applications*. New York: Harper & Row, 1971, S. 77ff.
159 Weischede, Gerald / Zwiebel, Ralf: *Neurose und Erleuchtung. Anfängergeist in Zen und Psychoanalyse – ein Dialog*. Stuttgart: Klett-Cotta, 2009, S. 246.
160 Hinshaw, Robert / Fischli, Lela (Hg.): *C. G. Jung im Gespräch. Interviews, Reden, Begegnungen*. Übersetzt von Lela Fischli. Einsiedeln: Daimon, 1986, S. 221.
161 Suzuki, Shunryu: *Zen-Geist, Anfänger-Geist. Unterweisungen in Zen-Meditation*. Bielefeld: Kamphausen, 2016.
162 Jung: *Erinnerungen*, S. 370.
163 Jung: *GW* 11, § 497.
164 Ders.: *GW* 13, § 476.
165 Ders.: *Erinnerungen*, S. 389f.
166 Merleau-Ponty, Maurice: *Phänomenologie der Wahrnehmung*. Übersetzt von Rudolf Boehm. Berlin: de Gruyter, 1966, S. 16.
167 Petzold, Hilarion G.: *Integrative Therapie. Ausgewählte Werke Bd. II,2: Klinische Theorie*. Paderborn: Junfermann, 1992, S. 368ff., 393f., 489ff.
168 Vgl. Jaffé, Aniela: *Der Mythus vom Sinn im Werk von C. G. Jung*. Zürich: Daimon, 1983, S. 14.
169 Wirtz, Ursula / Zöbeli, Jürg: *Hunger nach Sinn. Menschen in Grenzsituationen – Grenzen der Psychotherapie*. Zürich: Kreuz, 1995.
170 Dürckheim, Karlfried: *Vom doppelten Ursprung des Menschen*. Freiburg im Breisgau: Herder, 1973, S. 87.
171 Singer, Isaac B.: *Die Familie Moschkat*. München: dtv, 1986, S. 636.
172 Zitiert nach: Brück, Michael von: *Wie können wir leben? Religion und Spiritualität in einer Welt ohne Maß*. München: Beck, 2002, S. 30.
173 Vgl. Hofmann, Liane: *Spiritualität und Religiosität in der psychotherapeutischen Praxis. Eine bundesweite Befragung von Psychologischen Psychotherapeuten*. Oldenburg: Carl von Ossietzky Universität, Dissertation, 2009. http://oops.uni-oldenburg.de/909/1/hofspi09.pdf [Zugriff: 25.1.2018]; Hundt, Ulrike: *Spirituelle Wirkprinzipien in der Psychotherapie. Eine qualitative Studie zur Arbeitsweise ganzheitlicher Psychotherapeuten*. Münster: Lit, 2007.
174 Levi, Primo: *Ist das ein Mensch? Die Atempause*. München/Wien: Hanser, 1988, S. 174.
175 Rose, Juan Gonzalo: Die Frage. In: Gutiérrez, Gustavo: *Von Gott sprechen in Unrecht und Leid – Ijob*. Aus dem Spanischen von Horst Goldstein. München: Kaiser / Mainz: Grünewald, 1988, S. 9.
176 Kertesz, Imre: Heureka! Nobelvorlesung 2002. Übersetzt von Kristin Schwamm, bearbeitet von Ingrid Krüger. https://www.nobelprize.org/nobel_prizes/literature/laureates/2002/kertesz-lecture-g.html [Zugriff: 25.1.2018].

177 Levi, Primo: *Das periodische System.* Aus dem Italienischen übersetzt von Edith Plackmeyer. München: Hanser, 1987, S. 163.
178 Aus einem Brief Primo Levis an den Übersetzer. In: Levi, Primo: *Ist das ein Mensch?* Frankfurt am Main: S. Fischer, 1961, S. 7.
179 Vgl. Levi, Primo: *Die Untergegangenen und die Geretteten.* Aus dem Italienischen von Moshe Kahn. München: Hanser, 1990; ders.: *The Reawakening.* Übersetzt von Stuart Woolf. New York: Simon & Schuster, 1965, S. 230: »[...] in its totality, this past has made me richer and surer.«
180 Gennep, Arnold van: Übergangsriten. Aus dem Französischen übersetzt von Klaus Schomburg. Frankfurt am Main: Campus, 2005.
181 Bernstein, Jerome: *Living in the Borderland. The Evolution of Consciousness and the Challenge of Healing Trauma.* London: Routledge, 2005.
182 Celan, Paul: *Von Schwelle zu Schwelle. Vorstufen,* Textgenese, *Endfassung.* Bearbeitet von Heino Schmull unter Mitarbeit von Christiane Braun und Markus Heilmann. In: ders.: *Werke. Tübinger Ausgabe.* Hg. von Jürgen Wertheimer. Frankfurt am Main: Suhrkamp, 2002.
183 Corbin, Henry: *Mundus Imaginalis, the Imaginary and the Imaginal.* New York: Analytical Psychology Club of New York, Spring, 1972, S. 1–19.
184 Celan, Paul: *Der Meridian. Endfassung, Entwürfe, Materialien.* Hg. von Bernhard Böschenstein und Heino Schmull. Frankfurt am Main: Suhrkamp, 1999, S. 200.
185 Ders.: Rede zum Empfang des Büchner-Preises. In: ders.: *Gesammelte Werke in 5 Bänden.* Hg. von Beda Allemann und Stefan Reichert. Frankfurt am Main: Suhrkamp, 1983. Hier: Bd. III, S. 197ff.
186 Becker, David: *Ohne Hass keine Versöhnung. Das Trauma der Verfolgten.* Freiburg im Breisgau: Kore, 1992.
187 Marcel, Gabriel: *Tragische Weisheit. Zur gegenwärtigen Situation des Menschen.* Übersetzt von Peter Kampits und Lieselotte Urbach. Wien: Europaverlag, 1974.
188 Ders.: *Homo viator. Philosophie der Hoffnung.* Düsseldorf: Bastion, 1949.
189 Felstiner, John: *Paul Celan. Eine Biographie.* München: C. H. Beck, 1997, S. 53.
190 Celan: *Gesammelte Werke in fünf Bänden.* Hier: Bd. I, S. 211.
191 Vgl. Levi: *Ist das ein Mensch?* Hanser 1988, S. 97.
192 Celan: *Gesammelte Werke in fünf Bänden.* Hier: Bd. III, S. 185.
193 Ebd., S. 185f.
194 Hamm, Peter: Das Leben hat die Gnade uns zu zerbrechen. Zum Briefwechsel Nelly Sachs – Paul Celan. In: *Die Zeit* 41, 8. Oktober 1993. http://www.zeit.de/1993/41/das-leben-hat-die-gnade-uns-zu-zerbrechen [Zugriff: 30.1.2018].
195 Celan: *Gesammelte Werke in fünf Bänden.* Hier: Bd. III, S. 185f.
196 Celan: *Der Meridian*, S. 90.
197 Adorno, Theodor W.: Kulturkritik und Gesellschaft. In: *Gesammelte Schriften.* Hg. von Rolf Tiedemann. Frankfurt am Main: Suhrkamp, 1977. Hier: Band 10.1: *Prismen*, S. 30.
198 Jung: *GW* 11, § 496 [Hervorhebung im Original].

199 Ders.: *GW* 18/II, § 1578.
200 Vgl. Celan, Paul / Hirsch, Rudolf: *Briefwechsel.* Hg. von Joachim Seng. Frankfurt am Main: Suhrkamp, 2004, S. 85f.
201 Rilke, Rainer Maria: *Requiem*. Leipzig: Insel, 1931, S. 33.
202 Celan: *Der Meridian*, S. 156.
203 Celan, Paul / Sachs, Nelly: *Briefwechsel*. Hg. von Barbara Wiedemann. Frankfurt am Main: Suhrkamp, 1993, S. 10.
204 Siehe auch Selg, Peter: *»Alles ist unvergessen«. Paul Celan und Nelly Sachs.* Dornach: Pforte, 2008.
205 Celan/Sachs: *Briefwechsel*, S. 13.
206 Sachs, Nelly: Brief an Paul Celan.10.2.1961, In: Celan/Sachs: *Briefwechsel*, S.72.
207 Dies.: Brief an G. Bezzel-Dischner vom 12.7.1966. In: Bach, Inka / Galle, Helmut: *Deutsche Psalmendichtung vom 16.–20. Jahrhundert*. Berlin / New York: de Gruyter, 1989, Kapitel »Nelly Sachs: In den Wohnungen des Todes und Sternenverdunkelung«, S. 360–377; 377.
208 Vgl. den Artikel von Popovič, Velimir B.: Hekate, or, On being trivial in psychotherapy. In: Marlan, Stanton (Hg.): *Archetypal Psychologies. Reflections in Honor of James Hillman*. New Orleans: Spring Journal Books, 2008, S. 369–395.
209 Sachs, Nelly: Brief an Paul Celan. 6.1.1961. In: Celan/Sachs: *Briefwechsel*, S. 70f.
210 Dies.: *Fahrt ins Staublose. Die Gedichte der Nelly Sachs.* Frankfurt am Main: Suhrkamp, 1961, S. 152.
211 Sachs, Nelly: Chor der Geretteten. In: Lixl-Purcell, Andreas (Hg.): *Erinnerungen deutsch-jüdischer Frauen 1900–1990*. Leipzig: Reclam, 1992, S. 380f.
212 Jung: *Das Rote Buch. Der Text*, 138.
213 Marcel: *Tragische Weisheit*.
214 Vgl. Willms, Ralf: *Das Motiv der Wunde im lyrischen Werk von Paul Celan. Historisch-systematische Untersuchungen zur Poetik des Opfers*. 2 Bde. München: Akademische Verlagsgesellschaft, 2011.
215 Grimm: Deutsches Wörterbuch. Zitiert nach: ebd., S. 175.
216 Herman: *Die Narben der Gewalt.*
217 Veronika Chanoch, zitiert nach: Ludewig-Kedmi, Revital: *Opfer und Täter zugleich? Moraldilemmata jüdischer Funktionshäftlinge in der Shoah*. Gießen: Psychosozial-Verlag, 2001, S. 271–272.
218 Vgl. Antonovsky, Aaron: *Salutogenese. Zur Entmystifizierung der Gesundheit.* Hg. von Alexa Franke. Tübingen: DGVT-Verlag, 1997.
219 Tedeschi, Richard G.: *Posttraumatic Growth. Positive Changes in the Aftermath of Crisis*. Mahwah, NJ: Erlbaum, 1998.
220 Van der Kolk, Bessel A.: *Traumatic Stress. The Effects of Overwhelming Experience on Mind, Body, and Society*. New York: Guilford Press, 1996.
221 Levi: *Ist das ein Mensch?* Hanser 1988, S. 37.
222 Arendt, Hannah: *Eichmann in Jerusalem. Ein Bericht von der Banalität des Bösen*. München u. a.: Piper, 2011.
223 Ebd.

224 Jonas, Hans: *Der Gottesbegriff nach Auschwitz. Eine jüdische Stimme.* Frankfurt am Main: Suhrkamp, 1987.

225 Drewermann, Eugen: *Wenn die Sterne Götter wären. Moderne Kosmologie und Glaube.* Freiburg im Breisgau: Herder, 2004.

226 Vgl. Mogenson, Greg: *A Most Accursed Religion. When a Trauma Becomes God.* Putnam: Spring, 2005, S. 37.

227 Jung: *GW* 10, § 150.

228 Etty Hillesum, zitiert nach: Ziegler, Sandra: *Gedächtnis und Identität der KZ-Erfahrung.* Würzburg: Königshausen & Neumann, 2006, S. 266, Anmerkung 315.

229 Klüger, Ruth: *Weiter leben. Eine Jugend.* Göttingen: Wallstein, 1992.

230 Jung, C. G.: *Briefe.* Bd III, S. 290. Zitiert nach: Franz, Marie-Louise von / Frey-Rohn, Liliane / Jaffé, Aniela: *Im Umkreis des Todes.* Zürich: Daimon, 1980, S. 12.

231 Celan, Paul: *Die Gedichte. Kommentierte Gesamtausgabe in einem Band.* Hg. und kommentiert von Barbara Wiedemann. Frankfurt am Main: Suhrkamp, 2003, S. 399.

232 Jung: *Das Rote Buch. Der Text,* S. 359.

233 Vgl. *Zeitschrift für Psychotraumatologie, Psychotherapiewissenschaft und Psychologische Medizin* 7.1 (2009).

234 Vgl. Tedeschi: *Posttraumatic Growth. Positive Changes in the Aftermath of Crisis*; ders. / Calhoun, Lawrence G.: Posttraumatic growth. Conceptual foundations and empirical evidence. In: *Psychological Inquiry* 15.1 (2004), S. 1–18; dies.: *Handbook of Posttraumatic Growth. Research and Practice.* Mahwah, NJ: Lawrence Erlbaum Associates, 2006; dies.: *Trauma and Transformation. Growing in the Aftermath of Suffering.* London: Sage Publications, 1995; dies.: The posttraumatic growth inventory. Measuring the positive legacy of trauma. In: *Journal of Traumatic Stress* 9.3 (1996), S. 455–471; Anderssen-Reuster, Ulrike et al. (Hg.): *Psychotherapie und buddhistisches Geistestraining. Methoden einer achtsamen Bewusstseinskultur.* Stuttgart: Schattauer, 2013; Becker, David: Extremes Leid und die Perspektive posttraumatischen Wachstums. Realitätsverleugnung, naives Wunschdenken oder doch ein Stück wissenschaftliche Erkenntnis? In: *Zeitschrift für Psychotraumatologie, Psychotherapiewissenschaft, Psychologische Medizin* 7.1 (2009), S. 21–34; ders.: *Die Erfindung des Traumas. Verflochtene Geschichten.* Berlin: Freitag, 2006; ders.: Trauma, Traumabehandlung, Traumageschäft. In: Moser, Catherine / Nyfeler, Doris / Verwey, Martine (Hg.): *Traumatisierung von Flüchtlingen und Asylsuchenden. Einfluss des politischen, sozialen und medizinischen Kontextes.* Zürich: Seismo 2001, S. 18–30; Berner-Hürbin, Annie: *Psyche, Energie, Ekstase. Sokratische Psychotherapie und aktuelle Bewusstseinsforschung.* Frauenfeld: Huber, 2008; Dabrowski, Kazimierz: *Positive Disintegration.* Boston: Little, Brown & Company, 1964. Kraft, Hartmut: *PlusHeilung. Die Chancen der großen Krisen.* Stuttgart: Kreuz, 2008.

235 Jung: *GW* 13, § 18.

236 Vgl. Zöllner, Tanja / Calhoun, Lawrence G. / Tedeschi, Richard G.: Trauma und persönliches Wachstum. In: Maercker, Andreas / Rosner, Rita (Hg.): *Psy-*

chotherapie der posttraumatischen Belastungsstörungen. Krankheitsmodelle und Therapiepraxis – störungsspezifisch und schulenübergreifend. Stuttgart: Thieme, 2006, S. 36–45. Joseph, Stephen: *Was uns nicht umbringt. Wie es Menschen gelingt, aus Schicksalsschlägen und traumatischen Erfahrungen gestärkt hervorzugehen.* Berlin: Springer, 2015; Haas, Michaela: *Stark wie ein Phönix. Wie wir unsere Resilienzkräfte entwickeln und in Krisen über uns hinauswachsen.* München: O. W. Barth, 2015; Pljevaljčić, Predrag: *Posttraumatisches Wachstum nach dem Krieg. Trauma, posttraumatisches Wachstum und psychische Belastetheit im Hinblick auf Emotionsregulation.* Saarbrücken: Akademieverlag, 2012; Öhler, Ulrike: *Posttraumatisches Wachstum, Weisheit und Transzendenzerfahrung in schwerer körperlicher Erkrankung. Eine interdisziplinäre sozialempirische Studie.* 2 Bde. Innsbruck: innsbruck university press, 2006. Hier: Bd. 2.

237 Tedeschi/Calhoun: The posttraumatic growth inventory.

238 Jung: *GW* 12, § 4.

239 Vgl. Calhoun, Lawrence G. et al.: A correlational test of the relationship between posttraumatic growth, religion, and cognitive processing. In: *Journal of Traumatic Stress* 13.3 (2000), S. 521–527; Joseph, Stephen, / Linley, P. Alex / Harris, George James: Understanding positive change following trauma and adversity. Structural clarification. In: *Journal of Loss and Trauma* 10.1 (2005), S. 83–96; Pargament, Kenneth I. / Koenig, Harold G.: The many methods of religious coping. Development and initial validation of the RCOPE. In: *Journal of Clinical Psychology* 56.4 (2000), S. 519–543.

240 Vgl. Bergin, Allen E.: Values and religious issues in psychotherapy and mental health. In: *American Psychologist* 46 (1991), S. 394–403; Dennis, Del: Humanistic neuroscience, mentality, and spirituality. In: *Journal of Humanistic Psychology* 35.2 (1995), S. 34–72; Elkins, David, N.: Psychotherapy and spirituality. Toward a theory of the soul. In: *Journal of Humanistic Psychology* 35.2 (1995), S. 78–98; Shafranske, Edward P. / Malony, H. Newton.: Clinical psychologists' religions and spiritual orientations and their practice of psychotherapy. In: *Psychotherapy* 27.1 (1990), S. 72–78.

241 Vgl. Zöllner/Calhoun/Tedeschi: Trauma und persönliches Wachstum, S. 36.

242 Vgl. Becker: Extremes Leid und die Perspektive posttraumatischen Wachstums.

243 Danieli, Yael: Psychotherapist's participation in the conspiracy of silence about the Holocaust. In: *Psychoanalytic Psychology* 1.1 (1984), S. 23–42.

244 Petzold, Hilarion G. / Orth, Ilse / Sieper, Johanna: Psychotherapie und »spirituelle Interventionen«. In: *Integrative Therapie* 1 (2009), S. 87–122.

245 Vgl. Brewin, Chris R.: Psychological defenses and the distortion of meaning. In: Power, Michael J. (Hg.): *The Transformation of Meaning in Psychological Therapies.* Chichester: Wiley, 1997, S. 107–123.

246 Vgl. Maercker, Andreas / Zoellner, Tanja: The Janus Face of self-perceived growth. Toward a two-component model of posttraumatic growth. In: *Psychological Inquiry* 15.1 (2004), S. 41–48.

247 Nelken, Halina: *Freiheit will ich noch erleben. Krakauer Tagebuch*. Gerlingen: Bleicher, 1996.

248 Eine Diskussion ihrer spirituellen Haltung findet sich bei: Brenner, Rachel Feldhay: *Writing as Resistance. Four Women Confronting the Holocaust*. University Park: University of Pennsylvania Press, 1997, S. 104–115.

249 Hillesum, Etty: *Das denkende Herz. Die Tagebücher von Etty Hillesum 1941–1943*. Hg. und eingeleitet von Jan Geurt Gaarlandt. Reinbek bei Hamburg: Rowohlt, 1985, S. 125.

250 Brief an Father Victor White, 18.12.1946, in: Jung, C. G.: *Briefe. Bd. II: 1946–1955*. Sonderausgabe. Ostfildern: Edition C. G. Jung im Patmos Verlag, 2012, S. 64.

251 Brezzi, Francesca / Hillesum, Etty: An »atypical« mystic. In: Smelik, Klaas A. D. et al.: *Spirituality in the Writings of Etty Hillesum. Proceedings of the Etty Hillesum Conference at Ghent University, November 2008*. Leiden/Boston: Brill, 2011, S. 173–190.

252 Williams, Rowan Douglas: Foreword. In: Woodhouse, Patrick: *Etty Hillesum. A Life Transformed*. London: Continuum, 2009 [Übersetzung: U. W.].

253 Vgl. Grimmelikhuizen, Frits: The road of Etty Hillesum to nothingness. In: Smelik, Klaas A. D. (Hg.): *Spirituality in the Writings of Etty Hillesum*, S. 434.

254 Hillesum: *Das denkende Herz*.

255 Vgl. Franz / Frey-Rohn / Jaffé: *Im Umkreis des Todes*, S. 20.

256 Vgl. Rilke, Rainer Maria: Brief an Margot Sizzo vom 12. April 1923. In: ders.: *Die Briefe an Gräfin Sizzo: 1921–1926*. Hg. von Ingeborg Schnack. Frankfurt am Main: Insel, 1977, S. 58.

257 Vgl. Derrida, Jaques: *Vergeben. Das Nichtvergebbare und das Unverjährbare*. Hg. von Peter Engelmann, übersetzt von Markus Sedlaczek. Wien: Passagen, 2017.

258 Vgl. McCullough, Michael E. / Pargament, Kenneth I. / Thoresen, Carl (Hg.): *Forgiveness. Theory, Research, and Practice*. New York: Guilford, 2000; Davenport, Donna S.: The functions of anger and forgiveness. Guidelines for psychotherapy with victims. In: *Psychotherapy* 28 (1991), S. 140–144; Worthington, Everett L. (Hg.): *Handbook of Forgiveness*. East Sussex: Routledge, 2005.

259 Stauss, Konrad: *Die heilende Kraft der Vergebung*. 4. Aufl. München: Kösel, 2015; ders.: *Selbstvergebung durch Schuldkompetenz*. Hamburg: Tredition, 2015; ders.: *Bonding Psychotherapie. Grundlagen und Methoden*. Hamburg: Tredition, 2015.

260 Vgl. Viscott, David S.: *Emotionally Free. Letting Go of the Past to Live in the Moment*. New York: McGraw-Hill, 1992.

261 Enright, Robert D.: *Vergebung als Chance. Neuen Mut fürs Leben finden*. Bern: Huber, 2006; Kast, Verena: *Wenn wir uns versöhnen*. Stuttgart: Kreuz, 2005.

262 Huber, Michaela / Plassmann, Reinhard: *Transgenerationale Traumatisierung*. Paderborn: Junfermann, 2012; Drexler, Katharina: *Ererbte Wunden heilen. Therapie der transgenerationalen Traumatisierung*. Stuttgart: Klett-Cotta,

2017; Rauwald, Marianne (Hg.): *Vererbte Wunden. Transgenerationale Weitergabe traumatischer Erfahrungen.* Weinheim: Beltz, 2013.

263 Arendt, Hannah / Jaspers, Karl: *Briefwechsel 1926–1969.* Hg. von Lotte Köhler. München: Piper, 1991.

264 Jung: *GW* 13, § 335.

265 Vgl. Becker: *Ohne Hass keine Versöhnung.*

266 Kohl, Walter: *Leben oder gelebt werden. Schritte auf dem Weg zur Versöhnung.* München: Integral, 2011.

267 Gilligan, Carol: *Die andere Stimme. Lebenskonflikte und Moral der Frau.* Übersetzt von Brigitte Stein. München: Piper, 1999.

268 Sachs, Nelly: Chor der Geretteten. In: Lixl-Purcell: *Erinnerungen deutsch-jüdischer Frauen.* Kapitel »In den Wohnungen des Todes«, S. 381.

269 Rut / Benedetti, Gaetano / Waser, Gottfried: *Trauma und Kunst. Sexueller Missbrauch und Depression.* Basel: Karger, 2004.

270 »The Red Book as Medicine for Our Times« ist der Titel eines Vortrags, den Nancy Furlotti seit dem Erscheinen des Roten Buches in verschiedenen Städten der USA gehalten hat, z. B. am 2. Februar 2011 am C. G. Jung Institute of Los Angeles, siehe: http://junginla.blogspot.ca/2011_01_01_archive.html [Zugriff: 25.1.2018].

271 Vgl. Jung: *GW* 14/II, § 409.

272 Ebd., § 410.

273 Ders.: *GW* 12, § 564.

274 Schellinski, Kristina: Dreams and existential questions of clients whose family members have died or disappeared. Vortrag, gehalten auf der *2nd European Conference on Analytical Psychology. Borderlands – historical, cultural, clinical, scientific*, 30. August bis 2. September 2012, St. Petersburg.

275 Vgl. Jung: *Erinnerungen*, S. 213f.

276 Ebd., S. 23.

277 Vgl. Eissler, Kurt R.: *Psychologische Aspekte des Briefwechsels zwischen Freud und Jung.* Stuttgart: Frommann-Holzboog, 1982, S. 125.

278 Jung: *Das Rote Buch. Der Text*, S. 503f.

279 Vgl. ders.: *Erinnerungen*, S. 18.

280 Ebd., S. 7; 14; 106.

281 Ders.: *GW* 3, § 318.

282 Ders.: *Erinnerungen*, S. 22.

283 Ebd., S. 23.

284 Brief von Jung an Freud vom 11.11.1912. In: Freud, Sigmund / Jung, C. G.: *Briefwechsel.* Hg. von William McGuire. Frankfurt am Main: S. Fischer, 1974, S. 571.

285 Ebd., S. 571.

286 Ebd., S. 564f., siehe auch die Anmerkungen. Tatsache ist, dass Jung Freuds Brief mit der Ankündigung seines Besuches in Kreuzlingen noch nicht erhalten hatte und seine Kränkbarkeit ihn zu falschen Schlussfolgerungen verleitete.

287 Ebd., S. 600.

288 Ebd., S. 599.

289 Ebd., S. 105.

290 Brief von Jung an Freud am 28.10.1907. In: ebd., S. 105.
291 Vgl. ebd., S. 104.
292 Ebd., S. 105.
293 Jung: *Erinnerungen*, S. 44.
294 Vgl. Wirtz: *Seelenmord*, S. 31–46.
295 Jung: *Erinnerungen*, S. 189.
296 Vgl. Goldwert, Marvin: Childhood seduction and the spiritualization of psychology. The case of Jung and Rank. In: *Child Abuse and Neglect* 10 (1986), S. 555–557.
297 Jung: *Erinnerungen*, S. 196.
298 Ebd., S. 197f.
299 Ebd., S. 200.
300 Ders.: *Das Rote Buch. Der Text*, S. 134.
301 Vgl. Papadopoulos, Renos K.: Refugees, trauma and adversity-activated development. In: *European Journal of Psychotherapy and Counselling* 9.3 (2007), S. 301–312.
302 Watkins, John G. / Watkins, Helen H.: *Ego-States – Theorie und Therapie. Ein Handbuch*. Heidelberg: Carl-Auer-Systeme, 2003; Peichl, Jochen: *Die inneren Trauma-Landschaften. Borderline, Ego-State, Täter-Introjekt*. Stuttgart: Schattauer, 2007; ders.: *Innere Kinder, Täter, Helfer & Co. Ego-State-Therapie des traumatisierten Selbst*. Stuttgart: Klett-Cotta, 2007.
303 Siegel, Daniel J.: *The Developing Mind. How Relationships and the Brain Interact to Shape Who We Are*. New York: Guilford, 2012, S. 13.
304 Dies wird auch das SARI-Modell genannt, bezogen auf die Anfangsbuchstaben für *stabilization, accessing, resolving* und *integration*; vgl. Phillips, M. / Frederick, C.: *Handbuch der Hypnotherapie bei posttraumatischen und dissoziativen Störungen*. Heidelberg: Carl-Auer-Systeme, 2003.
305 Jung: *GW* 16, § 122.
306 Ebd., § 397.
307 Rohr, Richard: *Pure Präsenz. Sehen wie ein Mystiker*. München: Claudius, 2010.
308 Boff, Leonardo: *Die Logik des Herzens. Wege zu neuer Achtsamkeit*. Düsseldorf: Patmos, 1999.
309 Zitiert nach: Rohr: *Pure Präsenz*, S. 99.
310 Jung, *GW* 9/I, § 455.
311 Anderssen-Reuster, Ulrike: *Achtsamkeit in Psychotherapie und Psychosomatik. Haltung und Methode*. Stuttgart: Schattauer, 2007, S. 39.
312 Jung: *Das Rote Buch. Der Text*, S. 112, Anm. 265.
313 Vgl. auch Greif, Gideon: *»Wir weinten tränenlos…«. Augenzeugenberichte der jüdischen »Sonderkommandos« in Auschwitz*. Frankfurt am Main: S. Fischer, 1999.
314 Wirtz: *Seelenmord*.
315 Ebd., S. 114.
316 Kalsched: *The Inner World of Trauma*.
317 Baumeister, Roy F.: *Escaping the Self. Alcoholism, Spirituality, Masochism, and Other Flights from the Burden of Selfhood*. New York: Basic Books, 1991.

318 Roesler, Christian: A narratological methodology for identifying archetypal story patterns in autobiographical narratives. In: *Journal of Analytical Psychology* 51.4 (2006), S. 574–586.
319 Schmid, Wilhelm: *Philosophie der Lebenskunst.* Frankfurt am Main: Suhrkamp, 1998.
320 Jung: *Das Rote Buch. Der Text,* S. 80.
321 Wirtz, Ursula: The symbolic dimension in trauma therapy. In: *Spring* 82 (2009), S. 31–53.
322 Reddemann, Luise: *Psychodynamisch-imaginative Traumatherapie. PITT – Das Manual.* Stuttgart: Klett-Cotta, 2004; dies.: *Imagination als heilsame Kraft.* Stuttgart: Klett-Cotta, 2001.
323 Huber, Michaela: *Der innere Garten. Ein achtsamer Weg zur persönlichen Veränderung.* Paderborn: Junfermann, 2005.
324 Spangenberg, Ellen: *Dem Leben wieder trauen. Traumaheilung nach sexueller Gewalt.* Düsseldorf: Patmos, 2008; dies.: *Behutsame Trauma-Integration (TRIMB). Belastende Erfahrungen lösen mit Atmung, Bewegung und Imagination.* Stuttgart: Klett-Cotta, 2015.
325 Jung: *Das Rote Buch. Der Text,* S. 62.
326 Siehe http://www.atelier-rita-eckart.de/flyer/simplyblue_projektinfo.pdf, S. 2 [Zugriff: 15.1.2018].
327 Ebd.
328 Ebd.
329 Vgl. ebd.
330 Ich danke Ana Sofia Restrepo Saldarriaga, der Projektleiterin, die mir ihren Bericht über das Projekt und die Bilder zugestellt hat.
331 Jung: *GW* 12, § 18.
332 Ders.: *Das Rote Buch. Der Text,* S. 173f. [Hervorhebung im Original].
333 Wittgenstein, Ludwig: *Logisch-philosophische Abhandlung. Tractatus logico-philosophicus.* Frankfurt am Main: Suhrkamp, 1963, Satz 7, S. 111.
334 Moore, Ruth / Bohr, Niels: *The Man, His Science, & the World They Changed.* New York: Alfred A. Knopf, 1966, S. 196 [Übersetzung: U. W.].
335 Jung: *GW* 8, § 431.
336 Zitiert nach: Cameron, Julia: *The Artist's Way. A Spiritual Path to Higher Creativity.* New York: Putman, 2002, S. 58 [Übersetzung: U. W.].
337 Varnhagen, Rahel / Varnhagen von Ense, Karl August: *Ein Buch des Andenkens für ihre Freunde.* Berlin: Duncker-Humblot, 1834, S. 400.
338 Jung: *Das Rote Buch. Der Text,* S. 172.
339 Green, André: *Die tote Mutter. Psychoanalytische Studien zu Lebensnarzissmus und Todesnarzissmus.* Gießen: Psychosozial-Verlag, 2003.
340 Siehe auch: Plotnitsky, Arkady: *Niels Bohr and Complementarity. An Introduction.* New York: Springer, 2012; Atmanspacher, Harald / Primas, Hans: Pauli's ideas on mind and matter in the context of contemporary science. In: *Journal of Consciousness Studies* 13.3 (2006), S. 5–50.
341 Vgl. Bohr, Niels: *Atomphysik und menschliche Erkenntnis II.* Braunschweig: Vieweg, 1966, S. 28.
342 Jung: *GW* 15, § 74.

343 Keilson, Hans: *Sequentielle Traumatisierung bei Kindern*. Stuttgart: Enke, 1979.

344 Becker: *Die Erfindung des Traumas*.

345 Vgl. Jung: *GW* 8, § 131.

346 Wilson: *The Posttraumatic Self*.

347 Vgl. ebd., S. 181.

348 Vgl. Forman, Mark D.: *A Guide to Integral Psychotherapy. Complexity, Integration, and Spirituality in Practice*. Albany: Suny Press, 2010, S. 68.

349 Jung: *GW* 14/I, § 1.

350 Vgl. Karger, André (Hg.): *Trauma und Wissenschaft*. Göttingen: Vandenhoeck & Ruprecht, 2009.

351 Strassberg, Daniel: Moral oder Objektivität? Oder: Wie richtig über das Trauma sprechen? In: ebd., S. 92–116.

352 Vgl. ebd., S. 114.

353 Gruen, Arno: *Der Wahnsinn der Normalität. Realismus als Krankheit – eine grundlegende Theorie zur menschlichen Destruktivität*. München: Kösel, 1987.

354 Ich fand diesen Hinweis bei Strassberg: Moral oder Objektivität?, S. 95.

355 Shay, Jonathan: *Achill in Vietnam. Kampftrauma und Persönlichkeitsverlust*. Hamburg: Hamburger Edition, 1998; Berry, Patricia: The Rape of Demeter/Persephone and Neurosis. In: *Spring* (1975), S. 186–198.

356 Eissler, Kurt R.: Die Ermordung von wie vielen seiner Kinder muss ein Mensch symptomfrei ertragen können, um eine normale Konstitution zu haben? In: *Psyche* 17 (1963/64), S. 241–291.

357 Vgl. Durst, Nathan: Emotional wounds that never heal. In: *Jewish Political Studies Review* 14.3–4 (Fall 2002). http://www.jcpa.org/phas/phas-durst-f02.htm [Zugriff: 25.1.2018].

358 Ottomeyer, Klaus: *Die Behandlung der Opfer*. Über unseren Umgang mit dem Trauma der Flüchtlinge und der Verfolgten. Stuttgart: Klett-Cotta, 2011, S. 83.

359 Antonovsky: *Salutogenese*; ders.: *Health, Stress, and Coping. New Perspectives on Mental and Physical Well-Being*. San Francisco: Jossey-Bass, 1979.

360 Lindenthal, Michael J.: Wie das Normale über das Abnormale zur Frage werden kann. Reflexionen zu Traumatisierungen und ihren Kontexten. In: *Journal für Psychologie* 19.3 (2011). https://www.journal-fuer-psychologie.de/index.php/jfp/article/view/88/34 [Zugriff: 25.1.2018].

361 Ottomeyer, Klaus: Traumatherapie zwischen Widerstand und Anpassung. In: *Journal für Psychologie* 19.3 (2011), S. 4. http://www.journal-fuer-psychologie.de/index.php/jfp/article/view/89/35 [Zugriff: 25.1.2018]; vgl. auch: ders.: *Die Behandlung der Opfer*.

362 Becker: *Die Erfindung des Traumas*.

363 Vgl. ebd., S. 113–147.

364 Weischede/Zwiebel: *Neurose und Erleuchtung*, S. 249.

365 Vgl. Braun, Claus: *Die therapeutische Beziehung. Konzept und Praxis in der Analytischen Psychologie C. G. Jungs*. Stuttgart: Kohlhammer, 2016.

366 Vgl. Bachhofen, Andreas: *Trauma und Beziehung. Grundlagen eines intersubjektiven Behandlungsansatzes*. Stuttgart: Klett-Cotta, 2012.

367 Vgl. Gross, Andreas / Riedel, Wolf-Peter: *Therapieergebnis und Komplementarität in der Therapeut-Patient-Beziehung. Eine Analyse mit Hilfe von SASB (Strukturale Analyse sozialen Verhaltens).* Regensburg: Roderer, 1995; Galatzer-Levy, Robert: *Does Psychoanalysis Work?* Connecticut: Yale University Press, 2000.

368 Vgl. Froese, Tom / Fuchs, Thomas: The extended body. A case study in the neurophenomenology of social interaction. In: *Phenomenology and the Cognitive Sciences* 11.2 (2012), S. 205–235.

369 Vgl. Wurmser, Leon: *Die zerbrochene Wirklichkeit. Psychoanalyse als das Studium von Konflikt und Komplementarität.* Berlin: Springer, 1989.

370 Vgl. Ernst, Heiko: *Das gute Leben. Der ehrliche Weg zum Glück.* Berlin: Ullstein, 2004. S. 193.

371 Pearlman/Saakvitne: *Trauma and the Therapist.*

372 Figley, Charles R. (Hg.): *Compassion Fatigue. Coping with Secondary Traumatic Stress Disorder in Those Who Treat the Traumatized.* New York: Routledge, 1995; Wilson, John P.: Empathic strain, compassion fatigue, and countertransference in the treatment of trauma and PTSD. In: Knafo, Danielle (Hg.): *Living with Terror, Working with Trauma. A Clinician's Handbook.* Northvale, NJ: Aronson, 2004, S. 331–368; Huber, Michaela: *Wege der Traumabehandlung.* Paderborn: Junfermann, 2003. Hier: Kap. 19: »Psychohygiene. Die Mitempfindungs-Müdigkeit verhindern«; Stamm, B. Hudnall: *Sekundäre Traumastörungen. Wie Kliniker, Forscher und Erzieher sich vor traumatischen Auswirkungen ihrer Arbeit schützen können.* Paderborn: Junfermann, 2002.

373 Wilson John P. / Lindy, Jacob D. (Hg.): *Countertransference in the Treatment of PTSD.* New York: Guilford, 1994.

374 Vgl. Wilson, John P.: *Empathy in the Treatment of Trauma and PTSD.* New York: Routledge, 2004, S. 23.

375 Pflichthofer, Diana: Die verwundbare Analytikerin. Traumatische Erfahrungen in der psychoanalytischen Beziehung. In: *Forum Psychoanalyse* 4 (2007), S. 343–363.

376 Winnicott, Donald W.: *Vom Spiel zur Realität.* Stuttgart: Klett, 1973.

377 Auf eine mögliche feministische Kritik der Geschlechtsrollenstereotypen möchte ich hier nicht eingehen.

378 Vgl. Erlich, H. Shmuel: Narzissmus und Beziehung. Auf Erfahrung beruhende Aspekte von Identität und Einsamkeit. In: Wiesse, Jörg (Hg.): *Identität und Einsamkeit. Zur Psychoanalyse von Narzissmus und Beziehung.* Göttingen: Vandenhoeck & Ruprecht, 2000, S. 91–115.

379 Vgl. Jones, Ernest: *Das Leben und Werk von Sigmund Freud.* Bern: Huber, 1962, S. 517.

380 Ferenczi, Sandor: *Das klinische Tagebuch.* Hg. von Judith Dupont. Gießen: Psychosozial-Verlag, 2013, S. 79–81.

381 Jung: *GW* 16, § 163.

382 Vgl. Asper, Kathrin: Anmerkungen zu Supervision und Selbstwertstörungen. In: *Handbuch zur Supervision.* Hg. vom C.G. Jung-Institut. Zürich, 1998, S. 19–21.

383 Belschner, Wilfried: Tun und Lassen. Ein komplementäres Konzept der

Lebenskunst. In: *Transpersonale Psychologie und Psychotherapie* 7.2 (2001), S. 85–102.

384 Wanzenried, Brigitte: Über das Verweilen in der Therapie. Gedanken zum therapeutischen Prozess. Unveröffentlichtes Manuskript eines Vortrags, gehalten an der Uni Basel am 17.5.2004.

385 Corbett, Lionel: *The Sacred Cauldron. Psychotherapy as a Spiritual Practice.* Wilmette, IL: Chiron, 2011.

386 Rumi, Jalal al-Din: *The Essential Rumi.* Übersetzt von Coleman Barks mit John Moyne, A. J. Arberry und Reynold Nicholson. New York: HarperCollins, 2004, S. 36 [Übersetzung U. W.].

387 Jung: *GW* 13, § 20.

388 Vgl. die Sendung in *3Sat.de – Kulturzeit*: Die Kunst des Nichtstuns. Philosophische Vitamine. Teil 23: Martin Heidegger, 25.9.2007.

389 Stern, Daniel: *Der Gegenwartsmoment. Veränderungsprozesse in Psychoanalyse, Psychotherapie und Alltag.* Frankfurt am Main: Brandes & Apsel, 2005.

390 Angeregt durch die Arbeiten von Hilarion Petzold zur Bedeutung antiker Seelenführung habe ich wieder meinen Seneca und Marc Aurel gelesen und deren Weisheit klinisch genutzt.

391 Sieper, Johanna / Petzold, Hilarion G.: »Komplexes Lernen« in der Integrativen Therapie und Supervision. Seine neurowissenschaftlichen, psychologischen und behavioralen Dimensionen. In: *Polyloge* 10 (2002). http://www.fpi-publikation.de/supervision/alle-ausgaben/04–2011-sieper-j-petzold-h-g-komplexes-lernen-in-der-integrativen-therapie-und-supervision.html [Zugriff: 25.1.2018].

392 Levine, Peter A.: *Sprache ohne Worte. Wie unser Körper Trauma verarbeitet und uns in die innere Balance zurückführt.* München, 2012.

393 Siehe das Kapitel »Parteilichkeit statt Abstinenz« in: Wirtz/Zöbeli: *Hunger nach Sinn*, S. 155–162.

394 Vgl. van der Kolk, Bessel A. (Hg.): *Psychological Trauma.* Arlington: American Psychiatric Publishing, 1987; Ochberg, Frank M.: Post-Traumatic Therapy. In: Everly, George (Hg.): *Psychotraumatology. Key Papers and Core Concepts in Post-Traumatic Stress.* New York: Plenum Press, 1995, S. 245–264; Foa, Edna B. / Kean, Terence M. / Friedman, Matthew J.: Guidelines for the Treatment of PTSD. In: *Journal of Traumatic Stress* 13.4 (2000), S. 539–588.

395 Vgl. Wastell, Colin: *Understanding Trauma and Emotion. Dealing with Trauma Using an Emotion-focused Approach.* Crows Nest: Allen & Unwin, 2005; Horowitz, Mardi J.: *States of Mind. Analysis of Change in Psychotherapy.* New York: Plenum Medical Book Company, 1979; ders.: *Stress Response Syndromes.*

396 Vgl. Hass, Wolfgang / Petzold, Hilarion: Die Bedeutung der Forschung über soziale Netzwerke, Netzwerktherapie und soziale Unterstützung für die Psychotherapie. Diagnostische und therapeutische Perspektiven. In: Petzold, Hilarion / Märtens, Michael (Hg.): *Wege zu effektiven Psychotherapien. Psychotherapieforschung und Praxis.* 2 Bde. Opladen: Leske und Budrich, 1999. Hier: Bd. 1: Modelle, Konzepte, Settings, S. 193–272.

397 Vgl. Wilson: *The Posttraumatic Self*, S. 104, S. 211–212; 447.

398 Geller, Shari M. / Greenberg, Leslie S.: Therapeutic presence. Therapist's

experience of presence in the psychotherapeutic encounter. In: *Person-Centered & Experiential Psychotherapies* 1.1–2 (2002), S. 71–86; siehe auch: Geller, Shari M.: *Therapeutic Presence. A Mindful Approach to Effective Therapy.* Washington: American Psychological Association, 2012.

399 Vgl. Rogers, Carl R.: The foundations of the person-centered approach. In: *Education* 100.2 (1979), S. 96–107; ders.: *A Way of Being.* Boston: Houghton Mifflin, 1980; ders.: Client-centered therapy. In: Kutash, Irwin (Hg.): *Psychotherapist's Casebook. Theory and Technique in the Practice of Modern Therapies.* San Francisco: Jossey-Bass, 1986.

400 Rogers: *A Way of Being,* S. 129.

401 Zitiert nach: Bundschuh-Müller, Karin: »Es ist was es ist, sagt die Liebe …«. Achtsamkeit und Akzeptanz in der personenzentrierten und experimentellen Psychotherapie. In: Heidenreich, Thomas / Michalak, Johannes (Hg.): *Achtsamkeit und Akzeptanz in der Psychotherapie. Ein Handbuch.* Tübingen: DGVT, 2009, S. 419.

402 Baldwin, Michele: Interview with Carl Rogers on the use of the self in therapy. In: dies. (Hg.): *The use of self in therapy.* New York: Haworth, 2000, S. 29–38.

403 Hinshaw / Fischli: *C. G. Jung im Gespräch,* S. 201f. [Hervorhebung im Original].

404 Ebd., S.202.

405 Stern: *Der Gegenwartsmoment.*

406 Dantlgraber, Josef: Musikalisches Zuhören. Zugangswege zu den Vorgängen in der unbewussten Kommunikation. In: *Forum Psychoanalyse* 24 (2008), S. 161–176.

407 Ebd., S. 165.

408 Ebd., S. 175.

409 Jung: *GW* 16, § 99.

410 Heidegger, Martin: *Vorträge und Aufsätze.* 4. Aufl. Pfullingen: Neske, 1978, S. 44.

411 Vgl. Bachmann, Ingeborg: Die Wahrheit ist dem Menschen zumutbar. Rede zur Verleihung des Hörspielpreises der Kriegsblinden 1959. In: dies.: *Kritische Schriften.* Hg. von Monika Albrecht und Dirk Göttsche. München: Piper, 2005, S. 246–248.

412 Küchenhoff, Joachim: *Die Achtung vor dem Anderen. Psychoanalyse und Kulturwissenschaften im Dialog.* Velbrück: Wissenschaft, 2005, S. 88.

413 Vgl. Jung: *GW* 8, § 243.

414 Jung: *GW* 11, § 235, Anmerkung 100.

415 Vgl. Weischede/Zwiebel: *Neurose und Erleuchtung,* S. 166–177.

416 Ebd., S. 170.

417 Steele, Howard / Steele, Miriam: On the origins of reflective functioning. In: Busch, Fredric N. (Hg.): *Mentalization. Theoretical Considerations, Research Findings, and Clinical Implications.* New York: Analytic Press, 2008, S. 133–158; siehe auch: Brockmann, Josef / Kirsch, Holger: Konzept der Mentalisierung. Relevanz für die psychotherapeutische Behandlung. In: *Psychotherapeut* 55 (2010), S. 279–290.

418 Allen, Jon G. / Fonagy, Peter (Hg.): *Mentalisierungsgestützte Therapie. Das MBT-Handbuch – Konzepte und Praxis.* Stuttgart: Klett-Cotta, 2009.
419 Allen, Jon G. / Fonagy, Peter / Bateman, Anthony W.: *Mentalizing in Clinical Practice.* Arlington: American Psychiatric Publishing, 2008.
420 Sachsse, Ulrich: Täter-Introjekte und Opfer-Introjekte. Fremdkörper im Selbst. In: Dulz, Birger: *Traumazentrierte Psychotherapie. Theorie, Klinik und Praxis.* Stuttgart: Schattauer, 2004, S. 216.
421 Vgl. die klinische Anwendung dieses Konzeptes: Volk, Cornelia: *Entwurf eines entwicklungsorientierten psychodynamischen Therapieansatzes für früh traumatisierte Kinder.* Berlin: Humboldt-Universität, Dissertation, 2010.
422 Braun, Bennett G.: The BASK model of dissociation. In: *Dissociation. Progress in the Dissociative Disorders* 1.1 (1988), S. 4–23.
423 Target, Mary / Fonagy, Peter: Playing with reality, II. The development of psychic reality from a theoretical perspective. In: *Int J Psychoanal* 77, S. 459–479; Fonagy, Peter / Target, Mary: *Psychoanalyse und die Psychopathologie der Entwicklung.* Stuttgart: Klett-Cotta, 2006, S. 97f.; 158; 169; 234; 238; 306.
424 Ebd.
425 Weiterführende Literatur: Dornes, M.: Über Mentalisierung, Affektregulierung und die Entwicklung des Selbst. In: *Forum Psychoanalyse* 20 (2004), S. 175–199; Bateman, Anthony W. / Fonagy, Peter: *Psychotherapie der Borderline-Persönlichkeitsstörung. Ein mentalisierungsgestütztes Behandlungskonzept.* Gießen: Psychosozial-Verlag, 2014.
426 Jung: *GW* 10, § 856.
427 Vgl. Dehing, Jeff: The transcendent function. A critical re-evaluation. In: *Journal of Analytical Psychology* 38 (1993), S. 221–235; Clark, A.: »Fascination«, »contagion«, and naming what we do. Rethinking the transcendent function. In: *Journal of Analytical Psychology* 55 (2010), S. 634–649.
428 Jung: *GW* 8, § 131 [Hervorhebung von Jung].
429 Young-Eisendrath, Polly: Psychotherapy as ordinary transcendence. The unspeakable and the unspoken. In: dies. / Miller, Melvin E.: *The Psychology of Mature Spirituality. Integrity, Wisdom, Transcendence.* London: Routledge, 2000, S. 105–114.
430 Vgl. Winnicott, Donald W.: *Playing and Reality.* London: Routledge, 2005, S. 55ff.
431 Jung: *GW* 8, § 189.
432 Chhim Sotheara, Direktor der transkulturellen psychosozialen Organisation TPO Kambodscha, der viele Jahre mit den Überlebenden des Regimes der Roten Khmer gearbeitet hat, vertritt überzeugend: »Die Heilungsarbeit geht weiter. Die Auswirkungen von Völkermord unterliegen keiner zeitlichen Begrenzung. […] Heilung kommt nie zu spät, und Heilung kann noch immer geschehen.« In: Sothara, Muny / Strasser, Judith: *I Witness. Testimonies by Survivors of the Khmer Rouge.* Übersetzt von K. Tongngy / S. Sokhalay. Phnom Penh: TPO / JSRC Printing House, 2011, keine Seitenangabe [Übersetzung: U. W.].
433 Franz, Marie-Louise von: *Spiegelungen der Seele. Projektion und innere Sammlung.* Stuttgart: Kreuz, 1978.

434 Vgl. dies.: *Wissen aus der Tiefe.* Über Orakel und Synchronizität. München: Kösel, 1987, S. 12; dies.: *Archetypische Dimensionen der Seele.* Einsiedeln: Daimon, 1994, S. 480; dies.: *Divination und Synchronizität. Zur Psychologie des sinnvollen Zufalls.* Küsnacht: Stiftung für Jungsche Psychologie, 2014.

435 Schwartz-Salant, Nathan: *The Borderline Personality. Vision and Healing.* Wilmette, IL: Chiron, 1989; ders.: *The Mystery of Human Relationship. Alchemy and the Transformation of the Self.* London: Routledge, 1998.

436 Conforti, Michael: *Field, Form and Fate. Patterns in Mind, Nature, and Psyche.* Woodstock: Spring, 1999.

437 Stein, Murray (Hg.): *The Interactive Field in Analysis.* Wilmette, IL: Chiron, 1995.

438 Mansfield, Victor / Spiegelman, J. Marvin: On the physics and psychology of the transference as an interactive field. In: *Journal of Analytical Psychology* 41.2 (1996), S. 179–202.

439 Hill, David A.: *Soul's body. An imaginal re-viewing of morphic fields and morphic resonance.* Unveröffentlichte Dissertation. Carpinteria, CA: Pacifica Graduate Institute, 1996; Hinard, Valerie: Hidden dilemmas in the interactive field. Unveröffentlichte Masterarbeit. Carpinteria, CA: Pacifica Graduate Institute, 1996.

440 Stolorow, Robert D. / Brandchaft, Bernard / Atwood, George E.: *Psychoanalytic Treatment. An Intersubjective Approach.* Hillsdale, NJ: Analytic Press, 1987.

441 Schwartz-Salant, Nathan: On the interactive field as the analytic object. In: Stein, Murray (Hg.): *The Interactive Field in Analysis,* S. 1–36.

442 Ogden, Thomas H.: *Subjects of Analysis.* Northvale, NJ: Aronson, 1994.

443 Vgl. Colman, Warren: Symbolic conceptions. The idea of the third. In: *Journal of Analytical Psychology* 52 (2007), S. 565–683.

444 Jung: *GW* 16, § 166.

445 Vgl. ebd., § 163 und § 358.

446 Levinas, Emmanuel: *Die Spur des Anderen. Untersuchungen zur Phänomenologie und Sozialphilosophie.* Hg., übersetzt und eingeleitet von Wolfgang Nikolaus Krewani. Freiburg im Breisgau: Karl Alber, 1999.

447 Berner-Hürbin, Annie: *Eros. Die subtile Energie.* Basel: Schwabe, 1989.

448 Vgl. dies.: *Hippokrates und die Heilenergie: Alte und neue Modelle für eine holistische Therapeutik.* Basel: Schwabe, 2016, S. 46ff.

449 Blake, William: *Die Pforten der Wahrnehmung. Meine Erfahrung mit Meskalin.* München: Piper, 1964.

450 Vergil: *Georgica / Vom Landbau. Lateinisch/Detusch.* Hg. und übers. von Otto Schönberger. Stuttgart: Reclam, 1994, I,145.

451 Ders.: *10. Ekloge,* 69.

452 Alegiani, Regine: *Die späte Suche nach Grund. Eine analytische Psychotherapie im höheren Alter.* Göttingen: Vandenhoeck & Ruprecht, 2009.

453 Vgl. Bateman, Anthony W. / Fonagy, Peter: *Psychotherapy for Borderline Personality Disorder. Mentalization-Based Treatment.* Oxford: Oxford University Press, 2004, S. 97–103.

454 Zum Schutzengel-Motiv im Traumakontext siehe auch: Kalsched, Donald:

Trauma and Daimonic Reality in Ferenczi's later work. In: *Journal of Analytical Psychology* 48.4 (2003): S. 479–489; Ferenczi, Sándor: *The Clinical Diary of Sándor Ferenczi*. Hg. von Judith Dupont, übersetzt von Michael Balint und Nicola Zarday Jackson. Cambridge, MA: Harvard University Press, 1985, S. 9; 105.

455 Rilke, Rainer Maria: *Werke*. Hg. von Manfred Engel et al. Frankfurt am Main: Fülleborn, 1996. Hier: Bd. 1: *Gedichte*, S. 106.

456 Vgl. Bernstein: *Living in the Borderland*, S. 84; 94; 97; 168.

457 Das »Fatschenkind« (wie ein Windelpaket) ist ein Andachtsbild oder ein Votivbild, das einen eingewickelten Säugling darstellt, besonders beliebt in Bayern und Österreich. Es weckt Assoziationen an das Jesuskind in der Krippe.

458 Schwartz-Salant: *The Mystery of Human Relationship*, S. 7.

459 Vgl. Jung: *GW* 16, § 364.

460 Ebd., § 365.

461 Ebd., § 371.

462 Ders.: *GW* 8, § 146.

463 Rilke, Rainer Maria: Brief an Franz Xaver Kappus vom 14. Mai 1904. In: ders.: *Briefe*. 3. Bde. Hg. vom Rilke-Archiv in Weimar, in Verbindung mit Ruth Sieber-Rilke, besorgt durch Karl Altheim. Frankfurt am Main: Insel, 1980. Hier: Bd. 1, S. 37.

464 Vgl. Miller, Jeffrey C.: *The Transcendent Function. Jung's Model of Psychological Growth through Dialogue with the Unconscious*. Albany: State University Press, 2004, S. 128–133.

465 Jung: *GW* 14/II, § 168.

466 Vgl. auch Hogenson: The Self, the symbolic, and synchronicity.

467 Vgl. Johnson, St.: *Emergence. The connected live of ants, brains, cities, and software*. New York: Sribners, 2001, S. 18.

468 Hogenson: The Self, the symbolic and synchronicity.

469 Intersubjektivisten sprechen von einer »intersubjektivistischen Systemtheorie«. Vgl. Stolorow, Robert D.: Intersubjective-systems theory. A phenomenological-contextualist psychoanalytic perspective. In: *Psychoanalytic Dialogues* 23 (2013), S. 383–389; ders. / Atwood, George E. / Orange, Donna M.: *Worlds of Experience. Interweaving Philosophical and Clinical Dimensions in Psychoanalysis*. New York: Basic Books, 2002.

470 Dies bringt auch Leonard Cohen in einem Liedtext zum Ausdruck, in dem es heißt: »There is a crack in everything. / That's how the light gets in.« Cohen, Leonard: Anthem. In: *The Future*. Columbia Records, 1992.

471 Vgl. Cambray, Joseph: Towards the feeling of emergence. In: *Journal of Analytical Psychology* 51 (2006), S. 1–20; ders.: Synchronicity and emergence. In: *American Imago* 59.4 (2002), S. 409–434.

472 Vgl. auch: Hall, James A.: The watcher at the gates of dawn. The transformation of self in liminality and by the transcendent function. In: Schwartz-Salant, Nathan / Stein, Murray (Hg.): *Liminality and Transitional Phenomena*. Wilmette, IL: Chiron, 1991, S. 33–51.

473 Hock, Dee W.: *Die chaordische Organisation*. Stuttgart: Klett-Cotta, 2001.

474 Jung: *GW* 9/I, § 82.
475 Vgl. Saint-Exupéry, Antoine: Der Kleine Prinz. Saint-Exupéry, Antoine: Der Kleine Prinz. 13. Aufl. Düsseldorf: Karl Rauch, 2003, Kapitel XXI, S. 90–95.
476 Hüther, Gerald: The central adaptation syndrome. Psychosocial stress as a trigger for adaptive modification of brain structure and brain function. In: *Prog Neurobiol* 48 (1996), S. 569–612.
477 Jung, C. G.: *Analytische Psychologie. Nach Aufzeichnungen des Seminars 1925.* Hg. von William McGuire. Solothurn: Walter, 1995, S. 35.
478 Vgl. ders.: *GW* 6, § 793f.
479 Ders.: *GW* 9/I, § 487.
480 Vgl. Wilson: *The Posttraumatic Self*, S. 188.
481 Wirtz: *Seelenmord.*
482 Jung: *GW* 9/I, § 397.
483 Vgl. Sothara/Strasser: *I Witness. Testimonies by Survivors of the Khmer Rouge.*
484 Heidegger, Martin: *Sein und Zeit.* Tübingen: Niemeyer, 2001, S. 264.
485 Canacakis, Jorgos: *Ich sehe deine Tränen. Trauern, Klagen, Leben können.* Stuttgart: Kreuz, 1987.
486 Petzold, Hilarion G.: Integrative Traumatherapie und »Trostarbeit«. Ein nicht-exponierender, leibtherapeutischer und lebenssinnorientierter Ansatz risikobewusster Behandlung. In: *Polyloge* 3 (2004). http://www.fpi-publikation.de/images/stories/downloads/polyloge/Petzold-Trauma-Trost-Polyloge-03–2004.pdf [Zugriff: 26.1.2018].
487 Ebd.
488 Mitschke-Collande, Cornelius von: Gestärkt durch die Krise. In: *Bewusstseinswissenschaften. Transpersonale Psychologie und Psychotherapie* 18.1 (2012), S. 65–77.
489 Ders.: Die Kompetenz der Transzendenzfähigkeit. Eine Studie zur Bewusstseinsforschung. Oldenburg: Dissertation, 2010. http://oops.uni-oldenburg.de/954/1/mitkom10.pdf [Zugriff: 26.1.2018].
490 Ebd.
491 Vgl. Wilson: *The Posttraumatic Self*, S. 191.
492 Maslow, Abraham: Lernerfahrungen aus Gipfelerlebnissen. In: *Zeitschrift für Transpersonale Psychologie* 1.2 (1982), S. 131–145; siehe auch: ders.: *Religions, Values, and Peak-Experiences.* New York: Penguin, 1970.
493 Peterson, Christopher / Seligman, Martin E. P.: *Character Strengths and Virtues. A Handbook and Classification.* New York: Oxford University Press, 2004.
494 Vgl. Wilson: *The Posttraumatic Self*, S. 7.
495 Vgl. Frankl, Viktor: *Der Wille zum Sinn.* Berlin: Huber, 2012.
496 Nietzsche, Friedrich: *Werke in 3 Bänden.* München: Hanser, 1954. Hier: Bd. 2, S. 944.
497 Frankl, Viktor: *Die Sinnfrage in der Psychotherapie.* München: Piper, 1981, S. 65.
498 Jakel, Barbara: Spirituelle Aspekte des pränatalen Erlebens und ihre künstlerische Verarbeitung. In: Hampe, Ruth (Hg.): *Trauma und Kreativität. Therapie mit künstlerischen Medien.* Bremen: Universität Bremen, 2003, S. 133–143.

499 Kalsched: *The Inner World of Trauma*, S. 193.

500 Eskandari-Grünberg, Nargess: »Ich kenne nur die Stimmen«. Im Gespräch mit Philip Eppelsheim, Friederike Haupt und Volker Zastrow. In: *Frankfurter Allgemeine Zeitung* vom 27. Oktober 2012. http://www.faz.net/aktuell/politik/ausland/opfer-des-chomeini-regimes-ich-kenne-nur-die-stimmen-11940962.html [Zugriff: 31.11.2017].

501 Yazbek, Samar: *Schrei nach Freiheit.* Aus dem Arabischen von Larissa Bender. München: dtv, 2013.

502 Ausführlich zu Überwindungserfahrungen und stoischer Therapeutik: Petzold, Hilarion G.: Trauma und »Überwindung«. Menschenrechte, Integrative Traumatherapie und die »philosophische Therapeutik« der Hominität. In: *Integrative Therapie* 4 (2001), S. 344–412.

503 Jung: *GW* 11, § 400.

504 Siehe auch Lamp, Judith Fulton: *Like Smoke to the Gods. Toward a Theory of Sacrifice in Depth Psychological Process*. Carpinteria, CA: Pacifica Graduate Institute, 2004. ProQuest/UMI 3264666.

505 Das Kapitel »Das Opfer« in *Symbole der Wandlung* (*GW* 5, entstanden 1911–1912) und das *Rote Buch* standen am Anfang seines Werks, später folgte die Analyse »Das Wandlungssymbol in der Messe« (*GW* 11, §§ 296–448).

506 Jung: *Das Rote Buch. Der Text*, S. 133.

507 Vgl. ebd., S. 171f.

508 Ebd., S. 173.

509 Ebd., S. 172, Anmerkung 118.

510 Ders.: *GW* 11, § 397.

511 Ders.: *GW* 4, § 772.

512 Ebd., § 773.

513 Ders.: *Das Rote Buch. Der Text*, S. 394.

514 Ders.: *Erinnerungen*, S. 188.

515 Eine differenzierte Auseinandersetzung findet sich in: Höfer, Renate: *Die Hiobsbotschaft C. G. Jungs. Folgen sexuellen Missbrauchs.* Lüneburg: Dietrich zu Klampen, 1993, Kapitel »Die Inzest-Thematik bei Jung«, S. 304–330.

516 Jung: *Erinnerungen*, S. 189.

517 Höfer: *Die Hiobsbotschaft C. G. Jungs.*

518 Ebd., S. 13.

519 Vgl. Jung: *Erinnerungen*, S. 25f.

520 Vgl. ebd., S. 35.

521 Vgl. ebd., S. 51ff.

522 Höfer: *Die Hiobsbotschaft C. G. Jungs*, S. 77.

523 Ebd., S. 52.

524 Vgl. Jung: *Erinnerungen*, S. 24f.

525 Ebd., S. 25.

526 Ebd., S. 24.

527 Stein, Murray: *Leiden an Gott-Vater. C. G. Jungs Therapiekonzept für das Christentum*. Stuttgart: Kreuz, 1988, S. 111.

528 Vgl. Knox, Jean: Trauma and defenses. Their roots in relationship – an overview. In: *Journal of Analytical Psychology* 48.2 (2003), S. 219.

529 Samuels, Andrew: *Jung und seine Nachfolger. Neuere Entwicklungen der Analytischen Psychologie.* Stuttgart: Klett-Cotta, 1989.
530 Ebd., S. 119; 131.
531 Vgl. Levine, Stephen K.: *Trauma, Tragedy, Therapy. The Arts and Human Suffering.* London: Jessica Kingsley, 2009, S. 53; siehe auch: ebd., S. 63; 80.
532 Vgl. Grotstein, James S.: »The sins of the fathers ...«. Human sacrifice and the inter- and trans-generational neurosis/psychosis. In: *International Journal of Psychotherapy* 2.1 (1997), S. 13.
533 Vgl. Bollas, Christopher: *The Shadow of the Object. Psychoanalysis of the Unthought Known.* New York: Columbia University Press, 1987, S. 157–167.
534 Vgl. Grotstein, James S.: Why Oedipus and not Christ? A psychoanalytic inquiry into innocence, human sacrifice, and the sacred. Bd. 1: Innocence, spirituality, and human sacrifice. In: *The American Journal of Psychoanalysis* 57.3 (1997), S. 197–200.
535 Bloomfield, O. H.: Parasitism, projective identification, and the Faustian bargain. In: *International Journal of Psychoanalysis* 12 (1985), S. 299–310.
536 Vgl. Lindy, Jacob D. / Lifton, Robert Jay (Hg.): *Beyond Invisible Walls. The Psychological Legacy of Soviet Trauma, East European Therapists and Their Patients.* New York: Brunner-Routledge, 2001.
537 Martz, Erin / Lindy, Jacob D.: Exploring the Trauma Membrane Concept. In: Martz, Erin (Hg.): *Trauma Rehabilitation After War and Conflict. Community and Individual Perspectives.* New York: Springer, 2010, S. 27–54.
538 Ebd., S. 28.
539 Alford, C. Fred: *After the Holocaust. The Book of Job, Primo Levi, and the Path to Affliction.* Cambridge: Cambridge University Press, 2009, S. 3.
540 Jacob D. Lindy, zitiert nach: Martz/Lindy: Exploring the Trauma Membrane Concept, S. 34.
541 Beckrath-Wilking, Ulrike: *Traumafachberatung, Traumatherapie & Traumapädagogik.* Paderborn: Junfermann, 2013, S. 53.
542 Vgl. Kradin, Richard: The roots of empathy and aggression in analysis. In: *Journal of Analytical Psychology* 50.4 (2005), S. 432ff.
543 Dreifuss, Gustav: *Studies in Jungian Psychology. Work and Reflections Life Long.* Haifa: Self-publication, 2003, S. 87–142.
544 Vgl. Müller-Hohagen, Jürgen: *Verleugnet, verdrängt, verschwiegen. Seelische Nachwirkungen der NS-Zeit und Wege zu ihrer Überwindung.* München: Kösel 2005; ders.: *Geschichte in uns. Seelische Auswirkungen bei den Nachkommen von NS-Tätern und Mitläufern.* München: Dachau Institut, 2003.
545 Jung.: *GW* 16, § 270.
546 Ebd.
547 Vgl. ders.: *GW* 8, § 253.
548 Ebd., § 204 [Hervorhebung von Jung].
549 Ebd.
550 Winnicott, Donald W.: *Reifungsprozesse und fördernde Umwelt.* München: Kindler, 1974.
551 Ebd., S. 187.
552 Kalsched: *The Inner World of Trauma*, S. 12.

553 Vgl. Jung: *GW* 7, § 246.
554 Ebd.,§ 245 [Hervorhebung von Jung].
555 Vgl. ders.: *GW* 7, § 505.
556 Welwood, John: *Perfect Love, Imperfect Relationships. Healing the Wound of the Heart.* Boston: Trumpeter Books, 2006, S. 197.
557 Jung: *GW* 9/I, § 179.
558 Ders.: *GW* 7, § 186 [Hervorhebung von Jung].
559 Winnicott, Donald W.: *Vom Spiel zur Kreativität.* Stuttgart: Klett-Cotta, 1971, S. 134.
560 Vgl. Putnam, Frank W.: *Diagnosis and Treatment of Multiple Personality Disorder.* New York: Guilford, 1989, S. 360.
561 Jung: *GW* 11, § 746.
562 Ders.: *GW* 5, § 253.
563 Ders.: *GW* 6, § 311.
564 Bion, Wilfred R.: Angriffe auf Verbindungen. In: Spillius, Elisabeth Bott (Hg.): *Melanie Klein heute. Bd. 1: Beiträge zur Theorie.* Stuttgart: Verlag Internationale Psychoanalyse, 1995, S. 110–129.
565 Vgl. Kast, Verena: *Mann und Frau im Märchen. Eine psychologische Deutung.* Olten: Walter, 1983, S. 36.
566 Vgl. Drewermann, Eugen: *Das Mädchen ohne Hände. Märchen Nr. 31 aus der Grimmschen Sammlung.* Illustriert von Ingritt Neuhaus. Olten: Walter, 1981; Franz, Marie-Louise von: *Das Weibliche im Märchen.* Bonz: Stuttgart 1977.
567 Toyoda, Sonoko: *Memories of Our Lost Hands. Searching for Feminine Spirituality and Creativity.* (Carolyn and Ernest Fay Series in Analytical Psychology 12.) Texas: University Press, 2006.
568 Vgl. Wirtz: *Seelenmord,* S. 65–75.
569 Vgl. Rosenberg, Jack Lee / Rand, Marjorie L. / Asay, Diane: *Körper, Selbst und Seele. Ein Weg zur Integration.* Paderborn: Junfermann, 1996.
570 Vgl. Rothschild, Babette: *Der Körper erinnert sich. Die Psychophysiologie des Traumas und der Traumabehandlung. Übersetzt von* Theo Kierdorf und Hildegard *Höhr.* Essen: Synthesis, 2011.
571 Iljine, Vladimir: *Das therapeutische Theater,* 1965, zitiert in: Petzold, Hilarion / Schay, Peter / Scheiblich, Wolfgang: *Integrative Suchtarbeit. Innovative Modelle, Praxisstrategien und Evaluation.* Wiesbaden: Verlag für Sozialwissenschaften, 2006, S. 627–713.
572 Jung: *GW* 12, § 157.
573 Damásio, António R.: *Descartes' Irrtum – Fühlen, Denken und das menschliche Gehirn.* München: List, 1994; ders.: *Ich fühle, also bin ich. Die Entschlüsselung des Bewusstseins.* München: List, 2000.
574 LeDoux, Joseph: *Das Netz der Gefühle.* Übersetzt von Friedrich Griese. München: dtv, 2004; ders.: *Das Netz der Persönlichkeit.* Übersetzt von Christoph Trunk. München: dtv, 2006.
575 Ogden, Pat / Minton, Kekuni / Pain, Clare: *Trauma und Körper. Ein sensumotorisch orientierter psychotherapeutischer Ansatz.* Paderborn: Junfermann, 2009.
576 Eine detaillierte Diskussion findet sich bei: Petzold, Hilarion G.: Trauma und

Beunruhigung, Trauer und Trostarbeit. Über Katastrophen, kollektive Gedächtnisdynamik, heftige und sanfte Gefühle – Kulturtheoretische und neuropsychologische Überlegungen der Integrativen Therapie. In: *Polyloge* 29 (2008). http://www.fpi-publikation.de/images/stories/downloads/polyloge/hg_petzold-polyloge-29–2008.pdf [Zugriff: 14.12.2017].

577 Schore, Allan N.: *Affektregulation und die Reorganisation des Selbst.* Stuttgart: Klett-Cotta, 2009.

578 Hüther, Gerald: Wie Embodiment neurobiologisch erklärt werden kann. In: Storch, Maja et al. (Hg.): *Embodiment. Die Wechselwirkung von Körper und Psyche verstehen und nutzen.* Bern: Huber, 2006, S. 73–98.

579 Detailliertere Informationen sind zu finden bei: Wylie, Mary Sykes: The limits of talk. Bessel van der Kolk wants to transform the treatment of trauma. In: *Psychotherapy Networker* 28.1 (2004), S. 30–41.

580 Wilkinson, Margaret: *Coming into Mind. The Mind Brain Relationship – a Jungian Clinical Perspective.* Hove: Routledge, 2006.

581 Knox, Jean: *Archetype, Attachment, Analysis. Jungian Psychology and the Emergent Mind.* Hove: Routledge, 2003.

582 Levine, Peter A.: *Trauma-Heilung. Das Erwachen des Tigers – unsere Fähigkeit, traumatische Erfahrungen zu transformieren.* Essen: Synthesis, 1998; ders.: *Vom Trauma befreien. Wie Sie seelische und körperliche Blockaden lösen.* München: Kösel, 2007.

583 Jung: *GW* 8, § 418.

584 Ders.: *GW* 10, § 195.

585 Mindell, Arnold: *Der Leib und die Träume. Prozessorientierte Psychologie in der Praxis.* Paderborn: Junfermann, 1987.

586 Persönliche Mitteilung, 27. Januar 2013 [Übersetzung aus dem Englischen: U. W.].

587 Vgl. Boadella, David: Awakening sensibility, recovering motility. Psychophysical synthesis at the foundations of body-psychotherapy – the 100-year legacy of Pierre Janet (1859–1947). In: *International Journal of Psychotherapy* 2.1 (1997), S. 45–56.

588 Vgl. Jung, C. G.: *The Visions Seminars. From the Complete Notes of Mary Foote. Book 2: Parts 8–13.* Zürich: Spring, 1976, S. 473.

589 Jung: *GW* 18, § 149.

590 Ders.: *GW* 9/I, § 291.

591 Vgl. Heuer, Gottfried: »In my flesh I shall see god«. Jungian body psychotherapy. In: Totton, Nick (Hg.): *New Dimensions in Body Psychotherapy.* Maidenhead: Open University Press, 2005, S. 106.

592 Jung: *GW* 18/I, § 40.

593 Ders.: *GW* 11, § 36.

594 Vgl. Mansfield/Spiegelman: On the physics and psychology of the transference as an interactive field, S. 186.

595 Vgl. Schwartz-Salant: *The Mystery of Human Relationship*, S. 154.

596 Jung: *GW* 11, §§ 859–876.

597 Ebd., § 876.

598 Vgl. Schlamm, Leon: Revisiting Jung's dialogue with Yoga. Observations

from transpersonal psychology. In: *International Journal of Jungian Studies* 2.1 (2010), S. 32–44.

599 Harris, Judith: *Jung and Yoga. The Psyche–Body Connection*. Toronto: Inner City Books, 2001.

600 Weiser, Regina / Dunemann, Angela: *Yoga in der Traumatherapie.* Stuttgart: Klett-Cotta, 2010, S. 8.

601 Siehe die Webseite des Instituts: http://www.traumacenter.org.

602 Zum Thema »Yoga und Trauma-Therapie« siehe auch: Dunemann-Gulde, Angela / Weiser, Regina / Pfahl, Joachim: *Traumasensibles Yoga – TSY. Posttraumatisches Wachstum und Entwicklung von Selbstmitgefühl.* Stuttgart: Klett-Cotta, 2017; Härle, Dagmar: *Körperorientierte Traumatherapie. Sanfte Heilung mit traumasensitivem Yoga.* Paderborn: Junfermann, 2015; Härle, Dagmar: *Praxisbuch traumasensitives Yoga. Über die heilende Wirkung von Yoga bei komplexen Traumata.* Paderborn: Junfermann, 2016; Emerson, David: *Trauma-Yoga in der Therapie. Die Einbeziehung des Körpers in die Traumabehandlung – eine Anleitung für Therapeuten.* Übersetzt von Theo Kierdorf und Hildegard Höhr. Lichtenau: Probst, 2015.

603 Vgl. Jung: *Das Rote Buch. Der Text*, S. 68f.

604 Améry, Jean: *Weiterleben – aber wie? Essays 1968–1978.* Stuttgart: Klett-Cotta, 1982.

605 »*At the Mind's Limits*« lautet der Titel der englischen Übersetzung von: Améry: *Jenseits von Schuld und Sühne. Bewältigungsversuche eines Überwältigten.*

606 Wilson: *The Posttraumatic Self.*

607 Vgl. Safranski: *Das Böse oder Das Drama der Freiheit.*

608 Vgl. Arendt, Hannah: Das spezifisch Böse der Gewalt ist ihre Stummheit. In: dies.: *Denktagebuch, 1950–1973.* München: Piper, 2002, S. 345.

609 Rajagopalachari, Chakravarti: *Sri Ramakrishna Upanishad.* Morrisville, NC: Lulu Press, 2013, Kapitel XXVI »Your Own Mother«, o. S. [Übersetzung: U. W.].

610 Jung: *Erinnerungen*, S. 384.

611 Comte-Sponville, André: *Woran glaubt ein Atheist? Spiritualität ohne Gott.* Zürich: Diogenes, 2008, S. 169.

612 Jung: *GW* 13, § 199.

613 Vgl. ders.: *GW* 16, § 464.

614 Vgl. Linley, P. Alex: Positive adaption to trauma. Wisdom as both process and outcome. In: *Journal of Traumatic Stress* 16.6 (2003), S. 601–610.

615 Sachs, Nelly: Brief an Paul Celan vom 1. September 1958. In: Celan/Sachs: *Briefwechsel*, S. 13.

Literatur

Adler, Gerhard: Aspekte von Jungs Persönlichkeit und Werk. In: *Analytische Psychologie* 6 (1975), S. 205–217.

Adorno, Theodor W.: Kulturkritik und Gesellschaft. In: *Gesammelte Schriften.* Hg. von Rolf Tiedemann. Frankfurt am Main: Suhrkamp, 1977.

Alegiani, Regine: *Die späte Suche nach Grund. Eine analytische Psychotherapie im höheren Alter.* Göttingen: Vandenhoeck & Ruprecht, 2009.

Alford, C. Fred: *After the Holocaust. The Book of Job, Primo Levi, and the Path to Affliction.* Cambridge: Cambridge University Press, 2009.

Allen, Jon G. / Fonagy, Peter (Hg.): *Mentalisierungsgestützte Therapie. Das MBT-Handbuch – Konzepte und Praxis.* Stuttgart: Klett-Cotta, 2009.

Allen, Jon G. / Fonagy, Peter / Bateman, Anthony W.: *Mentalizing in Clinical Practice.* Arlington: American Psychiatric Publishing, 2008.

Améry, Jean: *Jenseits von Schuld und Sühne. Bewältigungsversuche eines Überwältigten.* 7. Aufl. Stuttgart: Klett-Cotta, 2012.

Améry, Jean: *Weiterleben – aber wie? Essays 1968–1978.* Stuttgart: Klett-Cotta, 1982.

Anderssen-Reuster, Ulrike: *Achtsamkeit in Psychotherapie und Psychosomatik. Haltung und Methode.* Stuttgart: Schattauer, 2007.

Anderssen-Reuster, Ulrike et al. (Hg.): *Psychotherapie und buddhistisches Geistestraining. Methoden einer achtsamen Bewusstseinskultur.* Stuttgart: Schattauer, 2013.

Angelus Silesius: *Cherubinischer Wandersmann. Sämtliche poetische Werke.* 3 Bde. Hg. und eingeleitet von Hans Ludwig Held. München: Hanser, 1952.

Antonovsky, Aaron: *Health, Stress, and Coping. New Perspectives on Mental and Physical Well-Being.* San Francisco: Jossey-Bass, 1979.

Antonovsky, Aaron: *Salutogenese. Zur Entmystifizierung der Gesundheit.* Hg. von Alexa Franke. Tübingen: DGVT-Verlag, 1997.

Apollodorus: *The Library of Greek Mythology.* Übersetzt von Robin Hard. Oxford: Oxford University Press, 1997.

Arendt, Hannah: *Denktagebuch, 1950–1973.* München: Piper, 2002.

Arendt, Hannah: *Eichmann in Jerusalem. Ein Bericht von der Banalität des Bösen.* München u. a.: Piper, 2011.

Arendt, Hannah: *Men in Dark Times.* New York: Harcourt, Brace & World, 1968.

Arendt, Hannah: *On Violence.* New York: Harcourt, Brace & World, 1970.

Arendt, Hannah: Über das Böse. Eine Vorlesung zu Fragen der Ethik. Aus dem Nachlass hg. von Jerome Kohn. Übersetzt aus dem Englischen von Ursula Ludz. München: Piper, 2006.

Arendt, Hannah / Jaspers, Karl: *Briefwechsel 1926–1969.* Hg. von Lotte Köhler. München: Piper, 1991.

Asper, Kathrin: Anmerkungen zu Supervision und Selbstwertstörungen. In:

Handbuch zur Supervision. Hg. vom C.G. Jung-Institut. Zürich, 1998, S. 19–21.

Atmanspacher, Harald / Primas, Hans: Pauli's ideas on mind and matter in the context of contemporary science. In: *Journal of Consciousness Studies* 13.3 (2006), S. 5–50.

Bach, Inka / Galle, Helmut: *Deutsche Psalmendichtung vom 16.–20. Jahrhundert.* Berlin / New York: de Gruyter, 1989.

Bachhofen, Andreas: *Trauma und Beziehung. Grundlagen eines intersubjektiven Behandlungsansatzes.* Stuttgart: Klett-Cotta, 2012.

Bachmann, Ingeborg: Die Wahrheit ist dem Menschen zumutbar. Rede zur Verleihung des Hörspielpreises der Kriegsblinden 1959. In: dies.: *Kritische Schriften.* Hg. von Monika Albrecht und Dirk Göttsche. München: Piper, 2005, S. 246–248.

Bair, Deirdre: *C. G. Jung. Eine Biographie.* Aus dem Amerikanischen übersetzt von Michael Müller. München: Knaus, 2005.

Bair, Deirdre: *Jung. A Biography.* Boston / New York / London: Little, Brown & Company, 2003.

Baldwin, Michele: Interview with Carl Rogers on the use of the self in therapy. In: dies. (Hg.): *The use of self in therapy.* New York: Haworth, 2000, S. 29–38.

Bastiaans, Jan: Das Phasensystem des KZ-Syndroms. In: *Psychologie Heute* 1 (1978), S. 71–77.

Bateman, Anthony W. / Fonagy, Peter: *Psychotherapie der Borderline-Persönlichkeitsstörung. Ein mentalisierungsgestütztes Behandlungskonzept.* Gießen: Psychosozial-Verlag, 2014.

Bateman, Anthony W. / Fonagy, Peter: *Psychotherapy for Borderline Personality Disorder. Mentalization-Based Treatment.* Oxford: Oxford University Press, 2004.

Baumeister, Roy F.: *Escaping the Self. Alcoholism, Spirituality, Masochism, and Other Flights from the Burden of Selfhood.* New York: Basic Books, 1991.

Beach, Brewster Y.: God as Trauma. http://www.cgjungpage.org/learn/articles/analytical-psychology/602-god-as-trauma (Internetseite von *The Jung Center* in Houston, Texas) [Zugriff: 24.1.2018].

Becker, David: *Die Erfindung des Traumas. Verflochtene Geschichten.* Berlin: Freitag, 2006.

Becker, David: Extremes Leid und die Perspektive posttraumatischen Wachstums. Realitätsverleugnung, naives Wunschdenken oder doch ein Stück wissenschaftliche Erkenntnis? In: *Zeitschrift für Psychotraumatologie, Psychotherapiewissenschaft, Psychologische Medizin* 7.1 (2009), S. 21–34.

Becker, David: *Ohne Hass keine Versöhnung. Das Trauma der Verfolgten.* Freiburg im Breisgau: Kore, 1992.

Becker, David: Trauma, Traumabehandlung, Traumageschäft. In: Moser, Catherine / Nyfeler, Doris / Verwey, Martine (Hg.): *Traumatisierung von Flüchtlingen und Asylsuchenden. Einfluss des politischen, sozialen und medizinischen Kontextes.* Zürich: Seismo 2001, S. 18–30.

Beckrath-Wilking, Ulrike: *Traumafachberatung, Traumatherapie & Traumapädagogik.* Paderborn: Junfermann, 2013.

Beisser, Arnold: The paradoxical theory of change. In: Fagan, Joen / Shepard, Irma

Lee (Hg.): *Gestalt Therapy Now. Theories, Techniques, Applications*. New York: Harper & Row, 1971, S. 77–80.
Belschner, Wilfried: Tun und Lassen. Ein komplementäres Konzept der Lebenskunst. In: *Transpersonale Psychologie und Psychotherapie* 7.2 (2001), S. 85–102.
Bergin, Allen E.: Values and religious issues in psychotherapy and mental health. In: *American Psychologist* 46 (1991), S. 394–403.
Berner-Hürbin, Annie: *Eros. Die subtile Energie*. Basel: Schwabe, 1989.
Berner-Hürbin, Annie: *Hippokrates und die Heilenergie: Alte und neue Modelle für eine holistische Therapeutik*. Basel: Schwabe, 2016.
Berner-Hürbin, Annie: *Psyche, Energie, Ekstase. Sokratische Psychotherapie und aktuelle Bewusstseinsforschung*. Frauenfeld: Huber, 2008.
Bernstein, Jerome: *Living in the Borderland. The Evolution of Consciousness and the Challenge of Healing Trauma*. London: Routledge, 2005.
Berry, Patricia: The Rape of Demeter/Persephone and Neurosis. In: *Spring* (1975), S. 186–198.
Bion, Wilfred R.: Angriffe auf Verbindungen. In: Spillius, Elisabeth Bott (Hg.): *Melanie Klein heute. Bd. 1: Beiträge zur Theorie*. Stuttgart: Verlag Internationale Psychoanalyse, 1995, S. 110–129.
Blake, William: *Die Pforten der Wahrnehmung. Meine Erfahrung mit Meskalin*. München: Piper, 1964.
Bloomfield, O. H.: Parasitism, projective identification, and the Faustian bargain. In: *International Journal of Psychoanalysis* 12 (1985), S. 299–310.
Boadella, David: Awakening sensibility, recovering motility. Psycho-physical synthesis at the foundations of body-psychotherapy – the 100-year legacy of Pierre Janet (1859–1947). In: *International Journal of Psychotherapy* 2.1 (1997), S. 45–56.
Boff, Leonardo: *Die Logik des Herzens. Wege zu neuer Achtsamkeit*. Düsseldorf: Patmos, 1999.
Bohr, Niels: *Atomphysik und menschliche Erkenntnis II*. Braunschweig: Vieweg, 1966.
Bollas, Christopher: *The Shadow of the Object. Psychoanalysis of the Unthought Known*. New York: Columbia University Press, 1987.
Bonhoeffer, Dietrich: *Werke*. 17 Bde. Hg. von Eberhard Bethge et al. München/ Gütersloh: Kaiser, 1986–1999.
Braun, Bennett G.: The BASK model of dissociation. In: *Dissociation. Progress in the Dissociative Disorders* 1.1 (1988), S. 4–23.
Braun, Claus: *Die therapeutische Beziehung. Konzept und Praxis in der Analytischen Psychologie C. G. Jungs*. Stuttgart: Kohlhammer, 2016.
Brenner, Rachel Feldhay: *Writing as Resistance. Four Women Confronting the Holocaust*. University Park: University of Pennsylvania Press, 1997.
Brewin, Chris R.: Psychological defenses and the distortion of meaning. In: Power, Michael J. (Hg.): *The Transformation of Meaning in Psychological Therapies*. Chichester: Wiley, 1997, S. 107–123.
Brezzi, Francesca / Hillesum, Etty: An »atypical« mystic. In: Smelik, Klaas A. D. et al.: *Spirituality in the Writings of Etty Hillesum. Proceedings of the Etty Hille-*

sum Conference at Ghent University, November 2008. Leiden/Boston: Brill, 2011, S. 173–190.
Brockmann, Josef / Kirsch, Holger: Konzept der Mentalisierung. Relevanz für die psychotherapeutische Behandlung. In: *Psychotherapeut* 55 (2010), S. 279–290.
Brück, Michael von: Spiritualität. Personale oder transpersonale Entwicklung? In: *Existenzanalyse* 28.2 (2011), S. 6–10.
Brück, Michael von: *Wie können wir leben? Religion und Spiritualität in einer Welt ohne Maß.* München: Beck, 2002.
Brutsche, Diane Cousineau: Lady Soul. In: *Spring* 82 (2009), S. 101–113.
Bucher, Anton: *Psychologie und Spiritualität.* Basel: Beltz, 2007.
Bundschuh-Müller, Karin: »Es ist was es ist, sagt die Liebe …«. Achtsamkeit und Akzeptanz in der personenzentrierten und experimentellen Psychotherapie. In: Heidenreich, Thomas / Michalak, Johannes (Hg.): *Achtsamkeit und Akzeptanz in der Psychotherapie. Ein Handbuch.* Tübingen: DGVT, 2009, S. 423–476.
Caldwell, Sarah: *Oh Terrifying Mother. Sexuality, Violence, and Worship of the Goddess Kāli.* Oxford: Oxford University Press, 1999.
Calhoun, Lawrence G. et al.: A correlational test of the relationship between posttraumatic growth, religion, and cognitive processing. In: *Journal of Traumatic Stress* 13.3 (2000), S. 521–527
Cambray, Joseph: Synchronicity and emergence. In: *American Imago* 59.4 (2002), S. 409–434.
Cambray, Joseph: Towards the feeling of emergence. In: *Journal of Analytical Psychology* 51 (2006), S. 1–20.
Cameron, Julia: *The Artist's Way. A Spiritual Path to Higher Creativity.* New York: Putman, 2002.
Canacakis, Jorgos: *Ich sehe deine Tränen. Trauern, Klagen, Leben können.* Stuttgart: Kreuz, 1987.
Celan, Paul: *Die Gedichte. Kommentierte Gesamtausgabe in einem Band.* Hg. und kommentiert von Barbara Wiedemann. Frankfurt am Main: Suhrkamp, 2003.
Celan, Paul: *Gesammelte Werke in 5 Bänden.* Hg. von Beda Allemann und Stefan Reichert. Frankfurt am Main: Suhrkamp, 1983.
Celan, Paul: *Der Meridian. Endfassung, Entwürfe, Materialien.* Hg. von Bernhard Böschenstein und Heino Schmull. Frankfurt am Main: Suhrkamp, 1999.
Celan, Paul: *Von Schwelle zu Schwelle. Vorstufen, Textgenese, Endfassung.* Bearbeitet von Heino Schmull unter Mitarbeit von Christiane Braun und Markus Heilmann. In: ders.: *Werke. Tübinger Ausgabe.* Hg. von Jürgen Wertheimer. Frankfurt am Main: Suhrkamp, 2002.
Celan, Paul / Hirsch, Rudolf: *Briefwechsel.* Hg. von Joachim Seng. Frankfurt am Main: Suhrkamp, 2004.
Celan, Paul / Sachs, Nelly: *Briefwechsel.* Hg. von Barbara Wiedemann. Frankfurt am Main: Suhrkamp, 1993.
Chhim, Sotheara: Baksbat (Broken Courage). The development and validation of the inventory to measure Baksbat, a Cambodian trauma-based cultural syn-

drome of distress. In: *Culture, Medicine, and Psychiatry* 36.4 (2012), S. 640–659.

Chhim, Sotheara: Baksbat (Broken Courage). A trauma-based cultural syndrome in Cambodia. In: *Medical Anthropology* 32.2 (2013), S. 160–173.

Clark, A.: »Fascination«, »contagion«, and naming what we do. Rethinking the transcendent function. In: *Journal of Analytical Psychology* 55 (2010), S. 634–649.

Cohen, Leonard: Anthem. In: *The Future*. Columbia Records, 1992.

Colman, Warren: Symbolic conceptions. The idea of the third. In: *Journal of Analytical Psychology* 52 (2007), S. 565–683.

Comte-Sponville, André: *Woran glaubt ein Atheist? Spiritualität ohne Gott.* Zürich: Diogenes, 2008.

Conforti, Michael: *Field, Form and Fate. Patterns in Mind, Nature, and Psyche.* Woodstock: Spring, 1999.

Corbett, Lionel: *The Religious Function of the Soul.* London: Routledge, 1996.

Corbett, Lionel: *The Sacred Cauldron. Psychotherapy as a Spiritual Practice.* Wilmette, IL: Chiron, 2011.

Corbin, Henry: *Mundus Imaginalis, the Imaginary and the Imaginal.* New York: Analytical Psychology Club of New York, Spring, 1972.

Dabrowski, Kazimierz: *Positive Disintegration.* Boston: Little, Brown & Company, 1964.

Damásio, António R.: *Descartes' Irrtum – Fühlen, Denken und das menschliche Gehirn.* München: List, 1994.

Damásio, António R.: *Ich fühle, also bin ich. Die Entschlüsselung des Bewusstseins.* München: List, 2000.

Danieli, Yael: Psychotherapist's participation in the conspiracy of silence about the Holocaust. In: *Psychoanalytic Psychology* 1.1 (1984), S. 23–42.

Dantlgraber, Josef: Musikalisches Zuhören. Zugangswege zu den Vorgängen in der unbewussten Kommunikation. In: *Forum Psychoanalyse* 24 (2008), S. 161–176.

Davenport, Donna S.: The functions of anger and forgiveness. Guidelines for psychotherapy with victims. In: *Psychotherapy* 28 (1991), S. 140–144.

Dehing, Jeff: The transcendent function. A critical re-evaluation. In: *Journal of Analytical Psychology* 38 (1993), S. 221–235.

Dennis, Del: Humanistic neuroscience, mentality, and spirituality. In: *Journal of Humanistic Psychology* 35.2 (1995), S. 34–72.

Derrida, Jaques: *Vergeben. Das Nichtvergebbare und das Unverjährbare.* Hg. von Peter Engelmann, übersetzt von Markus Sedlaczek. Wien: Passagen, 2017.

Dietrich, Ronny: Ariadne auf Naxos. Eines der »aller-heikelsten Gebilde«. Text im Programmheft des Zürcher Opernhauses: Ariadne auf Naxos. 2006.

Diorio, Cathy Ann: *The Silent Scream of Medusa. Restoring, or Re-storying, her Voice.* Carpinteria, CA: Pacifica Graduate Institute, 2010.

Dornes, M.: Über Mentalisierung, Affektregulierung und die Entwicklung des Selbst. In: *Forum Psychoanalyse* 20 (2004), S. 175–199.

Dreifuss, Gustav: *Studies in Jungian Psychology. Work and Reflections Life Long.* Haifa: Self-publication, 2003.

Drewermann, Eugen: *Heimkehrer aus der Hölle. Märchen von Kriegsverletzungen und ihrer Heilung*. Ostfildern: Patmos, 2010.

Drewermann, Eugen: *Das Mädchen ohne Hände. Märchen Nr. 31 aus der Grimmschen Sammlung*. Illustriert von Ingritt Neuhaus. Olten: Walter, 1981.

Drewermann, Eugen: *Wenn die Sterne Götter wären. Moderne Kosmologie und Glaube*. Freiburg im Breisgau: Herder, 2004.

Drexler, Katharina: *Ererbte Wunden heilen. Therapie der transgenerationalen Traumatisierung*. Stuttgart: Klett-Cotta, 2017.

Dunemann-Gulde, Angela / Weiser, Regina / Pfahl, Joachim: *Traumasensibles Yoga – TSY. Posttraumatisches Wachstum und Entwicklung von Selbstmitgefühl*. Stuttgart: Klett-Cotta, 2017.

Dürckheim, Karlfried: *Der Alltag als Übung. Vom Weg zur Verwandlung*. Bern u. a.: Huber, 1970.

Dürckheim, Karlfried: *Meditieren, wozu und wie? Die Wende zum Initiatischen*. Freiburg im Breisgau u. a.: Herder, 1976.

Dürckheim, Karlfried: Überweltliches Leben in der Welt. Der Sinn der Mündigkeit. Weilheim: O. W. Barth, 1972.

Dürckheim, Karlfried: *Vom doppelten Ursprung des Menschen*. Freiburg im Breisgau: Herder, 1973.

Dürckheim, Karlfried: Ton der Stille. Die Wendung zur Initiatischen Therapie. In: Petzold, Hilarion G. (Hg.): *Psychotherapie, Meditation, Gestalt*. Paderborn: Junfermann, 1983, S. 9–26.

Dürr, Peter: Wissenschaft und Transzendenz. In: Galuska, Joachim (Hg.): *Den Horizont erweitern. Die transpersonale Dimension in der Psychotherapie*. Berlin: Leutner, 2003, S. 13–37.

Durst, Nathan: Emotional wounds that never heal. In: *Jewish Political Studies Review* 14.3–4 (Fall 2002). http://www.jcpa.org/phas/phas-durst-f02.htm [Zugriff: 25.1.2018].

Edelman, Sandra: *Turning the Gorgon. A Meditation on Shame*. Woodstock: Spring Publications, 1998.

Edinger, Edward: *Ego and Archetype. Individuation and the Religious Function of the Psyche*. Baltimore: Penguin Books, 1974.

Eissler, Kurt R.: Die Ermordung von wie vielen seiner Kinder muss ein Mensch symptomfrei ertragen können, um eine normale Konstitution zu haben? In: *Psyche* 17 (1963/64), S. 241–291.

Eissler, Kurt R.: *Psychologische Aspekte des Briefwechsels zwischen Freud und Jung*. Stuttgart: Frommann-Holzboog, 1982.

Elkins, David, N.: Psychotherapy and spirituality. Toward a theory of the soul. In: *Journal of Humanistic Psychology* 35.2 (1995), S. 78–98.

Emerson, David: *Trauma-Yoga in der Therapie. Die Einbeziehung des Körpers in die Traumabehandlung – eine Anleitung für Therapeuten*. Übersetzt von Theo Kierdorf und Hildegard Höhr. Lichtenau: Probst, 2015.

Enright, Robert D.: *Vergebung als Chance. Neuen Mut fürs Leben finden*. Bern: Huber, 2006.

Erlich, H. Shmuel: Narzissmus und Beziehung. Auf Erfahrung beruhende Aspekte von Identität und Einsamkeit. In: Wiesse, Jörg (Hg.): *Identität und Ein-*

samkeit. Zur Psychoanalyse von Narzissmus und Beziehung. Göttingen: Vandenhoeck & Ruprecht, 2000, S. 91–115.

Ernst, Heiko: *Das gute Leben. Der ehrliche Weg zum Glück.* Berlin: Ullstein, 2004.

Eskandari-Grünberg, Nargess: »Ich kenne nur die Stimmen«. Im Gespräch mit Philip Eppelsheim, Friederike Haupt und Volker Zastrow. In: *Frankfurter Allgemeine Zeitung* vom 27. Oktober 2012. http://www.faz.net/aktuell/politik/ausland/opfer-des-chomeini-regimes-ich-kenne-nur-die-stimmen-11940962.html [Zugriff: 31.11.2017].

Felstiner, John: *Paul Celan. Eine Biographie.* München: C. H. Beck, 1997.

Ferenczi, Sándor: *The Clinical Diary of Sándor Ferenczi.* Hg. von Judith Dupont, übersetzt von Michael Balint und Nicola Zarday Jackson. Cambridge, MA: Harvard University Press, 1985.

Ferenczi, Sándor: *Das klinische Tagebuch.* Hg. von Judith Dupont. Gießen: Psychosozial-Verlag, 2013.

Figley, Charles R. (Hg.): *Compassion Fatigue. Coping with Secondary Traumatic Stress Disorder in Those Who Treat the Traumatized.* New York: Routledge, 1995.

Foa, Edna B. / Kean, Terence M. / Friedman, Matthew J.: Guidelines for the Treatment of PTSD. In: *Journal of Traumatic Stress* 13.4 (2000), S. 539–588.

Fonagy, Peter / Target, Mary: *Psychoanalyse und die Psychopathologie der Entwicklung.* Stuttgart: Klett-Cotta, 2006.

Forman, Mark D.: *A Guide to Integral Psychotherapy. Complexity, Integration, and Spirituality in Practice.* Albany: Suny Press, 2010.

Frankl, Viktor: *Die Sinnfrage in der Psychotherapie.* München: Piper, 1981.

Frankl, Viktor: *Der Wille zum Sinn.* Berlin: Huber, 2012.

Franz, Marie-Louise von: *Archetypische Dimensionen der Seele.* Einsiedeln: Daimon, 1994.

Franz, Marie-Louise von: *Divination und Synchronizität. Zur Psychologie des sinnvollen Zufalls.* Küsnacht: Stiftung für Jungsche Psychologie, 2014.

Franz, Marie-Louise von: *Spiegelungen der Seele. Projektion und innere Sammlung.* Stuttgart: Kreuz, 1978.

Franz, Marie-Louise von: *Das Weibliche im Märchen.* Bonz: Stuttgart 1977.

Franz, Marie-Louise von: *Wissen aus der Tiefe. Über Orakel und Synchronizität.* München: Kösel, 1987.

Franz, Marie-Louise von / Frey-Rohn, Liliane / Jaffé, Aniela: *Im Umkreis des Todes.* Zürich: Daimon, 1980.

Freud, Sigmund: Das Medusenhaupt. In: *Gesammelte Werke*, Bd. XVII. Hg. von Anna Freud. Frankfurt am Main: S. Fischer, 1951, S. 47–50.

Freud, Sigmund / Jung, C. G.: *Briefwechsel.* Hg. von William McGuire. Frankfurt am Main: S. Fischer, 1974.

Fried, Erich: *Als ich mich nach dir verzehrte. Gedichte von der Liebe.* Berlin: Wagenbach, 1990.

Froese, Tom / Fuchs, Thomas: The extended body. A case study in the neurophenomenology of social interaction. In: *Phenomenology and the Cognitive Sciences* 11.2 (2012), S. 205–235.

Fromm, Erich: *Gesamtausgabe.* Hg. von Rainer Funk. Open Publishing Rights. 2016.

Furlotti, Nancy: The Red Book as Medicine for Our Times. Vortrag, gehalten am 2. Februar 2011 am C.G. Jung Institute of Los Angeles. http://junginla.blogspot.ca/2011_01_01_archive.html [Zugriff: 25.1.2018].

Galuska, Joachim (Hg.): *Den Horizont erweitern. Die transpersonale Dimension in der Psychotherapie*. Berlin: Leutner, 2003.

Galatzer-Levy, Robert: *Does Psychoanalysis Work?* Connecticut: Yale University Press, 2000.

Garber, Marjorie / Vickers, Nancy J. (Hg.): *The Medusa Reader.* New York: Routledge, 2003.

Geller, Shari M.: *Therapeutic Presence. A Mindful Approach to Effective Therapy.* Washington: American Psychological Association, 2012.

Geller, Shari M. / Greenberg, Leslie S.: Therapeutic presence. Therapist's experience of presence in the psychotherapeutic encounter. In: *Person-Centered & Experiential Psychotherapies* 1.1–2 (2002), S. 71–86.

Gennep, Arnold van: Übergangsriten. Aus dem Französischen übersetzt von Klaus Schomburg. Frankfurt am Main: Campus, 2005.

Gilligan, Carol: *Die andere Stimme. Lebenskonflikte und Moral der Frau.* Übersetzt von Brigitte Stein. München: Piper, 1999.

Goldwert, Marvin: Childhood seduction and the spiritualization of psychology. The case of Jung and Rank. In: *Child Abuse and Neglect* 10 (1986), S. 555–557.

Green, André: *Die tote Mutter. Psychoanalytische Studien zu Lebensnarzissmus und Todesnarzissmus*. Gießen: Psychosozial-Verlag, 2003.

Greif, Gideon: *»Wir weinten tränenlos...«. Augenzeugenberichte der jüdischen »Sonderkommandos« in Auschwitz.* Frankfurt am Main: S. Fischer, 1999.

Grimmelikhuizen, Frits: The road of Etty Hillesum to nothingness. In: Smelik, Klaas A. D. et al. (Hg.): *Spirituality in the Writings of Etty Hillesum. Proceedings of the Etty Hillesum Conference at Ghent University, November 2008.* Leiden/Boston: Brill, 2011, S. 429–446.

Gross, Andreas / Riedel, Wolf-Peter: *Therapieergebnis und Komplementarität in der Therapeut-Patient-Beziehung. Eine Analyse mit Hilfe von SASB (Strukturale Analyse sozialen Verhaltens)*. Regensburg: Roderer, 1995.

Grotstein, James S.: »The sins of the fathers ...«. Human sacrifice and the inter- and trans-generational neurosis/psychosis. In: *International Journal of Psychotherapy* 2.1 (1997), S. 11–26.

Grotstein, James S.: Why Oedipus and not Christ? A psychoanalytic inquiry into innocence, human sacrifice, and the sacred. Bd. 1: Innocence, spirituality, and human sacrifice. In: *The American Journal of Psychoanalysis* 57.3 (1997), S. 197–200.

Gruen, Arno: *Der Wahnsinn der Normalität. Realismus als Krankheit – eine grundlegende Theorie zur menschlichen Destruktivität.* München: Kösel, 1987.

Gupta, Roxanne Kamayani: Kāli Māyī. Myth and Reality in a Banaras Ghetto. In: McDermott, Rachel Fell / Kripal, Jeffrey J. (Hg.): *Encountering Kali. In the Margins, at the Center, in the West.* Berkeley: University of California Press, 2003, S. 124–142.

Haas, Michaela: *Stark wie ein Phönix. Wie wir unsere Resilienzkräfte entwickeln und in Krisen über uns hinauswachsen.* München: O. W. Barth, 2015.
Hall, James A.: The watcher at the gates of dawn. The transformation of self in liminality and by the transcendent function. In: Schwartz-Salant, Nathan / Stein, Murray (Hg.): *Liminality and Transitional Phenomena.* Wilmette, IL: Chiron, 1991, S. 33–51.
Hamm, Peter: Das Leben hat die Gnade uns zu zerbrechen. Zum Briefwechsel Nelly Sachs – Paul Celan. In: *Die Zeit* 41, 8. Oktober 1993. http://www.zeit.de/1993/41/das-leben-hat-die-gnade-uns-zu-zerbrechen [Zugriff: 30.1.2018]
Hanson, Rick / Mendius, Richard: *Buddha's Brain. The Practical Neuroscience of Happiness, Love, and Wisdom.* Oakland, CA: New Harbinger, 2009.
Härle, Dagmar: *Körperorientierte Traumatherapie. Sanfte Heilung mit traumasensitivem Yoga.* Paderborn: Junfermann, 2015.
Härle, Dagmar: *Praxisbuch traumasensitives Yoga. Über die heilende Wirkung von Yoga bei komplexen Traumata.* Paderborn: Junfermann, 2016.
Harris, Judith: *Jung and Yoga. The Psyche–Body Connection.* Toronto: Inner City Books, 2001.
Hass, Wolfgang / Petzold, Hilarion: Die Bedeutung der Forschung über soziale Netzwerke, Netzwerktherapie und soziale Unterstützung für die Psychotherapie. Diagnostische und therapeutische Perspektiven. In: Petzold, Hilarion / Märtens, Michael (Hg.): *Wege zu effektiven Psychotherapien. Psychotherapieforschung und Praxis.* 2 Bde. Opladen: Leske und Budrich, 1999. Hier: Bd. 1: Modelle, Konzepte, Settings, S. 193–272.
Heidegger, Martin: *Sein und Zeit.* Tübingen: Niemeyer, 2001.
Heidegger, Martin: *Vorträge und Aufsätze.* 4. Aufl. Pfullingen: Neske, 1978.
Herman, Judith L.: *Die Narben der Gewalt. Traumatische Erfahrungen verstehen und überwinden.* München: Kindler, 1993.
Herman, Judith L.: *Trauma and Recovery. The Aftermath of Violence – From Domestic Abuse to Political Terror.* New York: Basic Books, 1992.
Heuer, Gottfried: »In my flesh I shall see god«. Jungian body psychotherapy. In: Totton, Nick (Hg.): *New Dimensions in Body Psychotherapy.* Maidenhead: Open University Press, 2005, S. 102–114.
Hill, David A.: *Soul's body. An imaginal re-viewing of morphic fields and morphic resonance.* Unveröffentlichte Dissertation. Carpinteria, CA: Pacifica Graduate Institute, 1996.
Hillesum, Etty: *Das denkende Herz. Die Tagebücher von Etty Hillesum 1941–1943.* Hg. und eingeleitet von Jan Geurt Gaarlandt. Reinbek bei Hamburg: Rowohlt, 1985.
Hinard, Valerie: Hidden dilemmas in the interactive field. Unveröffentlichte Masterarbeit. Carpinteria, CA: Pacifica Graduate Institute, 1996.
Hinshaw, Robert / Fischli, Lela (Hg.): *C. G. Jung im Gespräch. Interviews, Reden, Begegnungen.* Übersetzt von Lela Fischli. Einsiedeln: Daimon, 1986.
Hock, Dee W.: *Die chaordische Organisation.* Stuttgart: Klett-Cotta, 2001.
Höfer, Renate: *Die Hiobsbotschaft C. G. Jungs. Folgen sexuellen Missbrauchs.* Lüneburg: Dietrich zu Klampen, 1993.
Hofmann, Liane: *Spiritualität und Religiosität in der psychotherapeutischen Praxis.*

Eine bundesweite Befragung von Psychologischen Psychotherapeuten. Oldenburg: Carl von Ossietzky Universität, Dissertation, 2009. http://oops.uni-oldenburg.de/909/1/hofspi09.pdf [Zugriff: 25.1.2018].

Hogenson, George B.: The Self, the symbolic, and synchronicity. Virtual realities and the emergence of the psyche. In: *Journal of Analytical Psychology* 50.3 (2005), S. 271–284.

Hollis, James: *Swamplands of the Soul. New Life in Dismal Places.* Toronto: Inner City Books, 1996.

Hornung, Erik: *Ägyptische Unterweltsbücher.* Zürich: Artemis, 1972.

Horowitz, Mardi Jon: *States of Mind. Analysis of Change in Psychotherapy*. New York: Plenum Medical Book Company, 1979.

Horowitz, Mardi Jon: *Stress Response Syndromes. PTSD, Grief, Adjustment, and Dissociative Disorders*. 5. Aufl. Lanham, MD: Aronson, 2011.

Horx, Matthias: *Das Megatrend-Prinzip. Wie die Welt von morgen entsteht*. München: DVA, 2011.

Huber, Michaela: *Der innere Garten. Ein achtsamer Weg zur persönlichen Veränderung*. Paderborn: Junfermann, 2005.

Huber, Michaela: *Wege der Traumabehandlung*. Paderborn: Junfermann, 2003.

Huber, Michaela / Plassmann, Reinhard: *Transgenerationale Traumatisierung*. Paderborn: Junfermann, 2012.

Hundt, Ulrike: *Spirituelle Wirkprinzipien in der Psychotherapie. Eine qualitative Studie zur Arbeitsweise ganzheitlicher Psychotherapeuten*. Münster: Lit, 2007.

Hurwitz, Siegmund: *Lilith – die erste Eva. Eine Studie über dunkle Aspekte des Weiblichen*. Mit einem Vorwort von Marie-Louise von Franz. Zürich: Daimon, 1980.

Hüther, Gerald: The central adaptation syndrome. Psychosocial stress as a trigger for adaptive modification of brain structure and brain function. In: *Prog Neurobiol* 48 (1996), S. 569–612.

Hüther, Gerald: Wie Embodiment neurobiologisch erklärt werden kann. In: Storch, Maja et al. (Hg.): *Embodiment. Die Wechselwirkung von Körper und Psyche verstehen und nutzen*. Bern: Huber, 2006, S. 73–98.

Jaffé, Aniela: *Der Mythus vom Sinn im Werk von C. G. Jung*. Zürich: Daimon, 1983.

Jakel, Barbara: Spirituelle Aspekte des pränatalen Erlebens und ihre künstlerische Verarbeitung. In: Hampe, Ruth (Hg.): *Trauma und Kreativität. Therapie mit künstlerischen Medien*. Bremen: Universität Bremen, 2003, S. 133–143.

Janoff-Bulman, Ronnie: *Shattered Assumptions. Towards a New Psychology of Trauma*. New York: The Free Press, 1992.

Jaspers, Karl: *Einführung in die Philosophie*. München: Piper, 1971.

Johannes vom Kreuz: *Sämtliche Werke*. Vollständige Neuübertragung. 5 Bde. Hg. und übersetzt von Ulrich Dobhan / Elisabeth Hense / Elisabeth Peeters. Freiburg im Breisgau u. a.: Herder, 1995.

Johnson, St.: *Emergence. The connected live of ants, brains, cities, and software*. New York: Sribners, 2001.

Jonas, Hans: *Der Gottesbegriff nach Auschwitz. Eine jüdische Stimme*. Frankfurt am Main: Suhrkamp, 1987.
Jones, Ernest: *Das Leben und Werk von Sigmund Freud*. Bern: Huber, 1962.
Joseph, Stephen, / Linley, P. Alex / Harris, George James: Understanding positive change following trauma and adversity. Structural clarification. In: *Journal of Loss and Trauma* 10.1 (2005), S. 83–96.
Joseph, Stephen: *Was uns nicht umbringt. Wie es Menschen gelingt, aus Schicksalsschlägen und traumatischen Erfahrungen gestärkt hervorzugehen*. Berlin: Springer, 2015.
Jung, C. G.: *Analytische Psychologie. Nach Aufzeichnungen des Seminars 1925*. Hg. von William McGuire. Solothurn: Walter, 1995.
Jung, C. G.: *Briefe. Bd. I: 1906–1945*. Sonderausgabe. Ostfildern: Edition C. G. Jung im Patmos Verlag, 2012.
Jung, C. G.: *Briefe. Bd. II: 1946–1955*. Sonderausgabe. Ostfildern: Edition C. G. Jung im Patmos Verlag, 2012.
Jung, C. G.: *Erinnerungen, Träume, Gedanken*. Aufgezeichnet und hg. von Aniela Jaffé. Korrigierte Sonderausgabe. 19. Aufl. Ostfildern: Patmos, 2016.
Jung, C. G.: *Das Rote Buch. Der Text*. Hg. und eingeleitet von Sonu Shamdasani. Vorwort von Ulrich Hoerni. Einleitung, Hinweise des Herausgebers zur Edition, Anmerkungsapparat und Danksagung aus dem Englischen übersetzt von Christian Hermes. Philemon Series. Ostfildern: Edition C. G. Jung im Patmos Verlag, 2017.
Jung, C. G.: *Gesammelte Werke (GW)*. 20 Bde. Hg. von Lilly Jung-Merker / Elisabeth Rüf / Leonie Zander et al. Sonderausgabe. Ostfildern: Edition C. G. Jung im Patmos Verlag, 2011ff.
Jung, C. G.: *The Visions Seminars. From the Complete Notes of Mary Foote. Book 2: Parts 8–13*. Zürich: Spring, 1976.
Kalsched, Donald: *The Inner World of Trauma. Archetypal Defenses of the Personal Spirit*. London: Routledge, 1996.
Kalsched, Donald: Trauma and Daimonic Reality in Ferenczi's later work. In: *Journal of Analytical Psychology* 48.4 (2003): S. 479–489.
Kampusch, Natascha / Milborn, Corinna / Gronemeier, Heike: *3096 Tage*. Berlin: List, 2010.
Kant, Immanuel: *Werke. In sechs Bänden*. Hg. von Wilhelm Weichedel. Darmstadt: WBG, 2011.
Karger, André (Hg.): *Trauma und Wissenschaft*. Göttingen: Vandenhoeck & Ruprecht, 2009.
Kast, Verena: *Mann und Frau im Märchen. Eine psychologische Deutung*. Olten: Walter, 1983.
Kast, Verena: *Wenn wir uns versöhnen*. Stuttgart: Kreuz, 2005.
Kees, Hermann: *Totenglauben und Jenseitsvorstellungen der alten Ägypter. Grundlagen und Entwicklung bis zum Ende des Mittleren Reiches*. Berlin: Akademie-Verlag, 1956.
Keilson, Hans: *Sequentielle Traumatisierung bei Kindern*. Stuttgart: Enke, 1979.
Kernberg, Otto F.: Persönlichkeitsentwicklung und Trauma. In: *Persönlichkeitsstörungen – Theorie und Therapie (PTT)* 3.1 (1999), S. 5–15.

Kertesz, Imre: Heureka! Nobelvorlesung 2002. Übersetzt von Kristin Schwamm, bearbeitet von Ingrid Krüger. https://www.nobelprize.org/nobel_prizes/literature/laureates/2002/kertesz-lecture-g.html [Zugriff: 25.1.2018].

Kinsley, David R.: *Hindu Goddesses. Visions of the Divine Feminine in the Hindu Religious Tradition.* Berkeley: University of California Press, 1988.

Klüger, Ruth: *Weiter leben. Eine Jugend.* Göttingen: Wallstein, 1992.

Knox, Jean: *Archetype, Attachment, Analysis. Jungian Psychology and the Emergent Mind.* Hove: Routledge, 2003.

Knox, Jean: Trauma and defenses. Their roots in relationship – an overview. In: *Journal of Analytical Psychology* 48.2 (2003), S. 207–233.

Kohl, Walter: *Leben oder gelebt werden. Schritte auf dem Weg zur Versöhnung.* München: Integral, 2011.

Kohut, Heinz: *The Restoration of the Self.* New York: International Universities Press, 1977.

Kradin, Richard: The roots of empathy and aggression in analysis. In: *Journal of Analytical Psychology* 50.4 (2005), S. 431–449.

Kraft, Hartmut: *PlusHeilung. Die Chancen der großen Krisen.* Stuttgart: Kreuz, 2008.

Kripal, Jeffrey J.: Why the Tāntrika is a hero. Kālī in the psychoanalytic tradition. In: McDermott, Rachel Fell / Kripal, Jeffrey J. (Hg.): *Encountering Kali. In the Margins, at the Center, in the West.* Berkeley: University of California Press, 2003, S. 196–222.

Krystal, Henry: Trauma und Affekte. Posttraumatische Folgeerscheinungen und ihre Konsequenzen für die psychoanalytische Technik. In: Bohleber, Werner / Drews, Sibylle (Hg.): *Die Gegenwart der Psychoanalyse – die Psychoanalyse der Gegenwart.* Stuttgart: Klett-Cotta, 2001, S. 197–207.

Küchenhoff, Joachim: *Die Achtung vor dem Anderen. Psychoanalyse und Kulturwissenschaften im Dialog.* Velbrück: Wissenschaft, 2005.

Lammers, Ann Conrad: *In God's Shadow. The Collaboration of Victor White and C. G. Jung.* Mahwah, NJ: Paulist Press, 1994.

Lamp, Judith Fulton: *Like Smoke to the Gods. Toward a Theory of Sacrifice in Depth Psychological Process.* Carpinteria, CA: Pacifica Graduate Institute, 2004. ProQuest/UMI 3264666.

Langegger, Florian: *Doktor, Tod und Teufel. Vom Wahnsinn und von der Psychiatrie in einer vernünftigen Welt.* Frankfurt am Main: Suhrkamp, 1983.

LeDoux, Joseph: *Das Netz der Gefühle.* Übersetzt von Friedrich Griese. München: dtv, 2004.

LeDoux, Joseph: *Das Netz der Persönlichkeit.* Übersetzt von Christoph Trunk. München: dtv, 2006.

Levi, Primo: *Ist das ein Mensch? Die Atempause.* München/Wien: Hanser, 1988.

Levi, Primo: *Ist das ein Mensch?* Frankfurt am Main: S. Fischer, 1961.

Levi, Primo: *Das periodische System.* Aus dem Italienischen übersetzt von Edith Plackmeyer. München: Hanser, 1987.

Levi, Primo: *The Reawakening.* Übersetzt von Stuart Woolf. New York: Simon & Schuster, 1965.

Levi, Primo: *Die Untergegangenen und die Geretteten.* Aus dem Italienischen von Moshe Kahn. München: Hanser, 1990.

Levinas, Emmanuel: *Die Spur des Anderen. Untersuchungen zur Phänomenologie und Sozialphilosophie.* Hg.,übersetzt und eingeleitet von Wolfgang Nikolaus Krewani. Freiburg im Breisgau: Karl Alber, 1999.

Levine, Peter A.: *Sprache ohne Worte. Wie unser Körper Trauma verarbeitet und uns in die innere Balance zurückführt.* München, 2012.

Levine, Peter A.: *Trauma-Heilung. Das Erwachen des Tigers – unsere Fähigkeit, traumatische Erfahrungen zu transformieren.* Essen: Synthesis, 1998.

Levine, Peter A.: *Vom Trauma befreien. Wie Sie seelische und körperliche Blockaden lösen.* München: Kösel, 2007.

Levine, Stephen K.: *Trauma, Tragedy, Therapy. The Arts and Human Suffering.* London: Jessica Kingsley, 2009.

Lifton, Robert Jay: *The Broken Connection. On Death and the Continuity of Life.* New York: Simon and Schuster, 1979.

Lifton, Robert Jay: *The Life of the Self. Toward a New Psychology.* New York: Simon and Schuster, 1976.

Lindenthal, Michael J.: Wie das Normale über das Abnormale zur Frage werden kann. Reflexionen zu Traumatisierungen und ihren Kontexten. In: *Journal für Psychologie* 19.3 (2011). https://www.journal-fuer-psychologie.de/index.php/jfp/article/view/88/34 [Zugriff: 25.1.2018].

Lindy, Jacob D. / Lifton, Robert Jay (Hg.): *Beyond Invisible Walls. The Psychological Legacy of Soviet Trauma, East European Therapists and Their Patients.* New York: Brunner-Routledge, 2001.

Linley, P. Alex: Positive adaption to trauma. Wisdom as both process and outcome. In: *Journal of Traumatic Stress* 16.6 (2003), S. 601–610.

Lowe, Keith: *Der wilde Kontinent. Europa in den Jahren der Anarchie 1943–1950.* Stuttgart: Klett-Cotta 2014.

Ludewig-Kedmi, Revital: *Opfer und Täter zugleich? Moraldilemmata jüdischer Funktionshäftlinge in der Shoah.* Gießen: Psychosozial-Verlag, 2001.

Maaz, Hans-Joachim: *Der Lilith-Komplex. Die dunklen Seiten der Mütterlichkeit.* München: Beck, 2003.

Maercker, Andreas / Zoellner, Tanja: The Janus Face of self-perceived growth. Toward a two-component model of posttraumatic growth. In: *Psychological Inquiry* 15.1 (2004), S. 41–48.

Mandela, Nelson: *Der lange Weg zur Freiheit.* Frankfurt am Main: S. Fischer, 1994.

Mansfield, Victor / Spiegelman, J. Marvin: On the physics and psychology of the transference as an interactive field. In: *Journal of Analytical Psychology* 41.2 (1996), S. 179–202.

Marcel, Gabriel: *Homo viator. Philosophie der Hoffnung.* Düsseldorf: Bastion, 1949.

Marcel, Gabriel: *Tragische Weisheit. Zur gegenwärtigen Situation des Menschen.* Übersetzt von Peter Kampits und Lieselotte Urbach. Wien: Europaverlag, 1974.

Martz, Erin / Lindy, Jacob D.: Exploring the Trauma Membrane Concept. In: Martz, Erin (Hg.): *Trauma Rehabilitation After War and Conflict. Community and Individual Perspectives.* New York: Springer, 2010, S. 27–54.

Maslow, Abraham: Lernerfahrungen aus Gipfelerlebnissen. In: *Zeitschrift für Transpersonale Psychologie* 1.2 (1982), S. 131–145.

Maslow, Abraham: *Religions, Values, and Peak-Experiences.* New York: Penguin, 1970.

McCann, Lisa / Pearlman, Laurie Anne: Vicarious traumatization. A framework for understanding the psychological effects of working with victims. In: *Journal of Traumatic Stress* 3.1 (1990), S. 131–149.

McCullough, Michael E. / Pargament, Kenneth I. / Thoresen, Carl (Hg.): *Forgiveness. Theory, Research, and Practice.* New York: Guilford, 2000.

Meador, Betty De Shong: *Uncursing the Dark. Treasures from the Underworld.* Wilmette, IL: Chiron Publications, 1992.

Merleau-Ponty, Maurice: *Phänomenologie der Wahrnehmung.* Übersetzt von Rudolf Boehm. Berlin: de Gruyter, 1966.

Miller, Jeffrey C.: *The Transcendent Function. Jung's Model of Psychological Growth through Dialogue with the Unconscious.* Albany: State University Press, 2004.

Mindell, Arnold: *Der Leib und die Träume. Prozessorientierte Psychologie in der Praxis.* Paderborn: Junfermann, 1987.

Mitschke-Collande, Cornelius von: Gestärkt durch die Krise. In: *Bewusstseinswissenschaften. Transpersonale Psychologie und Psychotherapie* 18.1 (2012), S. 65–77.

Mitschke-Collande, Cornelius von: Die Kompetenz der Transzendenzfähigkeit. Eine Studie zur Bewusstseinsforschung. Oldenburg: Dissertation, 2010. http://oops.uni-oldenburg.de/954/1/mitkom10.pdf [Zugriff: 26.1.2018].

Mogenson, Greg: *God is a Trauma. Vicarious Religion and Soul-Making.* Dallas: Spring, 1989.

Mogenson, Greg: *A Most Accursed Religion. When a Trauma Becomes God.* Putnam: Spring, 2005.

Montijo, Mark: *Medusa's Gaze. What the Ancient Greeks Knew about Acute Psychological Trauma.* Carpinteria, CA: Pacifica Graduate Institute, 2006.

Moore, Ruth / Bohr, Niels: *The Man, His Science, & the World They Changed.* New York: Alfred A. Knopf, 1966.

Müller-Hohagen, Jürgen: *Geschichte in uns. Seelische Auswirkungen bei den Nachkommen von NS-Tätern und Mitläufern.* München: Dachau Institut, 2003.

Müller-Hohagen, Jürgen: *Verleugnet, verdrängt, verschwiegen. Seelische Nachwirkungen der NS-Zeit und Wege zu ihrer Überwindung.* München: Kösel 2005.

Nelken, Halina: *Freiheit will ich noch erleben. Krakauer Tagebuch.* Gerlingen: Bleicher, 1996.

Niederland, William G.: *Folgen der Verfolgung. Das Überlebenden-Syndrom Seelenmord.* Frankfurt am Main: Suhrkamp, 1980.

Nietzsche, Friedrich: *Werke in 3 Bänden.* München: Hanser, 1954.

Ochberg, Frank M.: Post-Traumatic Therapy. In: Everly, George (Hg.): *Psychotraumatology. Key Papers and Core Concepts in Post-Traumatic Stress.* New York: Plenum Press, 1995, S. 245–264.

Ogden, Thomas H.: *The Primitive Edge of Experience.* Lanham, MD: Rowman & Littlefield Publishers, 2004.

Ogden, Thomas H.: *Subjects of Analysis.* Northvale, NJ: Aronson, 1994.

Ogden, Pat / Minton, Kekuni / Pain, Clare: *Trauma und Körper. Ein sensumotorisch orientierter psychotherapeutischer Ansatz.* Paderborn: Junfermann, 2009.

Öhler, Ulrike: *Posttraumatisches Wachstum, Weisheit und Transzendenzerfahrung in schwerer körperlicher Erkrankung. Eine interdisziplinäre sozialempirische Studie.* 2 Bde. Innsbruck: innsbruck university press, 2006.

Otto, Rudolf: *Das Heilige. Über das Irrationale in der Idee des Göttlichen und sein Verhältnis zum Rationalen.* München: Becksche Verlagsbuchhandlung, 1936.

Ottomeyer, Klaus: *Die Behandlung der Opfer. Über unseren Umgang mit dem Trauma der Flüchtlinge und der Verfolgten.* Stuttgart: Klett-Cotta, 2011.

Ottomeyer, Klaus: Traumatherapie zwischen Widerstand und Anpassung. In: *Journal für Psychologie* 19.3 (2011). http://www.journal-fuer-psychologie.de/index.php/jfp/article/view/89/35 [Zugriff: 25.1.2018].

Papadopoulos, Renos K.: Refugees, trauma and adversity-activated development. In: *European Journal of Psychotherapy and Counselling* 9.3 (2007), S. 301–312.

Pargament, Kenneth I. / Koenig, Harold G.: The many methods of religious coping. Development and initial validation of the RCOPE. In: *Journal of Clinical Psychology* 56.4 (2000), S. 519–543.

Pearlman, Laurie Anne / Saakvitne, Karen W.: *Trauma and the Therapist. Countertransference and Vicarious Traumatization in Psychotherapy with Incest Survivors.* New York: W. W. Norton, 1995.

Peichl, Jochen: *Innere Kinder, Täter, Helfer & Co. Ego-State-Therapie des traumatisierten Selbst.* Stuttgart: Klett-Cotta, 2007.

Peichl, Jochen: *Die inneren Trauma-Landschaften. Borderline, Ego-State, Täter-Introjekt.* Stuttgart: Schattauer, 2007.

Pelz, Martin: *Der Fall Natascha Kampusch. Die ersten acht Jahre eines einzigartigen Entführungsfalles im Spiegel der Medien.* Marburg: Tectum, 2010.

Perera, Sylvia Brinton: *Der Weg zur Göttin der Tiefe. Die Erlösung der dunklen Schwester. Eine Initiation für Frauen.* Interlaken: Ansata, 1985.

Peterson, Christopher / Seligman, Martin E. P.: *Character Strengths and Virtues. A Handbook and Classification.* New York: Oxford University Press, 2004.

Petzold, Hilarion G.: *Integrative Therapie. Ausgewählte Werke Bd. II,2: Klinische Theorie.* Paderborn: Junfermann, 1992.

Petzold, Hilarion G.: Integrative Traumatherapie und »Trostarbeit«. Ein nichtexponierender, leibtherapeutischer und lebenssinnorientierter Ansatz risikobewusster Behandlung. In: *Polyloge* 3 (2004). http://www.fpi-publikation.de/images/stories/downloads/polyloge/Petzold-Trauma-Trost-Polyloge-03–2004.pdf [Zugriff: 26.1.2018].

Petzold, Hilarion G.: Philosophie Clinique, Thérapeutique philosophique, Philopraxie. Antrittsvorlesung anläßlich der Berufung zum Professor für »Psychologie Pastorale« am Institut St. Denis, Paris. 1971.

Petzold, Hilarion G. (Hg.): *Psychotherapie, Meditation, Gestalt.* Paderborn: Junfermann, 1983.

Petzold, Hilarion G.: Trauma und Beunruhigung, Trauer und Trostarbeit. Über Katastrophen, kollektive Gedächtnisdynamik, heftige und sanfte Gefühle – Kulturtheoretische und neuropsychologische Überlegungen der Integrativen

Therapie. In: *Polyloge* 29 (2008). http://www.fpi-publikation.de/images/stories/downloads/polyloge/hg_petzold-polyloge-29–2008.pdf [Zugriff: 14.12.2017].

Petzold, Hilarion G.: Trauma und »Überwindung«. Menschenrechte, Integrative Traumatherapie und die »philosophische Therapeutik« der Hominität. In: *Integrative Therapie* 4 (2001), S. 344–412.

Petzold, Hilarion / Schay, Peter / Scheiblich, Wolfgang: *Integrative Suchtarbeit. Innovative Modelle, Praxisstrategien und Evaluation.* Wiesbaden: Verlag für Sozialwissenschaften, 2006.

Petzold, Hilarion G. / Orth, Ilse / Sieper, Johanna: Psychotherapie und »spirituelle Interventionen«. In: *Integrative Therapie* 1 (2009), S. 87–122.

Peuckert, Will-Erich: *Theophrastus Paracelsus.* Hildesheim: Georg Olms Verlag, 1991.

Pflichthofer, Diana: Die verwundbare Analytikerin. Traumatische Erfahrungen in der psychoanalytischen Beziehung. In: *Forum Psychoanalyse* 4 (2007), S. 343–363.

Phillips, M. / Frederick, C.: *Handbuch der Hypnotherapie bei posttraumatischen und dissoziativen Störungen.* Heidelberg: Carl-Auer-Systeme, 2003.

Pljevaljčić, Predrag: *Posttraumatisches Wachstum nach dem Krieg. Trauma, posttraumatisches Wachstum und psychische Belastetheit im Hinblick auf Emotionsregulation.* Saarbrücken: Akademieverlag, 2012.

Plotnitsky, Arkady: *Niels Bohr and Complementarity. An Introduction.* New York: Springer, 2012.

Popovič, Velimir B.: Hekate, or, On being trivial in psychotherapy. In: Marlan, Stanton (Hg.): *Archetypal Psychologies. Reflections in Honor of James Hillman.* New Orleans: Spring Journal Books, 2008, S. 369–395.

Putnam, Frank W.: *Diagnosis and Treatment of Multiple Personality Disorder.* New York: Guilford, 1989.

Quekelberghe, Renaud van: *Grundzüge der spirituellen Psychotherapie.* Eschborn: Klotz, 2007.

Rahner, Karl: Frömmigkeit heute und morgen. In: *Geist und Leben* 39 (1966), S. 326–342.

Rajagopalachari, Chakravarti: *Sri Ramakrishna Upanishad.* Morrisville, NC: Lulu Press, 2013.

Rauwald, Marianne (Hg.): *Vererbte Wunden. Transgenerationale Weitergabe traumatischer Erfahrungen.* Weinheim: Beltz, 2013.

Reddemann, Luise: *Imagination als heilsame Kraft.* Stuttgart: Klett-Cotta, 2001.

Reddemann, Luise: *Psychodynamisch-imaginative Traumatherapie. PITT – Das Manual.* Stuttgart: Klett-Cotta, 2004.

Rilke, Rainer Maria: *Briefe.* 3. Bde. Hg. vom Rilke-Archiv in Weimar, in Verbindung mit Ruth Sieber-Rilke, besorgt durch Karl Altheim. Frankfurt am Main: Insel, 1980.

Rilke, Rainer Maria: *Die Briefe an Gräfin Sizzo: 1921–1926.* Hg. von Ingeborg Schnack. Frankfurt am Main: Insel, 1977.

Rilke, Rainer Maria: *Requiem.* Leipzig: Insel, 1931.

Rilke, Rainer Maria: *Werke.* Hg. von Manfred Engel et al. Frankfurt am Main: Fülleborn, 1996.

Roesler, Christian: A narratological methodology for identifying archetypal story patterns in autobiographical narratives. In: *Journal of Analytical Psychology* 51.4 (2006), S. 574–586.

Rogers, Carl R.: Client-centered therapy. In: Kutash, Irwin (Hg.): *Psychotherapist's Casebook. Theory and Technique in the Practice of Modern Therapies.* San Francisco: Jossey-Bass, 1986.

Rogers, Carl R.: The foundations of the person-centered approach. In: *Education* 100.2 (1979), S. 96–107.

Rogers, Carl R.: *A Way of Being.* Boston: Houghton Mifflin, 1980.

Rohr, Richard: *Pure Präsenz. Sehen wie ein Mystiker.* München: Claudius, 2010.

Rose, Juan Gonzalo: Die Frage. In: *Gutiérrez, Gustavo: Von Gott sprechen in Unrecht und Leid – Ijob.* Aus dem Spanischen von Horst Goldstein. München: Kaiser / Mainz: Grünewald, 1988, S. 9.

Rosenberg, Jack Lee / Rand, Marjorie L. / Asay, Diane: *Körper, Selbst und Seele. Ein Weg zur Integration.* Paderborn: Junfermann, 1996.

Rothschild, Babette: *Der Körper erinnert sich. Die Psychophysiologie des Traumas und der Traumabehandlung. Übersetzt von Theo* Kierdorf und Hildegard Höhr. Essen: Synthesis, 2011.

Rumi, Jalal al-Din: *The Essential Rumi.* Übersetzt von Coleman Barks mit John Moyne, A. J. Arberry und Reynold Nicholson. New York: HarperCollins, 2004.

Rut / Benedetti, Gaetano / Waser, Gottfried: *Trauma und Kunst. Sexueller Missbrauch und Depression.* Basel: Karger, 2004.

Sachs, Nelly: Chor der Geretteten. In: Lixl-Purcell, Andreas (Hg.): *Erinnerungen deutsch-jüdischer Frauen 1900–1990.* Leipzig: Reclam, 1992, S. 380f.

Sachs, Nelly: *Fahrt ins Staublose. Die Gedichte der Nelly Sachs.* Frankfurt am Main: Suhrkamp, 1961.

Sachsse, Ulrich: Täter-Introjekte und Opfer-Introjekte. Fremdkörper im Selbst. In: Dulz, Birger: *Traumazentrierte Psychotherapie. Theorie, Klinik und Praxis.* Stuttgart: Schattauer, 2004.

Safranski, Rüdiger: *Das Böse oder Das Drama der Freiheit.* Frankfurt am Main: S. Fischer, 2008.

Saint-Exupéry, Antoine: Der Kleine Prinz. 13. Aufl. Düsseldorf: Karl Rauch, 2003.

Samuels, Andrew: *Jung und seine Nachfolger. Neuere Entwicklungen der Analytischen Psychologie.* Stuttgart: Klett-Cotta, 1989.

Schatzman, Morton: *Soul Murder. Persecution in the Family.* London: Allen Lane, 1973.

Schellinski, Kristina: Dreams and existential questions of clients whose family members have died or disappeared. Vortrag, gehalten auf der *2nd European Conference on Analytical Psychology. Borderlands – historical, cultural, clinical, scientific*, 30. August bis 2. September 2012, St. Petersburg.

Schierse Leonard, Linda: *Meeting the Madwoman. Empowering the Feminine Spirit.* New York: Bantam Books, 1993.

Schlamm, Leon: Revisiting Jung's dialogue with Yoga. Observations from transpersonal psychology. In: *International Journal of Jungian Studies* 2.1 (2010), S. 32–44.

Schleiermacher, Friedrich: *Über die Religion. Reden an die Gebildeten unter ihren Verächtern*. Nachdruck. Stuttgart: Reclam, 1969.

Schmid, Wilhelm: *Philosophie der Lebenskunst*. Frankfurt am Main: Suhrkamp, 1998.

Schore, Allan N.: *Affektregulation und die Reorganisation des Selbst*. Stuttgart: Klett-Cotta, 2009.

Schwartz-Salant, Nathan: *The Borderline Personality. Vision and Healing*. Wilmette, IL: Chiron, 1989.

Schwartz-Salant, Nathan: *The Mystery of Human Relationship. Alchemy and the Transformation of the Self*. London: Routledge, 1998.

Schwartz-Salant, Nathan: On the interactive field as the analytic object. In: Stein, Murray (Hg.): *The Interactive Field in Analysis*. Wilmette, IL: Chiron, 1995, S. 1–36.

Schweizer, Albert: *Der erschreckende Gott. Tiefenpsychologische Wege zu einem ganzheitlichen Gottesbild*. München: Kösel, 2000.

Selg, Peter: *»Alles ist unvergessen«. Paul Celan und Nelly Sachs*. Dornach: Pforte, 2008.

Shafranske, Edward P. / Malony, H. Newton.: Clinical psychologists' religions and spiritual orientations and their practice of psychotherapy. In: *Psychotherapy* 27.1 (1990), S. 72–78.

Shamdasani, Sonu: *Jung and the Making of Modern Psychology*. Cambridge: Cambridge University Press, 2003.

Shay, Jonathan: *Achill in Vietnam. Kampftrauma und Persönlichkeitsverlust*. Hamburg: Hamburger Edition, 1998.

Shengold, Leonhard: *Soul Murder. The Effects of Childhood Abuse and Deprivation*. New York: Ballantine Books, 1991.

Siegel, Daniel J.: *The Developing Mind. How Relationships and the Brain Interact to Shape Who We Are*. New York: Guilford, 2012.

Sieper, Johanna / Petzold, Hilarion G.: »Komplexes Lernen« in der Integrativen Therapie und Supervision. Seine neurowissenschaftlichen, psychologischen und behavioralen Dimensionen. In: *Polyloge* 10 (2002). http://www.fpi-publikation.de/supervision/alle-ausgaben/04–2011-sieper-j-petzold-h-g-komplexes-lernen-in-der-integrativen-therapie-und-supervision.html [Zugriff: 25.1.2018].

Simmer-Brown, Judith: *Dakini's Warm Breath. The Feminine Principle in Tibetan Buddhism*. Boston: Shambala Publications, 2002.

Singer, Isaac B.: *Die Familie Moschkat*. München: dtv, 1986.

Sothara, Muny / Strasser, Judith: *I Witness. Testimonies by Survivors of the Khmer Rouge*. Übersetzt von K. Tongngy / S. Sokhalay. Phnom Penh: TPO / JSRC Printing House, 2011.

Spangenberg, Ellen: *Behutsame Trauma-Integration (TRIMB). Belastende Erfahrungen lösen mit Atmung, Bewegung und Imagination*. Stuttgart: Klett-Cotta, 2015.

Spangenberg, Ellen: *Dem Leben wieder trauen. Traumaheilung nach sexueller Gewalt*. Düsseldorf: Patmos, 2008.

Stamm, B. Hudnall: *Sekundäre Traumastörungen. Wie Kliniker, Forscher und Erzie-*

her sich vor traumatischen Auswirkungen ihrer Arbeit schützen können. Paderborn: Junfermann, 2002.
Stauss, Konrad: *Bonding Psychotherapie. Grundlagen und Methoden.* Hamburg: Tredition, 2015.
Stauss, Konrad: *Die heilende Kraft der Vergebung.* 4. Aufl. München: Kösel, 2015.
Stauss, Konrad: *Selbstvergebung durch Schuldkompetenz.* Hamburg: Tredition, 2015.
Steele, Howard / Steele, Miriam: On the origins of reflective functioning. In: Busch, Fredric N. (Hg.): *Mentalization. Theoretical Considerations, Research Findings, and Clinical Implications.* New York: Analytic Press, 2008, S. 133–158.
Stein, Murray (Hg.): *The Interactive Field in Analysis.* Wilmette, IL: Chiron, 1995.
Stein, Murray: *Leiden an Gott-Vater. C. G. Jungs Therapiekonzept für das Christentum.* Stuttgart: Kreuz, 1988.
Stern, Daniel: *Der Gegenwartsmoment. Veränderungsprozesse in Psychoanalyse, Psychotherapie und Alltag.* Frankfurt am Main: Brandes & Apsel, 2005.
Stolorow, Robert D.: Intersubjective-systems theory. A phenomenological-contextualist psychoanalytic perspective. In: *Psychoanalytic Dialogues* 23 (2013), S. 383–389.
Stolorow, Robert D. / Atwood, George E. / Orange, Donna M.: *Worlds of Experience. Interweaving Philosophical and Clinical Dimensions in Psychoanalysis.* New York: Basic Books, 2002.
Stolorow, Robert D. / Brandchaft, Bernard / Atwood, George E.: *Psychoanalytic Treatment. An Intersubjective Approach.* Hillsdale, NJ: Analytic Press, 1987.
Strassberg, Daniel: Moral oder Objektivität? Oder: Wie richtig über das Trauma sprechen? In: Karger (Hg.): *Trauma und Wissenschaft*, S. 92–116.
Suzuki, Shunryu: *Zen-Geist, Anfänger-Geist. Unterweisungen in Zen-Meditation.* Bielefeld: Kamphausen, 2016.
Target, Mary / Fonagy, Peter: Playing with reality, II. The development of psychic reality from a theoretical perspective. In: *Int J Psychoanal* 77, S. 459–479.
Tauler, Johannes: *Predigten. Gotteserfahrung und Weg in die Welt.* Hg. und übersetzt von Louise Gnädinger. Olten u. a.: Walter, 1983.
Tedeschi, Richard G.: *Posttraumatic Growth. Positive Changes in the Aftermath of Crisis.* Mahwah, NJ: Erlbaum, 1998.
Tedeschi, Richard G. / Calhoun, Lawrence G.: *Handbook of Posttraumatic Growth. Research and Practice.* Mahwah, NJ: Lawrence Erlbaum Associates, 2006.
Tedeschi, Richard G. / Calhoun, Lawrence G.: Posttraumatic growth. Conceptual foundations and empirical evidence. In: *Psychological Inquiry* 15.1 (2004), S. 1–18.
Tedeschi, Richard G. / Calhoun, Lawrence G.: The posttraumatic growth inventory. Measuring the positive legacy of trauma. In: *Journal of Traumatic Stress* 9.3 (1996), S. 455–471.
Tedeschi, Richard G. / Calhoun, Lawrence G.: *Trauma and Transformation. Growing in the Aftermath of Suffering.* London: Sage Publications, 1995.
Teresa von Avila: *Die Innere Burg.* Hg. u. übers. v. Fritz Vogelsang. Zürich: Diogenes, 1979.

Toyoda, Sonoko: *Memories of Our Lost Hands. Searching for Feminine Spirituality and Creativity*. (Carolyn and Ernest Fay Series in Analytical Psychology 12.) Texas: University Press, 2006.

Van der Kolk, Bessel A. (Hg.): *Psychological Trauma*. Arlington: American Psychiatric Publishing, 1987.

Van der Kolk, Bessel A.: *Traumatic Stress. The Effects of Overwhelming Experience on Mind, Body, and Society*. New York: Guilford Press, 1996.

Varnhagen, Rahel / Varnhagen von Ense, Karl August: *Ein Buch des Andenkens für ihre Freunde*. Berlin: Duncker-Humblot, 1834.

Vergil: *Georgica / Vom Landbau. Lateinisch/Detusch*. Hg. und übers. von Otto Schönberger. Stuttgart: Reclam, 1994.

Viscott, David S.: *Emotionally Free. Letting Go of the Past to Live in the Moment*. New York: McGraw-Hill, 1992.

Volk, Cornelia: *Entwurf eines entwicklungsorientierten psychodynamischen Therapieansatzes für früh traumatisierte Kinder*. Berlin: Humboldt-Universität, Dissertation, 2010.

Walach, Harald: Bausteine für ein spirituelles Welt- und Menschenbild. In: *Transpersonale Psychologie und Psychotherapie* 7.2 (2001), S. 63–77.

Walach, Harald: *Spiritualität. Warum wir die Aufklärung weiterführen müssen*. Klein Jasedow: Drachenverlag, 2011.

Walker, Barbara: *Die geheimen Symbole der Frauen. Lexikon der weiblichen Spiritualität*. München: Hugendubel 1997.

Wanzenried, Brigitte: Über das Verweilen in der Therapie. Gedanken zum therapeutischen Prozess. Unveröffentlichtes Manuskript eines Vortrags, gehalten an der Uni Basel am 17.5.2004.

Wastell, Colin: *Understanding Trauma and Emotion. Dealing with Trauma Using an Emotion-focused Approach*. Crows Nest: Allen & Unwin, 2005.

Watkins, John G. / Watkins, Helen H.: *Ego-States – Theorie und Therapie. Ein Handbuch*. Heidelberg: Carl-Auer-Systeme, 2003.

Weigelt, Gela: *Quantensprünge des menschlichen Bewusstseins. Vom Ego zum »Ich bin…«*. Petersberg: Via Nova, 2008.

Weischede, Gerald / Zwiebel, Ralf: *Neurose und Erleuchtung. Anfängergeist in Zen und Psychoanalyse – ein Dialog*. Stuttgart: Klett-Cotta, 2009.

Weiser, Regina / Dunemann, Angela: *Yoga in der Traumatherapie*. Stuttgart: Klett-Cotta, 2010.

Welwood, John: *Perfect Love, Imperfect Relationships. Healing the Wound of the Heart*. Boston: Trumpeter Books, 2006.

Wertenschlag-Birkhäuser, Eva: Fenster zur Ewigkeit. Die Malerei von Peter Birkhäuser. Eine tiefenpsychologische Deutung. Küsnacht: Verlag Stiftung für Jung'sche Psychologie, 2001.

Wiesel, Elie: *Die Nacht. Erinnerung und Zeugnis*. Aus dem Französischen von Curt Meyer-Clason. 5. Aufl. Freiburg im Breisgau: Herder, 2008.

Wilber, Ken: *Integrale Vision. Eine kurze Geschichte der integralen Spiritualität*. München: Kösel, 2009.

Wilber, Ken: *Naturwissenschaft und Religion. Die Versöhnung von Wissen und Weisheit*. Frankfurt am Main: Krüger, 1998.

Wilkinson, Margaret: *Coming into Mind. The Mind Brain Relationship – a Jungian Clinical Perspective*. Hove: Routledge, 2006.

Williams, Rowan Douglas: Foreword. In: Woodhouse, Patrick: *Etty Hillesum. A Life Transformed*. London: Continuum, 2009.

Willms, Ralf: *Das Motiv der Wunde im lyrischen Werk von Paul Celan. Historisch-systematische Untersuchungen zur Poetik des Opfers*. 2 Bde. München: Akademische Verlagsgesellschaft, 2011.

Wilson, John P.: Empathic strain, compassion fatigue, and countertransference in the treatment of trauma and PTSD. In: Knafo, Danielle (Hg.): *Living with Terror, Working with Trauma. A Clinician's Handbook*. Northvale, NJ: Aronson, 2004, S. 331–368.

Wilson, John P.: *Empathy in the Treatment of Trauma and PTSD*. New York: Routledge, 2004.

Wilson, John P.: *The Posttraumatic Self. Restoring Meaning and Wholeness to Personality*. London: Routledge, 2006.

Wilson John P. / Lindy, Jacob D. (Hg.): *Countertransference in the Treatment of PTSD*. New York: Guilford, 1994.

Winnicott, Donald W.: *The Maturational Process and the Facilitating Environment*. New York: International Universities Press, 1965.

Winnicott, Donald W.: *Reifungsprozesse und fördernde Umwelt*. München: Kindler, 1974.

Winnicott, Donald W.: *Vom Spiel zur Kreativität*. Stuttgart: Klett-Cotta, 1971.

Winnicott, Donald W.: *Vom Spiel zur Realität*. Stuttgart: Klett, 1973.

Wirtz, Ursula: *Seelenmord. Inzest und Therapie*. Stuttgart: Kreuz, 1989.

Wirtz, Ursula: Die spirituelle Dimension der Traumatherapie. In: Galuska, Joachim (Hg.): *Den Horizont erweitern. Die transpersonale Dimension in der Psychotherapie*. Berlin: Leutner, 2003, S. 136–153.

Wirtz, Ursula: The symbolic dimension in trauma therapy. In: *Spring* 82 (2009), S. 31–53.

Wirtz, Ursula / Zöbeli, Jürg: *Hunger nach Sinn. Menschen in Grenzsituationen – Grenzen der Psychotherapie*. Zürich: Kreuz, 1995.

Wittgenstein, Ludwig: *Logisch-philosophische Abhandlung. Tractatus logico-philosophicus*. Frankfurt am Main: Suhrkamp, 1963.

Worthington, Everett L. (Hg.): *Handbook of Forgiveness*. East Sussex: Routledge, 2005.

Wurmser, Leon: *Die zerbrochene Wirklichkeit. Psychoanalyse als das Studium von Konflikt und Komplementarität*. Berlin: Springer, 1989.

Wylie, Mary Sykes: The limits of talk. Bessel van der Kolk wants to transform the treatment of trauma. In: *Psychotherapy Networker* 28.1 (2004), S. 30–41.

Yazbek, Samar: *Schrei nach Freiheit*. Aus dem Arabischen von Larissa Bender. München: dtv.

Young-Eisendrath, Polly: Psychotherapy as ordinary transcendence. The unspeakable and the unspoken. In: dies. / Miller, Melvin E.: *The Psychology of Mature Spirituality. Integrity, Wisdom, Transcendence*. London: Routledge, 2000, S. 105–114.

Zeitschrift für Psychotraumatologie, Psychotherapiewissenschaft und Psychologische Medizin 7.1 (2009).

Ziegler, Sandra: *Gedächtnis und Identität der KZ-Erfahrung*. Würzburg: Königshausen & Neumann, 2006.

Zingsen, Vera: *Lilith. Adams erste Frau.* Stuttgart: Reclam, 1999.

Zöbeli, Jürg: Sinnfindung oder Sinngebung? Ein gemeinsames Wirkprinzip von Psychotherapie und Meditation. In: *Transpersonale Psychologie und Psychotherapie* 1 (1998), S. 68–82.

Zöllner, Tanja / Calhoun, Lawrence G. / Tedeschi, Richard G.: Trauma und persönliches Wachstum. In: Maercker, Andreas / Rosner, Rita (Hg.): *Psychotherapie der posttraumatischen Belastungsstörungen. Krankheitsmodelle und Therapiepraxis – störungsspezifisch und schulenübergreifend.* Stuttgart: Thieme, 2006, S. 36–45.

Zulehner, Paul M.: *Christenmut. Geistliche Übungen.* München: Gütersloher Verlagshaus, 2010.

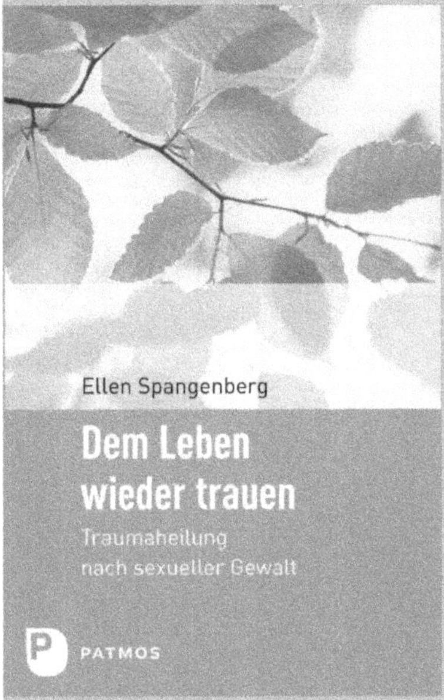